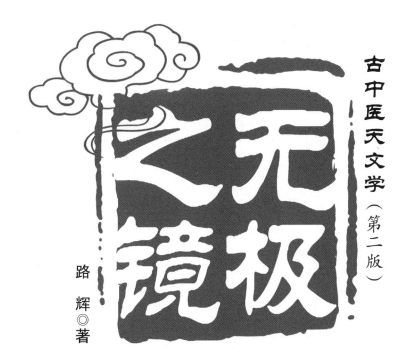

古中医天文学（第二版）

无极之镜

路　辉◎著

中国中医药出版社

·北京·

图书在版编目（CIP）数据

无极之镜 / 路辉著 . —2 版 . —北京：中国中医药出版社，2017.12
（2021.1重印）

ISBN 978-7-5132-4532-6

Ⅰ.①无… Ⅱ.①路… Ⅲ.①中医学—中国—古代 Ⅳ.① R2

中国版本图书馆 CIP 数据核字（2017）第 244532 号

中国中医药出版社出版

北京经济技术开发区科创十三街 31号院二区 8 号楼
邮政编码 100176
传真 010-64405721
山东临沂新华印刷物流集团有限责任公司印刷
各地新华书店经销

开本 710×1000 1/16 印张 31.75 字数 551 千字
2017 年 12 月第 2 版 2021 年 1 月第 3 次印刷
书号 ISBN 978 - 7 - 5132 - 4532 - 6

定价 128.00 元
网址 www.cptcm.com

社 长 热 线 010-64405720
购 书 热 线 010-89535836
维 权 打 假 010-64405753

微信服务号 zgzyycbs
微商城网址 https://kdt.im/LIdUGr
官 方 微 博 http://e.weibo.com/cptcm
天猫旗舰店网址 https://zgzyycbs.tmall.com

如有印装质量问题请与本社出版部联系（010-64405510）

作者简介

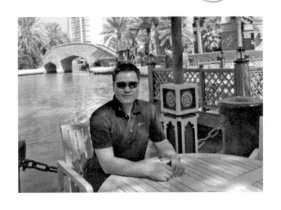

路辉，重光大渊献之年，围壮之月，丙辰日之人。曾遍览群书，始得一丝之禅意；又阅尽春秋，方悟百代之过客。指天文，通历法，看地理，明日月，执一世之医，写万世之书。晓月风尘，帽落凌花，衣惹烟香，龙蛇晚来初过。满城车马，对明月，有谁闲坐？任狂游，天地风霜尽，乾坤气象和。古中医，凭与谁说。青灯下，垦著医书寂寞。历至午岁，管变大吕，春满旧日山河。夜阑饮散，望北斗，话自说。醉江山，又重向运气里摹。春气归来，看美人桃花，袅袅春幡。东风吹雨，拈指收尽余寒。甲午春秋年，料今日雪尽遗憾。浑未痛饮阴阳酒，更见大珠小珠落玉盘。我笑东风从此，便熏梅染柳，更没些闲。闲时又来镜里，变幻朱颜。因果分缘，问何人会解连环？不怕见花开花谢，只管我辈人间。

桃李春风一杯神仙酒，江湖夜雨十年唏嘘灯；水到尽头天作风云岸，山登绝顶我为缥缈峰。青山不墨千秋美画卷，绿水无弦万古琴瑟声；天地无为百代风骚客，乾坤不用一轮日月明。阅尽万般因缘境，尽在此卷中。

扫码与作者交流

QQ 群：123953053

http://blog.sina.com.cn/u/1585701380（中医论道：如意明月的博客）

中医的科学属性

　　路辉先生的《无极之境》和《古中医悟》不知读了多少遍，初读之下有醍醐灌顶之感。读是读了，也读懂了一些，但至今仍未完全变成自己的东西，还不能用之于临床，因此还在努力学习中。路辉先生有一个宏伟的计划：继续编写出版《古中医运气学·天地之机》《古中医藏象学·不朽之身》《古中医内算学·伤寒之术》《古中医宇宙学·众妙之门》和《古中医学术史·天医之门》。读完路辉先生的这些续作、学会和掌握"内算"、用之于临床、极大地提高临床疗效，是我之愿也。

　　我猜想路辉先生的宏愿有二：一是证明中医的阴阳五行是以中国古天文学为基础的科学，使中医再不被诟病"不科学"，《无极之境》和《古中医悟》即肩负此使命并已基本达成；二是说明中医与其他科学系统一样，不仅有定性思维，也有其定量系统，只是现在古中医的这些"内算"仍被看作"封建迷信"，或因其难学而被束之高阁，其定量系统就是中医理论中天干地支、五运六气、四时五行理论在年月日时的时间与空间层次上的内算系统。

　　法国著名纪录片导演让·米歇尔·卡雷在前些日子采访我时的主题就是我心目中未来的医学模式，我回答说"以中医理论指导的、以现代科学技术支撑的医学"。说实在的，未来的最好的医学模式具体是个什么样子我也说不上来，应该就是路辉先生的努力目标吧。

　　路辉先生为中医药的再辉煌的这些努力应该受到欢迎、受到鼓励、得到支持。为了中医药的再辉煌，中医药界人员都应认真读读路辉先生的这些著作。

1

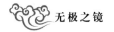

　　我一直有一个坚定的信念：我中华民族自有史以来，无论政治、经济、文化、科学技术等一直处于世界前列，只是近几百年来落后了，近几十年我们正在奋力赶上并已达到预期目标。当下对中医药，国家支持、人民需求，加上中医药从业人员的奋发图强，我看好中医药的再辉煌。

中国中医科学院西苑医院　麻柔

丁酉年仲夏

重新认识中华中医之魂

《周易》是世界上最早的哲学巨著之一，在中国传统文化经典中居"群经之首"。它屹立于人类五千年文化史的正中间，以哲学家独有的远见卓识总结了前两千五百年的哲学成果，并先声夺人地预示了至今人类文化科学发展的大格局和大趋势。《系辞上传第十二》在讨论"乾""坤"二卦与天下事业的关系时说："形而上者谓之道，形而下者谓之器。"前者以不拆开原生态之形为起点，向上探求事物生存发展的本质；后者以拆开原生态之形为起点，向下探求种种器具的制造。今天看来，此说也当属人类文化科学发展史上最早的，至今依然是无可争辩的科学分类的基本纲领。

两千五百年前，人类解剖分析原生态事物的能力十分有限。于是，人们聚精会神地在不拆开原生态事物的前提下，观察万事万物发生、发展、运动、变化的状态（现象），进而在综合研究万事万物之间的诸多相关性的基础上，逐步从整体上认识了万事万物以及种种事物内在的原理、规律、法则，并进而概括为哲学和从属于哲学的由综合到演绎的科学研究方法。这叫作"形而上者谓之道"。近四五百年来，随着近代物理学、化学的不断发展，人类拆开原生态事物的能力不断提升，寻求各种材料以及制造种种工具、器具的能力也越来越强，并越来越深入地认识了物理学、化学和从属于物理学、化学的由分析到归纳的科学研究方法。这叫作"形而下者谓之器"。

纵观五千年来人类文明的历史，在整个文化科学的进步上，应当归结为两次文化高峰。第一次文化高峰在春秋秦汉之际，以形上性文化科学的成功为代表，其标志是人类在哲学上的成熟；第二次文化高峰在后，即距今

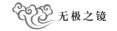

四五百年的欧洲复兴以来，以形下性文化科学的成功为代表，其标志是人类在物理学、化学方面的成功。第一次文化高峰的意义在于认识宇宙、安排人生，提升了人们的思维智慧，充实了人们的精神生活，充实了人们适应自然的能力；第二次文化高峰的意义在于剖析自在、获取材料，提升了人们制造器具的能力，丰富了人们的物质生活。第一次文化高峰催生了哲学为基础的文学、艺术、政治、经济、军事、历史、法理等人文学科，中医学即在其中；第二次文化高峰催生了物理学、化学为基础的声、光、电、磁、热、力、微电子等物理分支学科和有机、无机、生物化学等化学分支学科，西医学也在其中。由此可以说，中医是哲学体系下的学科，主要运用着由综合到演绎的科学研究方法，亦可称之为形上性的医学科学；西医是物理学、化学体系下的学科，主要运用着由分析到归纳的方法，亦可称之为形下性的医学科学。由综合到演绎的形上性科学，是大脑思维的结晶；由分析到归纳的形下性科学，是实体实验的结果。大脑思维和实体实验是不可通的性的关系，因此形上性科学与形下性科学以及中医与西医之间，也必然是不可通的性的关系。只要人类两次文化高峰的总体格局不会改变，中医与西医两种医学科学体系之间并存的格局，终将不会改变。

科学家告诉我们，宇宙生成已经有一百五十亿年的历史了。如果我们将这一百五十亿年浓缩为地球上一年的三百六十五天，那么人类的出现应当是在十二月三十一日晚上十点三十分那一刻。而人类文化的出现，则应当是三十一日晚上最后十秒的事情。在这十秒里，尽管形上性文化科学的繁荣在前，形下性文化科学的繁荣在后，但是这并不代表两类文化科学哪一者先进，哪一者落后。两类文化科学之间，各有各的内在规律，各有各的发展轨迹。而两类文化科学并存并重的历史，其实才刚刚开始，至今还不到十分之一秒。只是白驹过隙般的人类一代接着一代地从历史匆匆走过，这才以人性卑微的固有天性，在无所谓先后的十秒钟里分出了古与今，优与劣，新与旧，存与废。以至因为人性的卑微，反而忘记了"科学是超时空而存在的"这一千古名言。

实现当代中医的复兴，首先要重新认识中医学的文化基因与核心价值。

人们不能把博大精深的中医学曲解为经验医学，也不能用西医的观念与方法对中医学随意解释、妄加改造。中医学不是一根针、一把草，不是土、单、验方形式的原始疗法，也不是用简、便、验、廉这样四个字所能概括的。如果把中医比作一棵硕果累累的大树，那么中国传统文化的文、史、哲（尤其哲学）是其根，《黄帝内经》为代表的基础科学体系是其本，《伤寒杂病论》为代表的辨证论治的临床技术体系是其主要枝干，而内、外、妇、儿各科的治疗及其方剂、药物等则是其分枝、花叶与果实。这里的根、本、主要枝干，是中华中医之魂，是中医学文化基因与核心价值之所在。丢掉了中华中医之魂，勉强留下来的经验疗法及方剂、药物，只能是失去生命力的枯枝、败叶、干苹果。这无疑是一种十分可悲的、不可饶恕的传统文化科学自残。一百多年来中医衰落的经历告诉我们，实现中医学的复兴，我们的知识结构与思维方式首先要回到易经时代，回到中医学的文化基因与核心价值上来。否则，复兴中医将永远是一句伟大的空话。

路辉先生是一位中年中医的中坚学者，他热爱中医，才思敏悟，读书颇丰。行将出版的《无极之镜》，是一部通过天文广泛涉猎阴阳、五行、算学、中医的学术专著，一部引领读者回到易经时代的好书。故乐为之序。

李致重

2017 年 8 月

易道之天道

  习近平主席近年来关于中华传统思想文化有一系列重要讲话，他提出："宣传阐释中国特色，要讲清楚每个国家和民族的历史传统、文化积淀、基本国情不同，其发展道路必然有着自己的特色；讲清楚中华文化积淀着中华民族最深沉的精神追求，是中华民族生生不息、发展壮大的丰厚滋养；讲清楚中华优秀传统文化是中华民族的突出优势，是我们最深厚的文化软实力；讲清楚中国特色社会主义植根于中华文化沃土、反映中国人民意愿、适应中国和时代发展进步要求，有着深厚历史渊源和广泛现实基础。中华民族创造了源远流长的中华文化，中华民族也一定能够创造出中华文化新的辉煌。独特的文化传统，独特的历史命运，独特的基本国情，注定了我们必然要走适合自己特点的发展道路。"这里强调的"四个讲清楚"对我们提出了一个基本的学术认同问题，那就是：什么是国学？如何弘扬中华优秀文化？在当前新时代、现代科学的大背景下，如何理解国学的基本含义？关于这些基本国学问题的回答，对于实现"中国梦"具有指导性意义。

  如何理解国学？源远流长的中华传统思想文化，在上千年的演变发展中，形成了以儒家为表、佛和道为里的"三教合一"的基本格局。儒、佛、道三教成为国学的三大主干，成为中国传统思想文化的三大重要组成部分。主要表现为中国先秦诸子百家之学、两汉经学、魏晋玄学、隋唐佛学、宋明理学等不同的发展时期，以及一直贯穿中国历史与学术史的道家之学。这里的三教之教，并非宗教之教，而主要是在"教化"的意义上使用的。国学的基本特点是天人感应与天人合一，是中华民族文化的精髓和心理积淀，承载着中国人的天人观、生命观和价值观，以及人感应天、认识天的本体论、认识论和方法论，构成了中华传统文明的核心学术体系，是中华文明与文化最深厚的学术体系基础，是数万年来中国古圣留给我们最宝贵的文明学术体系

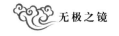

与历史文化遗产。

有人说儒家"六经"是国学的源头，这有一定道理。不过，儒家学说毕竟只是一家之言，虽然后代儒家吸收了其他各家的精华，但仍然不能取代其他各家的学术地位，不能说儒学就是国学的全部内容。道家、墨家、法家、兵家、医家、阴阳家以及后来的佛家，都是国学的重要组成部分。文化之间常有相互影响，但不可以归并合一。但是，在诸子百家的学术体系中，有一部古圣的著作是无论如何也不能被忽略的，那就是儒道医阴阳兵等诸家皆奉为经典的著作——《易经》。

"国学四部经史子集，核心是经，经当中最重要的是六经，而六经又归宗于大易——《易经》。"这是马一浮、熊十力说的，是他们用一辈子的时间体悟出来的话。马一浮说："国学者，六艺之学也。"他说的六艺是大六艺，也就是六经。古文经学派将《易经》排在六经的第一位，这是按时间先后排序的。《易经》这本书，是世界文明四大经典之一。世界文明四大经典分别代表了四大文化：《圣经》是西方文化第一经典，《吠陀经》是印度文化第一经典，《古兰经》是阿拉伯文化的第一经典，而《易经》则为东方文化的第一经典。历经几千年之沧桑世变，《易经》已成为中华民族文化之根、文明之髓、精气之源。在西汉时，《易经》被推为十三经之首，被誉为"群经之首"，《易经》是中国人智慧之大成。在中国古代，曾经涌现出许多思想家著书立说，谈经论道，写下了不少的"经"书。对于这些不同的"经"书，后世学者常多有指点评议，而《易经》为"群经之首，大道之源"，从古至今，这一点大概是没有哪一位学者反对的。《四书五经》的首经即是《易经》，被历代医家尊为圣典的《黄帝内经》的核心思想也与《易经》无二，因而有易医同源之说。就连孔圣人也因为没有过早重视《易经》而感慨："加我数年，五十以学《易》，可以无大过矣。"《易经》对中国人思想的浸淫，对中国传统文明结构的形成以及社会、科学发展轨迹的影响，不言而喻。

《易经·系辞》指出"易与天地准，故能弥纶天地之道，仰以观于天文，俯以察于地理，是故知幽明之故"，《易经·系辞》还曰"圣人有以见天之赜，而拟诸其形容，象其物宜，是故谓之象"，突出了人与天地的相应。《易经·系辞》的"仰则观象于天，俯则观法于地，观鸟兽之文，与地之宜，近取诸身，远取诸物，于是始作八卦，以通神明之德，以类万物之情"，强调了对事物的认识必须天地人结合。《易经·系辞》的"有天道焉，有地道焉，兼三才而两之，故也"，则突出了人与天道、地道相应。《易经·乾》的"与天地合其德，与日月合其明"，强调了人要与天地合一，人不是孤立的。《四库全书总目·易类》说"易道广大，无所不包。旁及天文、地理、历法、乐律、韵学、兵书，以逮方外之炉火，皆可援《易》以为说"。因此，《易经》可以称得上是中华民族古代文化思想的综合知识库了。可见，中华传统文明的核心是《易经》，而《易经》的核心是天道。

那么，《易经》中所论的天道又是什么呢？

汉代的《白虎通·五行篇》说："言行者，欲言为天行气之义也。"汉代董仲舒在《春秋繁露》里说得更清楚："天地之气，合二为一，分为阴阳，判为四时，列为五行。行者，其行不同，故为五行。比相生而间相胜也。"显然是说，五行是指天地之气的运行，有了阴阳，才有了四季，有了四季，才有了五行，之所以用"行"字，是因为天地之气的运行方式不同。那么，天地之气的运行又是指什么呢？

《素问·阴阳应象大论》所说的"天有四时五行，以生长收藏，以生寒暑湿燥风"，《素问·天元纪大论》说："夫五运阴阳者，天地之道也，万物之纲纪，变化之父母，生杀之本始，神明之府也，可不通乎！"把五运也就是五行和阴阳并列起来，都看成是化育生命的本源。东汉张仲景著《伤寒卒病论》也说："夫天布五行，以运万类，人禀五常以有五脏，经络府俞，阴阳会通，玄冥幽微，变化难极……"《伤寒论·伤寒例》中，也有"四时八节二十四气七十二候决病法"，这在《伤寒论》中称之为"斗历"，记述了斗柄指向和四季、分至启闭（立春、立夏、立秋、立冬、冬至、夏至、春分、秋分）、二十四气以及七十二候的关系。伴随着天球上的斗转星移，伴随着地面上春、夏、长夏、秋、冬季节的更替，大自然的气机进行着展放、上升、平稳、内收、潜降这样有序的运动和变化。而季节更替的决定因素，与地球绕太阳公转时地球到太阳距离的周期性变化相关，斗柄指向只不过是观察天象的参照物罢了，但却是五行归类的内容之一。

毫无疑问，易学体系的阴阳五行系统与天道、天象系统密不可分，主要是以七曜九星为根本的天人合一体系。而七曜九星的具体运行规律又是如何呢？这部分内容在《二十四史》的天文志、律历志、五行志中都有详细论述。但在学术界基本上还没有几个人去认真整理这些天道、天象、天机与

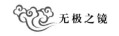

《易经》、与阴阳五行、与河图洛书、与天干地支，尤其是与中医的关系如何。后学以独具之慧眼，耗三十年之时光寒暑，著《古中医天文学·无极之镜》一书。其书基本学术框架就是，以观察北斗九星斗柄在极坐标系上的指向，来确定四季和节气；以观察日月五星运行在黄道坐标系、赤道坐标系上的顺逆停留，来确定阴阳五行生克制化、亢害承侮的量化方法；以观察地平坐标系上以地球为中心的宇宙天球的天干地支的内算量化方法，最后通过盖天论的七衡六间图画出阴阳的先天八卦、后天八卦、六十四卦，通过浑天论的观天测星法来运算出岁星、荧惑、镇星、太白、辰星视运动轨迹的顺逆停留与距离地球的远近大小的五行规律，这是中国古人由来已久而且是很精确的观天测影（盖天论）、观天测星（浑天论）、观天测气（宣夜论）的方法，但如今却已基本成为"绝学"了。正如《易经》中所说"仰以观于天文，俯以察于地理"，但是怎么"仰以观于天文"？怎么"俯以察于地理"？历来在学术界都没有人详细说过天象天道与阴阳五行的必然联系，即天机的问题，而笔者在《古中医天文学·无极之镜》一书中把这件事说清楚了。所以，这本书不仅是古中医的天文学，也是中国传统文明的天文学。这本书将中国传统文明从哲学层次上升到科学层次，这在中国传统文明的学术史上也是少有的，意义非凡。

《史记·孔子世家》载："孔子晚而喜《易》，序象、系、象、说卦、文言。读《易》韦编三绝。曰：'假我数年，若是，我于《易》则彬彬矣。'"可知，孔子"五十而知天命"，主要是因为晚年喜《易经》，学《易经》所致。《易经》在儒家思想发展史上具有重要的地位，随着以孔子为代表的儒家为其作《易传》之后，《易经》也就成了主要反映儒家"天人观"思想之经典。孔子不仅自己刻苦学《易经》，也劝人学《易经》。"有古强者云：孔子劝我读《易》，言此良书也，丘窃好之。韦编三绝，铁挝三折，今乃大悟。"而在易学的历史上，西汉京房撰写《京氏易传》三卷，东汉郑玄著《易纬》以注《易经》、写《太玄》以摹《易经》，唐孔颖达奉太宗之命撰《周易正义》十卷，宋代邵雍阐述《易经》写成《康节说易全书》，北宋程颐撰《程氏易传》，南宋朱熹撰《周易本义》十二卷，清代李光地等撰《周易折中》二十二卷，所有这些易学之著，都被认为是易学史上具有重要影响的易学版本。而这些重要的易学之著其实都是在阐释日月五星与人之间的天人感应与天人合一的天道规律。道家就更不必说了，道家不仅著述阐释七曜九星之天道，而且还以身修道、以心合道。

孔子领悟出天人之间的关系，认为天命下贯即为人性。子思继承并发展了孔子在这方面的思想，因而在《中庸》开篇便阐述："天命之谓性，率性之谓道，修道之谓教。"从其中可以看到《中庸》思想对"天命""天道"的看重，并试图求问"天道"规律，要求自己的思想言行符合"天道"要求与特点，以实现"得道""合道"。孔子的"天道"，其一，是宇宙自然存在之"天道"，主张天人合一，尊重大自然客观规律，强调人与自然环境的和谐，不要违背自然规律而行；其二，视"天道"为天人合一之道，从单纯的"天道"进一步演化为"天人之道"，并将符合"天道"主张的行为予以规范，是为了证明某些思想行为的合理性，令其占据顺应天命的大义，此即曰孔子所知之"天命"。《庄子·天下》亦云：《易》以道阴阳。"司马迁在《史记·太史公自序》中也曰：《易》以天道化。"这些论述都抓住了《易经》的天文天象本质，天道既是《易经》的灵魂，也是《易经》的本体论、认识论与方法论。中医理论的奠基之作《黄帝内经》之七篇大论更是天道观贯穿全篇。唐代孙思邈就有"不知易者，不足以言知医"的感慨，明代张景岳也说《易》具医之理，医得《易》之用"。这些也都说明中医学术史与《易经》的天道观密不可分，即医易相通。而这个"天道观"体系的证明就在《古中医天文学·无极之镜》之中。

对国学进行继承和创新，就需要提高自己的理论思维水平。理论思维水平提高了，分析能力就可以提高，就可以分清精华与糟粕，即使面对糟粕也可以进行改造创新，努力化腐朽为神奇。如果不提高自己的理论思维水平，对现实又缺乏研究，对国学就可能会误用、乱用、滥用。对国学不能随便自以为是的想当然，继承是前提，研究是基础，翻译与创新是关键。只有通过创新形成越来越多的新成果，国学的生命力才会越来越强。《古中医天文学·无极之镜》一书在这方面做了一些创新。

对于本书，朱熹的"问渠那得清如水，为有源头活水来"从中国学术史角度形象地说出了天文、天象、天机作为源头活水的宇宙发生学特性，"向来枉费推移力，此日中流自在行"又恰如其分地道出了从道如流的宇宙天人合一的自然特性。

路辉

丁酉年丁未月丁巳日丁未时

契　要

　　子学大系"古中医书"系列五卷，旁篇两卷。本书系第一卷《无极之镜》。本卷从国学、子学、中医的根子上，即阴阳五行的起源及其天文机制、历法本质、历史演变考证论述。无极状态是《易经》之中最根本的天象，即上元混沌甲子之岁、日月合璧、五星联珠、七曜齐元的天象状态，一切皆是从无极而太极、两仪、四象、八卦、六十四卦而万物，也是三生万物的过程。故天下万品皆是无极演变而来，最终又归于无极。镜者，映像万物而不染，镜中万物皆虚幻，此万象万物皆由无极而生化，一切世间之物皆是无极之镜中的影像而已，镜像最能反映品物真实，巨细无漏，故有此书名。

　　本书最大的特点是首次揭示了阴阳五行、河洛干支、五运六气、子学九式的物理本质、天文原理、历法起源，全书的精髓主线如下：

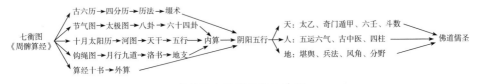

盖天论之阴阳五行大系统

　　"古中医书"第二卷《天地之机》主要揭示《黄帝外经》、五运六气的全部内容，而目前王冰所传"运气七篇"仅是运气全部内容的一半。第三卷《不朽之身》揭示《黄帝内经》及《伤寒杂病论》中的藏象学说，建立起全新的古中医体系。第四卷《伤寒之秘》揭示瘟疫、温病、伤寒、杂病的运气机理，全面揭示了张仲景《伤寒杂病论》的内在机理。第五卷《众妙之门》讲的是上古中国的道德轮回史，以及天体之宇宙结构、生命形式、时间与空间结构，及其各自的宗教历史。旁篇第一卷是《天医之门》(古中医史)，首次在中医界明确提出了古中医史的完整体系，中医史不但是《黄帝内经》《伤寒杂病论》的研究史，而且还是天医退化史、医算退化史，同时也是中医见乱之史，更是古中医的回归之史。旁篇第二卷是《中医乱》，揭示了现代中医研究的种种弊端及原则性的错误，乱象正解。

天　镜

无极者，天地初开，寂然混沌，其中有精，其中有信，吾不知其名，强名之曰道。

镜者，幻象也，一切皆空，唯道者不空。

道者，璇玑也，因果也。空者，劫数一过，世间万品，皆归于无极。

无极之道，风火地水四大之属。风者，宇宙粒子射线磁场也；火者，天体冲撞、白矮中子黑洞之塌陷爆炸也；地者，一切有形之天体也；水者，宇宙高能粒子之场也。

无极而太极，寂然已破，风火相击，地水势流，其大无外，其小无内，三千大千，天地绚烂。觉者翩翩而来，开天辟地；授印者俩俩而降，传道授业解惑也。层层天体，层层境界，层层世界，千亿劫数，文明累然。

太极生两仪，三界成，银河生，卍字为释印，先天太极图为道印，皆璇玑之图录矣。须弥山居中，自身生光，无影毫芒，布满虚空。太阳系十二星体，成就娑婆有情世界，绕须弥山银心周旋，物种兴衰，大四季时空使然。至于三式、四象、五行、六爻、七政、八卦、九宫、十干、十二支、五运六气、六十甲子、六十四卦之属，皆为太阳系七曜九星之气数。

自太极分而有阴阳，经曰：夫阴阳者，天地之道路，万物之纲纪，变化之父母，生杀之本始，神明之府也。故物生谓之化，物极谓之变，阴阳不测谓之神。然天地者，万物之上下也；左右者，阴阳之道路也；水火者，阴阳

1

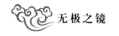

之征兆也；金木者，生成之始终也。

阴阳五行流行为十干之化运，寒暑燥湿风火之气周流于天地之间，而为万物之源。人则禀其精而囿于两间，所以五脏以应五运，六腑以应六气。凡人之顺逆灾疾，尽皆于天地之气运所为。非只一步，虽一时一刻之短，五行之气莫不存焉。非特一毛一茫之细，而五行之化莫不裁焉。上推于天，则有五星相倍之应；下察于地，则有万物生成之验。奈何今之医者，全不知运气为何物。反谓泥专执术之方以害人。

看通《无极之镜》，即打通任督二脉，开通混沌之九窍，运通大小之周天，直通无极之境！这是一本可以修炼之古中医书：肇始于《无极之镜》，参同契于《天地之机》，内照于《不朽之身》，济世于《伤寒之秘》，圆满于《众妙之门》，破执于《中医乱》，重生于《天医之门》！

出世间，云卷云舒，天地过隙。入世间，尘烟过眼，世道唏嘘。

大穹始终，四大沉浮，三千幻镜，卐轮回旋，九星周易，七曜轮替，圭影短长，春秋不重来。细推物理须行道，何用荣华绊此身？

蓦然回首，时过境迁，天地大罗，皆属笑谈。无极之镜，一时虚幻，色相无影，万品皆空。顿首折肱，悠忽一梦。

无极者，沧海一粟耳，天地一微尘矣。

路　辉
壬辰年壬子月庚申日庚辰时于黄金屋

目录

阴阳万象——古日地学

第六　太玄　145

在古盖天论之易学的体系中，有一个另类，那就是西汉杨雄的太玄体系。因为太玄，艰涩难懂，语词乖僻，所以精通之人少之又少……

第七　十月河图历法　155

河图、洛书，简称『河洛』，又称『图书』。我们现在所谓的图书，即源于此处。在古中国的历史上，河图洛书是文明的源头之一……

五行璇玑——古行星学

干支时空——古相对论

第一 自然之场

在现代科学体系中，由于它采用的是分析归纳式的思维体系，这就决定了现代科学体系必然有许多领域是未知和无知的，因为它的研究是从最表象的现象开始……

自然：必然与偶然

干支时空

第二 物理之学 323

甲乙同属木，甲为阳，乙为阴；丙丁同属火，丙为阳，丁为阴；戊己同属土，戊为阳，己为阴；庚辛同属金，庚为阳，辛为阴；壬癸同属水，壬为阳，癸为阴……

第三 时空之数 359

在殷商时代及上古，纪年都是用帝王在位年数来纪年的。如《尚书·商书·伊训》说「成汤即殁，太甲元年，伊尹作《伊训》」，以及《春秋》是以鲁国诸侯在位年数来纪年……

数术法象——古内算学

阴阳万象——古日地学

五行璇玑——古行星学

干支时空——古相对论

数术法象——古内算学

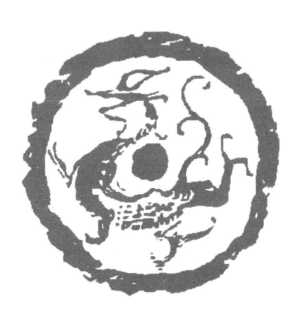

第一　天人之学

通过"古中医书"之《众妙之门》中的讲述，在我们的大脑中、思维中已经有了一个大概的宇宙结构、境界、时空、生命体图像的概念框架，这个宇宙结构与生命形式完全不同于现代科学所限定的知识。其实在许多问题上都是这样，尤其是关于我们自己的古文明与古文化。

我的子学体系

近年来，中国掀起一股国学热，穿汉服、诵经典、拜孔孟，满篇之乎者也，但充其量也就是弟子规、三字经、百家姓、千字文、龙文鞭影、四书五经等儒家的一点东西而已，高级一点的学学佛道经典，这已经是高层次的所谓国学了。近年来还有一股所谓新儒学之流，不过就是换现代西方哲学之新瓶、装古儒学之旧酒罢了。可以看出，这些所谓国学，其实都是文化范畴的东西，文化是文明的外延，而文明才是文化的核心内核。那么，中国国学的内核是什么呢？似乎还没有人去深究这个东西，其实这个问题很明显，国学文明的基因就是阴阳五行、干支河洛、子学九式这些东西，但是这些定量的学术概念体系在现代国学派眼中却是迷信、唯心的代名词！至于这些子学基因组到底来源于何处，根本就没有人去研究和溯源。

我的子学体系不同于现代国学派关于国学的认识，国学只是一个笼统的说法，我认为更准确的说法应该叫做子学。而且这个子学体系是有历史出处的，那就是中国古天文、古历法！在《四库全书》中有一个经史子集的分类，这里的经部、子部就是子学体系的全部精华。在历史上很少有人将中国古天文、古历法与阴阳五行、干支河洛、子学九式对照互参研究，但是在子学九式中却有大量古天文、古历法的概念浸淫其中，这一文化现象却没有引起人们的注意和研究，实在令人匪夷所思！

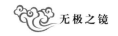

实际上，子学文明体系的 DNA 就是中国古天文、古历法，基因就是阴阳五行、干支河洛，蛋白质就是子学九式，整个子学文明的滥觞构成了现代国学派所谓的国学文化。这个子学文明也不过就是太阳系之内的一个文明体系而已，但超出太阳系之外，还有无数的星系宇宙结构，那些星系结构中的另外的生命体文明实际上就是《众妙之门》之中所说的内容，即我们地球人在宗教中谈及的宗教文明了。

子学九式中唯一可以被社会、世人认真接受的只有中医，但中医经过现代社会变异后，也是面目全非，所以为了恢复中医的本来面目，我将符合《黄帝内经》《黄帝外经》《难经》《伤寒杂病论》的真正中医理论体系称之为古中医。古中医体系只是地球人类古文明的一小部分，其实古中医就是玄学，玄学就是国学、子学。有许多人认为，中医是一门经验医学，如果与天干地支等术数联系上，恐被"玄学"化，殊不知，玄学不玄，实质就是干支学，中医与天干地支的关系极其密切，《黄帝内经》中的"阴阳应象大论""脏气法时论""六节藏象论""四气调神大论""金匮真言论""灵兰秘典论""阴阳系日月""顺气一日分为四时""九宫八风""五十营"等篇章，《黄帝外经》的"天元纪大论""五运行大论""六微旨大论""气交变大论""五常政大论""六元正纪大论""至真要大论""刺法论""本病论"等，以及子午流注开穴法、灵龟八法、飞腾八法等，都是运用天干地支计算中医的法则，这就是古中医的规范，古中医是这个天人绝学的最好体系，既可济世救人，又可修炼自身，又能为世人所接受，不至于"玄之又玄"。古中医，国学之渊薮，术数之圭臬，法术之大成……

那些别有用心的伪中医们对此视而不见、听而不闻，一味地否定，值得深思。

下图只是关于这个子学体系的定性说明与概括，这个体系只代表作者个人的子学学术体系，不代表真正的子学学术渊薮。

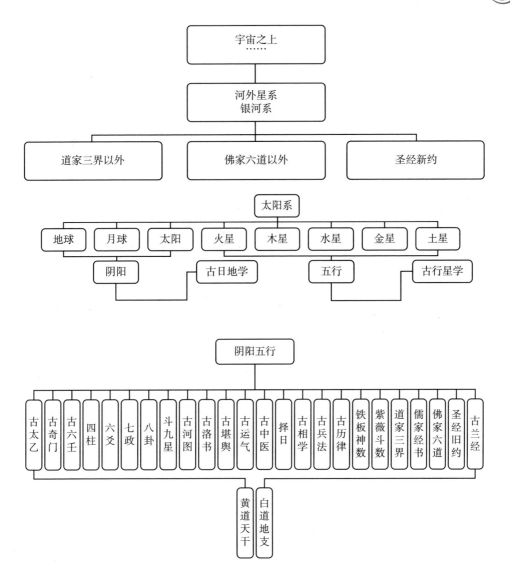

内算、缀术与外算

南宋秦九韶在《〈数书九章〉序》中说："（数学）大则通神明，顺性命；小则可以经世物，类万物。""今数术之书，尚余三十家。天象历度，谓之'缀术'；太乙壬甲，谓之'三式'，皆曰内算，言其秘也。《九章》所载，即周官'九数'；系于方圆者，为'重术'，皆曰外算，对内而言也。其用相通，不可歧二。"在古中国的古文明中，天、地、人的研究是中心内容，其

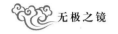

中天人之学又是重中之重。古中国的天人之学实际上包括了三个主要部分，即内算、缀术与外算。

内算系统是中国古文明的DNA，相当于现代科学的物理、化学的基础学科地位，主要包括阴阳五行、太乙、六壬、遁甲、八卦六爻、河图、洛书、五运六气、古中医、斗数、四柱、七政、堪舆飞星、择日等内容。如近期出土的清华简中战国时期"后天八卦图"等。在中国的内算体系中，有一个基本的公理，即数为天地之源，无论是《周髀算经》，还是《易经》《乾凿度》等古籍中，都有论述与证明。所以，数与数之间关系就代表了天地之间的物理联系与时空联系，也就出现了生数、成数、大衍之数、先天数、后天数、河图数、洛书数、历数、五行数、卦数、干支数等基本概念与定理。这些数在中国古文明中统称"气数"，所以说某一件事到尽头的时候，古人会说"气数已尽"，就是这么回事。气数统括天地之间一切象数，即气数首先是以"气"（真正的"气"应该是"炁"）为基础，然后气的运动规律称为"数"，气的运动规律的运用称为"数术"，这是气的基本物理概念。而现在有的学者研究气的时候，只研究气的"象""理"，对于气是"数""占"却置之不理，以为那是迷信，殊不知"气数"才是真正的气的内涵啊，而气（炁）的物理实质就是电、磁、引力之物理场。一个完整的炁的概念，象、数、理、占，四位一体，缺一不可。

在中国古文明中，长度、重量、数量、时间的度量都是按照天地之数来定义的，皆源于天道。"黄钟之律管长九寸，物以三生，三九二十七，故幅宽二尺七寸。音以八相生，故人高八尺，寻自倍，故八尺而为寻。有形则有声，音之数五，以五乘八，五八四十，故四丈而为匹。匹者，中人之度也。一匹而为制。秋分蔈定，蔈定而禾熟。律之数十二，故十二蔈而当一粟，十二粟而当一寸。律以当辰，音以当日，日之数十，故十寸而为尺，十尺而为丈。其以为量，十二粟而当一分天地之气，十二分而当一铢天地之气，十二铢而当半两天地之气。衡有左右，因倍之，故二十四铢为一两天地之气。天有四时，以成一岁，因而四之，四四十六，故十六两而为一觔天地之气。三月而为一时，三十日为一月，故三十觔为一钧天地之气。四时而为一岁，故四钧为一石天地之气。其以为音也，一律而生五音，十二律而为六十音，因而六之，六六三十六，故三百六十音以当一岁之日。故律历之数，天地之道也。"可喜的是，某些现代学者已经认识到了阴阳、五行、八卦、三式、河洛等都是一种天文历法形式，这是一种还原中国古文明真相的进步。

在《四库全书》中，这部分古文明的核心部分被称为"子学"。

缀术系统主要是天文观测与历法制定，在现代科学中相当于天文学，这部分精华内容见于《史记》中的《五行志》《律历志》《天文志》，包括以古六历为基础的三统历、古四分历、大衍历、乾象历、元嘉历、大明历、授时历等一百零二部历法，明确了日月五星的精确天体运行轨迹及行星之间的相互影响，可以说，世界上没有哪一个古文明像我们的祖先那样重视天文历法，但是天文历法的主要功能是为内算系统服务的，"敬授人时"的主要意义是"人时"，而并非"农时"，《周髀算经》可谓其祖。

外算系统的主要内容相当于现代科学的数学部分，诸如《九章算术》《海岛算经》，以及近期出土的清华简中战国时期"算表"等。以《算经十书》为基础，涉及算术、面积、体积、测量、线形方程、高次方程、微积分、高等代数等方面，创造出诸如勾股术、天元术、四元术、割圆术、重差术、方程术、正负术、开方术、隙积术、内插法、大衍术等数学定理与公式。在汉·徐岳著的《数术记遗》中，记载了积算、太乙算、两仪算、三才算、五行算、八卦算、九宫算、运筹算、了知算、成数算、把头算、龟算、珠算、计数等十四种算法，可惜目前这些珍贵的算法技术大部分已经失传了，只有珠算还流行于世。可见，外算主要是为内算系统、天文历法的观测和计算而服务的。正因为外算是为内算、天文观测和计算而服务的，不是为了计算而计算，所以中国古数学就没有发展出现代数学那么繁杂与精细，这也是许多现代数学研究者不理解的事情，似乎在中国古数学的体系中都能找到现代一些所谓先进的数学理论与概念的影子，但是中国的古数学家又与之擦肩而过，现代数学家们不能理解。其实就是因为中国古文明是天人感应、天人合一的文明，外算的根本目的是为了更加精确的内算，而西方现代数学是为了计算而计算。

在中国的古文明体系中，这三者的关系是：内算系统是本体论，缀术系统是认识论，外算系统是方法论。这就构成了一个现代哲学意义上的完整的哲学体系架构，但我们在《众妙之门》中已经说了，西方哲学就是自然界在人头脑中的歪曲反映，东方没有哲学的说法，学术界称为"理学""道学""佛学"等，而我们的古文明是真正的天人感应、天人合一的科学，我们称为"天人之学"。

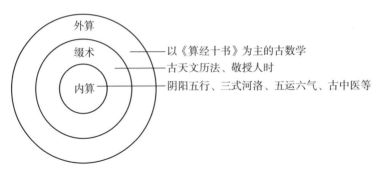

中国古文明系统 DNA

文明是文化的内涵与基因，文化是文明的外延与蛋白质表达，中国的古文明基因与内涵是上述的内算、缀术、外算系统三位一体。而中国的古文化外延就是由此而表现出的一切民族文化现象，诸如四书五经、三字经、百家姓、千字文、龙文鞭影、历史、建筑、军事、武术、民俗、农业、手工业、社会结构等一系列《四库全书》中所说的经、史、集部分。我们现在国内所理解的"国学"是什么概念呢？无非就是文化层次方面的一些内容，最多讲一讲《易经》的象理，简述一下四书五经，这就是国学的最高层次了。至于文明层次的核心精髓全都当作"糟粕""迷信"被"扬弃"了！殊不知，皮之不在，毛将焉附？

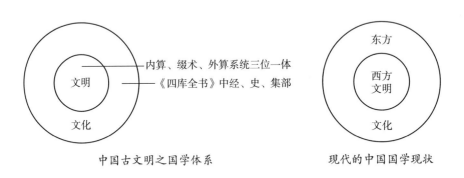

中国古文明之国学体系　　　　　现代的中国国学现状

古历法与星占（一）

中国古历法的历史可以上溯到很早，但第一部留下完整文字记载的历法是西汉末年的《三统历》，这是刘歆据《太初历》改造而成的。就基本内容而言，《三统历》实已定下了此后两千多年中国古历法的大格局。这些内容主要可分为如下三个方面：推求节气，实即研究太阳周年视运动；推求日月运动，这主要是为了预报交食；推求行星运动，力求准确预报行星位置，以及为实施上述三个方面而进行的辅助性工作，如测量恒星坐标、测定历法历元等。

随着对日月五星、二十八宿、南北极天区的天体观测和计算精度要求的不断提高，极为复杂的观测技术（如盖天仪、浑天仪、璇玑玉衡、古天文台、铜壶滴漏、圭臬、规矩权衡等）逐步发展。由于太阳运动相对来说最容易掌握，所以在历代历法中所占篇幅和比重较小。而关于月球运动、日地月关系、五星的天体观测与研究的比重所占篇幅都大大超出太阳视运动的研究内容。可是月球运动、行星运动与太阳运动对农业生产哪一个影响更大呢？显而易见，太阳对地球表面的影响远远大于月球、五星。事实上，古历法只有很少的一部分与农业有直接关系。但即使是这样，也还需要有进一步的清醒认识。

首先，从迄今所知的史料证据来看，关于太阳运动的研究恰恰在中国古代历法诸成分中发展得最为迟缓。例如，早在古希腊时代，Hipparchus 就能以太阳运动轨迹为基准，借助月球作中介来测定恒星坐标，而中国在十几个世纪之后还要以恒星为基准，借助月球和行星作中介来测定太阳位置。又如，与古巴比伦相比，古中国对太阳周年运动不均匀性的掌握可能落后了一千年以上。值得注意的是，中国在月球运动和行星运动理论方面却发展超前。仅这一事实就已对"中国古代历法为农业服务"说构成了严重威胁。

其次，完整的二十四节气名称最早见于西汉初年的《淮南子》，其中部分名称则在先秦文献中早已出现。节气固然有指导农时的作用，但对节气推求的精益求精，比如由平气到定气则又与农业无关了。因为指导农时对节气精度的要求并不高，迟早一两天完全无所谓，这是任何一个农民都知道的常识。事实上，即使只依靠观察物候，也可以大体解决对农时的指导。对节气的精密推求，其主要意义在于精确掌握太阳运动，而这是为了准确推算交食。从刘悼提出定气以后，一千年间的历法都用定气来推算太阳运动，但仍用平气排历谱，这从另一个方面说明了中国古历法不全是为农业而服务的。

再次，我国自古以来的阴阳合历的历日制度就规定，以朔望月的阴历

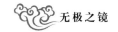

十二月配于日地黄道的阳历春夏秋冬四季，每季三个月。如遇闰月，则这季为四个月。而在天文学上，又以立春、立夏、立秋、立冬为四季的开始，这两种规定的矛盾，在传统历法上始终没有得到统一。到了北宋时期，沈括提出了一个具有革命性的历日制度，足以解决这个矛盾。沈括提出不用十二月，而用十二气为孟春、仲春……的第一日，我们可把这种历法叫做十二气历。沈括认为，这样则大月三十一日，小月三十日，年年一样，没有闰余；而且十二气常常一大一小相隔，纵有两小月相连，一年不过一次。按照沈括的安排，历日制度可以和天文实际配合得更好，为农时及生产服务业提供方便。他这个十二气历可以说是纯粹的阳历。但当时的人们极力反对，原因就是历法不只是为农时服务的，而是有更深层的天文意义和物理意义。而现今国际通用的公历，正是沈括主张的阳历。

最后，中国古历法中有一个最基本的天文数据，即历元。一部历法，需要规定一个起算时间，我国古代历算家把这个起点叫做"历元"或"上元"，并且把从历元到编历年所累积的时间叫做"上元积年"，例如古四分历的章蔀纪元、太极上元、太乙积年、《皇极经世书》的元会运世等。如西汉刘歆的《三统历》以19年为1章，81章为1统，3统为1元。经过1统即1539年，朔旦、冬至又在同一天的夜半，但未回复到甲子日。经3统即4617年才能回到原来的甲子日，这时年的干支仍不能复原。《三统历》又以135个朔望月（见月）为交食周期，称为"朔望之会"。1统正好有141个朔望之会，所以交食也以1统为循环的大周期。这些都是以太初元年十一月甲子朔旦夜半为起点的。刘歆为了求得日月合璧、五星连珠、七曜齐元的条件，又设5120个元、23639040年的大周期，这个大周期的起点称作"太极上元"，此时有置闰、交食、五星和干支的周期都会重新会合，太极上元到太初元年为143127年。在刘歆之后，随着交点月、近点月等周期的发现，历法家又把这些因素也加入到理想的上元中去。

日、月、五星各有各的运动周期，并且有各自理想的起点。例如，太阳运动的冬至点，月球运动的朔、近地点，黄白交点等。从某一时刻测得的日、月、五星的位置离各自的起点都有一个差数。以各种周期和各相应的差数来推算上元积年，是一个整数论上的一次同余式问题。随着观测越来越精密，一次同余式的解也越来越困难，数学运算（外算）工作相当繁重，所得上元积年的数字也非常庞大。这些天文循环周期都是数字巨大的天文概念，与农业农时根本无关，完全是另外一回事，而这些数据周期与"观象授时""敬授人时"的关系却十分密切，因为人类的历史不只是我们现在所理解的那么局限，还有史前的历史。由于根本就不懂历法缀术只是内算的手段，元代郭守敬在创制《授时历》中废除了上元积年，导致后来的历法家效仿，反而将历元的天文数据删除了，这才是历史的倒退呢！

与此有关的还有皇家天文机构的隶属问题。在中国漫长的封建社会中，皇家天文机构的主要任务是推算历法和观测天象。其名称尽管历朝屡变，但始终由礼部（这是北周以来的名称）领导。礼部及其前身的职责是掌管国家典章法度、祭祀、学校、科举和接待四方宾客等，与农业生产毫无关系。如果说历法是为了指导农业生产，那为何不由与农业生产有关的户部或工部来领导皇家天文机构呢？隋唐以前，这个机构的负责人称为太史，这是一个非常古老的官职，早在周代就有，那时其职掌包括王室文书的起草、策命卿大夫，记载军国大事、编史、管理天文历法、祭祀等，地位崇高。值得注意的是，按《周礼》的记载，太史隶属于春官宗伯，而春官宗伯的职掌是"使帅其属而掌邦礼，以佐王和邦国"。这正是后世礼部的职掌。因此很明显，在中国古代，皇家天文机构从一开始就不只是一个政治机构，而且更是一个科学机构，是统治阶级通天通神体系中最重要的组成部分之一。

我们可得出明确结论，中国古历法中的绝大部分内容与农业生产无关，与"农时"无关。在历法的三个主要方面，即对太阳、月球和行星运动的研究中，对月球和行星运动的研究完全与农业无关，对太阳运动的研究与农业的关系也非常有限。既然如此，为什么还要发展复杂的历法体系呢？实际上，天文历法、缀术等就是为内算系统服务的，这个内算系统现代的专家们称为星占术，即阴阳五行、河洛干支、子学九式。

古历法与星占（二）

中国的古星占术分为星占与数占两大类，而其实数占也是在星占的基础上进一步理论化、系统化的数术体系。其中，数术的星占基础中，五星五行、七曜七星、北斗九星等都是天人感应、天人合一系统中的阴阳五行、河图洛书、天干地支的星占基础。

帛书《五星占》最能反映出行星在中国古代星占术中的特殊重要地位。它不仅给出了行星在一个会合周期内的运行情况，还附有若干年中的显隐顺

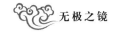

逆运行表，而且五星运行周期与今天所测几乎相同。《五星占》所占基本上全为军国大事。如木星，"其失次以下一舍二舍三舍，是谓天缩，纽，其下之国有忧，将亡，国倾败其失次以上一舍二舍三舍，是谓天赢，于是岁天下大水，不乃天裂，不乃地动纽亦同占"。土星，"岁填一宿，其所居国吉，得地；即已处之，有西、东去之，其国凶，土地挂，不可兴事用兵，战斗不胜所往之野吉，得之"。火星，"其出西方，是谓反明，天下革王；其出东方，反行一舍，所去者吉，所居之国受兵口口"。月掩行星（食太白金星），"不出九年，国有亡城，强国战不胜多食荧惑火星，其国以乱亡食辰星水星，不出三年，国有内兵"。

《史记·天官书》中的星占术包括行星、日、月和其他天体以及大气现象，但行星部分占去了最大篇幅。其内容与《五星占》相仿，兹举两例如下：木星，"岁星赢缩，以其舍命国；所在国不可伐，可以罚人；其趋舍而前日赢，退舍日缩；赢，其国有兵不复；缩，其国有忧，将亡，国倾败；其所在，五星皆从而聚于一舍，其下之国可以义致天下"。火星与金星，"荧惑从太白，军忧；离之，军却"。这里先要对古代星占术中的"分野"理论略加说明。这种理论的基本思想是天体的不同布局（天象）昭示着人间的祸福，为此将地上的国家或地区与天体的不同经纬度带相互对应起来。这样，星占家即可据天象所处的天区预言对应地区或国家的凶吉。明白了这一点，我们就不难从上面所引的例子看出，星占家必须精确掌握行星的运动情况。对于月掩行星或"荧惑从太白"之类的天象，没有非常发达的行星运动理论是不可能掌握的。

如果预先不能知道行星如何运行，那么只能等它们运行到了某处，再根据星占术理论去解释凶吉。但这样的星占只能是低水平的，难以见重于朝廷和王室。北魏时，某次太史报告火星不见，并据星占理论指出，火星所往之国将有灾祸。皇帝召集众臣讨论火星到底何往，大臣崔浩推断说，火星必定进入后秦国境。尽管众人不信，但八十多天后火星果在西方的井宿出现，而按照分野理论，这正好对应后秦地区。几年后，后秦被东晋的北伐军灭亡。于是崔浩这次星占被誉为神占，"非他人所及"。崔浩所以能成功，关键就在于事先掌握了火星顺行、留、逆行、伏等运行规律，因而能预先推算出火星将在什么天区出现。

除了行星运动外，星占术对日、月运动也同样要求掌握。前引《五星占》中的月掩行星就是一例。《史记·天官书》还提到交食，"其食，食所不利；复生，生所利"。又有关于月运动者"月行中道，安宁和平"等。历代史书的《五行志》或《天文志》中这类记载多不胜举。说明日食、月食是星占术的重要内容之一。而要预报日食，必须对日、月运动都掌握得非常精确才能办到。上述例证都表明，古历法中主要内容即关于行星和日、月运动的观测与理论，不是为了农业生产，而是为了星占术，敬授人时。换言之，中国古历法主要是为"观象授时""敬授人时"服务的。

司马迁谈到历法时说："盖黄帝考定星历，建立五行，起消息，正闰余，于是有天地神祇物类之官，是谓五官各司其序，不相乱也。民是以能有信，神是以能有明德。民神异业，敬而不渎，故神降之嘉生，民以物享，灾祸不生，所求不匮。"可见，在司马迁心目中，历法本是用来通天、通神、避祸趋福的，而这也正是星占术的基本宗旨。古人认为，历法和农业生产根本没有关系。农事是"小人"的事，而历法是"君子"通天、通神、决定国家大事的。历法与星占术并无什么区别，而是被视为一体。

对于历法—星占术—通天通神这样一条线索，并不是每一个古代历法家（即天文学家）或星占学家都清楚地意识到的。两汉及以前的星占家认识得比较清楚，如司马迁、刘歆等人。例如刘歆的《三统历》，第一篇不是太阳运动，而是"五步"，即行星运动的推算，这说明他深知历法是为星占服务的。后来的历法家就越来越不清楚这一线索了。当然也有例外，比如唐代的一行、李淳风，他们只是遵照前人的传统行事，而创造性则用于如何使精度提高。对于历法的基本格局，就不问其所以然了。

天人合一

中国古文明的特点是天人感应、天人合一。人是天地造化之物，人是天地万物存在的一种物质状态，同固态、液态、气态、粒子态等一样，这是生命态。所有的动物都不是前四态的简单复合，而是需要元神注入的生命态，这一点是现代科学所不能理解的。天人感应、天人合一的主要内容包括天人同时、天人同构、天人同炁、天人同振、天人同化等五大方面。

天人同时，即人的各种时间结构全息同化于天地的时间结构，如人体的藏象经络与古中医的五运六气、三式河洛、阴阳五行、四柱六爻等各种时间

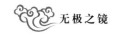

结构，这个时间结构在易学和古历法中叫做"数"，包括先天数、后天数、河图数、洛书数、干支数、卦数、斗数、历数等，统称"气数"。如果掌握了这种天地人的时间结构运行规律，即可预测事物的发展趋势，时间流的过去、现在、将来都是掌握之中的事。这是天人合一的时间结构层面。

天人同构，即人的各种空间结构全息同化于天地的空间结构，这个空间结构在易学和古历法中叫做"象"，如人体的藏象经络与古中医的五运六气、三式河洛、阴阳五行、四柱六爻等各种空间结构，我们常说的"乾三连，坤六断，震仰盂，艮覆碗，离中虚，坎中满"，以及九宫飞星、各式排盘、河洛布局、司天在泉、左右间气、应爻世爻、浑天、盖天、橐籥等就是这种空间结构，现代科学将这种"象"称为"模型"。《黄帝内经》中也经常将天地结构比喻成人体结构，或将人体结构比喻成天地结构。人身小宇宙，宇宙大人身。如果掌握了这种天地人的空间结构运行规律，那么时间结构发生的空间定位就变得易如反掌了。这是天人合一的空间结构层面。

天人同炁，空间结构是静止的，时间结构是静止的空间结构运动所构成的。即运动的空间结构构成时间结构，这在易学中叫做"理"或"道"。而空间结构的物质基础就是这个"炁"，古中医叫做"精气神"，现代物理学叫做"高能粒子"。结合在《众妙之门》中所说的另外空间理论，或者叫做层创时空理论，就可以推论出天人可以有不同层次的"气"，所以就出现了凡人、君子、至人、贤人、真人、圣人、神人、罗汉、菩萨、佛、道等不同层次与时空境界的生命形式，这是天人感应的物质基础。只有天人感应的演化，才有天人合一的升华，这个演化与升华的过程就是修炼，就是佛、道、儒、圣等宗教的实质内涵。

天人同振，即人天的同步共振。高层次的天人同振叫做"神通"，中级层次的天人同振叫做"法术"，低层次的天人同振就是"数术"。"神通"包括天目（肉眼通、天眼通、慧眼通、法眼通、佛眼通）、宿命通、他心通、大小搬运法等成千上万不止。"法术"就是我们平时所说的"功能"一类，这是利用三界内的一点能量与物质运动规律，根据各种日月五星天体布局在小范围内制造的一些顺势而为的小神迹、空间流，例如古中医、堪舆、祝由、丹道修炼等。"数术"就是预测、占卜，通过各种排盘预测事物的时间流，如三式、四柱、六爻等。

这里有必要说一下中医。低级层次的中医就是通过四诊八纲、各种辨证（脏腑、六经、三部、气血津液、三焦等）来分析疾病的病因病机，根据经验来遣方用药（时方）；中级层次的中医已经开始运用关于年月日时之时空流的运气理论、象数理论去计算疾病的病因病机、汗瘛棺墓等预后，按照《汤液经法》《伤寒杂病论》的法则去处方（经方）；高级层次的中医直接运用神通去治疗疾病，不需要中药了。我们现代的中医多按照经验治病，只有1%左右的中医是运用运气理论、象数理论，通过法术、数术去治病。至于神通治病的中医就完全没有了，只有那些著有《黄帝内经》《黄帝外经》《扁鹊内经》《扁鹊外经》《神农本草经》的人才是真正有神通的大医。古代的张仲景、华佗、淳于意、孙思邈等是介于法术、数术与神通之间的中医。经验中医就是传统中医，而法术、数术中医与神通中医可称为古中医。而现代中医严格意义上可以说不是古中医。

天人同化，实质上就是佛、道、儒、圣等宗教中的修炼者，达到高度天人合一的程度，最后由量变要发生质变，产生一种生命体形式的升华，佛家叫"涅槃""虹化"，道家叫"白日飞升""尸解"，儒家叫"坐忘"，基督教叫"复活"，总之就是宗教中的"圆满"，得到不同境界的果位、世界。

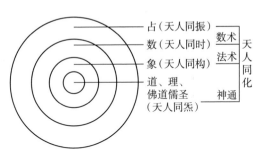

天人感应、天人合一图示

古中医认为，人只是天地五虫之一的"倮虫"，同其他四虫一样，都要受天地之气的制约。而且天地万物皆是如此，在运气九篇中就有大量篇幅论述了六气司天在泉时，天地之间动植物的生长化收藏的规律，这些都说明了"人时"与"农时"都属于"天时"，而历法的主要功能是决定内算系统，敬授人时，以和天时，从而达到天时、地利、人和的天人合一状态。而农时只是最基本的时间结构，人时才是历法与内算要服务的主要对象。

第二　盖天之论

盖天论的源流

提起盖天论，现代天文学者大约会一致认为其在中国古天文学历史上早已退出历史舞台，事实上，明末前盖天论并未退出历史舞台。

在汉代之后，盖天说依然存在，并受到天文学家的重视。证据之一是详载盖天说的著作《周髀算经》成为历算家的经典。从汉代到明末西方天文学传入中国之时，约1600年的时间里，《周髀算经》一直是人们研习古天文历法的重要参考书。在唐代，该书被列为"十部算经"之首，宋代又多次刊刻。传本之多，占中国古代天文著作之首位。可以说，中国历史上几乎所有的天文学家都学习过《周髀算经》。赵君卿在《周髀算经序》中说："浑天有《灵宪》之文，盖天有《周髀算经》之法，累代存之，官司是掌。"这说的是东汉的情况。他本人对盖天说进行了较详细的注释："天似盖笠，地法覆盘。""笠亦如盖，其形下正圆，戴之所以象天；写犹象也。言笠之体象天之形。《诗》云：何蓑何笠，此之义也。""既象其形，又法其位，言相方类，不亦似乎？"没有反对盖天说之意。有些天文学家学习和研究《周髀算经》一事，史书都有明确记载，如蔡邕、甄鸾、刘焯、楚衍、信都芳、李淳风、鲍瀚之、虞喜、赵友钦等。刘焯对于《九章算术》《周髀算经》《七曜历书》等十余部，推步日月之经，度量山海之术，莫不核其根本，穷其秘奥。可见，《周髀算经》是刘焯特别精通的著作，并从这部书引出极重要的研究课题。像祖冲之、张遂、郭守敬等天文学家，如果说他们没有学习过《周髀算经》是不可想象的。祖冲之自己说："臣少锐愚尚，专攻数术。搜拣占今，博采沈奥。唐篇夏典，莫不揉量。周正汉朔，咸加该验。"可以毫无疑问地说，如此下功夫搜罗前人天文历法著作进行研究的祖冲之没见过《周髀算经》是绝不可能的。

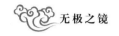

元代司天监内对司天生的考试中有"假令问浑天、周髀、宣夜三家孰长之类"的"义题二道"，可见司天生对盖天说必须认真学习，否则不能从理论上问答这类"义题"。既然把盖天说列入学生考试的内容，那么司天监内的天文学家更要精通。至于唐宋时代，无须详谈了。可以说，《周髀算经》是中国历代天文学家必读必研之经典，也就成为传播盖天说的重要途径。盖天说始终没有退出中国天文学的舞台，一直保持到 17 世纪初。

浑天说如何呢？首先从著作上来看，数目肯定比盖天说多得多。最早的有张衡《灵宪》和《浑天仪注》，后来还有些陆续问世。在隋代包括《灵宪》在内，就书名来理解共有 6 种。到唐代有记载的 3 种。在宋代，用"浑仪"或"浑天"命名或类似的著作有 10 余种。以上这些著作，大都已失传，只有北宋末苏颂的《新仪象法要》留存到现在。但是这 10 余种书，全是讲述浑仪这种天文仪器的，就《新仪象法要》来说，根本没涉及浑天说的讨论。实际上，在长达一两千年的历史中没有出现过一本有关浑天说的权威性著作，没有任何一本浑天说著作能与《周髀算经》相匹敌。这就足以说明问题了。

在培养天文学人才方面，并没有哪个朝代把浑天说列为必学内容。唐代，在天文台工作的天文生、漏刻生、天文观生、历生、典鼓、典钟等人员，最多时达一千几百名，各类天文学研究者有品级的也有 50 多人，未见规定必须掌握浑天说之事。宋代，算学"其业以《九章》《周髀算经》及假设疑数为算问，仍兼《海岛》《孙子》《五曹》《张建丘》《夏侯阳》算法并历算、三式（太乙、奇门遁甲、六壬）、天文书为本科。"后来把算学生归入太史局。南宋由于天文人才缺乏，曾多次向全国招考天文生，考试科目全是唐宋历法，都未提到与浑天说有关的内容。元代，在考试中有关于浑天、周髀、宣夜三家之比较题目，前已提及。考题中还有"浑仪总要星格"之类，主要是通过浑仪辨认星座、星宿及"七曜之行"等，不是研究浑天说。

盖天仪

浑天仪或浑仪之名早已为人所熟知，但对盖天仪一名则非常陌生。实际上，历史上确实有过盖天仪，而且是持续了较长的一段时期。《隋书》上有"盖图"的记载："晋侍中刘智云：颛顼造浑仪，黄帝为盖天。然此二器，皆古之所制，但传说义者，失其用耳。昔者圣王正历明时，作圆盖以图列宿。极在其中，回之以观天象。分三百六十五度四分度之一，以定日数。日行于星纪，转回右行，故圆规之，以为日行道。欲明其四时所在：故于春也，则以青为道；于夏也，则以赤为道；于秋也，则以白为道也；于冬也，则以黑为道。四季之末，各十八日，则以黄为道。盖图已定，仰观虽明，而未可正昏明，分昼夜，故作浑仪，以象天体。今按自开皇已后，天下一统，灵台以后魏铁浑天仪，测七曜盈缩。以盖图列星坐，分黄赤二道距二十八宿分度，而莫有更为浑象者矣。"

这段文字中所说昔者"作圆盖以图列宿"一语似对盖图解释，"盖"是"圆盖"而不是"盖天"，但它毫无疑问又是"盖天"的"盖"。它"极在其中，迴之以观天象"，正是"盖天"的特征。那么，到底是图还是仪？说得不太清楚。根据"盖图已定，仰观虽明"和与浑仪联系的情况看，像天文仪器。如果这一推测是正确的话，那么盖天仪的样式也就能想象出来。

盖天仪有一个伞形的圆盖，象征天，其上有二十八宿和其他星座，有日行道，按春、夏、秋、冬涂上青、赤、白、黑4种颜色，且每季末留下18日的日行道上涂黄色，表示整个日行道即黄道。盖分为365.4日，按日旋转，一年转一周。这个圆盖一定有一个柱子支着北极点，垂直安置于地上。由"仰观虽明"来看，"圆盖"较高，在"天"与"地"之间能容人站立仰观。圆盖怎样旋转，现在还不知道，而"地"有什么内容未做交代。从"盖图已定"可知，在隋代制作过盖天仪。

此外，还有其他证据。1977年7月，在安徽阜阳西汉汝阳侯墓出土了一件与天文有关的文物，它由两块圆盘形木胎黑漆板上下组合而成，中间均有轴孔。下盘直径25.6cm，厚0.8cm，周边刻有二十八宿名称：角、亢、氐……上盘直径23cm，厚1.7cm，顶上是扁平的，有七星（北斗），周边一圈针刻等距小针孔，"环周总数为三百六十五又四分之一度，或三百六十五度整"。研究者只是说这是天文仪器，而未定名。这种仪器与前述"盖图"多么相似！所不同的是，上盘的顶为平的（且内为实），二十八宿列在下盘，体积小，不能仰观上盘。可是不论如何，毫无疑问是一个盖天仪模型。因为它是随葬品，所以是个示意性的东西，与真正的盖天仪不一定完全一致。墓葬的年代是在西汉早期，当时正是盖天说占统治地位的时代，出现盖天仪模型是很自然的。可是，在浑天说提出数百年之后的南北朝几次制造盖天仪，就值得注意了。

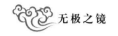

在南北朝时期，相隔40年，北朝和南朝各造一座大型的盖天仪，实际上是两座天象厅。据郦道元（466～527年）记载："其水自北苑南山，历京城内河干两湄，太和十年，累石结岸，夹塘之上，杂树交荫，郭南结两石桥，横水为梁，又南径籍田及药圃西，明堂东。明堂上圆下方，四周十二堂九室，而不为重也。室外柱内绮井之下，施机轮，饰缥，仰向天状，画北远之宿鸟，盖天也。每月随斗所建之辰，转应天道，此之异古也。加灵台于其上，下则引水为辟雍，水侧结石为塘，事准古制，是太和中之所建也。"

这是讲的北魏孝文帝太和十年（486年）开始在首都平城（今大同市）郊外沿湿水（今桑干河）岸建的明堂与盖天仪。明堂"上圆下方"，象征着天圆地方的盖天说思想。"上圆"，无疑是指明堂内部的顶盖为穹隆形；"下方"，即穹隆的下面是正方形的地平面。人进入其内俨如在天地之间，但是这里"天"不能运转，与真实的天象不同，于是在"室外柱内绮井之下"又造了能表演天象的"盖天"。在明堂的顶上建有灵台（天文台），下面是辟雍。辟雍应即明堂本身，只不过按照古制在周围引水为了。"盖天"是在明堂的外面，由一些柱子支起来的一个环形盖，固定不动，环形盖中间应是一个圆形大空洞，在洞的上面应当是一个伞形圆顶盖，中间由一根柱子支着，柱子由"机轮"作水平转动，伞形盖在穹隆下便随之旋转。伞形盖的里侧为北天半球的星座和二十八宿分界线。中心点为北极，绕北极旋转，其速度为"每月随斗建之辰，转应天道"。这是一座典型的盖天天象厅。

梁大通元年（527年），武帝萧衍在宫廷之后建立了一座同泰寺，规模相当可观：有九层塔一座，大殿六所，小殿及堂十余所。布局也很讲究："宫各像日月之形，禅窟禅房，山林之内，东西般若台各三层，筑山构陇，亘在西北，柏殿在其中。东南有璇玑殿，殿外积万神树为山，有盖天仪，激水随滴而转。"就是说在新建的同泰寺，安装了一架盖天仪。还有一条记载："逮梁武（286年）帝于长春殿讲义，别拟天体，全同周髀之文，盖立新意，以排浑天之论。"这架"全同周髀"的"天体"当然是盖天仪，是为"排浑天之论"而制造的。有人说，这里的金刚山、黑山是模仿佛教的须弥山，那是错误的。

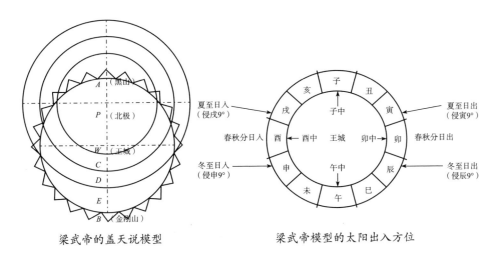

梁武帝的盖天说模型   梁武帝模型的太阳出入方位

这架盖天仪的结构没有文字记载，缺少直接说明。可是，能根据西汉的模型和"盖图"大体复原出来。盖天仪显然应当由两大部分组成，一部分是仪器主体，一部分是传动机构。前一部分又分"天"和"地"两组部件，"天"应是个比半球稍大的空半球形，球面的中点为"北极"，其上画着北天的星座，星点应在球里，以符合"仰观"天空的实际。同时还应有二十八宿分界线，在半球边沿上写着二十八宿名称，点着或刻着365.4个圆点代表一年的天数。黄赤二道（黄道只能一半）画在靠近边缘的部位，赤道与边沿平行，且恰是半球的大圆；黄道与赤道以23°角斜交，交点为春分点和秋分点，黄道最近北极的一点为夏至点，最远的一点为冬至点，都要标注文字。

"地"为平面板，其上应按方向实际标注二十四向和二十四节气名称。"天"和"地"之间装有一根立柱，把"天"支架在"地"上。这柱既代表极轴，又是传动装置的一个构件。传动装置也比较简单，应由两个或三个齿轮构成，在极轴的下部有一个卧轮，轴旁有一立轮与卧轮啮合。此立轮也可做主动轮使用，或另有一个主动轮（不是齿轮），由一个水平横轴与立轮相连。通过"激水"，使主动轮绕水平横轴慢慢转动，带动立轮转动，而立轮又使卧轮水平转动，极轴便带着"天"而转。"天"一年转一周，所以相当缓慢。怎样能调整到这种程度，如何减少极轴的摩擦力等技术问题，在中国古代科技中并不是什么难事。

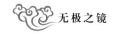
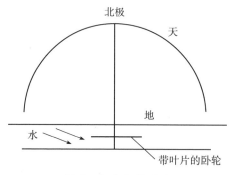

梁盖天仪推想复原图

上述事实说明，盖天说在历史上一直受到高度重视，并不像某些专家所说的那样，所谓汉代以后就退出历史舞台的说法是不准确的。实际上，盖天仪并不是隋代才出现的，从引文可直接体会出这一点，黄帝时代就建造了盖天仪，颛顼建造了浑天仪。从盖天论、浑天论结合史书证据，我们可以看出，盖天仪像日月五星、干支河洛，浑天仪测七曜日月五星的轨度。但盖天仪偏于日月阴阳四时五季二十四节气（或三十节气）的时空划分，而浑天仪偏于日月五星的天文观测。换句话说，盖天仪属于内算系统，浑天仪属于缀术系统，即浑天仪是为盖天仪服务的。这是历代天文学家都未曾明确说明和认识到的。有个别专家说，"盖天模型"与古印度的"须弥山模型"是同一回事，其实，盖天论是太阳系内的地球时空，须弥山是银河系时空范畴，二者不可同日而语，不是一个时空境界与尺度。

天圆地方

中国古人一直有"天圆地方"的说法，但并没有"天圆地圆"的说法，其实这就是"盖天论"的观点，现代科学称为"盖天模型"。这种观点不仅停留在学术的文字中及口头上，而且还渗透在中华古文明与文化的方方面面。

在中华古文明的核心——内算系统中，所有的内算格局都需要式盘，所有的式盘几乎都涉及天、地、人三盘，而天盘的盘符就是天干，地盘的盘符就是地支，人盘的盘符也是地支（藏干），这个天干地支排列的六十种基本时空格局代表的就是盖天宇宙的基本时空流。

不同层次的时间与空间可以有不同的排列组合，在年月日时的地球时空中，干支就可以排出 129600 种不同的时空流，如果再加上其他的时空因素，排列的时空流组合就会更多，最多可达 74649600 种时空流。而且还有两个基本式盘，即河图与洛书，这两个基本图式也是盖天说的产物（后面会有详细说明）。

可以说，整个中华古文明，由内核到外延，由文明到文化，都是由盖天宇宙理论发展起来的，而浑天说只是辅助说明盖天论的。同时也说明，地球是什么形状，在古人的眼里并不重要，重要的是人类自身的生存环境，重要的是如何能用准确的宇宙时空流理论精确地说明天时、地利，从而达到观象授时，敬授人时，最后达到完美的天人合一，这才是古人心目中最高的天人终极理论。

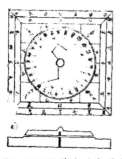
前汉汝阴侯墓出的占星盘

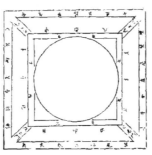
《奇觚室吉金文述》所载的铜栻

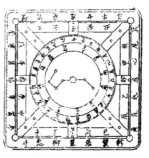
武威磨咀出土的栻盘

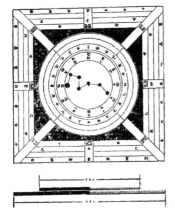
宋浪郡王盯墓出土的栻盘（复原图）

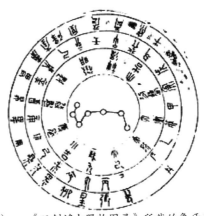
《双剑谚古器物图录》所载的象牙栻

在中国古文明的所有图式中，严格地说，正中间都是北极斗九星（或七

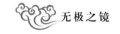

星），最内衡都是八卦，最外衡都是二十八宿，介于内外衡之间才是天干、地支、二十四节气、五运六气、十二次等。这其实就是以二十八宿标度的赤道、黄道为面，以北极为点的立体坐标系统，这个系统就是盖天系统、七衡六间系统。基本特点就是天圆地方，"天圆"指的是日月五星的周期视运动，产生的五方五时、河图系统、天干系统、二十四节气、卦气系统、五运六气系统等。"地方"指的是天垂象、地成形、五行丽地，包括洛书飞星系统、二十四向、地支系统等。其实，这个"地方"并不只是我们一般所理解的正方形，更是"方向"的意思，从最基本的东南西北四方到东南西北中五方，再到八卦的八方、地支的十二方、二十四山向的二十四方、六十四卦的六十四方，还可以无限分下去，128方、256方、512方、1024方、2048方……其实，这就是阴阳五行的无限可分了，只是无限分下去不是最简模式，而是越来越烦琐了。而测定方向的仪器就是司南，或者叫做罗盘。

可见，盖天系统是圆方一体的时空流系统，所谓的七曜九星围绕着北极旋转，实际上就是围绕着地球旋转，并不存在杨雄所谓的"盖天八难"的迷惑。因为盖天系统不仅是一个观天系统，更是一个以人为中心的内算系统。对于观天模型来说，盖天模型是浑天模型中的一个特例；对于内算系统来说，浑天模型是盖天模型的观测手段。所以，上古就有黄帝造盖天仪、颛顼造浑天仪的说法。关于这一点，祖冲之的儿子祖暅之曾说："瞻星望月，盖不及浑，度景量天，浑不及盖。窃较卯之笠之，未尽天体之迹，而候之测之，才穷推出之妙。"就是说，用浑天无法穷尽宇宙之繁星，只有盖天的度景量天、候之测之，才能真正地推算出天地人之间日月五星、七曜九星的运行轨度与天人感应规律。

古圣人不仅知道太阳绕地是圆形轨道，而且还知道是椭圆形轨道，并且还计算出了他们的近地点和远地点距离，当然，这个距离是以观测者为中心的太阳光经过地球磁场感应后，大气层折射后的综合能量几何背景辐射，不同于日心说的概念体系。

《淮南子·天文训》说："欲知天之高，树表高一丈，正南北相去千里，同日度其阴，北表一尺，南表尺九寸，是南千里阴短寸，南二万里则无景（通影），是直日下也。阴二尺而得高一丈者，南一而高五也，则笠从此南至日下里数，因而五之，为十万里，则天高也。若使景与表等，则高与远等也。"即太阳在中天时和地的距离较日出或日没时远五倍，其中包含了关于太阳椭圆形运行轨道的思想，即在测量者眼中，通过立表测的太阳在中天与地平时的距离是不一样的，中天时是十万里，日出是一万八千里，日落是三万六千里。

　　古圣人不仅量天，而且还测地，所以我们有时说一个人狂妄，没有知识，就说不知"天高地厚"，但古人却是知道"天高地厚"的。《淮南子·天文训》说："欲知东西南北广袤之数者，立四表以为方一里矩，先春分若秋分十余日，从距北表参望日始出及旦，以候相应，相应则此与日直也。辄以南表参望之，以入前表数为法，除举广，除立表袤，以知从此东西之数也。假使视日出，入前表中一寸，是寸得一里也。一里积万八千寸，得从此东万八千里。视日方入，入前表半寸，则半寸得一里。半寸而除一里积寸，得三万六千里，除则从此西里数也。并之东西里数也，则极径也。从中处欲知南北极远近，从西南表参望日，日夏至始出与北表参，则是东与东北表等也，正东万八千里，则从中北亦万八千里。倍之，南北之里数也。"古人用相似三角形原理测量大地东西、南北极径的方法，图示如下：

测东西极径：

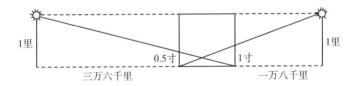

测南北极径：

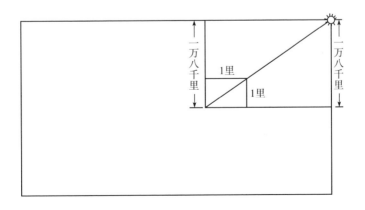

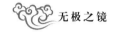

可见，天圆地方理论中的大地是一个东西 54000 里、南北 36000 里的多边形，太阳从大地的边缘升起。

现代的专家们还在研究着盖天、浑天谁先出现，实际上它们是一个事物的两个方面，是同时出现的，彼此是互补关系，而不是对立关系。其实宣夜说亦同此理，宣夜说是在宇宙原始之气的更高层次，说明了天地结构，并不是简单地度景量天的盖天之法，也不是揆度星宿的浑天之术，宣夜说没有为宇宙有形结构做出什么贡献，但却成全了两汉易学的卦气说、魏晋玄学与宋明理学的气化说，而这些正是中国古文明乃至古中医的精髓所在，精华所至！

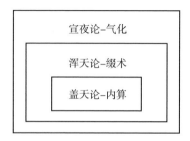

第三　阴阳之气

璇玑玉衡

在上古史前时代，中华先民观天测地、观象授时、敬授人时所使用的天文观测仪器，主要包括璇玑、玉衡、圭表、游仪、滴漏、灵台（天文台）、盖天仪、浑天仪、式盘、司南（后来的罗盘）等。

圭表即立地八尺的圭杲，后来发展为高大的石器天文台，称为灵台。圭表的天文作用主要就是度量时间与空间的分野。《周髀算经》中所载的利用圭表的观天方法，以测太阳晷影，以定二十四节气晷影长短；圭表端置一寸径孔，借以捕影，以测太阳大小；表端引绳及地以测北极星四游；表端引绳加游仪，以测列宿距度以及测定太阳在二十八星宿方位。观测太阳晷影，分别在正午或日出日没时刻。测正午晷影可以定岁实、季节、地方南北位置及距离，测日出日没时晷影，可以定天文南北线等。

"地方"之分。在盖天论中，"天圆地方"的思想贯穿始终，其中"地方"不只是指方形，更是指方向之分。《考工记》说："自日出而画其景端，以至日入既，则为规。测景两端之内规之，规之交乃审也。度两交之间中屈之以指杲，则南北正。"南北方位置正，则四方之位亦正；四方之位正，则八卦方位、十二地支方位、二十四山向、六十四卦方位皆正。近代出土的殷商宫殿遗址显示，其南北方丝毫不差，这证明古代用圭表法定向是十分精确的。

测日中以正朝夕。《考工记》记载："日中之景，最短者也。"用圭表法依最短的日影找到白昼的中点，借助漏壶，夜半也就有明确的刻数。一日之朝、夕、日中、夜半之时刻就准确无误，依此为基准分一日为十二时辰，便十分简易。出土的云梦秦简《日书》中明确记载：一日分为十二时辰。这说明我国古代十二时辰起源甚古。

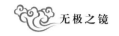

致四时日月之景。郑氏注解《周礼·土方氏》说："致日景者，夏至景尺有五寸，冬至景丈三尺，其间则日有长短。"从历术角度看，一年之中最重要的节气是冬至、夏至。圭表测影，冬至日影最长，夏至日影最短。依此为基准，春秋分得其半，其余节气日影之长短皆各有差。事实上，二十四节气历法，即以太阳回归年长度为单位的太阳历在有了圭表法之后便产生了。郑氏在《周礼·冯相氏》注解中也说："冬至日在牵牛，景丈三尺。夏至日在东井，景尺五寸。此长短之极，极则气至。冬无潜阳，夏无伏阴。春分日在娄，秋分日在角。而月弦于牵牛、东井亦以其景，知气至不。春秋冬夏气皆至，则是四时之序正矣。"这是配合二十八星宿坐标系界定启至分闭，从"冬至日在牵牛"可知，这是战国初期的天象。

求地中及度地封国。《周礼·大司徒》云："昼漏半而置土圭，表阴阳，审其南北。景短于土圭，谓之日南，是地于日为近南也。景长于土圭，谓之日北，是地于日为近北也。东于土圭，谓之日东，是地于日为近东也。西于土圭，谓之日西，是地于日为近西也。如是则寒暑阴风，偏而不和，是未得其所求。凡日景，于地千里而差一寸。"郑玄还引用郑司农的话明确了地中及其具体位置："土圭之长，尺有五寸，以夏至之日，立八尺为表，其景适与土圭等，位置地中，今颍川阳城地为然。"以阳城为地中，夏至日景有尺五寸，按照"凡日景，于地千里而差一寸"的数据，就可测出任何地域的大小。如郑玄所说："封诸侯，以土圭度日景，观分寸长短，以制其域所封也。"即以土圭度地，"知东西南北之深，而相其可居者宅居也"。正如《诗·公刘》所说："既景乃冈，相其阴阳，观其流泉。"即以日景定其经界于山之脊，观其阴阳寒热所宜，流泉浸润所及，皆为利民富国。可见，相地相宅的堪舆之学从圭表法开始就有了。

关于司南（罗盘）。为什么叫做罗盘，因为在道家中最上层的天，叫做大罗天，罗盘意即网罗宇宙的司南。

关于圭表、滴漏、灵台（天文台）、盖天仪、浑天仪、式盘、司南，我们已经知道其度景量天、解析气场、测天算地的结构与功能了。但最主要的天文仪器——璇玑玉衡，我们却知之甚少。

关于璇玑玉衡的用法。《周髀算经》卷下之一记载："欲知北极枢，璇周四极，常以夏至夜半之时，北极南游所极；冬至夜半之时，北游所极。冬至日加酉之时，西游所极；冬至日加卯之时，东游所极。此北极璇玑四游，正北极枢，璇玑之中，正北天之中。"又说："正极之所游，冬至日加酉之时，立八尺表，以绳系颠，希望北极中大星，引绳致地而识之。又到旦明日加卯之时，复引绳希望之，首及绳致地，而识其端，相去二尺三寸……"又记载："璇玑径二万三千里周六万九千里……"这几段文字，是《周髀算经》从极星与天俱游的现象中，利用圭表引绳找出北极天不动点及极星周日圈大小的方法。其间有三处"璇玑"，都解释为"转动某种天文仪器"，并且从极星转动的东西大距相距二尺三寸，根据"寸差千里、径一周三"原理确定北极星的转动直径和周长。"北极璇玑四游"是《周髀算经》立八尺表，在表端引绳观测北极四游，求得北天不动点的一种方法。它同表端置一寸径孔借以捕日以测太阳大小，表端加游仪以"中星"法测定二十八宿"距度"，以及用晷影定方位作七衡六间图等一样，都是古圣人实地测天量地的天文实践。这种天文实践可以实地测量，也可以用天文仪器演示，或者二者结合。

《尚书·考灵曜》在记录璇玑玉衡时说："璇玑玉衡以齐七政，璇玑中而星未中为急，急则日过其度……璇玑未中而星中为舒，舒则日不过其度……璇玑中而星中为调，调则……万事康也。"这说明璇玑玉衡是可以转动、能用以测中星的仪器。这同《周髀算经》中测二十八宿距度（《周髀算经》之二十八宿距度实为二十八宿距星之地平方位角间距，与浑仪所测赤经差有区别）的方法一致。

司马迁在《史记·天官书》中也有璇玑玉衡的记载；"北斗七星，所谓璇玑玉衡以齐七政，杓摄龙角，衡殷南斗，魁枕参首，斗为帝车，运于中央，临制四乡，分阴阳，建四时，均五行，移节度，皆系于斗。"《史记·律书》中记载："璇玑玉衡以齐七政，即天地二十八宿十母十二子，钟律调至上古，建律运历造日度，可据而度之，合符节，通道德，即从斯之谓也。"可见，璇玑玉衡与阴阳五行、天干地支有密切的关系。

《尚书·舜典》中说："璇玑玉衡，以齐七政。"《史记·五帝本纪》记载："舜乃在璇玑玉衡，以齐七政。"《正义》曰："玑为运转，衡为横箫。运玑使动于下，以衡望之，是王者正天文之仪器也。"又引蔡邕言曰："玉衡长八尺，孔径一寸，下端望之，以视星宿。"《周髀算经》上卷云："候勾六尺，即取竹，空径一寸，长八尺，捕影而视之，空正掩日，而日应空。"《庄子·秋水》中的"用管窥天"，可见玉衡是直径一寸、长八尺的管状望筒，因其中

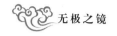
部安装有六尺高的支撑，用以瞄准观测天体，并测量其天文方位角度与运动，说明其结构类天平，故名"衡"。

在我国的考古文物中，有一种玉制的古礼器——璧和琮，这个琮可以作为窥管，而璧则是由一种可称为"拱极星座样板"的东西演变而来的礼器。因为我们如果把这种天文璧边缘上的缺刻对准主要北极星座，则真北极必定位于窥管中央，并且列宿方位也很容易找到。

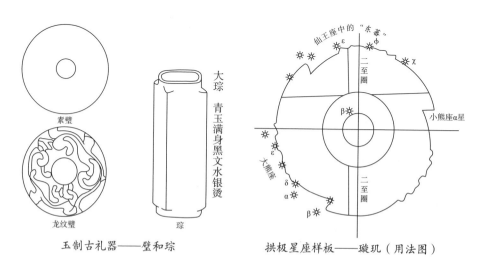

素璧

龙纹璧

琮

大琮 青玉满身黑文水银烫

玉制古礼器——璧和琮

拱极星座样板——璇玑（用法图）

这个璇玑玉衡的用法：当大熊星座 α 和 δ 两星位于三处主要缺刻之一时，小熊星座 α 即在第二缺刻处，而天龙座和仙王座中的"东藩"诸星则恰与第三缺刻的各齿相合。在公元前 1000 年至公元前 600 年左右，这样做就可以将整个仪器的中心定位在天极上，并可以看到小熊星座 β 星在视觉范围旋转。如果将琮插入璇玑的圆孔内，使它的一个平面与璇玑背面所刻的双线平行，其天文意义是：在一定时刻，窥管（玉衡）的平面与地平线或平行或垂直，那条大致与双线垂直的单线则代表了二至圈，这种情况一年之中发生四次。此外，璇玑玉衡可以作为研究其他赤道星座的定向仪器，它的边缘各齿提供了一系列赤经，完全符合将北极星座与赤道星座纳入一个坐标系之中。

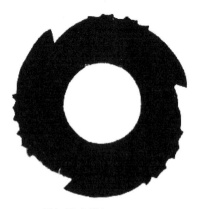

拱极星座样板——璇玑

下图为观天仪器——璇玑，明嘉靖二年（1523 年）造，此器物原属庐山太平宫之物（太平宫于庐山南麓，唐明皇所建），乃太平宫道士炼丹时观测天象所用，如今已是物是人非了。

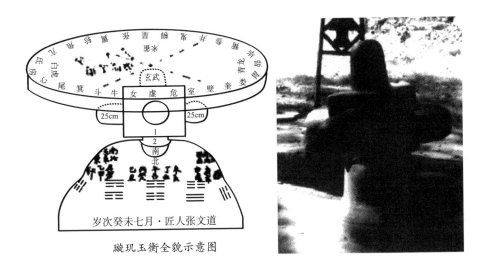

璇玑玉衡全貌示意图

度景量天

《周髀算经》中的度景量天测晷影之长的技术，并不是从商高才开始的，而是在其之前就已经有了的成熟的测量方法。

若将恒星 HD107193 作为北极星，根据《周髀算经》中二十四节气晷影之长，以及二分二至太阳所在二十八星宿的空间位置，即春分在娄、夏至在东井、秋分在角、冬至在牵牛，就可以得出《周髀算经》的七衡六间图的观测年代大约为公元前 511 年，即春秋中期到战国初期。观测地点的地理纬度为 35.20° 左右。在春秋战国的各国都城中，有两个都城比较合适，一是邾国都城"绎"，即今山东邹城峄山镇纪王城，地理纬度为 35.27°；一是晋国魏氏的都城"安邑"，即今山西夏县禹王城，地理纬度为 35.19°。到底是哪一座城池，还需进一步考证甄别。

同样，将恒星 HD107193 作为北极星，就可以得到《周礼》的晷影数据观测年代大约为公元前 1032 年，属于西周初年。史书也有记载，周成王 8

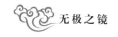

年，"周公卜洛"。因此，《周礼》中晷影长度数据应该是"周公卜洛"时的观测结果。观测地点是"阳城"，即今河南登封告成镇，地理纬度为34.42°。《周礼·地官》记载："以土圭之法测土深，正日景以求地中……日至之景，尺有五寸，谓之地中。"《周礼·大司徒》称："日至之景，尺有五寸，位置地中。天地之所合也，四时之所交也，风雨之所会也，阴阳之所和也。然则百物阜安，乃建王国焉。"由此可见，"周公卜洛"影响深远，在登封古观象台即有唐朝的"周公测景台"石碑。后人将"日至之景尺有五寸"作为寻找"地中"的依据，因而登封告成镇就成了"阳城"。可见，在西周初年已有了测影之法。

在《易通卦验》中也记载了二十四节气的日影晷长数据，其中称，"冬至……晷长丈三尺"和"夏至……晷长一尺四寸八分"。而这个数据恰恰是"禹都阳城"所应有的观测结果。由此可以推算出《易通卦验》的晷影数据测量年代应为公元前2042年左右，属于夏朝初期。观测地点的地理纬度为34.22°，比周公的"阳城"略靠南方一些。原来，在夏朝初期就已经有了成熟的度景量天之法。

20世纪80年代初期，考古学家们在辽宁省建平县牛河梁发现距今5000年（经树轮校正、碳14测定，约为公元前3000年）的红山文化晚期的"积石冢"群。其中有一座三环圆形石坛和一座三重方坛。圆坛在东，方坛在西。圆形石坛中内外三环的直径分别为：11米、15.6米和22米。考古学家们根据西水坡45号墓的南圆北方奇特形制和数据所复原的盖图，与牛河梁石坛三环数据、《周髀算经》七衡图（内衡、中衡、外衡）三副盖图进行研究比较。研究结果显示，将三环石坛所表现的三衡直径的关系与《周髀算经》七衡图之内、中、外三衡直径的关系进行比较，可以发现，二者内衡与外衡的关系完全一致。

牛河梁三环石坛的考定，证明中国古老的盖天理论模型在公元前3000年就已经发展到了较高水平。作为早期的盖天图解，牛河梁的盖图完全具有实用性。它不仅描述了一整套宇宙理论，同时可以准确地界定启至分闭的时空关系。这种完整的理论体系的确立，必然经历了一段漫长的形成过程。因此，盖天理论的发端比之原始盖图的出现无疑有着更悠久的历史。而牛河梁盖图所表现的距今5000年甚至6000年前先人们对宇宙的认识水平，已足以令人惊叹！

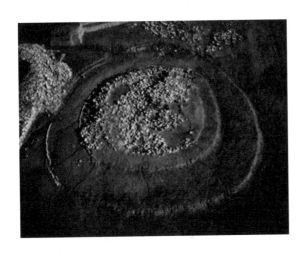

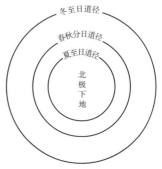

至分日道径图

夏至日道径二十三万八千里，
冬至日道径四十七万六千里，
春秋分日道径三十五万七千里

七衡六间图，是由三衡二间、五衡四间的盖天图发展而来。在河姆渡文化遗址（距今 6500 ~ 7000 年）陶象模型"陶兽塑"上，在"堆塑飞燕""饰五圈附加堆纹"的残损器物上，可以看到三衡图、五衡图；"双凤朝阳纹"的牙雕上同样可以看到五衡图天象。在春秋战国的铜镜上，也有二衡图、三衡图的存在。至于七衡图，在 1976 年出土于殷商妇好墓的铜镜上看到 3100 前的带有光芒纹的五衡图、七衡图。

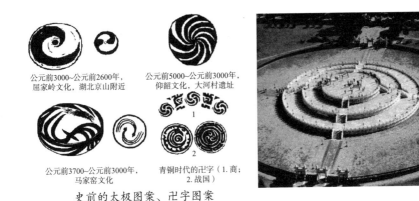

公元前3000~公元前2600年，
屈家岭文化，湖北京山附近

公元前5000~公元前3000年，
仰韶文化，大河村遗址

公元前3700~公元前3000年，
马家窑文化

青铜时代的卍字（1. 商；
2. 战国）

史前的太极图案、卍字图案

北京的天坛圜丘和 5000 多年前的红山文化牛河梁遗址的三层圆坛基本一样，只不过前者加了一些装饰性的汉白玉栏杆。圜丘是华夏文明持续 5000 年的见证。

对于北极星的选取，根据天文考古的结果来看，从西周初期的周公一直到

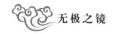

西汉末期的刘向，1000 余年以来使用的北极星均是 HD107193 这颗恒星。当然，比周公早 1000 余年的大禹则使用了另一颗恒星 HD123299 作为北极星。

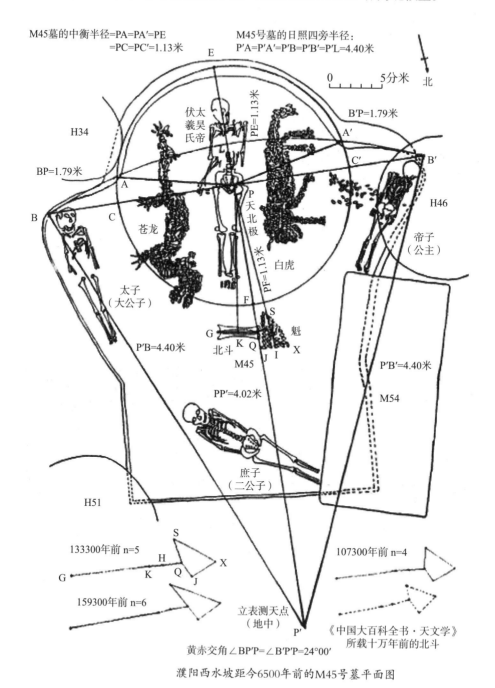

濮阳西水坡距今6500年前的M45号墓平面图

根据学者的研究，西水坡仰韶文化遗址中的 M45 号墓建于伏羲时代，故称此图为"伏羲星图"，又因历史悠久，其中蚌塑北斗魁的形象已达万年以上，故曰"万岁星象"。墓主的左坐骨处 P 点为天北极，P 点也称为墓心。据冯时解释，墓图为一盖图，以天北极 P 为中心的圆 ECFC′ 为中衡，即春秋分日道。圆内的天区即为太极，或曰北极天区。在此圆周上，A 为晨光始点，C 为东方日出点，亦即秋分日躔点；A′ 为昏影终点，C′ 为西方日落点，亦为春分日躔点。日出后，太阳沿 CFC′ 自东向西运行（从地面看，太阳的运行是逆时针的）。人们把这段时间称为白昼，为阳。太阳运行到正北方 F 为正午；太阳在 C′ EC 间运行为黑夜，为阴。太阳运行到正南方 E 时为子夜。由此图可见，CPC′ 将太极天区分而为二，阴阳各半，是为太极生两仪也。

CPC′ 为东西向的墓轴，它穿过蚌塑白虎的胃部，说明古天球的春分点在西宫白虎之胃宿，也说明星图所表示的是 133300 年前春分日落时的星象，这时东方天空正出现苍龙星象，故东宫苍龙主春。依传统的五行配五方和伏羲八卦、文王八卦及《说卦传》的方位可推得：C 为正东方，为木，东宫苍龙之象，主春，震卦，为长男，为龙，为少阳。C′ 为正西方，为金，西宫白虎之象，主秋，兑卦，为少女，为少阴。又以 CPC′ 的垂线 EPF 将此圆再分一次，则在中衡上又得两点：E 为星空的正南方，为火，南宫朱雀之象，主夏，乾卦，为太阳。F 为星空的正北方，为水，北宫玄武之象，主冬，坤卦，为太阴，这是依伏羲八卦的说法；若按文王八卦的说法，北方为坎卦，为中男，亦为少阳，是为两仪生四象也。如在这四点之间再等分一次，则变成了八点，这就是四象生八卦。从历法说，这就是春分、秋分、夏至、冬至和立春、立夏（启）立秋、立冬（闭）八点，古称为分、至、启、闭八点。这既是八个节气的日躔点，也是八卦方位。

伏羲脚下的蚌塑三角形是 133300 年前的北斗魁，其中 S、X、J、Q、K、G 分别表示当时北斗七星中的天枢、天璇、天玑、天权、开阳、摇光六星，其中 Q 天权星、S 天枢星、X 天璇星、J 天玑星所包围的蚌塑三角形北斗魁在两根胫骨的西面，而 Q 天权星正在两根胫骨的西端点。由"伏羲星图"和标有 133300 年前古北斗七星的现代北天星图都可以看到，古天玑星和天权星的连线正指向北极，这可能是 133300 年前的天球刻制者大荔人寻找北极的一种方法。图中还可看出 E、P、F、Q、J、P′ 六点在一条直线上，正指地理南北方向，称为伏羲墓的地轴，又因其与正午时圭表上的日影（《周髀算经》称为正晷）方向一致，故也称日轴。墓图下面是三幅分别是距今 107300 年

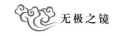

前、133300 年前、159300 年前的北斗七星图。与墓中的蚌塑三角形北斗魁比较可发现，墓中蚌塑斗魁最接近 133300 年前的北斗，与《中国大百科全书·天文学》卷"北斗"条目的十万年前的北斗形状图十分相似。

根据墓图实测，中衡的半径即 PA、PC、PE、PF 均为 1.13 米。从太子头颅右侧的 B 到墓心 P 的距离与小公主头顶上的 B′ 到墓心 P 的距离都是 1.79 米。大圆弧 BALA′B′ 是青、黄图画的分界线，L 点正在墓主的胸部，也是大圆弧 BALA′B′ 的中点。大圆弧以南为青图画，表示白昼；以北为黄图画，表示夜晚。P′ 为大圆弧的圆心，也叫"地中"，即置圭立表的测天点，P′ 位于北墓壁以北约 1.5 米处。《周髀算经》称以 P′ 为圆心的青图画范围内为"日照四旁"，意思是太阳光所能照到的地方。根据 M45 墓图实测，其日照四旁半径 P′A、P′B、P′L、P′B′ 均为 4.40 米。而天北极 P 到地中的距离 PP′ = 4.02 米。而 PB 和 PB′ 为 4.40 米。根据这些数据不难用反三角函数算得 ∠BP′P 和 ∠B′P′P 都等于 24°00′，这与公元前 4510 年的黄赤交角（即 24°17′）十分接近。因此可以认为这就是墓主伏羲所测的黄赤交角。

这一结果非常接近根据《周髀算经》数据计算的结果。钱宝琮根据《周髀算经》之"周髀长八尺"和"冬至日晷丈三尺五寸，夏至日晷尺六寸"的记载，算得当地纬度是 35°20′42″，当时黄赤交角是 24°01′54″。这与周都王城（即今洛阳县城西北十里）的实际纬度 34°45′ 及东周初年的黄赤交角 23°48′ 相差较远。而濮阳的纬度为 35°42′。因此，《周髀算经》的这组数据很可能是 6500 年前伏羲在濮阳西水坡遗址的 P′ 点所测的数据。濮阳西水坡第 45 号墓的大约位置是：东经 114°59′42.72″，北纬 35°42′08.90″。而更重要的是，根据墓图实测的中衡半径、日照四旁半径和天北极到地中的距离所画出的盖图，比《周髀算经》盖图要合理得多，科学得多。墓中盖图不仅完全克服了《周髀算经》盖图的缺点，而且以准确的数据和科学的方法表示出天文观测的晨昏蒙影时间。

由 M45 号墓平面图可看到：墓主的左坐骨处 P 点为天北极，在以 P 为中心的中衡圆周 ECFC′ 上，A 为古人所使用的晨光始点，C 为东方日出点，亦即秋分日躔点；A′ 为昏影终点，C′ 为西方日落点，亦为春分日躔点。C 和 C′ 分别为东西方的地平线。由于 ∠APC = ∠A′PC′ ≈ 12°，不难计算，由日落地平线到天空全黑以便于古人观测天象所经历的时间大约是 48 分钟。这个古人所定的太阳在地平线下的角度和时间正在现用的民用晨昏蒙影及天文晨昏蒙影的中间。这说明早在 6500 年前的古盖天学说中，青、黄图画的分界线是以能否较清晰地观测星空为准，而不是以日出或日落为准。这与现代天文观测的规定非常相近。现代的规定是太阳在地平线以下 6°，纬度在黄河流域的中下游地区，春分时这大约是在日落后 26 分钟为民用昏影终；太阳在地平线以下 18°，这相当于日落后 88 分钟为天文昏影终。

M45 墓中盖图远优于《周髀算经》盖图，这只能解释为墓主就是最初盖图的创造者。根据《晋书·天文志》等古史资料，盖天说的创立者为伏羲，因而墓主就是伏羲。而墓中盖图则是伏羲所创盖图的原形。需要注意的是，M45 号墓的形制和摆塑所表示的是天上的星象图，要将我们仰望天空星宿的位置画在俯视的地面上，必然导致星图的南北方向与地理南北方向相反，其原理与现代绘制的星图或现代天球仪完全相同。所以，正午当太阳运行到天空的正南方时，而在俯视地面的星图上太阳是在正北方 F 点。因此，"伏羲星图"中各星象间的相对方位，都与现代天球仪和现代星图完全一致。这也说明了墓中星图的科学性。这种与地面方向东西相同，南北相反的现象，在河图、洛书及伏羲八卦、文王八卦和伏羲六十四卦的方位图中也同样存在。

事实上，无论是伏羲八卦、文王八卦还是伏羲六十四卦，都是由"伏羲星图"演化而来，而"伏羲星图"又是由十三万年前的古天球的"古盖天论"之"衡间图"演变而来，具体地说，M45 号墓的盖图和《周髀算经》的七衡六间都是由 6500 年前的伏羲根据他所获得的"古天球"创造了"观天测影"的盖天仪、盖天论和"观天测星"的浑天仪、浑天论，即浑天说则是由盖天说演变而来。因此，天球及河图、洛书等都是更远古人类的天文观测记录。

可以看出，《周髀算经》的盖天模型是源远流长的。易学中经常说"仰观天文，俯察地理"，那么天文是什么，就是盖天论；地理是什么，就是河洛九宫。从伏羲效仿史前的"仰观天文，俯察地理"开始，历经三皇五帝时代、夏、商、周直到西汉末的 5000 年间是一脉相传的。西汉以后，某些古历法家们已经不知道盖天模型是阴阳五行系统的渊薮之源，皆以浑天代盖天，以讹传讹了。西汉的玄学大家杨雄竟然也有所谓的著名的"难盖天八问"，如同西方科学体系中以牛顿经典力学问难相对论及量子力学一样，无知也就罢了，还无畏了。

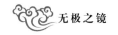 **《周髀算经》盖天历法**

根据《周髀算经》中的天象推算，《周髀算经》成书于公元前 511 年左右，而其中的历法思想与学术体系却可以追溯到伏羲、黄帝的上古时代。其中的商高是周朝人。

《周髀算经》全篇共两卷，上卷由六个部分组成，依次为勾股定理（168 字）、用矩之道（131 字）、测日径与日高图（630 字）、陈子模型（898 字）、圆方图（54 字）、七衡图（942 字），共 2823 字。下卷由五个部分组成，依次为宇宙结构（901 字）、二十八星宿测量（775 字）、二十四气晷影（314 字）、月历（829 字）、太阳出入方位与历法（627 字），共 3446 字。实际上，这十一个部分总体上就是三个方面的内容：盖天模型与地理五带、天体与晷影测量、日月历法。

勾股定理。在中国古代解决平面多边形问题的方法，基本上都是遵循着《九章算术》里的"出入相补原理"，但在《周髀算经》中，商高（或上古圣人）发明了与"出入相补原理"等价的"积矩法"，即现代数学中的面积拼补法。勾股定理是几何学的基石之一，商高认为世间万物不圆则方，利用方圆之率"周三径一"（即 $\pi \approx 3$）就可以进行方与圆之度量换算，也就是化圆为方，将曲边形化为多边形。由于任何多边形都可以分解为有限个勾股形。因此掌握勾股定理，是彻底解决一般实用几何度量问题的关键。所以，商高用积矩法证明了勾股定理，引发周公"大哉言数"的感叹。用矩之道就是将勾股定理的规矩模型用于测高、测远、测深、测圆等具体应用模型。整个盖天论理论体系都是在这个度景量天的测绘体系下完成的。这就是《易经》中所说的"仰观天象，俯察地理"。

陈子模型。作为盖天论理论模型，陈子模型的建立实际上是《周髀算经》的核心内容之一。陈子以测日径为例，引出日高术，推导出"影差原理"。作为一个定理，影差原理是根据天地为平行平面的假说，与实际测量的周城南北各 1000 里处晷影的变化结果而推导出来的。影差原理是陈子建立其宇宙模型的一个基本数据。

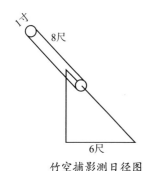

竹空捕影测日径图

《周髀算经》卷上之二："候勾六尺，即取竹空径一寸，长八尺，捕影而视之，空正掩日，而日应空之孔，由此观之，率八十寸而得径一寸。"

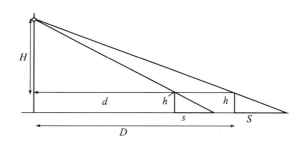

影差原理

陈子的宇宙模型基本框架：

第一，周城位置与冬至、夏至的太阳轨道。根据影差原理，由实测周城冬至与夏至正午时分晷影长度，确定这两个中气之日正午时分到周城的距离，以及周城距离北极之下所在地的距离103000里。由此，确定太阳在冬至与夏至日的运行轨道半径，相当于推算出这两日太阳绕北极（实际就是北极星与地球的连线方向的地球，不能简单地认为是太阳绕北极旋转）旋转的周日平行圈，分别称之为外衡与内衡。其中，外衡半径为238000里，内衡半径为119000里。而春分、秋分日太阳绕极线旋转的周日平行圈，居于内外衡中间，称为中衡，其半径为178500里。

第二，黄道。在外衡南端与内衡北端之间，有一条与中衡大小相同的圆，它内接于外衡，外切于内衡，这就是陈子模型中的黄道，《周髀算经》称为"日道"。由于《周髀算经》没有明确给出冬至点与夏至点的入宿度，因此陈子是用这个圆在不同位置时的两条直径来表示黄道的位置的。

第三，日照范围。盖天论中太阳光的照射范围是以167000里为半径的一个圆域，日照半径与内衡半径之差既是"璇玑半径"11500里。

第四，日出与日落时刻，太阳到周城的距离。在盖天论模型中计算了夏至日与冬至日时，太阳在周城的正东、正西时到周城的距离。由于此时太阳与北极、周城正好构成一个勾股形，因此出现了勾股定理的一个不平凡的实

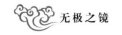

例与应用。

第五，宇宙直径。在《周髀算经》中，太阳的光照是有一定范围的，由于太阳运动距离北极线最远的轨道就是冬至日道——外衡，因此，盖天论的可视宇宙直径就是外衡直径与日照直径之和，即810000里，此数称为"四极径"。

第六，圆周率。陈子所谓的方圆之法，即"圆方图"与"方圆图"，就是一个证明圆周率 π ≈ 3 的定理，周三径一。祖冲之将圆周率精确到3.1415。

可见，在陈子模型中，实际上给出了8个重要的基本宇宙常数：周城去极度（地平坐标系）、外衡（南回归线）、内衡（北回归线）、中衡（赤道坐标系）、日照、黄道（黄道坐标系）、璇玑（极坐标系）、四极。并且这些天文常数在陈子模型中都是唯一的选项。

七衡六间图。在陈子模型中的外衡与内衡之间，等间距地插入了5条同心圆，分别代表12个中气日太阳的运行轨道，这就是所谓的七衡六间图，实际上是陈子模型中已经确定了的宇宙天体结构。当然，七衡六间的成型是有过程的，从最开始的三衡两间到五衡四间，最后到七衡六间。三衡两间是太极、阴阳两仪的天象模拟，五衡四间是八卦、十月太阳历、三十节气、天干、河图的天象模拟，七衡六间是六十四卦、二十四节气、十二朔望月的天象模拟。

七衡图由黄图画与青图画组成，前者在恒星背景上画出以天极为中心的七衡六间模型，后者画出一个以周城为圆心、日照距离为半径的圆。二者的结合，可以演示日出日落等天文现象。同时又提供了一种线形插值法，计算七衡六间模型中的太阳每一日绕北极线旋转的轨道半径。由于七衡六间模型中已经给出了恒星背景下的黄道位置，因此，这个算法所推算出来每日太阳视运动的平行圈与黄道的交点，就是当日太阳在黄道上的位置。这个结果，使得七衡六间模型作为一种宇宙天体运动理论，具备了可操作性与实用性。作为一个演示天体运行的活动式星盘，七衡图的宇宙结构是陈子模型的高度概括。

盖天模型。陈子模型中虽然没有明确天与地的形状，但根据日高术与影差原理是推算，可以明确天地之间的距离是 80000 里的两个准平面。在盖天模型中，按照七衡六间图的理论模型可以解释昼夜的成因；因日照有范围，而产生日、月、星光强弱的变化，且指明月光系日光反射的结果；确定了北极星在北极与冬至点之间，而其到北极的距离正好是七衡图模型中的璇玑半径。同时给出了利用圭表测望确定方向的方法。还有一个令人惊奇的地方，就是对寒暑五带的划分及其成因的解释，这些内容与实际情况相当契合，不由得不令人惊叹古圣人的大智慧。

其中测北极定东西南北的方法：通过周旋璇玑四极测定北极枢的范围。即夏至夜半之时，北极极于正南（上）；冬至夜半之时，北极极于正北（下）。冬至日加酉时，极于正西，加卯时则极于正东。这叫做北极璇玑的四游。北极璇玑四游之中即定北天之中，测定北极枢，即北极璇玑与地球观测者连线圆柱体。具体方法是：冬至日太阳加酉之时，立八尺圭表，以绳系于表巅，观测北极附近大星（帝星，即小熊星座 β 星），引绳到地面，做出标志；又在旦明太阳加卯之时，再引绳到地面，做出标志。这样则两标志相距二尺三寸，按照"一寸千里"计算，得东西极二万三千里。两标志连线的垂直平分线，既是正南北线；从表到这个标志连线的距离是一丈三寸，因得周地距天中下地面十万三千里。

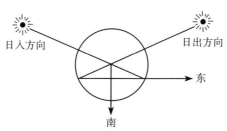

《考工记》《周髀算经》测定方向的方法

北极星的四游，北西东三游都在冬至观测，只有南游在夏至观测，这是由于冬至日短夜长，当它南游，还在白天，无法观星。至于不在春秋分观测东西游，是由于不能在同一天进行观测的缘故；远不如在冬至加卯加酉观星方便。而夏至加卯加酉虽然也为西游东游之极，但由于夏至日长夜短，加卯加酉之时，太阳仍在地平线上，无法观星。这些都是当时曾经实测北极星的有力证据。

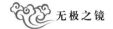
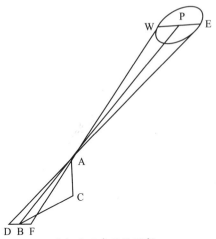

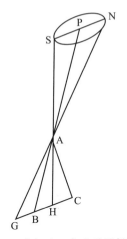

北极璇玑东西游图解

W：冬至日加酉之时，西游所极
E：日加卯之时，东游所极
AC：所立8尺之表
DF：其端相去2尺3寸
BC：其绳致地所识，去表1丈3寸

北极璇玑南北游图解

N：冬至夜半北游所极
S：夏至夜半南游所极
GC：北极至地所识1丈1尺4寸半
HC：其南端至地所识9尺1寸半

地理五带。盖天说的七衡六间与现今地球上的五带划分存在着对应关系，中衡对应于地球上的赤道，内衡与外衡对应于北回归线与南回归线；盖天说所说的"极下"，即现在所说地球的北极。所以，盖天说对地球上各地气候差异所作出的准确解释，也就不难理解了。《周髀算经》卷下之一称："璇玑径二万三千里，周六万九千里，此阳绝阴极放不生万物"，"极下不生万物。北极左右，夏有不释之冰"。这是说北极径二万三千里的范围内，常年结冰，万物不生。《周髀算经》的这个结论，是有定量根据的，因为即使在夏至之日，太阳距北极仍有11.9万里远；而冬至时太阳离夏至日道也为11.9万里，这时"夏至日道下"（北回归线）的"万物尽死"，由此可知，即使太阳移至内衡（夏至）时，北极下也不生万物，何况其他季节。地表各处气候随着太阳远近而不同。冬至日中下地和夏至日中下地的距离是十一万九千里，由于周地到夏至日中下地为一万六千里，所以周地到冬至日中下地是十三万五千里。以七衡图所示的一衡间里数来讲，在周地小雪前后，太阳在南十一万五千余里；小雪时候周地已经"万物尽死"。从极下地来讲，夏至时候太阳尚在南十一万九千里，比周地小雪时的太阳还远，所以比周地更冷，因而在极下万物也不能生；冬至时更不用说了。这样则极下附近"夏有不释之冰"。

中衡是内衡外衡的正中，春、秋分太阳的所在，其北方五万九千五百里为冬至。周地二分时候太阳在南方七万五千五百里而气候温暖。但中衡下地，太阳最远时也只有五万九千五百里，比周地二分时还近，因而中衡下地是大热国；其左右地方，也只暑气稍弱而没有寒气，所以"冬有不死之草"，恰如周地夏草的成长。这样阳气彰、阴气微，所以万物不死，五谷也一岁再熟。《周髀算经》还进一步得出："凡北极之左右，物有朝生暮获。"这是指北极地带，一年中 6 个月为长昼，6 个月为长夜，一年一个昼夜，所以作物也在长昼生长，日没前就可收获了。所谓"物有朝生暮获"，意思是极下一岁一昼夜，以朝为春，以暮为秋，同现在北极的极昼、极夜现象完全相同！这些论述的巧妙正确，确实令人惊叹不已。

天体测量。在《周髀算经》的天体测量部分，主要包括三个方面：在地平坐标系中，以游仪测量天体；测算牛、角、娄、井四宿之去极度数；按照线形插值法计算二十四节气晷影。

在《周髀算经》的天体测量体系中，反复使用了极、北极、北极璇玑与天心、北极枢等术语。在定义二十八星宿的去极度时，是以天体到"北极"的角距离为准，但是这里的"北极"或"极"都不是真正的"天心"，而是在冬至点与天心的连线上距离天心 11500 里的那个点。"北极"或"极"绕天心旋转，其旋转半径就被称为"北极璇玑"，实际上此处的"北极"或"极"就相当于天心、北极璇玑上的一个"北极星"。而这里的"北极枢"，就是北极璇玑或天心与地球的连线，这一点以前所有研究《周髀算经》的人都没有注意到，都把"北极枢"等同于"北极璇玑"或天心。事实上，日月五星不可能围绕北极旋转运动的，只能是围绕北极枢，即北极璇玑或天心与地球的连线旋转，而七衡六间图也只是盖天模型在地球上的平面投影而已。

《周髀算经》中，利用地平坐标系的游仪装置，设计了测定二十八星宿距离的方法，并给出了"牵牛八度"的距度值，此数与汉代二十八星宿赤道所测结果相同。这也说明了在盖天的七衡六间图模型中，黄道坐标系、赤道坐标系、地平坐标系、极坐标系是同时存在的。而利用赤道坐标系测量天体的方法正是浑天论的方法，这从一个侧面证实了浑天论只是盖天论的一部分，没有必要将二者完全对立割裂。

至于立二十八星宿以周天历度的方法，首先是"背正南方，以正勾定

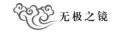

之"，即先根据北极定出南北线，再用日出日入测晷的方法，确定东西方向。然后以径 21 步周 63 步的地面为水平面，在上面画一个径 121 尺 7 寸 5 分的圆周，按照径一圆三定理，则其周围为 $365\frac{1}{4}$。以一尺为一度，则这圆周相当于周天 $365\frac{1}{4}°$。；在圆周上，每一尺都作一个标记，要准确到没有纤微之差。按照南北、东西方向，作十字线，每一份相当于 $91\frac{5}{16}°$。以这样所分的圆，相当于天度。在圆的中心立八尺圭表，叫做中正表；用绳系其巅，测量牵牛中央星即牛宿一（摩羯座 β 星）的南中，再测这时候须女先至的星，即女宿一（宝瓶座 ε 星），在牵牛东线度。

详细地说，一人在圆周上的正北，用绳测中正表和牛宿中央星的参正，另一人在圆周上将游仪放在女宿先至星河中正表参正的位置；从它和圆周上的交点，沿着圆周，计算这交点和圆周上正北点相距几尺，就可知道牛、女二宿的距离。等到牛宿西移，女宿先至星南中的时候，进行同样的观测，就可以知道牵牛中央大星在须女先至星西多少度，而得牛女二宿的相去度，然后采用前后二值的平均数。这样游仪恰在圆周上距离圆周正北点八尺的位置，所以牵牛中央星和须女先至星的相距度恰为八度；即所谓"游在于八尺之上，故知牵牛八度"。这样可以依次测定女宿和虚宿的相去度以及其他各宿，从而测定二十八星宿各宿的广度。这里所谓广度，与《星经》等所谓赤道广度（即各宿距星的赤经差）不同，它是指南中星宿距星与次宿距星的方位角。

测定太阳出没方位。同前面一样，将圆周分为 $365\frac{1}{4}°$，按照二十八星宿的相去度，例如从正北向西南东，顺次排列牛、女、虚、危、室等二十八星宿。夜半太阳在北方之中，所以测夜半南中之星，和它相距 180° 的宿度，即是太阳所在的宿度，因而得知太阳出入的宿度。《周髀算经》所谓"以东井夜半中，牵牛之初，临子之中"，即冬至夜半，东井末度附近南中，则太阳在牵牛初度附近，可推测是在冬至夜半所测。这样冬至夜半东井南中，等到东井西移到中正表西 $30\frac{7}{16}°$ 附近，恰临未之中；因而牵牛初也应当临丑之中。这样常把牵牛初放在地上的正北，全年在地上的十二辰的二十八宿和天上的二十八宿所在相对应。大体上可以知道相当于地上二十八宿的各季节夜半的太阳位置，因而可以知道太阳出没的星宿某度。冬至夏至之时，立中正表，用游仪看太阳出没在地上何宿何度。用地支的空间方位表示日出日入的空间位置。而地支是日月地系统在地平坐标系上的投影，其投射工具就是斗转星移。可见，地支概念在《周髀算经》测天之前就已经出现了。

八节二十四气的日晷测定。一岁分为八节，以三气为一节，将一岁更细分为二十四气，二至者，寒暑之极；二分者，阴阳之和；四立者，生长化收藏之始，是为八节。实为八卦之节气，卦气之源始。《周髀算经》所载二十四气的晷长，根据在"地中"实测所得到的二至晷长的差，用12除之，得气的损益9寸9$\frac{1}{6}$分。从冬至经小寒、大寒……顺次到夏至，晷长各减少9寸9$\frac{1}{6}$分；从夏至经小暑、大暑……顺次到冬至，晷长各增加9寸9$\frac{1}{6}$分，遂得各气晷长。这种推算虽然不是很精确，但是对于描述日晷阴阳的象数变化已经完全够用了。

《周髀算经》24气晷影复原

节气	长度（日）	晷影（寸）		赵爽注释的提示
冬至	15.5	135		冬至至小寒多半日之影
小寒	15	124	652/730	
大寒	15	115	82/730	
立春	15	105	242/730	
雨水	15	95	402/730	
惊蛰	15	85	562/730	
春分	15	75	722/730	七尺五寸七百二十三分
清明	15	66	152/730	
谷雨	15	56	312/730	
立夏	15	46	472/730	
小满	15	36	632/730	
芒种	17	27	62/730	芒种至夏至多二日之影
夏至	14.5	16		夏至至小暑少半日之影
小暑	15	25	332/730	
大暑	15	35	172/730	
立秋	15	45	12/730	

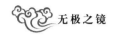
续表

节气	长度（日）	晷影（寸）		赵爽注释的提示
处暑	15	54	582/730	
白露	15	64	422/730	
秋分	15	74	262/730	七尺四寸二百六十二分
寒露	15	84	102/730	
霜降	15	93	672/730	
立冬	15	103	512/730	
小雪	15	113	352/730	
大雪	18	123	192/730	大雪至冬至多三日之影

日月历法。《周髀算经》中的日月历法由四个部分组成：月历、太阳出入方位、历元周期及年月长度的来历。其中，月历部分给出了月球运动的各种周期，包括月球的平均日行速度（$13\frac{7}{19}$°），小月、大月、经月，以及小岁、大岁、经岁的长度及月球在周天上位移的度数。采用古六历的朔望月与回归年的长度，定义小月为 29 日，大月为 30 日，经月（即朔望月）为 $29\frac{499}{940}$日；小岁为 12 月，大岁为 13 月，经岁（即回归年）为365$\frac{1}{4}$日。从"冬至昼极短"到"左者往，右者来"，给出了太阳在冬至与夏至日太阳出入的方位，以及当日昼夜长度的比值（阳照三，不覆九；阳照九，不覆三）。此数与实际天象相当吻合，特别是夏至的情形，几乎完全吻合，其数据可以根据七衡六间图计算出来。

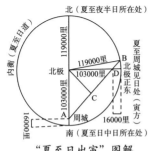

"夏至日出寅"图解
按周城纬度计算，夏至日出方位是东偏北大约30度。将此图左右反过来，即得"夏至日入戌"图解

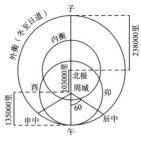

"日出辰而入申"图解
按周城纬度计算，冬至日出方位是东偏南28度多，日入方位是西偏南28度多

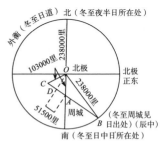

"冬至日出辰"图解
将此图左右反过来，即得"冬至日入申"图解

从"月与日合为一月"到"天以更元作纪历",给出了日、月、年与中气的定义,包括《四分历》的闰周,以及章、蔀、遂、首、极等各大周期:

1 章 =19 岁 =235 月

1 蔀 =4 章 =76 岁 =27759 日

1 遂(纪)=20 蔀 =80 章 =1520 岁 =9253×60 日

1 首(元)=3 遂(纪)=60 蔀 =240 章 =4560 岁 =76×60 岁

1 极 =7 首(元)=21 遂(纪)=420 蔀 =1680 章 =31920 岁 =27759×60×7 日

从以上计算可以看出,1 章之内,回归年与朔望月之间成整倍数关系,由此可以得出 19 年 7 闰的闰周。1 蔀之内,日数没有余分。1 遂之内,积日回归甲子。1 首之内,积年回归甲子。1 极之内,积日为 7 的整倍数。

从"何以知天"到卷终,是日月历法的最后部分,包括《四分历》回归年长度和朔望月长度的来历。《四分历》回归年长度,按照晷影最长为冬至,连续若干年的测影结果显示,有三年冬至间隔 365 日,次年冬至在 366 日之后,这个周期反复出现,因此有回归年长度 $=\dfrac{3\times365+366}{4}=365\dfrac{1}{4}$ 日。朔望月长度,假设某年冬至日恰逢合朔,太阳与月球均从建星出发,连续观测 76 年,发现太阳与月球会合 1016 次之后,又一次在冬至日会合在建星,因此有朔望月长度 $=\dfrac{76\times365.25}{1016-76}=29\dfrac{499}{940}$ 日。按照太阳日行 1°,则可以得到月球的运行速度为每日 $\dfrac{1016}{76}=$ 每日 $13\dfrac{7}{19}$°。或"置章月 235,以章岁 19 除之",$235\div19=12\dfrac{7}{19}$;"加日行一度得 $13\dfrac{7}{19}$"。"章月二百三十五"是古历的方法,以 1 章 19 岁,每岁 12 月,共 228 个月,加上 7 个闰月而得 235,就叫做章月,即所谓的 19 年 7 闰法的月数由来。换言之,经过 19 次冬至,日月相会于原点;即太阳周天 19 次后回到原点,而月球则周天 235 次,和太阳同时回到原点。所以日行 1°,则月距日行为 $12\dfrac{7}{19}$°,再加上 1°,就是月后天的度数 $13\dfrac{7}{19}$°。此即《素问·天元纪大论》所说的"日行一度,月行十三度有奇"。

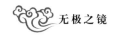

中华古文明的历法结构与天文常数主要是古四分历系统，其中古六历最为古老，包括黄帝历、颛顼历、夏历、殷历、周历、鲁历等，这些上古历法的结构与《周髀算经》历法结构如出一辙，它们共同孕育了中华古文明的核心价值体系——阴阳五行大系统。

古六历的基本历法参数：

$$1\ \text{岁} = 12\frac{7}{19}\ \text{月} = \frac{235}{19}\ \text{朔望月} = 365\frac{1}{4}\ \text{日} = \frac{1461}{4}\ \text{日} = 365.25\ \text{日}$$

$$1\ \text{月} = 29\frac{499}{940}\ \text{日} = \frac{27759}{940}\ \text{日}$$

$$1\ \text{章} = 19\ \text{年}\ 7\ \text{闰月} = 235\ \text{月} = 6939.75\ \text{日}$$

1 章：冬至是岁首，就是每年的开始，朔旦是每月的开始，倘若今年冬至是朔旦，则一年以后，冬至不能又在朔旦。古人经过测算之后，发现冬至19 次的日数和月朔 235 次的日数相等，遂将冬至和朔旦同在一天的周期叫做章。在这个周期，朔旦冬至又复在同一天。

$$1\ \text{蔀} = 4\ \text{章} = 76\ \text{年} = 940\ \text{月} = 27759\ \text{日}$$

1 蔀：一章以后，冬至和朔旦虽然在同一天，但 19 年的日数仍有小余，所以不能仍在同时；就是倘若今年冬至朔旦在同一天的夜半，则下次冬至朔旦即使在同一天，但不能同在夜半。所以古人以 4 章为 1 蔀，凡 940 月，27759 日。在这周期日数没有小余，则冬至又在朔旦那一天的夜半。于是以月数除日数，得到一个月的长度为 $29\frac{499}{940}$ 日，这叫朔实，又叫朔策。在这个周期，朔旦冬至复在同一天的夜半。

$$1\ \text{纪} = 20\ \text{蔀} = 1520\ \text{年} = 555180\ \text{日}$$

$$1\ \text{元} = 3\ \text{纪} = 4560\ \text{年} = 1665540\ \text{日}$$

1 纪：1 蔀以后，冬至又在朔旦夜半，但不一定在甲子那一天。因为 1 蔀的日数不是 60 的整数倍。古人将 20 蔀叫做 1 纪，凡 555180 日，这样则甲子那天夜半朔旦冬至。古人又以 3 纪为 1 元，凡 4560 年，这就叫做历元。这历元的年数是 60 甲子的倍数，倘若用干支纪年法，则岁名的干支就复原了。所以在这个周期，又复在甲子那天夜半朔旦冬至。

1 极 =7 元 =31920 年 =11658780 日

太极上元：生数皆终，万物复始，天以更元作纪历。实际上在章蔀纪元周期中，日月朔望冬至甲子等周期已经尽括，但在古六历及《周髀算经》中还有一个更大的周期——太极历元，这在四分历中是不曾有过的历元周期。但是在太乙积年周期中，还存在着更大的大尺度时空周期，而且太极周期与太乙积年相比之下也是属于小周期，可能是古人已经考虑到大四季时空的因素了，如太乙、邵雍的《皇极经世书》、三元九运、五运六气的大司天等。

二十四节气

中国古历是典型的阴阳合历，平均历月长度为朔望月，平均历年长度为回归年。历月以月相圆缺为测望对象，历年则以晷影长度为划分标准。一年之中正午晷影，以冬至日为最长，夏至日为最短，由冬至日至夏至日晷影逐渐增加，由夏至日至冬至日晷影逐渐缩短。结合一个太阳回归年中月球与太阳有 12 次会合的天文现象，又有远—近—远的运行规律，遂将太阳回归年等分为 24 份，由此得到的二十四节气称为平气。南北朝末期，张子信发现太阳的视运动是不均匀的，于是将黄道等分为 24 等份，太阳经过黄道上的每个分点就对应一个气，如此定义的二十四节气就称为定气。

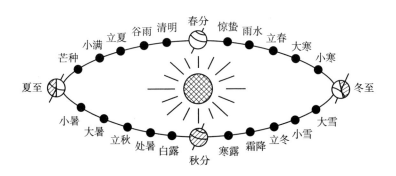

二十四节气是由 12 个中气与 12 个节气相间组成，其中冬至、夏至、春

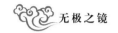

分、秋分是中气，立春、立夏、立秋、立冬等为节气。每个中气对应一个特定的历月，如冬至所在月一定为天正十一月。由于两个中气的间隔比一个朔望月的长度要长一些，因此导致有一些朔望月不包含任何中气，这个历法特点就被中国古历家用来制定安插闰月的规则，并且至迟在汉代就已经有"无中置闰"的制历规则了，在公元前104年刘歆的《三统历》中就已经有了测量八节影长的记载了。事实上，现代各传本的《周髀算经》中的二十四节气晷影之长都是赵爽改动过之后的数据了，所以有一些专家就说《周髀算经》的影长不是实测的，其实不然。原来的影长数据是可以复原的，在《东汉四分历》（85年）中二十四节气影长已经不再是等差数列了，只是等差与否对于我们研究阴阳之气没有意义而已。

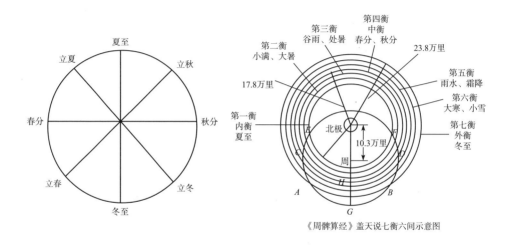

《周髀算经》盖天说七衡六间示意图

《周髀算经》等24节气晷影长度（单位：尺）

节气	周髀	易纬	四分历	景初历	元嘉历	大明历
冬至	13.50	13.00	13.00	13.00	13.00	13.00
小寒	$12.50\frac{5}{6}$	12.04	12.30	12.30	12.48	12.43
大寒	$11.51\frac{4}{6}$	11.08	11.00	11.00	11.34	11.20
立春	$10.52\frac{3}{6}$	10.12	9.60	9.60	9.91	9.80
雨水	$9.53\frac{2}{6}$	9.16	7.95	7.95	8.22	8.17

节气	周髀	易纬	四分历	景初历	元嘉历	大明历
惊蛰	8.54 $\frac{1}{6}$	8.20	6.50	6.50	6.72	6.67
春分	7.55	7.24	5.25	5.25	5.39	5.37
清明	6.65 $\frac{5}{6}$	6.28	4.15	4.15	4.25	4.25
谷雨	5.56 $\frac{4}{6}$	5.32	3.20	3.20	3.25	3.26
立夏	4.57 $\frac{3}{6}$	4.36	2.52	2.52	2.50	2.53
小满	3.58 $\frac{2}{6}$	3.40	1.98	1.98	1.97	1.99
芒种	2.59 $\frac{1}{6}$	2.44	1.68	1.68	1.69	1.69
夏至	1.60	1.48	1.50	1.50	1.50	1.50
小暑	2.59 $\frac{1}{6}$	2.44	1.70	1.70	1.69	1.69
大暑	3.58 $\frac{2}{6}$	3.40	2.00	2.00	1.97	1.99
立秋	4.57 $\frac{3}{6}$	4.36	2.55	2.55	2.50	2.53
处暑	5.56 $\frac{4}{6}$	5.32	3.33	3.33	3.25	3.26
白露	6.65 $\frac{5}{6}$	6.28	4.35	4.35	4.25	4.25
秋分	7.55	7.24	5.50	5.50	5.39	5.37
寒露	8.54 $\frac{1}{6}$	8.20	6.85	6.85	6.72	6.67
霜降	9.53 $\frac{2}{6}$	9.16	8.40	8.40	8.28	8.17
立冬	10.52 $\frac{3}{6}$	10.12	10.00	10.00	9.91	9.80
小雪	11.51 $\frac{4}{6}$	11.08	11.40	11.40	11.34	11.20
大雪	12.50 $\frac{5}{6}$	12.04	12.56	12.56	12.48	12.43

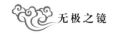
二十四节气数值表

中节	日行 所在度	日行、黄 道去极度	日中暑影	昼漏刻	夜漏刻	昏中星	明中星
冬至	斗 21°少弱	115°强	1 丈 3 尺	45 刻	55 刻	奎 6°弱	亢 2°少强
小寒	女 2°少弱	113°强	1 丈 2 尺 3 寸	45 刻 8分	54 刻 2分	娄 6°半强	氐 7°强
大寒	虚 5°半弱	110°太弱	1 丈 1 尺	46 刻 8分	53 刻 2分	胃 11°太强	心 6°半强
立春	危 10°太强	106°少弱	9 尺 6 寸	48 刻 6分	51 刻 4分	毕 5°少弱	尾 7°半弱
雨水	室 8°太强	101°强	7 尺 9 寸 5分	50 刻 8分	49 刻 2分	参 6°半弱	箕 2°半弱
惊蛰	壁 8°强	95°强	6 尺 5 寸	53 刻 3分	46 刻 7分	井 17°少弱	斗初少弱
春分	奎 14°少强	89°少强	5 尺 2 寸 5分	55 刻 8分	44 刻 2分	鬼 4°强	斗 11°弱
清明	胃 1°半强	83°少强	4 尺 1 寸 5分	58 刻 3分	41 刻 7分	星 4°太强	斗 21°半强
谷雨	昂 2°太强	77°太强	3 尺 2 寸	60 刻 5分	39 刻 5分	张 17°强	牛 6°半强
立夏	毕 6°太强	73°少弱	2 尺 5 寸 2分	62 刻 4分	37 刻 6分	翼 17°太弱	女 10°少弱
小满	参 4°少弱	69°太强	1 尺 9 寸 8分	63 刻 9分	36 刻 1分	角 5°太弱	危 10°太弱
芒种	井 10°半弱	67°少弱	1 尺 6 寸 8分	64 刻 9分	35 刻 1分	亢 5°太强	危 14°强
夏至	井 25°半弱	67°强	1 尺 5 寸	65 刻	35 刻	氐 12°少弱	室 12°弱
小暑	柳 3°太强	67°太弱	1 尺 7 寸	64 刻 7分	35 刻 3分	尾 1°太强	奎 2°太强
大暑	星 4°强	70°强	2 尺	63 刻 8分	36 刻 2分	尾 15°半强	娄 3°太强
立秋	张 12°少弱	73°半强	2 尺 5 寸 5分	62 刻 3分	37 刻 7分	箕 9°太强	胃 9°太弱
处暑	翼 9°半强	78°半强	3 尺 3 寸 3分	60 刻 2分	39 刻 8分	斗 10°少弱	毕 3°太弱
白露	轸 6°太强	84°少弱	4 尺 3 寸 5分	57 刻 8分	42 刻 2分	斗 21°强	参 5°少弱
秋分	角 5°弱	90°半强	5 尺 5 寸	55 刻 2分	44 刻 8分	牛 5°少弱	井 16°少弱
寒露	亢 8°半弱	96°太强	6 尺 8 寸 5分	52 刻 6分	47 刻 4分	女 7°太强	鬼 3°少弱
霜降	氐 14°少弱	102°少强	8 尺 4 寸	50 刻 3分	49 刻 4分	虚 6°太强	星 3°太强
立冬	尾 4°半弱	107°少弱	1 丈	48 刻 2分	51 刻 8分	危 8°强	张 15°太强
小雪	箕 1°太强	111°弱	1 丈 1 尺 4 寸	46 刻 7分	53 刻 3分	室 3°半弱	翼 15°太弱
大雪	斗 6°强	113°太强	1 丈 2 尺 5 寸 6分	45 刻 5分	54 刻 5分	壁 14°半强	轸 15°少弱

惊蛰春分二节。惊蛰交节时间在每年 3 月 6 日或 5 日太阳到达黄经 345°时。《月令七十二候集解》中说："二月节，万物出乎震，震为雷，故曰惊蛰。是蛰虫惊而出走矣。""惊蛰"这一节气名称的意思是天气回暖、春雷始鸣，惊醒蛰伏于地下冬眠的昆虫。春分交节时间在公历每年的 3 月 21 日前后，这时太阳到达黄经 0°。对于这一节气名称的由来，农历书中有这样的解释："斗指壬为春分，约行周天，南北两半球昼夜均分，又当春之半，故名为'春分'。"元代吴澄所著的《月令七十二候集解》一书中也说："春分，二月中，分者半也，此当九十日之半，故谓之分。"另外，《春秋繁露·阴阳出入上下篇》中也说："春分者，阴阳相半也，故昼夜均而寒暑平。"所以，春分的意思，一是指春分这天的时间白天黑夜平分，各为 12 小时；二是指古时以立春至立夏为春季，春分正当春季三个月之中，平分了春季。冬时阳热，收藏于地下水中，万物即随阳热之下沉，而蛰藏。交春鸟兽交尾，蛇虫启蛰，草木萌动，万物随封藏的阳气升发起来，而惊动也。春分是对秋分而言的。秋分节前，地面上阳热多，地面下阳热少。秋分节后地面下阳热多，地面上阳热少。春分节前，地面下阳热多，地面上阳热少。春分节后，地面上阳热多，地面下阳热少。地面下阳热减少，故春分后的时令病，多是下虚。

清明谷雨二节。清明交节日期在公历每年的 4 月 5 日前后，自太阳到达黄经 15°时开始。农历书中曰："春分后十五日，斗指乙为清明，时万物洁显而清明，盖时当气清景明，万物皆齐，故名也。"《月令七十二候集解》一书中亦曰："三月节……物至此时，皆以洁齐而清明矣。"谷雨交节时间在公历每年的 4 月 20 日前后，自太阳到达黄经 30°时开始。"谷雨"是"雨生百谷"之意，如《群芳谱》中说："谷雨，谷得雨而生也。"《通纬·孝经援神契》中亦言："清明后十五日，斗指辰，为谷雨，三月中，言雨生百谷清净明洁也。"《月令七十二候集解》中也说："三月中，自雨水后，土膏脉动，今又雨其谷于水也。雨读作去声，如'雨我公田'之'雨'，盖谷以此时播种，自上而下也。"古代将谷雨分为三候：第一候萍始生；第二候鸣鸠拂其羽；第三候为戴任降于桑。意思是说，谷雨后降雨量增多，浮萍开始生长，布谷鸟提醒人们开始播种，桑树上开始见到戴胜鸟。阳热初升于地面，阳气弥漫，地面不明。经春分节后，再升于地面之天空，则地面清明也。此时阳热升出地面者多，雨水亦多，好种谷也。阳热升出于地面者多，地下阳根则少矣。所以此时外感发热，食凉散药多坏。

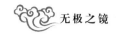

立夏小满二节。立夏交节时间在公历每年的 5 月 6 日前后，自太阳黄经为 45° 时始。历书云："斗指东南，维为立夏，万物至此皆长大，故名立夏也。"《月令七十二候集解》中说："立，建始也，夏，假也，物至此时皆假大也。"这里的"假"，即"大"的意思，是说春天播种的植物已经直立长大了。小满交节时间在每年的 5 月 21 日前后，自太阳黄经达 60° 始。历书中有这样的解释："斗指甲为小满，万物长于此少得盈满，麦至此方小满而未全熟，故名也。"《月令七十二候集解》："四月中，小满者，物致于此小得盈满。"地下封藏的阳热，由升而浮，则成夏季。立夏以后地面阳热较多。满者，地面上阳热满也。曰小满者，比较大暑而言也。此时地面阳热小满，不止旧年降沉的阳热，升现出来的关系。今年太阳由南往北，地面受热的关系，亦居其半。但生物的阳根，则旧年降沉的阳热，负责较多。地面之际，阳热小满，地面之下，阳热已大虚矣。故小满节后，多下寒之时病也。

芒种夏至二节。每年的芒种是 6 月 5 日左右，当太阳到达黄经 75° 时为芒种，芒种是麦类等有芒的农作物成熟的意思。《月令七十二候集解》曰："五月节，谓有芒之种谷可稼种矣。"意指大麦、小麦等有芒作物种子已经成熟，应尽快收割。晚谷、黍米等夏播作物也正是播种最忙的季节，此时又是江南的梅雨季节。每年的夏至从 6 月 21 日（或 22 日）开始，至 7 月 7 日（或 8 日）结束。《恪遵宪度抄本》曰："日北至，日长之至，日影短至，故曰夏至。至者，极也。"夏至这天，太阳直射地面的位置到达一年的最北端，几乎直射北回归线（北纬 23° 26′），北半球的白昼达到最长，且越往北昼越长。夏至以后，太阳直射地面的位置逐渐南移，北半球的白昼日渐缩短。民间有"吃过夏至面，一天短一线"的说法。而此时南半球正值隆冬。我国古代将夏至分为三候："一候鹿角解；二候蝉始鸣；三候半夏生。"麋与鹿虽属同科，但古人认为，二者一属阴一属阳。鹿的角朝前生，所以属阳。夏至日阴气生而阳气始衰，所以阳性的鹿角便开始脱落。而麋因属阴，所以在冬至日角才脱落；雄性的知了在夏至后因感阴气之生便鼓翼而鸣；半夏是一种喜阴的药草，因在仲夏的沼泽地或水田中出生所以得名。由此可见，在炎热的仲夏，一些喜阴的生物开始出现，而阳性的生物却开始衰退了。夏至接近远日点，冬至接近近日点，且近日点地球公转速度快，远日点地球公转速度慢，夏长冬短由此得来。地面之际，阳热小满，雨水又足，麦穗生芒，将成熟也。夏至者，至者，极也。冬至为阳热降极而升之时，夏至为阳热升极而降之时。夏至之后，经小暑大暑，于是立秋。冬至之后，经小寒大寒，于是立春。立春则阳升，立秋则阳降。夏至阳降，必经小暑大暑之热，然后降。

冬至阳升，必经小寒大寒之寒，然后升。升降的范围大，则由升降而生的圆运动的中气足。所以夏极热，冬极冷的地方的人，特别聪明。冬至以后，交立春而后阳升。夏至以后，却未交立秋，先有初伏，中伏，而阳已先降。造化之道，唯恐阳气不降。因阳性本升，所难得者，阳之降也。所以内经曰，夫虚者，阳气出也。夫实者，阳气入也，阳升则出，阳降则入，所以人身交春夏则倦怠。交秋冬则健康也。

小暑大暑二节。每年 7 月 7 日或 8 日视太阳到达黄经 105°时为小暑。暑，表示炎热的意思，小暑为小热，还不十分热。意指天气开始炎热，但还没到最热，全国大部分地区基本符合。《月令七十二候集解》曰："六月节……暑，热也，就热之中分为大小，月初为小，月中为大，今则热气犹小也。"小暑的标志：出梅、入伏。从物候就可见天地之间阴阳之气的太过不及、迟速顺逆。我国古代将小暑分为三候："一候温风至；二候蟋蟀居宇；三候鹰始鸷。"小暑时节大地上便不再有一丝凉风，而是所有的风中都带着热浪。《诗经·七月》中描述蟋蟀的字句有："七月在野，八月在宇，九月在户，十月蟋蟀入我床下。"文中所说的八月即是夏历的六月，即小暑节气的时候，由于炎热，蟋蟀离开了田野，到庭院的墙角下以避暑热；在这一节气中，老鹰因地面气温太高而在清凉的高空中活动。每年 7 月 23 日或 24 日太阳到达黄经 120°时始为大暑。《月令七十二候集解》中说："六月中……暑，热也，就热之中分为大小，月初为小，月中为大，今则热气犹大也。"《通纬·孝经援神契》中亦载："小暑后十五日斗指未为大暑，六月中。小大者，就极热之中，分为大小，初后为小，望后为大也。"

古代将大暑分为三候，一为腐草为萤，二候为土润溽暑，三候大雨时行。世界上萤火虫有 2000 余种，陆生的萤火虫产卵于枯草之上，大暑时，萤火虫卵化而出，所以古人认为萤火虫是腐草所化了。此时天气开始变得闷热，土地也很潮湿，时常有大的雷雨出现，这大雨使暑湿减弱，天气开始向立秋过度。太阳直射地面的离热，日者，称为暑。大暑者，一年的地面的热量此时最大、地气最热之时。太阳之离热，为太阳系万物生命的源始之素。此离热经金秋由地面降入地面之下，经冬则沉而藏于地下的坎水中。次年交木春，升出地面之际。交夏浮于地面上的天空，再经秋偕地面新到之热，降入地下的水中。此地球后天八卦一年的圆运动也。地面上的天空，风云雷雨电掣之事，皆此离热也。热之能降，金气之力。

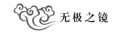

立秋处暑二节。立秋是每年8月8日或9日太阳到达黄经135°时始。《月令七十二候集解》曰："（立秋）七月节，立字解见（立）春。秋，揪也，物于此而揪敛也。"历书中亦云："斗指西南维为立秋，阴意出地，始杀万物。按：秋训示，谷熟也。"处暑的交节时间在每年的8月22日前后，自太阳到达黄经150°时始。历书云："斗指戊为处暑，暑将退，伏而潜处，故名也。"《月令十二集解》中则曰："（处暑）七月中，处，止也，暑气至此而止矣。"立秋时，地球逐渐向近日点运动，天气逐渐变凉，热气逐渐向地下渗透。此时正当中伏。夏至第三庚日起，为初伏，第四庚日起，为中伏，第五庚日起，为末伏。伏者，言金之降气，将地面之热，降伏而入于土内也。初伏前，地面虽热，不觉有热气熏鼻。初伏以后，地面上即觉有热气熏鼻。中伏之日，人行地面上，觉热气由地面上蒸，特别浓厚，即是暑气入地的前驱。中伏过了，便是末伏。末伏在处暑前后。一过处暑，地面上便觉清凉，便是暑气入地已多之现象。庚金之降气，即大气的压力。

白露秋分二节。白露交节时间在每年的9月7日前后，太阳到达黄经165°时。历书云："斗指癸为白露，阴气渐重，凌而为露，故名白露。"秋分自每年9月23日前后太阳到达黄经180°（秋分点）时开始。秋分交节这天昼夜平分，正好是秋季90天的一半，故古时又称之为"日夜分"或"宵中"。《春秋繁露·阴阳出入上下篇》中这样记载："秋分者，阴阳相半也，故昼夜均而寒暑平。"热降液生，此时地面，早晚便有露气，秋分以前，地面上的热多，地面下的热少。到秋气下降，暑气入地，地面上有了露时，地面上的热，与地面下的热，多少一样，上下平分，故曰秋分。

寒露霜降二节。寒露自每年10月8日前后太阳到达黄经195°时开始。历书中曰："斗指甲为寒露，斯时露寒而冷，将欲凝结，故名寒露。"《月令七十二候集解》中亦曰："（寒露）九月节，露气寒冷，将凝结也。"霜降交节时间在每年的10月23日前后，自太阳到达黄经210°时开始。《月令七十二候集解》中曰："（霜降）九月中，气肃而凝，露结为霜矣。"过了秋分，地面上的热，降入地面下者多，天空的压力，压入地面下者亦多。地面上遂寒冷起来。白露时的露，但觉得凉，此时的露，便觉得寒。再过半月，地面上的热，降入地面下者更多。大气中收敛力量更大，寒气增加，露便成霜。西北方居住土穴的人，穴内的感觉，特别明显。东南方亦感觉秋后屋内有热气。此时地面上觉得凉，地面下便已温了。人身亦下部增温也。

立冬小雪二节。立冬交节时间在每年的 11 月 7 日或 8 日，自太阳黄经到达 225° 时始。历书中说："斗指西北维为立冬，冬者终也，立冬之时，万物终成，故名立冬也。"《月令七十二候集解》中则说："立，建始也……冬，终也，万物收藏也。"小雪交节时间在每年的 11 月 22 日前后，自太阳到达黄经 240° 时开始。小雪节气又分为三候："一候虹藏不见；二候天气上升，地气下降；三候闭塞而成冬。"这是说此时由于不再有雨，彩虹便不会出现了；由于天空中的阳气上升、地中的阴气下降，导致天地不通、阴阳不交，所以万物失去生机、天地闭塞而转入严寒的冬天。历书云："十月立冬小雪涨，斗指己，斯时天已积阴，寒未深而雪未大，故名小雪。"一年的大气，秋降冬沉，春升夏浮。名是大气在降沉升浮，其实是大暑小暑的阳热，在降沉升浮。立冬者，降下的阳热，开始在沉也。倘或今年小暑大暑之时的阳热，不降沉下去，或降沉者少，明年春夏，便无阳气升浮上来。不惟禾稼无粒，人身且多虚寒死病。阳热由降而沉入土下的水中，地面上由凉而寒，地面下由温而热。寒则收敛力大，雨便成雪也。矿坑下的工友，夏着绵衣，冬则赤体，地面下夏寒冬热之故。

大雪冬至二节。大雪的交节时间在每年 12 月 7 日前后太阳黄经达到 255° 时。《月令七十二候集解》中曰："（大雪）十一月节。大者，盛也，至此而雪盛也。"此节气期间，我国北方雪大而积厚，阳气潜伏，阴气盛，故称为"大雪"。冬至交节时间在每年的 12 月 22 日或 23 日，历书云："（冬至）斗指戊，斯时阴气始至明，阳气之至，日行南至，北半球昼最短，夜最长也。"冬至，十一月中、终藏之气，至此而极也。冬至是按天文划分的节气，古称"日短""日短至"。冬至这天，太阳位于黄经 270°，阳光直射南回归线，是北半球一年中自昼最短的一天，相应的，南半球在冬至日时白昼全年最长。《月令攻十二候集解》中说："十一月十五日，终藏之气，至此而极也。"《通纬·孝经援神契》曰："大雪后十五日，斗指子，为冬至，十一月中。阴极而阳始至，日南至，渐长至也。"《恪遵宪度抄本》说："日南至，日短之至，日影长至，故曰冬至。'至'者，极也。"大雪之时，阳热下沉越深，地面上的雪越大。见地面上的雪越大，则知地下的阳热沉得越深。阳热降极则升，冬至者，阳热降极而升之位也。此时若天暖不冷，或闻雷，或起雾，阳气外泄，便起上热下寒人死最速的温病。来年春夏病更大也。冬至之时，天人的下部阳多，阳多则动，多病遗精白带。

小寒大寒二节。小寒交节日期在每年的 1 月 5 日前后，自太阳到达黄经

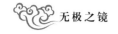

286°时开始。《月令七十二候集解》中云："（小寒）十二月节。月初寒尚小，故云。月半则大矣。"其意思是，小寒是（农历）十二月的节气，因处于该月前半段，所以天气虽至严寒，却尚未冷到极点。《群芳谱》一书中亦指出："（小寒）冷气积久而为寒，但还没有达到最至极也。"大寒自每年 1 月 20 日前后太阳到达黄经 300°时开始。《授时通考·天时》引《三礼义宗》云："大寒为中者，上形于小寒，故谓之大……寒气之逆极，故谓大寒。"大寒正值"数九寒天"中的"四九"前后，降极则升，这升降是带有直上直下的性质，不能生育万物。生物的大气的升降，是圆的，阳热之性，原是动的，动则直上，自然之理。唯其冬至后，继以小寒，再经大寒。寒能封藏，阳热经寒的封藏，便不能任性直升。小寒大寒者，封藏又封藏也。沉于地下水中的阳热，为万物发生的生命根本。冬至后，寒藏的足，根本深厚，生长乃足。故冬至后寒冷，明年乃能丰收，乃无危险的病。向来无冰雪之地，冬季亦须寒冷，乃能少病。地下水中封藏的阳热，升出地面，则成雷，成雾。冬季阳热应当封藏，而反升泄，根本拔起，故重庆冬季雾大，病人多宜附子补阳。

立春雨水二节。自每年 2 月 4 日前后太阳到达黄经 315°时开始。"立"是"开始"之意，《月令七十二候集解》中说："正月节，立，建始也……立夏秋冬同。"从每年 2 月 19 日前后太阳到达黄经 330°时开始。历书云："斗指壬为雨水，东风解冻，冰雪皆散而为水，化而为雨，故名雨水。"《月令七十二候集解》中则说："正月中，天一生水。春始属木，然生木者必水也，故立春后继之雨水。且东风既解冻，则散而为雨矣。""雨水"这一节气名称含有两层意思：一是天气回暖，降水量逐渐增多了；二是在降水形式上雪渐少了，雨渐多了。冬寒之后，春气转温，温者冬时封藏于地下水中的阳热，升出地面，火从水出，其气温和也。立春者，大气的阳热，由沉而升也，雨水者，阳热秋降，地面气冷，露则成霜。阳热春升，地面气温，雨则成水也。

二十四节气，简言之，就是夏季太阳射到地面的热，经秋降入土下，经冬藏于土下的水中，经春由土下的水中，升出地面，经夏浮于地面之天空，再同夏季太阳射到地面的热，降入土下。升降一周，则生中气。图中之太极图，表示中气之所在。中气者，万物之生命也。

秋收冬藏，秋降冬沉，春生夏长，春升夏浮。升者阳热升也。浮者，阳热浮也。降者，阳热降也。沉者，阳热沉也。藏者，藏阳热也。收者，收阳热也。长者，长阳热也。生者，生阳热也。吾人所在北温带地面，夏至之时，见太阳往南，地面之天空上的压力向下，地面上的太阳热能，遂往下降。冬至之时，见太阳回北，压到地面下之水中的压力，仍往上收，压到地下水中的太阳热能，遂往上升。周而复始，遂成二十四节气之春温夏热秋凉冬寒。一日之卯午酉子，一年之春夏秋冬也。

天气、地气、人气

关于天气的计算，《素问·六微旨大论》是根据圭表来测算的，"因天之序，盛衰之时，移光定位，正立而待之"，《素问·六节藏象论》认为"立端于始，表正于中，推余于终，而天度毕矣"，所以才有《素问·六节藏象论》："夫六六之节，九九制会者，所以正天度、气之数也。天度者，所以制日月之行也；气数者，所以纪化生之用也。"在古中医理论体系的古运气中，气数的单位是用周天度数来标度的。

《素问·六微旨大论》说："岐伯曰：位有始终，气有初中，上下不同，求之亦异也。帝曰：何谓初、中？岐伯曰：初凡三十度而有奇，中气同法。帝曰：初、中何也？岐伯曰：所以分天地也……初者地气也，中者天气也。帝曰：其升降如何？岐伯曰：气之升降，天地之更用也……升已而降，降者为天；降已而升，升者为地。天气下降，气流于地；地气上升，气腾于天。故高下相召，升降相因，而变作矣。"王冰注说："气之初，天用事，天用事，则地气上腾于太虚之内。气之中，地气主之，地气主，则天气下降于有质之中。"

即一个太阳回归年为 365.25 日，被六气均分，每气为 60.875 日，每气再被分为初、中两段，则初、中各位 30.4375 日。为什么要将一气均分为初、中两段呢？《素问》说得很明白，为了区分天地二气。实际上是说天地二气是有时间差的阴阳二气，即相差 30.4375 日。如夏至太阳运行至北回归线，本应最热，事实上地气最热的时间却是在大暑。冬至太阳运行至南回归线，本应最冷，事实上地气最冷的时间却是在大寒的三九、四九天。所谓"三十度而有奇"，即是 30.4375 日。这是为什么呢？

我们知道，在太阳辐射下，一分阳光对应一分热，一分阴暗对应一分寒。由于大地有一个白天吸热，夜间散热的过程，冬至以后，白天逐渐延

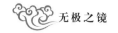

长，吸热增加，夜间逐渐变短，散热减少，但冬至以后的一个时期内，仍旧是白天短于夜晚，吸热少于散热，这就造成一个大地积寒的过程，这个积寒过程一直从冬至（天气）、小寒（地气）、大寒（人气）延续至立春为止，即45天后才达到积寒的最高峰，所以人感觉到的最冷的气温不在冬至，而在大寒至立春之间。立春一到，天气便开始上升，所以冬至一阳生，即阳光量开始增加，而气温却进一步寒冷，经小寒二阳、大寒三阳之末到立春，才能"三阳开泰"。《素问·脉要精微论》说："是故冬至四十五日，阳气微上，阴气微下；夏至四十五日，阴气微上，阳气微下。"这个阴阳之气就是指的人气。张景岳在《类经图翼》中说："然而一岁之气始于子，四季之春始于寅者何也？盖以建子之日，阳气虽始于黄钟，然犹潜伏地下，未见发生之功。及其历丑转寅，三阳始备，于是和风至而万物生……故阳虽始于子，而春必起于寅。"张景岳很好地注解了《素问》。

天地人气温相差三节，其他节气和冬至一样，莫不皆然。最热的时节不在夏至，而在三节之后的立秋；寒热平均的节气不在春分、秋分，而在各自三节之后的立夏与立冬。这是天地人气温相差三个节气的客观事实。当太阳到达北回归线的时候，在天文概念上是地球吸收太阳热辐射最多的空间位置，但是太阳的辐射能达到地面后并不是马上就转化为地热，而是地面有一个积热的过程，经过 30.4375 日后这个辐射能才能完全转化为地面的热气。冬至时也同样如此，地面会有一个散热过程。但是这只是天地之间的热能循环，而人是天地气交产生的一种物质状态，所以这个热能循环传导到人体内也需要一个周期，这个周期为 15 天左右，这样才会完成一个完整的天地人气场循环。将一年均分为 8 个循环气场，这就是先后天八卦的卦气意义所在。

岁以冬至开始，从冬至到大寒的 30.4375 日为一气之"初"，从大寒到雨水的 30.4375 日为一气之"中"。前 30.4375 日为天气，后 30.4375 日为天气下降至地而表现的地气。而气初的天气并没有同时降至于地面，当时大寒的地气是冬至的天气下降至地表而形成的地气。严格地说，天气是天上的气，地气是地表的气，而我们所经历的气都是地气，并不是天气。所以说，地气是下降的天气，天地之气传递的时间周期为 30.4375 日，而其中传递的物质基础是以热量、温度为综合表现形式的能量场。即一气之中包括天气的"初"与地气的"中"，实际是说明气"中"的地气是来源于气"初"的天气，而气"初"的地气又是来源于上一气的气"中"的天气（中通终，即气终）。依此类推，每一节气的地气都是上一个节气的天气经过 30.4375 日的传递而来的。

在二十四节气中，冬至、夏至、春分、秋分是天气概念名词，二至即阴阳极变的天体位置，二分即阴阳均等的天体位置。而小寒、大寒、雨水、惊蛰、清明、谷雨、小满、芒种、小暑、大暑、处暑、白露、寒露、霜降、小雪、大雪都是地气概念的名词。立春、立夏、立秋、立冬是人气概念名词，四立即阴阳二气由二分二至的天气经过 30.4375 日降至于地面形成地气，又经过 15 日的天地气交形成人气，在人体内开始真正的阴阳冷热的季节变换。立春是冬至之天气 45 日后在人体内真正阳气生发的时空点，所以又称为人门；立夏是春分的天气经过 45 日在人体内真正阳气超过阴气的时空点，故又称为地户；立秋是夏至的天气经过 45 日在人体内真正阴气生发的时空点，故又称为鬼门；立冬是秋分的天气经过 45 日在人体内真正阴气超过阳气的时空点，故又称为天门。

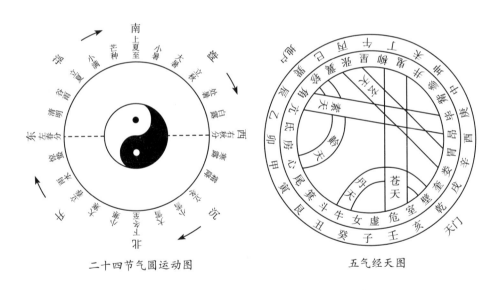

二十四节气圆运动图　　　　　　五气经天图

一阴一阳谓之天道，日月相推，明暗重叠，刚柔相济，寒热交替，构成一幅日月天地轮回图。二阴二阳谓之地象，太少阴阳，四时轮替，春夏秋冬，温热寒凉，岁日同参，一气之象，皆因黄赤交角，始有地象之气交。三阴三阳之人气：天气转化成地气需要 30 日，地气转化成人气需要 15 日，人气与天地阴阳之气冲和氤氲需要 15 日，从天气到天地阴阳浑然之气一共需要 60 日，一年 360 日，每气 60 日，一年共六气。与二十四节气相应氤氲，根据阴阳之气的多少，分为厥阴、少阴、太阴、少阳、阳明、太阳六气。每气

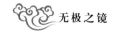

四个节气，一之气从大寒开始，这是因为天气的冬至之气于大寒日完全转化为地气，然后从地气经过入人气，到天地阴阳之气浑然一体共需 60 日，然而人生于地气，故六气始于地气之冬至，即大寒，依次类推。即《素问·至真要大论》说："天地合气，六节分。"六气的初、中各两部分，合之共 12 个气，这是 12 地支的本意和来源之一。所以《素问·天元纪大论》说："帝曰：其于三阴三阳合之奈何？鬼臾区曰：子午之岁，上见少阴；丑未之岁，上见太阴；寅申之岁，上见少阳；卯酉之岁，上见阳明；辰戌之岁，上见太阳；巳亥之岁，上见厥阴。少阴所谓标也，厥阴所谓终也。厥阴之上，风气主之；少阴之上，热气主之；太阴之上，湿气主之；少阳之上，相火主之；阳明之上，燥气主之；太阳之上，寒气主之。所谓本也，是谓六元。"即少阴始于子，成于午；太阴始于丑，成于未；少阳始于寅，成于申；阳明始于卯，成于酉；太阳始于辰，成于戌；厥阴始于巳，成于亥。

这正是五运六气中六气的来源。冬至至夏至，天气之极寒到极热，故为子午少阴君火。春分到秋分，天气阴阳之平分，故为卯酉阳明燥金。立春至立秋，人气之极寒到极热，故为寅申少阳相火。立夏至立冬，人气阴阳之平分，故为巳亥厥阴风木。芒种至大雪，地气之阴阳平分，故为辰戌太阳寒水。大寒至大暑，地气之极寒至极热，故为丑未太阴湿土。在堪舆飞星中，有三元龙的说法，即天元龙为子午卯酉乾坤艮巽，人元龙为寅申巳亥乙丁辛癸，地元龙为辰戌丑未甲丙庚壬，堪舆讲究堪山立向时一定要一卦清纯，一气流通，其实就是要求要天气、地气、人气分清，不能驳杂而已。这也是十二地支正化、对化的结果。

天气主要是指黄道日地五星阴阳五行之气，地气主要是指白道月地五星九宫飞星之气，而人气主要是指地平五运六气之气。阴阳五行之气来源于日月五星的圆融运行，地气来源于月行九道之参同契，人气主要来源于天地之气交。天地人三气无论多么复杂，也无论多么简单，它们都有一个共同的标度和计算体系——天干地支系统。天干来源于太阳与五星的十月太阳历，地支来源于月球与五星的十二月历法，十月历法与十二月历法的结合就是中国古历以"古六历"为主要内容、以"古四分历"为主要特点的阴阳合历。天干五合与地支六冲之气交，就构成了五运六气的人气系统的气场，五运化生五脏，六气化生六腑。中医认为人根本就不是猴子变的，人是自然界天地之气气交而化生的一种物质状态而已，这种物质状态同固态、液态、气态、离子态一样，叫做生命态，这种生命态实际上是固态、液态、气态、离子态组合的一种更高级升华，例如固态变成生命的肉体，液态变成生命的血液及组织液，气态变成呼吸的气体，离子态变成生命的神体，这不是简单的组合，而是一种高级有序的生化系统。《黄帝内经》中称这种生命态为"五虫"，即介虫、羽虫、毛虫、鳞虫、倮虫，其中倮虫就是人类，万物之精。天地人三气体现的是天地人的气化与物候，不是纯粹的气象，气象只是物候中的一个部分而已，所以现在那些研究五运六气的专家们用气候资料来对照研究五运六气的做法不能说是错误的，起码不准确。

七衡六间图

历史上，中国的宇宙结构理论主要有三家，即盖天说、浑天说和宣夜说。盖天派主要有周髀之数、《山海经》、刘歆、刘安的《淮南子》、王充平天、虞耸穹天、释氏俱舍之谭。浑天派主要有张衡铜仪、姚信昕天、王蕃、葛洪、何承天、祖暅之、刘焯、李淳风。宣夜派主要有老子《道德经》、庄周《逍遥游》、列御寇《列子·天瑞》、宣夜之学、虞喜安天等。三者之间的关系，以盖天、宣夜为经，以浑天为纬。七衡六间图是盖天之学最重要的时空模型，气化论是宣夜说的主要宇宙模型，地心说是浑天论的主要宇宙模型。

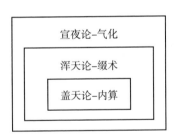

我们之所以重点讨论盖天模型，是因为太极、阴阳、八卦、六十四卦、天干、地支、河图、洛书、二十四节气（三十节气）等内算系统的基本概念皆出于此。古六历、三统历、四分历等古历法皆出于盖天模型。可以说，盖天模型（黄道坐标系与赤道坐标系、极坐标系计算出来的地平坐标系）是中华古文明的源头渊薮，是内算系统的碱基对。浑天模型（赤道坐标系）只是为了更精确地展现盖天模型的时空流而观测天体运行轨迹的模型。对于以人为中心的宇宙模型来说，往往地平坐标系比赤道坐标系或黄道坐标系更能准确表达人或生命态的时空流，这就是天地人三才的思维模式。盖天模型是

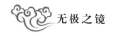

"仰观天象，俯察地理"的实际产物。仰观天象，模拟出七衡六间图、阴阳五行、河图天干；俯察地理，勘测出洛书飞星、地支山向、天地分野。"七衡六间"不仅反映了太阳、月球、五星的视运动轨迹，而且其与历法与回归年的测定，二分二至的划分定点，以及与四季气候的寒暑变化、二十四节气、干支河洛、八卦六十四卦气、万物的生长发育，无不息息相关，被古人视为万法之法，万源之源。

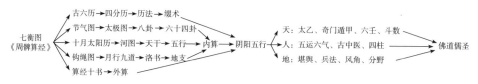

盖天论之阴阳五行大系统

用玉衡来观测，主要是"揆正宿度"，即测量天体角度，如果用衡对准某天体获得一个方位角度，记录下来，就可以称之为"一衡"，七个不同的角度即为"七衡"，也就是指衡所处的七个不同位置。运用"衡"测量太阳的视运动，太阳达到最高角度时所得为上衡，最低角度时所得为下衡，两者之中则为中衡。七衡六间中的"七衡"就是古人在天球坐标系中用衡测量天空太阳的南北回归运动——日南至与日北至及其间的太阳高低变化中，所获得衡的七个不同位置的标志。七衡六间之"间"即指七条不同角度的射线中的六个夹角。七衡六间实际是一种太阳回归运动的观测模型。

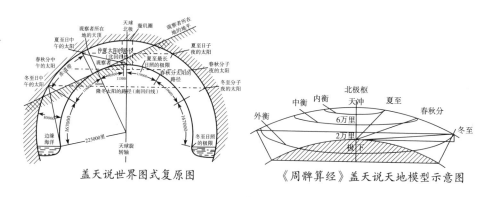

盖天说世界图式复原图　　　　　《周髀算经》盖天说天地模型示意图

从最简约的三衡二间图发展到五衡四间图，最后完善到七衡六间图。即在外衡与内衡之间分别安插了一个、三个或五个衡圈。安插三个衡圈的年代，正是《夏小正》《月令》里记载的十月太阳历施行的年代，那时一年是三十个节气。安插五个衡圈的年代，正是《周髀算经》里记载的十二月阴阳合历，这时已经发展到二十四节气。在七衡六间图中，内衡代表夏至，外衡代表冬至，其余五衡代表其他十个中气的日道，七衡六间代表了一个太阳历周期的日道系统。这个日道系统的中心为北极，每一衡半径自外向内逐级递减 1.983 万里，太阳在每两衡之间的运行是渐进式的。如从冬至到大寒，太阳运行的轨道半日渐缩小，大寒时到达第六衡，依此便可以解释太阳一岁中地平高度的变化原理。

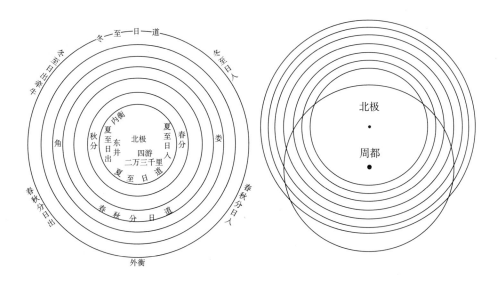

在《周髀算经》卷上之三有一张七衡图，赵爽注曰：原有七衡图是由两幅图叠合而成，一张青色，一张黄色。青图者天地合际，人目所极者。日入青图，谓之日出；日出青图，谓之日入；青图中心为我之所在，也就是周地（南距北极十万三千里）。黄图为黄道，二十八宿列焉；日月星辰列焉，上有七衡六间图。这就是一张以北极为中心的星图（盖天图）。赵爽说：使青图在上不动，贯其极而转之，就可以在青图画圆周内透视到天象的变化。在《隋书·天文志》中有一段关于盖天论的论述："昔日圣者正历明时，作盖图，以图列宿，极在其中，回之以观天象，分三百六十五度四分度之一，以定日数。日行于星纪，回转右行，故圆规之以为日行道。"可以看出这是一个可以转动的盖天图，用它可以判定日缠星纪。

七衡六间图是盖天模型的核心，是中国古文明基因中的碱基对，一切阴阳五行、河洛干支、三式六爻等基本内算概念皆出于此，其说主要出自《周

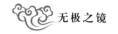
髀算经》上卷，内容如下：

　　"七衡图……凡为日月运行之圆周，七衡周而六间，以当六月节。六月为百八十二日、八分日之五。故日夏至在东井，极内衡，日冬至在牵牛，极外衡也。衡复更终冬至。故曰一岁三百六十五日、四分日之一，岁一内极，一外极。三十日十六分日之七，月一外极，一内极。是故一衡之间万九千八百三十三里、三分里之一，即为百步。欲知次衡径，倍而增内衡之径。二之以增内衡径得三衡径。次衡放次。"其下详列每衡之径、周长与一度之长。《周髀算经》下卷亦有涉及，如："外衡冬至，内衡夏至。""春分、秋分，日在中衡，春分以往日益北，五万九千五百里而夏至；秋分以往日益南，五万九千五百里而冬至。"

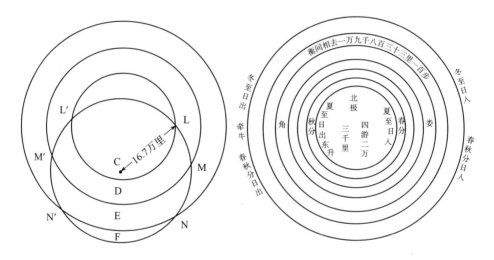

　　最内的第一衡为"内衡"，为夏至日太阳的运行轨道，即"夏至日道"；最外的第七衡为"外衡"，是冬至日太阳运行的轨道，即"冬至日道"。内衡和外衡之间涂以黄色，称为"黄图画"，即所谓"黄道"，太阳只在黄道内运行。从《周髀算经》卷下所载二十四节气可知，太阳在七衡六间上的运行与二十四节气的关系是：七衡相应于十二个月的中气，六间相应于十二个月的节气。

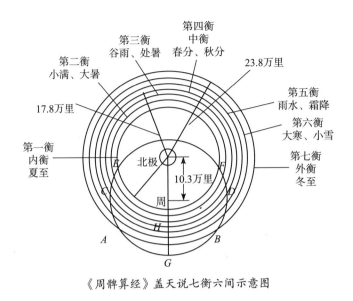

《周髀算经》盖天说七衡六间示意图

这样，太阳在365日内，极于内衡、外衡各一次，完成一个循环，即"岁一内极，一外极"。

由于内衡、外衡分别与地面上的北回归线、南回归线上下相对应，所以内衡的半径为11.9万里，外衡的半径为23.8万里，其间相距11.9万里，共六个间隔，因而相邻各衡之间相距11.9万里除以6，即19833里。盖天说认为，日光可照到的距离为16.7万里，这是人的最大视力范围，结合到实际中，其实人的视力还不及这个数量级。

第一衡（内衡）夏至，第一间芒种、小暑，第二衡小满、大暑，第二间立夏、立秋，第三衡谷雨、处暑，第三间清明、白露，第四衡（中衡）春分、秋分，第四间惊蛰、寒露，第五衡雨水、霜降，第五间立春、立冬，第六衡大寒、小雪，第六间小寒、大雪，第七衡（外衡）冬至。到这么远的光源射来的光，因此以周地为中心，以16.7万里为半径所画出的圆，就是居住在周地的人所能看到的天体范围，这个部分被涂以青色，称为"青图画"。

综上所述，七衡图的结构，主要由璇玑、内衡、中衡、外衡及日照半径，加上其宇宙直径810千里这6个数据确定。在"七衡图"上，环绕天极有九条同心圆，中间的七条是等间距的同心圆，描述了太阳在12个中气日的

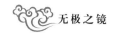

视运动轨道，其中夏至日太阳的轨道半径为 119 千里，称为"内衡"；春、秋分日太阳的轨道半径同为 178.5 千里，称为"中衡"，春分点在娄宿，秋分点在角宿；冬至日太阳的轨道半径为 238 千里，称为"外衡"。在内衡与外衡之间，除中衡外，还有四条同心圆，它们分别表示一年中除两分与两至外其他 8 个中气日太阳的运行轨道。

由于"七衡图"中表示太阳在 12 个中气日视运行的轨道是等间距的，因此，这些轨道的半径，可以根据内衡与外衡半径的大小推算出来。内衡之中，有一条半径为 11.5 千里的圆，是为北极璇玑的运行轨道。北极璇玑在二十八星宿坐标中的位置，可通过《周髀算经》的如下文字确定："欲知北极枢璇周四极，常以夏至夜半时北极南游所极，冬至夜半时北游所极。"按"七衡图"来说，夏至夜半时，东井宿在最北方，对应的牵牛宿在最南方，此时北极璇玑运行到天极的正南方；冬至夜半时，正好相反，牵牛宿在最北方，东井宿在最南方，北极璇玑在天极的正北方。由此可知，在二十八星宿坐标中，北极璇玑位于牵牛与东井的连线上，且介于牵牛与天极之间。

中衡半径与璇玑半径之差为 167 千里，此数是所谓"日照半径"。在《周髀算经》的盖天说中，日光可以照耀的范围是以 167 千里为半径的圆面。在外衡之外，是一条直径为 810 千里的同心圆。此圆给出了《周髀算经》之盖天说的宇宙尺度。由于这条圆的半径等于冬至日道半径加上日照半径，因此，这个范围也是盖天说模型中，阳光可以到达的最远距离。那么宇宙在这个范围之外是什么？《周髀算经》称："过此而往者，未之或知。"

天地直径

	南北	东西	备注
刘安《淮南子》	233500 里 75 步	233500 里 75 步	《广雅》同此，疑原数为 233575 里
《河图括地象》	231500 里	233000 里	赵爽注称南北东西皆为 233500 里
张衡《灵宪》	231300 里	233300 里	八极之维为 232300 里
《晋书》	231300 里	231300 里	

阴阳五行之坐标系

盖天的宇宙模型主要是由一系列以天极为中心的同心圆构成。最小的圆是北极璇玑轨道，其次是夏至日道至冬至日道等"七衡六间"，最外一层是四极半径形成的大圆，四极半径为外衡半径与日照半径之和。而构成这一系列同心圆的基本数据是：北极璇玑半径 11.5 千里、内衡半径 119 千里、中衡半径 178 千里、外衡半径 238 千里、日照半径 167 千里等。

在《周髀算经》的盖天模型中，北极璇玑位于冬至点与北天极之间，春秋分日照范围刚好抵达北极璇玑轨道的外侧边界，天体的去极度计算均以到北极璇玑的距离为准。这样，当我们重建盖天模型的时候，就会发现这些日地月系统盖天模型的数理结构是建立在"周天"与"去极度"等所谓浑天说的基本概念基础之上。换句话说，关于阴阳五行的盖天模型中的诸多宇宙物理常数，都是在"周天"与"去极度"这两个概念基础之上推导出来的。没有它们，就不会有现在我们看到的七衡六间图、璇玑半径、日照范围、阴阳五行等物理常数与宇宙模型了。

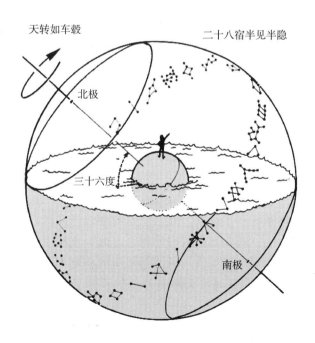

天转如车毂　　　　　　　二十八宿半见半隐

北极

三十六度

南极

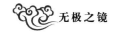

　　盖天论模型中运用了四种坐标系：黄道坐标系、赤道坐标系、地平坐标系、极坐标系。上古中国测量天体的方法主要有以下四种：

　　一是黄道坐标系——晷影法。此法是通过测量日中（中午）时表杆的影子长短变化，以推定回归年、朔望月长度及节气日期，以推测地面点间的距离、方向和物体的高度，以推算观测地点的纬度、黄道与赤道的交角。晷影法的实质是勾股测量原理，表杆与其影子构成一个直角三角形，影长为勾，杆长为股。根据观测数据，一年中晷影最长的日子是冬至，而最短的日子是夏至。《周髀算经》推算出的回归年长度是 365.25 日，朔望月的长度是 29.53085 日，洛阳地区的纬度 35.33°，黄赤交角 24.02°，这与现在所测的洛阳地区的北极出地度数和黄赤交角大体一致。

　　二是赤道坐标系——浑仪法。此方法是通过模拟天球，借以表象和观测天体运行规律的一种方法，是中国古代天文观测的重要的手段和方法之一，被称为"百世不易之道"，一直使用了上千年。使用浑天法测取的天体位置，主要用赤道坐标表示，即用入宿度（某天体与二十八宿距星的赤径差）和去极度（天体的北极距，即赤纬的余角）来表示。这些测量数值实际上是现代地理坐标（经度、纬度）的前身。浑天法与现代地理位置测量的方法在本质上是相通的，只是选择的参考系不同罢了。这种测天方法在《周髀算经》中有明确记载，说明浑天法只是盖天法的一个特例而已。清代科学家梅文鼎说："《周髀算经》虽未明言地圆，而其理其算已具其中矣。《周髀算经》言北极之下以春分至秋分为昼，秋分至春分为夜，盖惟地体浑圆，太阳绕地行，才能如此。"古圣人不仅知道太阳绕地是圆形轨道，而且还知道是椭圆形轨道，并且还计算出了它们的近地点和远地点距离，当然这个距离是以观测者为中心的太阳光经过地球磁场感应后、大气层折射后的综合能量几何背景辐射，不同于日心说的概念体系。

　　三是地平坐标系——表绳法。此方法是利用表杆并辅以测绳进行距离和方向测量的一种方法。其实质是勾股测量法，因为立杆引绳的目的是为了构造两个相似直角三角形。表绳法可以测量星座的宿度（即在二十八宿中的位置），其具体方法在《周髀算经》中有详细的记述，并被称为"周天历度之法"。

　　四是极星坐标系——璇玑法。此法是利用璇玑测定"北极中星"（小熊

星座 β 星）绕极点转动的方法。璇玑是根据北极星空诸星座的相对位置而制成的测量工具。因为地球自转受外力影响，出现极移现象，其实就是岁差现象，由此北极星空的星座的视运动就出现"四游"的情况。璇玑法就是测量极星"四游"的范围大小及运动规律的方法，其实质是利用璇玑进行定向测量。

第四　黄赤坐标系

《周髀算经》中的黄道概念

在古中国的上古天文中，黄道的概念出现很早，所谓"二十八宿为日月舍"，说明早在形成二十八宿周天坐标体系时就已经有了黄道的天文概念了，到了汉代，对黄道的描述及精确观测的证据非常明确。《史记·天官书》在描述星官时有"心为明堂""太微，三光之廷""昴、毕间为天街"之类的占星术文，实际上是指示了黄道在星空的位置。还说"月行中道"，"中道"即黄道。《汉书·天文志》中则明确说明："日有中道，月有九行。中道者，黄道，一曰光道。光道北至东井，去北极近；南至牵牛，去北极远；东至角，西至娄，去极中。"这些都明确说明最晚在东汉时期就已经认识了黄道的天文概念。汉代有两种主要宇宙结构理论——盖天论和浑天论，都在各自的宇宙模型下对黄道进行了精确描述，其中浑天说的黄道概念同现代天文学中天球上的黄道概念完全一致。东汉时，著名天文学家贾逵在"论历"时就阐述了黄道在天文测量中的优越性。

从地球上观测，太阳的视运动由两个不同的运动叠加而成：其一，在恒星背景下的周年视位移轨迹，是为黄道；其二，周日视运动轨迹，近似地表达为天球上的周日平行圈。现代天文史家通常认为，《周髀算经》中的盖天说贯穿始终的描述对象主要是那些太阳周日视运动平行圈，并未在其理论图中明确提及黄道的位置及概念。

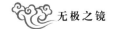
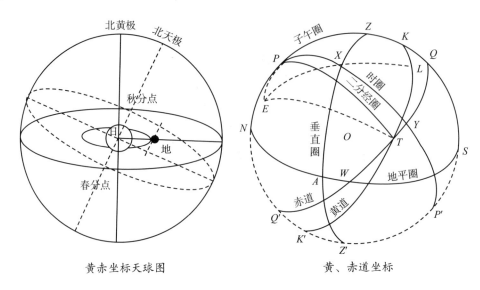

黄赤坐标天球图   黄、赤道坐标

在《周髀算经》经文中对于太阳运动的描述，是使用"日道"一词，单从文字上讲，这些"日道"解释成太阳周日视运动圈，似无不可。但是，在上卷陈子答荣方问"周髀者何"时，在陈述了二分二至日太阳视运动圈在黄图画中的直径之后，称："故曰，月之道常缘宿，日道亦与宿正。"在此句经文之后，赵爽注释："内衡之南，外衡之北，圆而成规，以为黄道。二十八宿列焉。月之行也，一出一入，或表或里。"这是首次于注文中明确描写了黄道的位置与大小。

内衡与外衡分别是盖天说中夏至日与冬至日太阳周日视运动轨道。东井宿位于内衡北端，牵牛宿位于外衡南端，以东井与牵牛为端点的直径，可做一个圆圈，此即赵爽给出的"黄道"。二十八星宿依次布列在黄道附近，太阳在黄道上周年视运动移行，以二十八星宿为太阳在不同季节处在此恒星背景上的标识，故称"日道亦与宿正"。

又由于月球运行之白道与黄道交角不大，所以，月球出没实际上亦多在二十八星宿附近，故有"月之道常缘宿"之说。对于太阳视运动而言，赵爽的注文包含了这样两层意思：首先，他在二十八星宿布列的恒星图上刻画了黄道的位置，这个黄道圈实际上是由二十八星宿分布的图形来确定的；其次，太阳每日视运动之"日道"天天都在变化，这个周日视运动圈的直径是以太阳在二十八星宿布列的恒星背景图上的位置而确定的，换句话说，即依其在黄道上的位置而确定的，经文中所称"日道"，在这里显然已泛指一年中任何一天太阳视运动轨迹，由于前述黄道与二十八星宿之关系，因此才有"日行黄道，以宿为正，故曰宿正"。

在《周髀算经》上卷最后，原书作者在叙述完二分二至等12个节气日太阳分别所处的七条圆圈（合称七衡）的周径之数以后，写下了这样的文字："其南北游，日六百五十一里一百八十二步、一千四百六十一分步之七百九十。"这句话看似简单，但却颇为费解，好在紧接此句，经文便给出了上卷中唯一的一段术文，术曰："置十一万九千里为实，以半岁一百八十二日八分日之五为法，而通之，得九十五万二千为实，所得一千四百六十一为法，除之，实如法得一里。"由这段术文，可得以下算式：

$$\frac{119000\ 里}{182\frac{5}{8}\ 日} = \frac{952000}{1460}\ 里/日 = 651\frac{182\frac{798}{1461}}{300}\ 里/日$$

其中119000里，是外衡与内衡半径之差，182日是四分历一回归年长度之半，因夏至日太阳在内衡，冬至日在外衡，半年之中，日道半径增加了119000里，所以两者之比，就给出了每一天日道半径的变化率。这样，事实上就是给出了一年中任何一天太阳视运动"日道"的直径。

由此可见，《周髀算经》作者在描述盖天说理论中的太阳视运动情形时，并不仅仅只考虑到七衡图中所刻画的12个节气日的视运动轨迹，而是在此基础上，以术文的形式，郑重指出了任何一天太阳视运动圈的大小。所以，赵爽将前引经文中的"日道"理解为一年中任一天太阳视轨道的泛称，是有其根据的。

在"日道亦与宿正"之后，紧接着是如下一段经文："南至夏至之日中，北至冬至之夜半，南至冬至之日中，北至夏至之夜半，亦径三十五万七千里。"赵注曰："此皆黄道之数，与中衡等。"

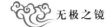
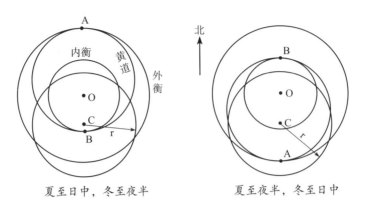

夏至日中，冬至夜半　　　　　　　夏至夜半，冬至日中

所谓"南至夏至之日中，北至冬至之夜半"与"南至冬至之日中，北至
夏至之夜半"，事实上，给出的是同一个圆（黄道）的同一条直径 AB。由此
可见，赵爽以黄道之数解释"日道亦与宿正"，是言之有据，合乎经文本义
的。从这个意义上说，《周髀算经》经文的这段话，实际上是明显地说出了
黄道的含义。

赵爽所撰"七衡图注"之原文如下："七衡图青图画者，天地合际，人
目所远者也。天至高，地至卑，非合也，人目极观而天地合也。日入青图
画内谓之日出，出青图画外谓之日入。青图画之内外皆天也。北辰正居天
之中央。人所谓东西南北者，非有常处，各以日出之处为东，日中为南，
日入为西，日没为北。一黄图画者，黄道也。二十八宿列焉，日月星辰璇
焉。使青图在上不动，贯其极而转之，即交矣。我之所在，北辰之南，非
天地之中也。我之卯酉，非天地之卯酉。内第一，夏至日道也。中第四，
春秋分日道道也。外第七，冬至日道也。皆随黄道。日冬至在牵牛，春分
在娄，夏至在东井，秋分在角。冬至后从南而北，夏至后从北而南，终而
复始也。"

这段文字，对盖天说的七衡图进行了非常精辟的描述。从中我们可以清
楚地知道，所谓七衡图，实际上相当于一个模拟天体运行的活动式星盘，它
由青图画和黄图画共同构成。青图画的结构比较简单。黄图画的背景，是一
张罗列了二十八星宿的恒星图，在它的上面，以北天极为心，画有七条等间
距的圆圈，所谓七衡是也。

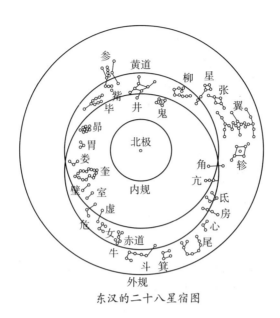

东汉的二十八星宿图

赵爽七衡图注所称："黄图画者，黄道也。二十八宿列焉，日月星辰缠焉。"其实是说，二十八星宿作为恒星背景被布列在黄图画上，日月星辰在其间穿行，对于太阳而言，它在此恒星背景图上的周年视位移轨迹就是黄道，由于太阳是盖天说七衡图描述的主要对象，因而称"黄图画者，黄道也"。那么，黄图画到底是一幅怎样的图形呢？根据前面的讨论，我们知道，黄图画上除了标记了二十八星宿等恒星以及北天极为心的七个等距的同心圆之外，还应有一条表示太阳周年视运动轨迹的黄道圈。据赵爽的描述，此黄道圈即经文中所给的以"冬至日中，夏至夜半"为直径的圆圈，它的大小与春、秋分日道中衡相同。

按各传本七衡图，牵牛宿皆位于外衡上方，东井宿位于内衡下方，角与娄宿分居中衡之左右两侧。这种布列方式，是古人的习惯，据赵爽注称："圣人南面而治天下，故以东为左、西为右。日冬至从南而北，夏至从北而南，故日南北行。"由此可见，黄图画应以上南、下北、左东、右西定方位，与现代习惯正好相反。

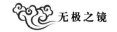

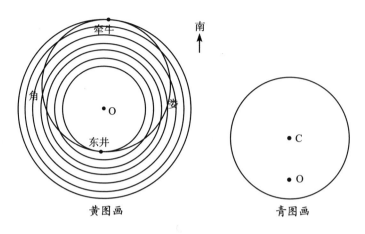

黄图画　　　　　　　　　　青图画

这样的定位准则，仅仅是将黄图画当成一个独立的静态的恒星图来描述的，在这张图上，我们看到冬至的太阳在牵牛宿位于南方，夏至的太阳在东井宿位于北方。而当把黄图画与青图画重叠起来，并绕北天极旋转黄图画时，牵牛宿划出的大圆即代表了冬至这一天太阳运行的轨迹，而东井宿划出的小圆则表示夏至日日道。赵爽的七衡图注对此说得非常好："人所谓东西南北者，非有常处，各以日出之处为东，日中为南，日入为西，日没为北。"如此明确地区别了黄图画与七衡图的不同之后，就不难理解经文中"南至夏至之日中，北至冬至之夜半；南至冬至之日中，北至夏至之夜半"，其实都是在说同一个黄道。黄图画上画出的七个同心圆，作用相当于我们现代地图或天球上的纬度圆。

据《周髀算经》经文称："凡为此函，以丈为尺，以尺为寸，以寸为分。分一千里。凡用缯方八尺一寸。今用增方四尺五分，分为二千里。"因为1里＝300步＝1800尺，故知《周髀算经》作者曾以1:360000000的比例，分别将青图画与黄图画绘制于边长为4.05尺的方形丝织物上。按"日出左而入右，南北行"可知，七衡图的操作是这样的，将绘于方形丝巾上的青图画放在黄图画上，使青图画中北天极的投影点O与黄图画中心点重合，然后依赖顺时针方向转动黄图画，当太阳进入青图画上以周城观测点C为中心的圆圈时，表示日出；当太阳转出此圆圈时，表示日落。人们只要知道了太阳在黄道上的位置，便可通过旋转七衡图中的黄图画而大致了解当日太阳升起与下落的时间与方位，并能同时掌握天空中各个恒星的"运行"情况。黄图画每旋转一周，太阳便绕天极O划出一个圆圈，这便是它当日视运动的轨迹。

由此可见，《周髀算经》盖天家设计的七衡图确实非常有意思，在模拟太阳等天体的视运动方面，它与今日流行的一些活动式星盘，已经十分接近，这件事情发生在 2500 多年以前的中国，应当说是一件令人惊异的事实。

太阳在黄道坐标系中并无有南北回归运动，但在赤道坐标系与地平坐标系中，却都具有这种运动。从我们所见到至古人所绘七衡六间图，与《周髀算经》所论之七衡环，其同心圆圆心是北极，即其当为赤道坐标系，赤道坐标系是中国天文学中传统的坐标系。

古太极之图

研究中国古文明，首先必须研究日月地系统对人体的影响，研究日地系统的太阳运行规律的重要方法是立圭表测定日影，移光定位，而研究的成果之一就产生了太极图的阴阳系统。太极图虽是二维平面图，而实质上是古人立表测定日影所得的太阳视运动三维立体投影图的转化。其次是研究五星与日月地的相对时空关系，研究的成果就是五星五行系统。

《系辞》曰："生生之谓易。"又曰："易有太极，是生两仪，两仪生四象，四象生八卦，八卦定吉凶，吉凶生大业。"易是什么呢？易是日月地的时空运行系统。"一阴一阳之谓道"，"阴阳系日月"。古人观测天象的方法之一是立圭表测定日影。《素问·八正神明论》说："因天之序，盛虚之时，移光定位，正立而待之。"《素问·六节藏象论》说："立端于始，表正于中，推余于终，而天度毕矣。"《素问·生气通天论》说："天运当以日光明。"日月地的运行演化在理论上有两种方式，一种是日地系统，一种是日月地系统，前者演化出太极与阴阳（两仪）、四象、先后天八卦、河图、天干等，后者演化出洛书、地支、六十四卦等。象中有数，数中有象，象数一体。

太极图源于二十四节气、三十节气，天地节气源于七衡图，而七衡图源于圭表、璇玑玉衡的测天术。整个盖天系统的阴阳五行运行见下图：

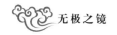

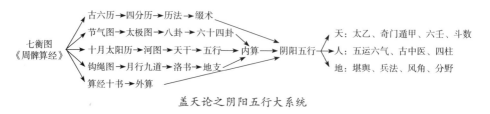

盖天论之阴阳五行大系统

七衡图即七衡六间图。以北极为圆心，所画的七个间隔基本相等、大小不同的同心圆。七个圆圈谓之"七衡"。七衡中的六个间隔带谓之"六间"，最里的一圈叫第一衡或"内衡"，依次是第二衡、第三衡、第四衡（或称"中衡"）、第五衡、第六衡、第七衡（或叫"外衡"）。这七衡即是太阳视运行的轨道。太阳只在黄道内运行。夏至日，太阳在内衡道上运行。从夏至日到大暑日，太阳在第一衡和第二衡的中间，即第一间运行。大暑日，太阳在第二衡上。照此类推，处暑日太阳在第三衡，秋分日太阳在第四衡，即中衡上，霜降日太阳在第五衡，小雪日太阳在第六衡，冬至日太阳在第七衡，即外衡上。从冬至开始，太阳又往内衡方向运行，于大寒、雨水、春分、谷雨、小满，分别经过第六、第五、第四、第三、第二各衡，在夏至日，太阳又回到了内衡的轨道上。这即是太阳在七衡六间轨道上的运行情况以及与二十四节气的关系。

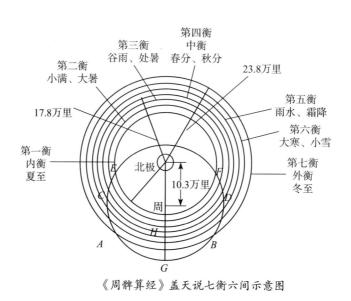

《周髀算经》盖天说七衡六间示意图

现将《周髀算经》记载的二十四节气所测定日影长度列出（损益率九寸九分六分分之一）：

立春：丈五寸二分小分三

立秋：四尺五寸七分小分三

雨水：九尺五寸三分小分二

处暑：五尺五寸六分小分四

惊蛰：八尺五寸四分小分一

白露：六尺五寸五分小分五

春分：七尺五寸五分

秋分：七尺五寸五分

清明：六尺五寸五分小分五

寒露：八尺五寸四分小分一

谷雨：五尺五寸六分小分四

霜降：九尺五寸三分小分二

立夏：四尺五寸七分小分三

立冬：丈五寸二分小分三

小满：三尺五寸八分小分二

小雪：丈一尺五寸一分小分四

芒种：二尺五寸九分小分一

大雪：丈二尺五寸小分五

夏至：晷长一尺六寸

冬至：丈三尺五寸

小暑：二尺五寸九分小分一

小寒：丈二尺五寸小分五

大暑：三尺五寸八分小分二

大寒：丈一尺五寸一分小分四

根据这些晷数制图，就可获得复原后的原始实测太极图。

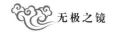

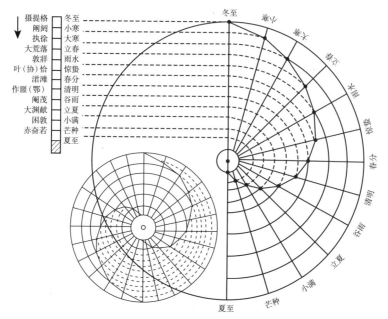

阳半年天枢右旋天门十二节气图

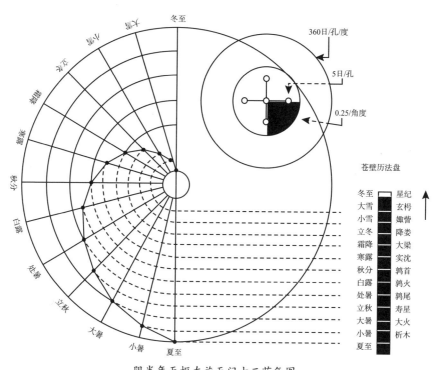

阴半年天枢左旋天门十二节气图

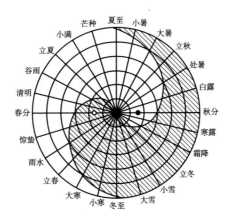

二十四节气晷影复原太极图

上图中大圆圈表示地球绕太阳公转的轨道，即太阳黄道视运动；太极 S 形曲线表示太阳周日视运动在一年中位移的轨迹，实质上是地球自转的轨道，称为赤道。黄道与赤道交角叫做黄赤交角，即两条阴阳鱼的鱼尾角，这个交角现为 23° 26′ 21″（随年代变化有微小变动）。太阳在南北回归线之间的视运动，使地球表面出现春夏秋冬四时的季节变化及二十四节气的交替，生化万物，所以太极曲线是生命线，太极图表示太阳回归年的阴阳节律周期。太极图中心点是北黄极点，阴阳鱼眼表示北赤极点，北赤极缓慢地围绕北黄极做圆周运动，这个圆周半径等于黄赤交角 23° 26′ 21″ 角距离。太极图是中国古人研究日月地运动规律的成果，其中太阳由南往北移动的春夏二季节投影为阳仪，分为春、夏二象；太阳由北往南移动的秋冬二季节投影为阴仪，分为秋、冬二象。这样，太极生两仪，两仪生四象。

同时我们也可以看出，中国古代传统的太极阴阳图体系实质上是日月地系统的运行演化原理图，并且这个太极图是日月地立体三维三体运动，在地球表面的一个二维平面投影。这个二维投影图有三种表现形式：一种是七衡六间图（日月，包括原始太极图，即阴阳五行图），一种是太极图（日，包括河图），一种是钩绳图（月球，其中包括洛书图）。所以《素问·五运行大论》说："夫阴阳者，数之可十，推之可百，数之可千，推之可万，天地阴阳者，不以数推，以象之谓也。"天地四时八节的分法如下：

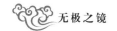
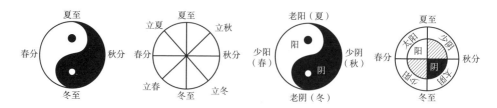

可以看出，从七衡六间图中衍生的太极系统可化生为阴阳两仪系统，阴阳系统又可继续分化为四象、八卦、六十四卦系统，而上图就是六十四卦系统历法的根源，是卦气说的根源，是四时、八节、十二月、二十四节气、七十二候、三百六十五日的卦气历法系统根源。

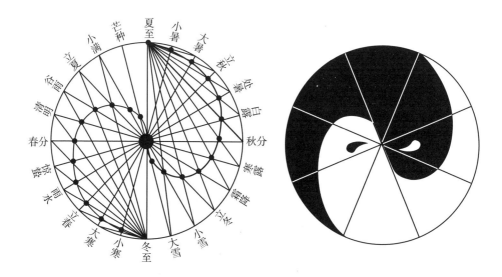

既然七衡六间图是太极图的根源，而且七衡六间图就是《周髀算经》所说的盖天图，那么盖天图是否就是最原始的日月天象图呢？我们在研读史料的过程中发现，事实并非如此。前面我已经论证了盖天图的历史渊源可以由《周髀算经》上推至三皇五帝时代，其时间跨度5000余年，那么距今7000年前的伏羲、黄帝时代的盖天图又是什么样子的呢？

在《隋书》中，我们可以找到这样一段记载："昔者圣王正历明时，作圆盖以图列宿。极在其中，回之以观天象。分三百六十五度四分度之一，以定日数。日行于星纪，转回右行，故圆规之，以为日行道。欲明其四时所在，故于春也，则以青为道；于夏也，则以赤为道；于秋也，则以白为道；于冬也，则以黑为道。四季之末，各十八日，则以黄为道。盖图已定，仰观虽明，而未可正昏明、分昼夜，故作浑仪，以象天体。"这段文字描述了上古的黄帝盖天图：以一个圆盘象征天盖，圆盘中心表示天极，四周刻画二十八星宿等恒星。春、夏、秋、冬四季各72日内运行的轨道在盖图上图画成4个同心相间的圆环，次第颜色分别为青、赤、白、黑。而每季剩余的18日太阳运行的轨道，均图画成黄色的圆环，与青、赤、白、黑4道相间。由于这个盖图中没有标志太阳周年视运动的轨迹（黄道），所以不能"正昏明，分昼夜"。这说明黄帝的盖天图与《周髀算经》的盖天图不同，可见比七衡图更原始的盖天图是古五行图，我将古五行图与三横图、七衡图、古太极图融合，即形成了下图我们所看见的古七衡图六间、古阴阳五行图，也就是原始太极图的演变。

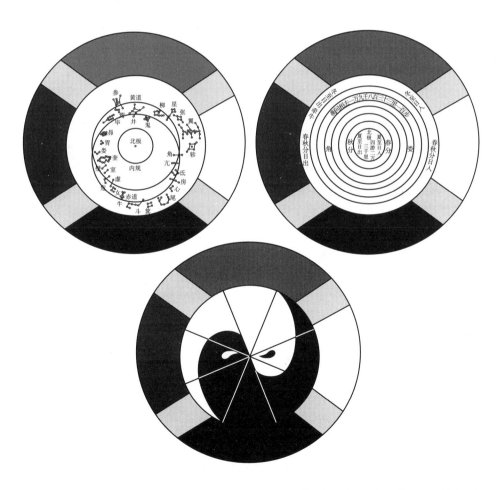

中华文明古国的阴阳五行大系统在上古时代曾经是混沌一体，随着岁月

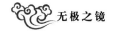

变迁而象数分离，后来彼此在更高层次上再次融合，如今我们还原了其初始真谛，厘清了源流，也算是古中医体系的一件功劳。

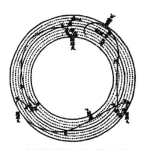

水星南北纬俱四度，道轮一周，
轮心平行一百一十五度奇

表示水星逆行的环状黄道图（采自
1726年的《图书集成》）。从635
年的《晋书》所载定义来看，图中
所用表示五星运行的术语是很古的

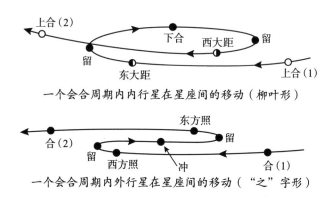

一个会合周期内内行星在星座间的移动（柳叶形）

一个会合周期内外行星在星座间的移动（"之"字形）

标度五星五行的盖天图

上古圣人认为宇宙的中心是地球，宇宙一切天体都是围绕着地球运转，做圆周运动。古圣人的宇宙观是天圆地方理论，天圆即天体运行轨道是圆形，地方即地面有四方位、八方位、十二方位、二十四方位、六十四方位，甚至三百六十度方位（不只是一般人理解的方形，更主要的是方位、方向，与地球磁场有密切关系），这个宇宙模型非常真实地反映了我们地球人的宇宙背景能量辐射状态。可能有人会说，你这是错误的，地球表面是圆形的，不是平面，但是现实中我们谁能看出这是球面？牛顿的经典力学也同样是视地面为平面。对于计算地球人活动的时空尺度来说，地球的大尺度时空是不适用的，它的曲率可以完全忽略不计，这就是现代科学常用的理想化物理模型。而现代科学的日心说反倒显得不合时宜了。中国古学"以人为本"研究宇宙，现代科学"以物为本"研究人，站在太阳系或更大尺度时空上研究人体与站在地球表面研究人体（如同在地面和地球上空研究你的五脏六腑一样），其准确性就可想而知了。

其实，这个古太极图不仅是春夏秋冬等四时二十四节气太极，更是太阳系绕银心运行的古太极图，更是银河系绕河外星系运转的古太极图，是更大宇宙时空尺度上的古太极图，这正是全息四时的天文精髓所在，也是大司天、皇极经世的天文背景。

形成宇宙四时全息时空变化的原因是地球所在的天体系统层层连环套连环式的自转与公转周期运动。地球在不同时空尺度上全息周期系统运动所形成的综合天体引力作用下，使地球极轴处于 23.50° 倾斜与周期摆动（钱德勒极移周期），从而使地球形成以来不断经历着大小周期的四时变化。天文、地质、化石等各方面大量证据表明地球上确实存在和经历了许多不同时空尺度不同周期的四时变化规律，有一年及数年的小四时，也有 500 年、2000 年、数万年的中四时，还有长达 500 万年、2600 万年、2.5 亿年（太阳系绕银心的运动周期）等多种不同周期的大四时及周期和时空尺度更大、更长的特大四时。

地球自转一周 24 小时形成昼夜交替，这是地球有实际意义的周期最小的四时变化；地球围绕太阳运行一周为 365.2426 日，产生地球周期的四时变化；太阳系围绕本星系团运行一周为 12 万年，使地球产生周期性的冰期变化，这是地球在本星系团的太阳系周期的四时变化；本星系团带着太阳系的行星围绕银河系旋转一周为 2.5 亿年，期间太阳系两次穿越银道面附近的星云聚集区，由于星云对太阳光的吸收作用，会给地球带来 2.5 亿年内经历两次本星系团周期的银河系四时变化；银河系围绕着河外星系团旋转一周约 12 亿年。如果地球以 46 亿年的寿命计算，上述五种四时变化层层叠加作用于地球，使地球产生平均 4 亿年一时的星团四时（已历 3.8 星系团年），产生 625 万年一时的银系四时（已历 18.4 银系年），产生 4 万年一时的本星系四时（已历 3833 万本星系年），它们同时作用于平均 365 天的地球太阳回归年时节变化。此外，地球自转轴的岁差运动周期为 2.6 万年，对地球气候影响最明显。

八卦之象

先天八卦。前面我们说过，七衡六间图，是由三衡二间、五衡四间的盖天图发展而来。在河姆渡文化遗址（距今 6500 ~ 7000 年）陶象模型上，可以看到三衡图；残损的一件工艺品上有太阳鸟五衡图；"双凤朝阳纹"的牙雕上同样可以看到五衡图天象。在春秋战国的铜镜上，也有二衡图、三衡图的存在。至于七衡图，在 1976 年出土于殷商妇好墓的铜镜上看到 3100 前的带有光芒纹的七衡图。

在我国上古时代，普遍存在一种八角星图案。就其分布范围来说，南自长江下游的良渚文化，西至鄂与川交界处的大溪文化；北达长城一带、内蒙

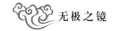

古东部与辽西山地的小河沿文化；东起海岱、山东和江苏北部的大汶口文化，西至甘青黄土高原的马家窑文化，都已发掘到八角星纹图案。就其地域概念来说，大致包括了夏、商、周三代所控制的疆域，甚至还要更大一些。从延续时间来说，大致在距今 4000 ~ 7000 年间，甚至这种八角星图案在夏以前的新石器时代就已经有考古证据证明它的存在了。分布地域这么广大，时间跨度这么悠久，涉及考古学文化的类型这么丰富，可以说八角星图案代表了史前时代普遍存在的共同文明、文化观念与心理积淀。

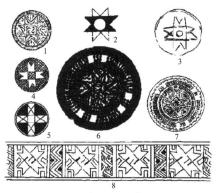

八角星纹图案

1、6、7.大溪文化　3.良渚文化　4、5.马家窑文化　8.小河沿文化

新石器时代的玉版洛书（《文物》1989年第4期）

　　《庄子·大宗师》说："颛顼得之，以处玄宫。"此处的玄宫可称为八角星宫殿，虽然目前考古还没有找到这种宫殿遗址，但《礼记·月令》（同见《吕氏春秋·四时纪》）记载的"明堂位"，却是按照八角星宫殿的布局来描写的。《月令》记载"孟春之月……天子居青阳左个（角）"，注曰"东室北偏"。"仲春之月……天子居青阳大庙（东宫正殿）"，"季春之月……天子居青阳右个"，注曰"东堂南偏"。"孟夏之月……天子居明堂左个"，注曰"南堂东偏"。"仲夏之月……天子居明堂太庙"，"季夏之月……天子居明堂之右个"，注曰"南堂西偏"。"中央土……天子居大庙大室"，注曰"大庙大室，中央室也"。"孟秋之月……天子居总章左个"，注曰"西堂南偏"。"仲秋之月……天子居总章大庙"，"季秋之月……天子居总章右个"，注曰"西堂右室"。"孟冬之月……天子居玄堂左个"，注曰"北堂西偏"。"仲冬之月……天子居玄堂大庙"，"季冬之月……天子居玄堂右个"，注曰"北堂东偏"。古代天子以大庙大室为中心，一年五季分住东青阳宫、南明堂宫、西总章宫、北玄堂宫、中大庙大室。如果将这个宫殿画成平面图，这幅建筑图与考古中所见到的八角星图案完全吻合，也就是说，古代天子一年五季居住在盖天八卦宫中。

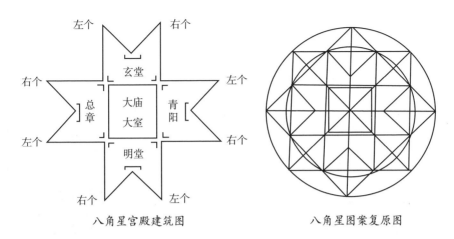

八角星宫殿建筑图　　　　　　　八角星图案复原图

　　我们按照《周髀算经》的方法，完全可以复原这个原始八卦图。首先，画圆，八等分圆周；在园内画两个重叠的正方形，可得等分八角星；正方形每边各有两个交点，共八个交点；然后，各以对应的两个交点画连线，得四方四隅各两个直角三角形为一组的八角星图案；最后，连接八角顶点画圆，既得原始八卦宫复原图（即汤家岗式重圈纹内套八角星纹图案）。这种八角星图案的绘制方法，完全符合《周髀算经》所说的"环矩以为圆，合矩以为方"和"方数为典，以方出圆"的理论，忠实地再现了古盖天论"天圆地方"理论。

　　古盖天论的衡间图是从最简单的三横二间图开始描绘天地之气的，逐渐分为五衡四间图、二分二至图、分至启闭图、七衡六间图等。这些原始盖天图系列的不同组合就会衍生出太极阴阳八卦六十四卦系统，而这些盖天图都是在不同角度描述天地阴阳之气的运行规律。

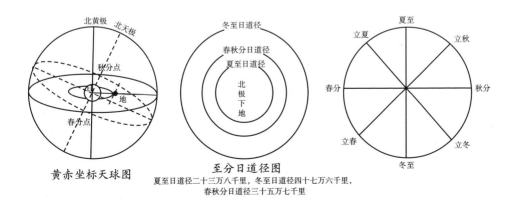

黄赤坐标天球图　　　　　　　　至分日道径图
夏至日道径二十三万八千里，冬至日道径四十七万六千里，
春秋分日道径三十五万七千里

89

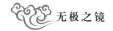

我们将三横二间图加上启至分闭八节图（天地之气），就形成了三横二间的八节图。每一气都由阴阳二气组成，这样就形成了基本的卦象，即乾（☰），兑（☱），离（☲），震（☳），巽（☴），坎（☵），艮（☶），坤（☷）。将这些卦象的阴阳之气连接起来，就形成了一幅太极图。

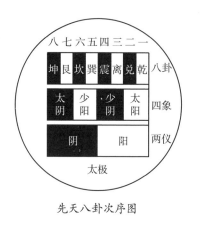

先天八卦次序图

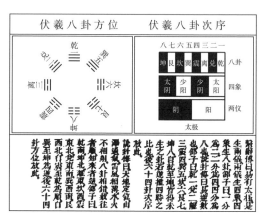

其实无论是三横二间图，还是五衡四间图或七衡六间图，根据晷影的长度都可以连成太极图。这幅太极图就是先天太极图，它代表着地球围绕太阳公转的天体运行规律，即黄道八卦或盖天八卦，也就是先天八卦（卦者，圭表＋人也）。所以先天卦数就为乾一、兑二、离三、震四、巽五、坎六、艮七、坤八。这个先天卦数是根据地球黄道阴阳的多少、时位来确定的。有人说八卦符号是生殖器崇拜，或其他什么之类的说法，其实都是不符合实际的臆测而已。

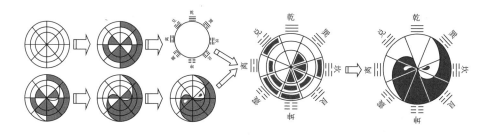

事实上，日地系统的天体运动，其间还有一个媒介天体在调和着这种天体运动的共振，那就是月球。所以说日地系统实际上是日地月系统，这个三体运动系统作为一个质能核心与五星五行的五体运动系统共同构成了阴阳五行大系统的力学效应。太阳每天24小时持续作用于地球，白天平均大约12

小时是机会均等的能量辐射，而夜间的能量辐射却剂量不同，如果没有月球的夜晚，就没有月球反射的日光辐射地球表面，不同的月相反射到地球表面的日光辐射量也不同，这就造成实际上地球接受日光辐射量的实质不同，从而形成地球在 1 个太阳回归年周期内不同时段接受不同日光辐射量，即黄道日光能量辐射规律，其中回归年周期中又包涵了 12 个月周期，所以我们从一个月周期内即可看出黄道的日光能量辐射规律，排列出来就是先天八卦图。其实白天的日光辐射量也是不同的，由于黄赤交角和近日点、远日点的存在，导致 1 个年周期内的日光辐射量在夏至与冬至之间周期循环。这种日月五星空间位置的变化，不仅是光辐射量的变化，而且也是天体相互之间引力与电磁力的周期变化。严格地说，先天八卦图反映的是黄道与白道的日光能量辐射规律及力学规律，反映的是年月周期宇宙背景能量辐射。邵雍在《皇极经世书》中的元会运世表计算了 129600 年的本次文明历史，本次人类文明起源于公元前 45417 年，存世 97200 年，于 51783 年灭绝。算尽了人间的悲欢离合，算尽了六道轮回，正是运用了八卦的先天排序。

望时之月，月象全明，故以纯阳之卦乾卦配之。亏凸月，月象渐黑，故以阴气始凝之巽卦配之。下弦月，半明半暗，阴阳相当，然其时月象虽亏而犹明，故以阴阳象搏之阳卦坎卦配之。残月，月象将全黑，故以阳气将尽之艮卦配之。晦时之月已不可见，故以阳气全尽之坤卦配之。眉月，月象将明，故以阳气始生之震卦配之。上弦月，半暗半明，阴阳相当，然其时月象虽明而犹亏，故以阴阳象搏之阴卦离卦配之。盈凸月，月象将全明，故以阳气将盛之兑卦配之。见下图：

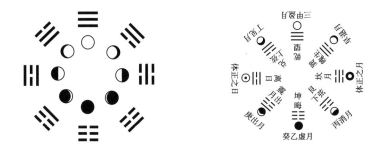

最后，随着历史岁月的变迁，就演变成了《系辞》中所说："易有太极，是生两仪，两仪生四象，四象生八卦。"易即日月相推，这就是先天八卦及其次序产生的过程。这个过程随着黄道、白道的日月象时空的自然变化，自

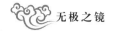

然形成了一个次序，即乾为一，兑为二，离为三，震为四，巽为五，坎为六，艮为七，坤为八。故先天八卦生，自得其数。实际上就是二衡一间图（冬至、夏至）、三横二间图（冬至、夏至、春分、秋分）、四衡三间图（冬至、夏至、春分、秋分、立春、立夏、立秋、立冬）与阴阳之气（天地之气）的融合，这样就完成了中国古天文历法的升华，由天文图上升到天象图，由天象图上升到太极图，由太极图演化成八卦图（六十四卦图），由节气说上升到卦气说，由外算与缀术系统上升到内算系统。最终由盖天论繁衍出了洋洋洒洒中华五千年大文明。

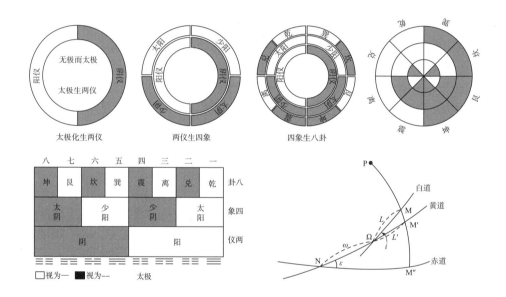

在先天八卦序列中，象成数生。乾卦居南方，卦数1；兑卦居东南，卦数2；离卦居东方，卦数3；震卦居东北，卦数4；巽卦居西南，卦数5；坎卦居西方，卦数6；艮卦居西北，卦数7；坤卦居北方，卦数8。古人以上为南，下为北，左东右西。即形成"伏羲八卦方位图"。《说卦》中说："天地定位，山泽通气，雷风相薄，水火不相射。"这是先天八卦方位的准确描述。这段话用八种代表物分别代表八卦，说明了它们的方位。也就是天地（乾、坤二卦）、山泽（艮、兑二卦）、雷风（震、巽二卦）、水火（坎、离二卦）两两相对，形成先天八卦方位图，也称八卦对待图。

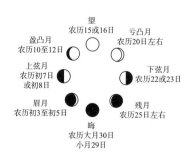

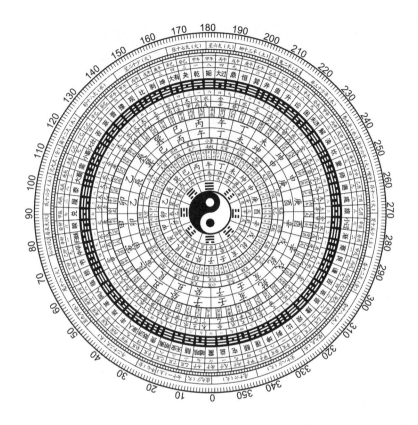

　　如此，先天八卦把日月地系统时空运行规律定性定量，而且把太阳系万物的气候、物候、证候等一切自然现象的运动规律用八种时空模型定量；故先天八卦图是天地自然之象的模拟图，反映的是本源的规律性，是先天存在的时空，即地球围绕太阳旋转的黄道盖天八卦。这个卦象实际上就是以地球为中心的宇宙背景能量辐射的量化符号，主要的天体就是日月五星，其次是二十八宿斗九星；能量辐射的形式包括光辐射及电磁辐射，同时也有引力场的作用。许多人不理解八卦（甚至阴阳五行、六十四卦）物理场背景辐射的意义，其实在堪舆飞星的实践过程中，必不可少的一项工具就是罗盘，这个罗盘的前身就是司南，那是什么，那就是指南针啊！就是标度不同空间地球磁场不同时间变化量的工具，这就是阴阳五行、太极八卦、河洛干支的物理本质。

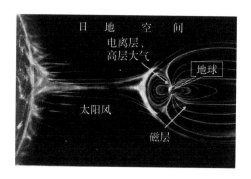

在古代，士兵外出征战，粮草必须充足，否则这个仗是无法打下去的，但粮草好带，水却不好带，尤其在沙漠荒野地带，寻找一处安全可饮用的水源是一件很难的事。但是在中国古人那里，这却是一件简单的问题，他们在地上挖一个坑，然后点燃艾绒，看周围哪里有烟冒出来，哪里就会有水源，顺着冒烟的地方挖下去，就有水喝了，这就是因为"山泽通气"的原理。而"天地定位、雷风相薄、水火不相射"都好理解了。故邵雍在《观物外篇》里描述先天八卦图时说："乾坤定上下之位，离坎列左右之门。天地之所以阖辟，日月之所出入，是以春夏秋冬（太阳四象），晦朔弦望（月球四象），昼夜长短，行度盈缩，莫不由乎此矣。"

后天八卦。传说后天八卦是周文王所制，故后天八卦又称文王八卦。后天八卦依据《说卦》所制。《说卦》认为："帝出乎震，齐乎巽，相见乎离，至役乎坤，说言乎兑，战乎乾，劳乎坎，成言乎艮。"这就是后天八卦的天象依据。

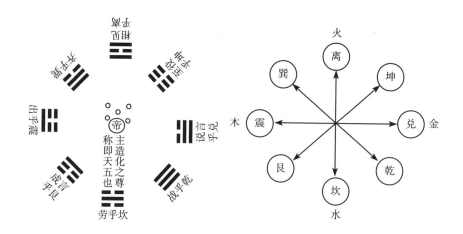

《周髀算经》这样描述太阳周年视运动："冬至……日出巽而入坤，见日光少。夏至……日出艮而入乾，见日光多。冬至昼极短，日出辰而入申，阳照三，不复九。夏至昼极长，日出寅而入戌，阳照九，不复三。"冬至日出辰而入申，说明辰申连线是南回归线；夏至日出寅而入戌，说明寅戌连线是北回归线；那么卯酉连线就是赤道。而按照这个顺序排列的八卦序列就是震、巽、离、坤、兑、乾、坎、艮。其中巽坤为南回归线，艮乾为北回归线，震兑为赤道，坎离为子午线。这说明后天八卦实际上就是太阳围绕地球旋转而形成的赤道八卦，而赤道概念是浑天说观天测星的主要天文概念，所以说后天八卦又是浑天八卦。至于"阳照三，不复九……阳照九，不复三"所说的实际上是盖天青图（地平坐标系）在冬至与夏至时分割内衡形成明暗的比例，这里就不计算了，但它却暗示了一个事实，即十二地支是地平坐标系的时空标度。

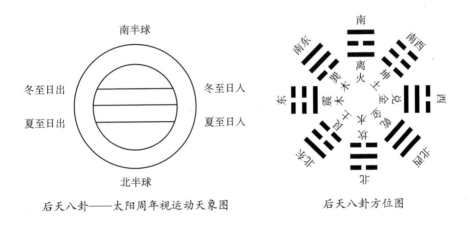

后天八卦——太阳周年视运动天象图　　　　后天八卦方位图

这个后天的赤道八卦或浑天八卦不同于那个先天黄道八卦或盖天八卦。黄道八卦是地球围绕太阳旋转而形成的阴阳之力，同时五星也围绕着太阳旋转而形成五行相克之力，木星为先天一气。而赤道八卦是太阳围绕地球旋转而形成的阴阳之力，同时五星也同样围绕地球旋转而形成五行相生之力，土星为后天一气。人类生存在地球上，所以人体的生命运动规律就要符合浑天八卦或赤道八卦的规律，那么事实是否如此呢？

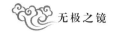
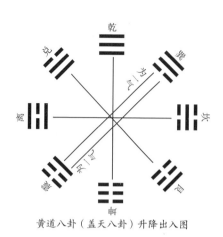

黄道八卦（盖天八卦）升降出入图

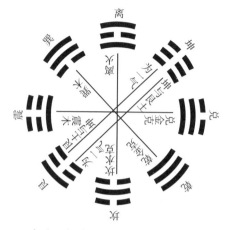

赤道八卦（浑天八卦）升降出入图

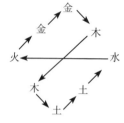

盖天黄道八卦五行相克图

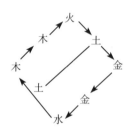

浑天赤道八卦五行相生图

　　《素问·六微旨大论》曰"升降出入，无器不有"，"无不出入，无不升降"。所谓升降是指系统结构内的升降，出入指系统内与系统外之间的气交运动。升降实质是阴阳五行的升降运动，还包括五运六气的司天在泉间气六步的迁正、退位等运气的升降规律。《素问·六微旨大论》曰"高下相召，升降相因，而变作亦"，"上下之位，气交之中，人之居也……气交之分，人气从之，万物由之"，而气交变运动具体模式就是"寒湿相遘，燥热相临，风火相值"。五运六气理论认为，生命在于运动，运动产生气化，升降出入是气化形式的集中体现，故《素问·六微旨大论》曰："出入废则神机化灭，升降息则气立孤危，故非出入，则无以生长壮老已；非升降，则无以生长化收藏。"说明升降运动停止则一切生命活动都将停止，陷入"不生不化，静之期"的状态。

　　古中医藏象理论的精髓在于五脏神机的升降出入和运动。心为离火，肾为坎水，肝为震木，巽为胆木，大肠为乾金，肺为兑金，胃为坤土，脾为艮土。以脾胃居中，心肾分居上下，肝肺各居左右的藏象模型，象天道而左升右降。心肾是升降的根本，肾是升降的源动力。坎阳发动，肾水上济心火，则脾转肝升；心火下温肾水，则胃转肺降，于是水升火降，坎离交泰，从而完成左阴升、右阳降、左温升、右凉降的气化过程。即在肾阳命火的发动下，中土枢轴转动，致使肝脾肾温升而心肺胃凉降。肾阳为坎中之阳，乃一阳陷于二阴之中，即三昧真火，左温升全赖此火种；心阴为离中之阴，乃一阴舍于二火，为人身真水，得坎水之济而下荫，右凉降全赖于此，心肾水火升降为人体先天一太极。

脾胃是升降之枢纽，升降化源在于脾胃，一为阴土本湿，一为阳土性燥，燥湿调停，中气得以化源；元阳发动，枢轴始运转，脾升肝才升，胃降肺始降，脾胃升降为人体后天一太极。肝肺是升降的翼佐，肝藏血，肺藏气，肝升肺降实为气血的升降，一左一右如两翼，肝主疏泄，以升为主，肺主宣降，以降为主，故温升赖肝木，凉降靠肺金。可见，人身藏象的升降平衡取决于心肾水火的既济，脾胃燥湿的调停，及肝肺气血的协调。而经络、营卫之气也是阴阳相袭，首尾相贯的升降循环。五脏六腑的升降正是遵循了浑天八卦的卦序而转，内景、外景殊途同归，宇宙大人身，人身小宇宙，内外参同，天人一气耳。

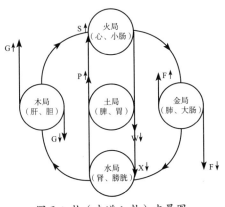

浑天八卦（赤道八卦）内景图

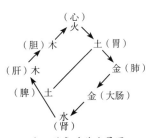

古中医藏象升降内景图

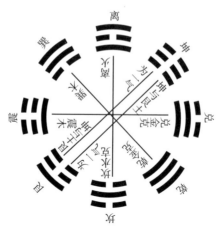

浑天八卦（赤道八卦）外景图

虽然藏象升降总的璇玑是肝脾肾主升，心肺胃主降，但是每一藏象自身也包含着升降出入运动。如肺主宣发和肃降，即主升又主降，以降为主；肝主疏泄，即主升又主降，以升为主；心主血脉，心气驱动血液循环周身，心还主神明，具有升的一面，同时又下温肾水；肾主潜藏、纳气，又上济心火。五脏出入的通道是五脏本身及与其相表里的六腑吐故纳新的过程。可见，五脏中每一脏都同时具有五脏的升降出入和功能，这是五行互藏的全息理论所决定的。

对于赤道的浑天八卦方位，《易纬·乾坤凿度》说："立乾、坤、巽、艮四门"，"乾为天门"，"坤为人门"，"巽为风门，地户"，"艮为鬼门"，"庖牺氏画四象立四隅，以定群物发生门，而后立四正。四正者，定气一，日月出没二，阴阳交争三，天地德正四"，"立坎、离、震、兑四正"，"月，坎也，水魄"，"日，离，火宫，太阳顺四方之气"，"雷木，震，日月出入之门，日出震，月入于震"，"泽金水，兑，日月往来门，月出泽，日入于泽"。门者，往来出入之道，冬至日出巽而入坤，夏至日出艮而入乾，知四隅卦乾、坤、巽、艮为太阳往来之门户，故曰四门。"太阳顺四方之气"，故曰"四隅以定群物发生门"，这是阐述太阳周年视运动。四正者，坎北、离南、震东、兑西，西方为日落月升之处，东方为日出月落之处，这是阐述太阳周日视运动。南方热如日，北方寒如月，四正为夏至、冬至、春分、秋分，故能"定气"。二至阴阳极则争，二分阴阳平而交，四正立，四象四时成，故曰"天地德正"。

关于浑天八卦的后天数问题，与洛书九宫关系密切。离九、艮八、兑七、乾六、巽四、震三、坤二、坎一。洛书九宫数与月行九道有关，详见《河图洛书》篇章。

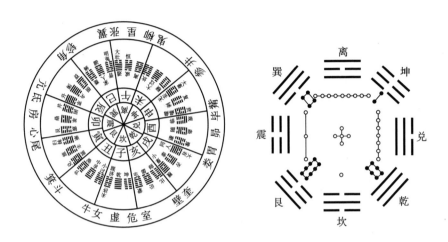

赤道的浑天八卦还蕴涵了五星围绕地球旋转的力学效应（详见《五星五行布局》篇章），即五星天象图，它以五行相生为序，把天下万事万物按五行分类，纳入浑天八卦之中，以四时的推移，显示出万物生长化收藏的时空运动规律。可见，浑天八卦方位图描述的是日月五星围绕地球出入往来的视运动天象图，盖天八卦方位图描述的是地月五星围绕太阳循环往复的天象图，浑天八卦方位图侧重地球系的时空规律，盖天八卦方位图侧重于太阳系的时空运动规律。

在麦田怪圈中就屡次出现八卦图的图案，这种物理现象值得我们深思。

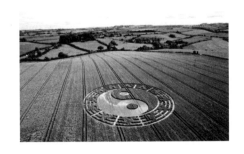
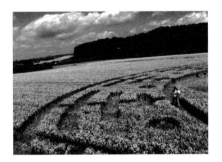

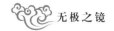

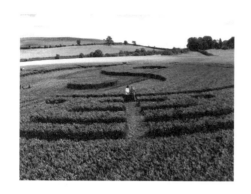

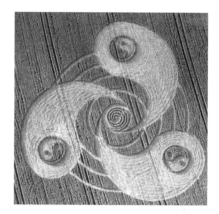

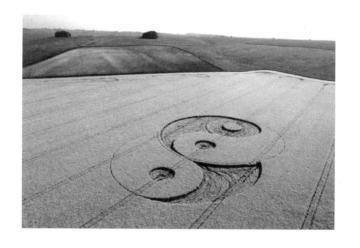

六十四卦之象

　　我们看到，只要将二衡一间图（冬至、夏至）、三横二间图（冬至、夏至、春分、秋分）、五衡四间图（冬至、夏至、春分、秋分、立春、立夏、立秋、立冬）与阴阳之气（天地之气）的融合，就会演绎出太极、两仪、四象、八卦之历法与卦气。同理，六衡五间图可以衍化出十月太阳历与十天干，七衡六间图可以衍化出六十四卦与十二地支。一切皆源于日月盖天论的衡间图。

　　我们已经知道，黄道八卦是地球围绕太阳旋转而形成的阴阳之力，同时五星也围绕着太阳旋转而形成五行相克之力，木星为先天一气。而赤道八卦是太阳围绕地球旋转而形成的阴阳之力，同时五星也同样围绕地球旋转而形成五行相生之力，土星为后天一气。那么，在七衡六间图的黄赤天象坐标系中，盖天黄道八卦与盖天黄道八卦的交错衍化就是我们现在所见的《周易》先天六十四卦，而盖天黄道八卦与浑天赤道八卦交错衍化的是《归藏》六十四卦，浑天赤道八卦与浑天赤道八卦交错衍化的是《连山》后天六十四卦。可见，虽然三种卦象历法符号相同，但是卦符的排列顺序不同，就代表了不同的天文历法意义。《周易》代表的是黄道之气，《归藏》代表的是黄道与赤道之气，《连山》代表的是赤道之气。《周易》以地球围绕太阳运转为中心，《归藏》以日地系为中心，《连山》以太阳围绕地球运转为中心。这里的地球实质上是指地月系，而三种天象历法实际上是在一个日地月五星的大系统大坐标系中，分别以不同天体为中心的不同视角，横看成岭侧成峰，远近高低各不同而已，不过一个太阳系罢了，连个银河系都不是，更不要说河外星系和浩渺宇宙了。只是因为人类在地球上，所以就衍生出了那么多的是是非非、似是而非、自以为是、非而非非的人间万象，其实跳出三界五行之外再回首，一切都是虚幻，转瞬即逝，云烟散尽，只有真身才是真实的。其实周星驰的《西游·降魔》已经告诉我们答案了。

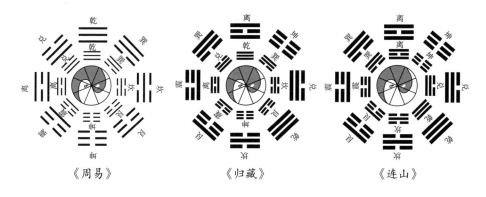

《周易》　　　　　　《归藏》　　　　　　《连山》

《周易》六十四卦。将上图《周易》交错图顺时针一旋转，先天六十四卦日月圆方图的排列就出来了。圆图代表的是黄道阴阳之气，方图代表的是卦序的排列，仅此而已。

圆图从《乾》始逆时针排列一周而成圆形。金木水火土五星依次运行，而成春夏秋冬四季，配以十二地支和二十四节气，便是一幅完整的天体运行图。

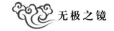
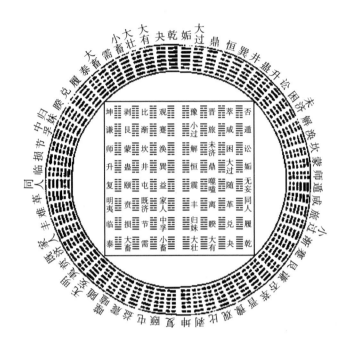

　　《坤》尽子中",《坤》卦六爻皆阴,可谓阴极,物极则反,阳气由"子"而生。接下来是《复》卦,一阳在下始生,至《同人》共16个卦96爻,其中阳爻48个,阴爻也是48个,阴阳各半,表明昼和夜一样长,这就是"春分"。春分交在《离》《革》《同人》处,地支为"卯"。《离》尽卯中",方位为东。

　　《乾》尽午中",从《临》卦始至《乾》卦,阳气渐长,至《乾》达到盛极,六爻皆阳,地支临"午"。此区间其16卦,阳爻64个,阴爻32个,阳多阴一倍,表明昼多于夜,是一年中最炎热时期,为"夏至",交于《乾》,"阳生于子中,极于午中"。

　　《姤》一阴始于下,至《师》卦仅存一阳在下卦二爻,这区间共有16卦、96爻,其中阳爻48个,阴爻也是48个,阴阳各半,昼夜一样长,为"秋分",交在《坎》《震》《师》,地支为"酉",故说"《坎》在酉中"。

　　从《遁》卦始至《坤》卦,亦是16卦、96爻,阴爻在下浸阳,至《坤》阴达盛极。这区间有阴爻64个,阳爻32个,阴倍于阳,表明夜多昼少,为"冬至",地支为"子","阴生于午中,极于子中"。至此,一岁循环,周而复始。这是一幅多么完美的天体阴阳运行图呵！

那么，先天六十四卦对太阳飞行的轨迹是如何定量描述呢？根据《周髀算经》的思路，这里不妨将太阳飞行的轨迹在七衡图上画出来，图中两圆为凸出的两个球面，其中的正弦曲线，即是太阳光线直射线的变动线，亦即太阳光线的直射运动是如何在内衡、中衡、外衡之间波动的（实际上这里内衡即北回归线，中衡即赤道，外衡即南回归线）。也可以说，看上去的这条正弦曲线实际就是沿内衡、外衡切割地球后的割面椭圆。而这个七衡图就是地球围绕太阳运行的黄道图。一年有十二个朔望月约354天，闰年十三个朔望月为384天，一天用一爻，六爻为一卦，384天为六十四卦，这就是先天六十四卦的历法来源。冬至到夏至的时间，太阳由南回归线到北回归线，用复卦到乾卦的三十二卦表示；夏至到冬至的时间，太阳由北回归线到南回归线，用姤卦到坤卦的三十二卦表示；故其相对应的乾卦与姤卦阴阳爻相反，互为颠倒相覆。余卦皆如此。

由此可以看出，无论是七衡图横图，还是七衡图圆图，只要与阴阳之气结合，就必然会形成六十四卦的符号。因为七衡六间图就是盖天论四分历法的高度抽象，所以由七衡六间图衍化出的六十四卦符号也是盖天论历法的另一种表现形式，这种卦符的排列顺序与盖天论天象历法就必然有着密切关系，这种关系不是相关，而是源流的关系。

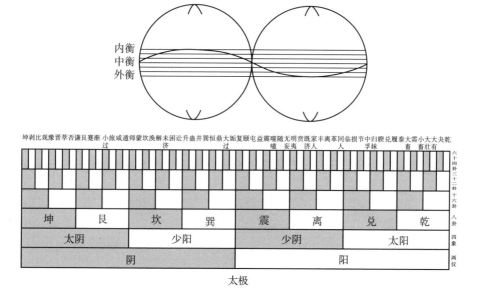

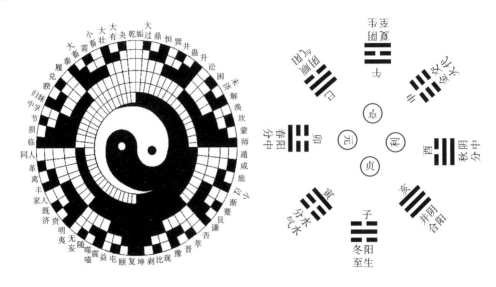

十二辟卦说，最早出自汉代之孟喜。

复卦 ䷗	十一月中	冬	一阳生
临卦 ䷒	十二月中	冬	二阳生
泰卦 ䷊	正月中	春	三阳生
大壮卦 ䷡	二月中	春	四阳生
夬卦 ䷪	三月中	春	五阳生
乾卦 ䷀	四月中	夏	六爻皆阳
姤卦 ䷫	五月中	夏	一阴生
遁卦 ䷠	六月中	夏	二阴生
否卦 ䷋	七月中	秋	三阴生
观卦 ䷓	八月中	秋	四阴生
剥卦 ䷖	九月中	秋	五阴生
坤卦 ䷁	十月中	冬	六爻皆阴

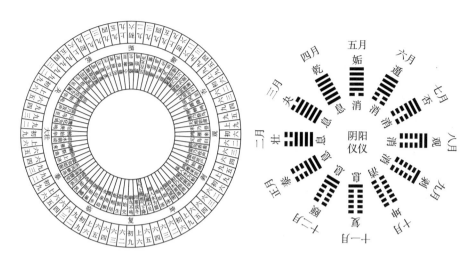

即指：十二辟卦代表十二月，以卦象中之刚柔二爻的变化体现阴阳二气的消长过程。那么，十二辟卦是如何反映二十四节气呢？我们将七衡六间图的横图与十二辟卦对应叠加，就会得到如下关系：

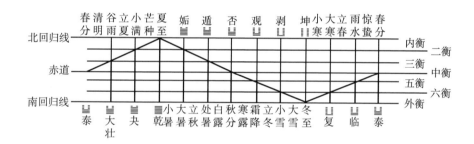

可以看出，十二辟卦同二十四节气以及七衡图都是统一的。如果将七衡图十二等分，以黑带表示阴爻，白带表示阳爻，分别置入十二辟卦，即可表达出太极线，反映太阳波动的轨道。二十四节气和十二辟卦反映的太极线。用虚线表示阴爻，用实线表示阳爻。可见，七衡图、十二辟卦以及太极线（太极图），三者是统一的。太极图之太极线，在其众多的内涵中还有反映太阳波动的含义。实际上就是效仿三横二间图衍化出八卦，在七衡六间图的坐标系中演化出六十四卦历法系统，代表着不同时间的空间变化，即随着时间的往复呈现阴阳之气的周期性变化，其历法内容就是《周髀算经》中的内容。

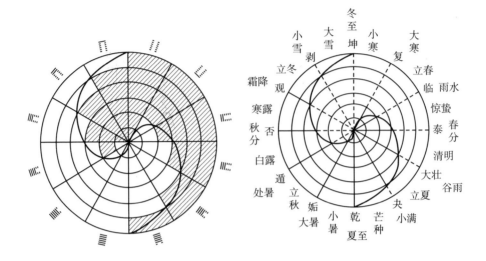

同理，夏朝的《连山》、商朝的《归藏》也是如此旋转而形成其各自的六十四卦体系。根据《三坟书》记载，《连山》的每一宫都是以一座山为中心，例如：

崇山君（即乾）、君臣相、君民官、君物龙、君阴后、君阳师、君兵将、君象首。

伏山臣（即坤）、臣君侯、臣民士、臣物龟、臣阴子、臣阳父、臣兵卒、臣象股。

列山民（即艮）、民君食、民臣力、民物货、民阴妻、民阳父、民兵器、民象体。

兼山物（即兑）、物君金、物臣木、物民土、物阴水、物阳火、物兵执、物象春。

潜山阴（即坎）、阴君地、阴臣野、阴民鬼、阴物兽、阴阳乐、阴兵妖、阴象冬。

连山阳（即离）、阳君天、阳臣干、阳民神、阳物禽、阳阴礼、阳兵谴、阳象夏。

藏山兵（即震）、兵君帅、兵臣佐、兵民军、兵物材、兵阴谋、兵阳阵、兵象秋。

叠山象（即巽）、象君日、象臣月、象民星、象物云、象阴夜、象阳昼、象兵器。

其中，连山、列山为部落姓氏，古史中有明确记载，炎帝神农就属于连山氏。据此我们可以推测，其他六山也是部落的称号，他们应该是：崇山氏、伏山氏、列山氏、兼山氏、潜山氏、连山氏、藏山氏、叠山氏。在山名后面的君、臣、民、物、阴、阳、兵、象，可以看成是部落不同的社会分工。

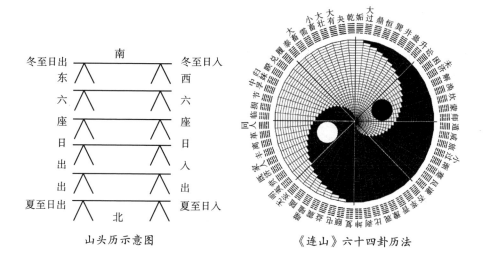

山头历示意图　　　　　　　《连山》六十四卦历法

只不过夏朝的《连山》表现的完全是太阳围绕地球运转而形成的浑天赤道六十四卦历法，商朝的《归藏》表现的是日地系六十四卦历法，这些历法系统都不能完整全面的诠释盖天论七衡六间图系统，所以逐渐被历史所淘汰，最后剩下的就是我们目前能看见的表示地球围绕太阳运转的盖天黄道六十四卦历法了。

半亩方塘一鉴开，天光云影共徘徊，问渠那得清如许，为有源头活水来！

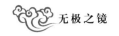

六十四卦爻辞

在中国古文明的研究中，不仅周易六十四卦的起源问题是一个难题，而且六十四卦的爻辞也是一个难题。历史上从孔子到今天，真正能读懂《周易》的人，寥寥无几，千载难寻。许多注解《周易》的人多越说越玄，陈陈相因，坠入迷雾，形成一种巨大的正信阻力，令人无法逾越。在众多的研究者中，黄凡先生的研究显得客观、理性，可信度较高，论述如下：

根据前面我们的研究，已经证明了无论是盖天黄道八卦，还是浑天赤道八卦及其衍化而成的六十四卦系统，都是盖天论的衡间图衍化而来，即卦象系统的历法属性是毋庸置疑的。既然卦象系统具有最基本的历法属性，那么就可以用来纪年纪日，推算日月交食、置闰、推朔望之月、推五星等。在上古时期，伏羲大帝就已经运用八卦历法进行纪年了。到了神农时代，初步形成六十四卦系统。至少在夏禹时代，六十四卦系统作为历法纪年，已经很完善和严密了。到了周文王时期，则发展到以六十四卦记载筮辞、定期筮占的系统方法。为什么这么说呢？

一年有十二个朔望月约354天，闰年十三个朔望月为384天，一天用一爻，六爻为一卦，384天为六十四卦，这就是先天六十四卦的历法来源。冬至到夏至的时间，太阳由南回归线到北回归线，用复卦到乾卦的三十二卦表示；夏至到冬至的时间，太阳由北回归线到南回归线，用姤卦到坤卦的三十二卦表示；故其相对应的乾卦与姤卦阴阳爻相反，互为颠倒相覆。余卦皆如此。

在六十四卦系统中，还有一种纪日方法，阳爻为9日，阴爻为6日。而六十四卦384爻共2880日，刚好是8个360，每8个卦大约是一年的天数。乾、坤、震、巽、坎、离、艮、兑八卦（☰、☷、☳、☴、☵、☲、☶、☱），它们分别是54天、36天、42天、48天、42天、48天、42天、48天，刚好每两卦为90天，一共360天。一年八分卦，每45天一卦，《周易》中的泰、否、随、蛊、噬嗑、贲、咸、恒、损、益、困、井、渐、归妹、丰、旅、涣、节、既济、未济等20卦都是45天的卦；39天的卦有师、比、谦、豫、剥、复等6卦；51天的有小畜、履、同人、大有、夬、姤等6卦；42天的卦除了坎、震、艮外，还有屯、蒙、临、观、颐、晋、明夷、蹇、解、萃、升、小过等共 15 卦；48 天的卦除了离、巽、兑外，还有需、讼、无妄、大畜、大过、遁、大壮、家人、暌、革、鼎、中孚等共 15 卦。这些卦中，51 天的卦与 39 天的卦相合，42 天的卦与 48 天的卦相合，都组成 90 天，即 2 个 45 天，都符合 8 个卦共 360 天。这些卦象的纪日天数在 39 ~ 51 之间波动，正好符合太阳在夏至与冬至之间波动的天象，和昼夜之间漏刻波动的时间现象。

那么《周易》作为历法，究竟是一部什么书呢？《周易》实际上是一部从商末"受命"七年（公元前 1058 年）五月丁未日起始，到周初成王继位，周公摄政三年（公元前 1050 年）四月丙午日终止，共 2880 日的周朝王室编年日记体大事筮占记录。在《周易》记载的编年史中，武王伐纣的时间为公元前 1054 年，这对于历史学家来说，是值得进一步研究和验证的。

《周易》中的历史事件的记录从时间上完全符合逻辑，延续性很好，在考古上也有许多印证。记录中包括的主要历史如：周国干旱，周文王伐邢，伐崇侯虎，周国实行五家为一比，按家户征用人丁车马的"比"法，周国饥荒而迁都丰邑，周文王驾崩，周武王继位，祭文王墓于岐山，观兵盟津，大阅兵，移师伐纣，斩纣首级，祭庙社，纵牛马于华山、桃林，大封诸侯，武王巡狩东隅，箕子去朝鲜，周公为武王祷病，伐蒲姑，迁九鼎于洛邑，箕子等来朝，武王崩，成王继位，周公摄政，葬武王，改善景田，成王冠礼，周公被谗，大雷电及大风，武庚等叛乱，成王及周公归丰邑，周公振兵旅准备伐叛商等，周公向叛邦宣布文告（《尚书·大诰》），周军伐叛商，封卫康叔及毛叔郑、微子启，封唐叔虞，伐蒲姑，取得平叛决定性胜利，祭庙尝麦庆祝胜利等。这段时期是商周易代的重要转折时期，流传下来的筮辞是最重要的历史资料，也是最真实的史料。原来《周易》六十四卦三百八十四爻的辞正是商周之交史实录。

中国历史上有三部易书，它们是夏易《连山》、商易《归藏》、西周易《周易》。据汉代人记载，西周保存的《连山易》有 8 万字，但《归藏易》却只有 3400 字，可惜的是《归藏易》没有留下明确的爻辞，只有一些零散爻辞，不知道应归属哪一爻。这三部易书，卦画相同，但卦序、爻辞根本不同。现我们对比《连山易》遗爻与今本《周易》的爻辞：

《连山》遗卦"剥"上七爻辞曰："数穷致剥而终吝。"

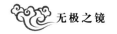

今本《易经》剥卦上九爻辞曰："硕果不食，君子得舆，小人剥庐。"

《连山》遗卦"复"初七爻辞曰："龙潜于神，复以存身，渊兮无畛，操兮无垠。"

今本《易经》复卦初九爻辞曰："不远复，无祗悔，元吉。"

《连山》遗卦"姤"初八爻辞曰："龙化于虫，或潜于洼，兹萼之牙。"

今本《易经》姤卦初六爻辞曰："系于金柅，贞吉。"

《连山》遗卦"中孚"初八爻辞曰："一人知女，尚可以去。"

今本《易经》中孚卦初九爻辞曰："虞吉，有他不燕。"

根据对《周易》卦辞、爻辞的分析推论出《周易》六十四卦三百八十四爻的辞正是商周之交史实录，我们可以断定夏易《连山》的辞应该是对夏朝的史实筮占与记录，商易《归藏》也应该是对商朝的史实筮占与记录，这样就可以完美解释三易之间为什么卦辞、爻辞完全不同的根本原因了。历史学家们有一个说法，即"六经皆史"，确实如此。其实又何止于儒家六经呢，佛道两家的各类经书皆是如此，只是时空、境界与世界不同罢了。

第五　六十四卦历数

大衍之数

　　记录八卦操作方法的最原始的文献就是《易传》。《易传》是一个统称，它包括了十篇解释《易经》的文献，仲尼所作。这十篇文献历来也被称为"十翼"。"十翼"里有一篇《系辞》，有史以来第一次讲解了算卦的方法。这实际上就是外算中的两仪算、八卦算的内容。

　　《系辞传》说："大衍之数五十，其用四十有九。分而为二以象两，挂一以象三，揲之以四以象四时，归奇于扐以象闰。五岁再闰，故再扐而后挂。天一，地二；天三，地四；天五，地六；天七，地八；天九，地十。天数五，地数五。五位相得而各有合，天数二十有五，地数三十，凡天地之数五十有五，此所以成变化而行鬼神也。乾之策二百一十有六，坤之策百四十有四，凡三百六十，当期之日。二篇之策，万有一千五百二十，当万物之数也。是故四营而成《易》，十有八变而成卦，八卦而小成。引而伸之，触类而长之，天下之能事毕矣。显道神德行，是故可与酬酢，可与佑神矣。子曰："知变化之道者，其知神之所为乎。""

　　这是上古遗留至春秋时代的唯一一部八卦筮法历法内容。筮法就是用竹或蓍草作算具进行计算天文历数的方法。

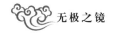
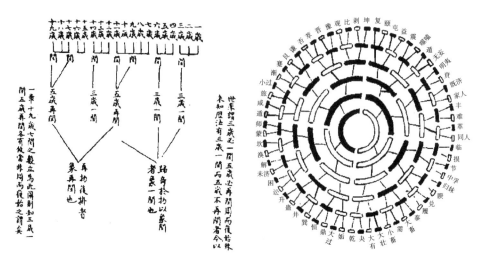

　　"大衍之数"说的是月球运行一年的天文特征周期之数。月球运行一个太阳回归年有12.36853个朔望月，月球每一个朔望月周期有4个变化的月相点，调节着日地月之间的阴阳消息变化。共有365.25天÷29.36853天=12.43678朔望月×4个月相点=49.74713个月相点，化为整数约为50，故曰"大衍之数五十"。

　　"其用四十九"者，取实用数也，49"挂一"余48，48既是12个朔望月的月相点，12个朔望月为354.36天，与一个太阳回归年相差10.89天，5年为54.45天，与2个朔望月仅差4.61天，故曰"五岁再闰"。由此也可知，"大衍之数"绝对不是"五十有五"之数。"挂一"是将多余的1个月相点挂起来，"归奇"是把5年多余的月相点归结到一起，合到一起而处置，故曰"以象闰"。

　　一年二十四节气，乾代表老阳9，坤代表老阴，24×9=216，故曰"乾之策二百一十有六"；24×6=144，故曰"坤之策百四十有四"，两数之和为360之变，与一年360天之数相合。又五星水金火木土，土木火于外，金水于内，各司72日，前者216（72×3）数，乃乾卦之策数，后者144（72×2）数，合坤卦之策数，故曰"乾坤之数"。

　　两卦主一年，64卦主32年，360策×32年=11520变，故曰"二篇之策，万有一千五百二十，当万物之数也"。《汉书·律历志》说："三征而成着，三着而成象，二象十有八变而成卦，四营而成易，为七十二，参三统两四时相乘之数也。参之则得乾之策，两之则得坤之策。以阳九九之，为六百四十八，以阴六六之，为四百三十二，凡一千八十，阴阳各一卦之微算策也。八之，为八千六百四十，而八卦小成。引而信之，又八之为六万九千一百二十，天地之再，为十三万八千二百四十，然后大成，五星会终，触类而长之，以乘章岁，为二百六十四万六千五百六十，而与日月会。三会为七百八十七万九千六百八十，而与三统会。三统二千三百六十三万九千四十，而复于太极上元。九章岁而六之为法，太极上元为实，实如法得一，阴阳各万一五百二十，当万物气体之数，天下之能事毕矣。"为了表达的更清楚一些，我们将这段文言文用数字等式表示出来：

$$3 \times 3 = 9$$

$$9 \times 2 = 18$$

$$18 \times 4 = 72$$

$$72 = 3 \times 3 \times 2 \times 4$$

$$72 \times 3 = 216（乾之策）$$

$$72 \times 2 = 144（坤之策）$$

$$72 \times 9 = 648$$

$$72 \times 6 = 432$$

$$648 + 432 = 1080$$

$$1080 \times 8 = 8640（八卦小成）$$

$$8640 \times 8 = 69120$$

$$69120 \times 2 = 138240（八卦大成）$$

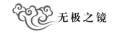

$$138240×19=2626560（与日月会）$$

$$2626560×3=7879680（与三统会）$$

$$7879680×3=23639040（太极上元）$$

$$23639040÷（19×9×6）=2×11520（万物策数）$$

西汉刘歆《三统历》中的"月实之法"为2392，也是由"大衍之数"衍生出来的，2392=（49×2×3×4+19+1）×2。刘歆还证明了乾坤策数作为五星大周年数之因子，以五星与太阳返于原处之年数，是乾坤策数所决定的。岁星小周12乘以坤策为1728，是为岁星岁数；金星小复16乘以乾策为3456，是为太白岁数；镇星小周30乘以坤策为4320，是为镇星岁数；火星小周64乘以乾策为13824，是为荧惑岁数；水星小复64乘以坤策为9261，是为辰星岁数。《三统历》的"太极上元"也与大衍之数有关，太极上元数23639040=9×19（章数）×6×2×11520。唐代的一行曾创制了一种历法，名曰《大衍历》，也是按照"大衍之数"推算出来的各种天文常数。

那么，"大衍之数"在《周髀算经》中是否有体现呢？在《周髀算经》中度景量天有一个著名的数学定理，即商高定理，或称勾股定理。勾三股四弦五，$3^2+4^2+5^2=50$，这就是"大衍之数五十"。在《周髀算经》中有一张"玄图"，在玄图中共有8个勾三股四三角形，内方4个三角形为25个小格，外方4个三角形为24个小格，内外方共49个小格，这就是"其用四十九"。实际上在内外方8个三角形的运算过程中，只用48小格，中间余1格不用，这就是在"大衍之数"运算中"挂一"不用的规则。可见，"大衍之数五十，其用四十九"正是商高定理的"方圆论"。

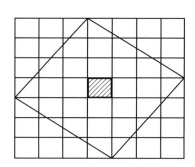

可见，蓍草演易八卦的原理，是"大衍之数"依据五年两闰的模式，演的是日月五星的会合周期。故而《周易》系辞中说："阴阳之义配日月。"《周髀算经》中说："阴阳之数，日月之法。"这再一次证明了阴阳八卦、六十四卦与七衡六间图的内在联系。在古中国文明中，一切皆讲究圆融，周天之数也是如此，本来一年的实际天数是 365.25 天，在古文明中一年的圆融天数是 360 天，那么剩下的那 5.25 天怎么办呢？实际天象是不会因为人为的规定而改变一丝一毫的时空。古人聪明也就聪明在这，古人认为，日地月之所以产生各种阴阳五行灾变，究其根本原因，就是因为日地、月地之间周期的不能圆融丝丝入扣的吻合，导致天地之气、阴阳之气、五行之气不能严密接续，产生各种空，所以产生了各种灾变。

卦气说

西汉孟喜将四正卦配四时、二十四节气；十二消息卦配十二月、七十二候；然后又用六十四卦去配一年的日数，这就是卦气说的主要内容。

因四正卦配四时主二至二分，故孟喜将坎、震、离、兑分离出来，以其余的六十卦三百六十爻与一年的 365.25 天相配。这样，六十卦配十二月，每月得五卦；而三百六十爻配 365.25 日，一爻配一日，尚余 5.25 日。然后，孟喜将一日分为 80 分，五日则为 400 分，0.25 日为 20 分，那么 5.25 日共计 420 分；420 分由 60 卦平分，每卦得 7 分。此即孟喜的六日七分说。

京房在孟喜的六日七分法之基础上，将二至二分的前一卦即冬至的前一卦颐、夏至的前一卦井、春分的前一卦晋、秋分的前一卦大畜，分别从其所主的六日七分中减去七十三分，则四卦各剩五日十四分，然后再将这四卦中所减去的七十三分，分别以坎、震、离、兑四正卦主之，其余诸卦仍主六日七分。换言之，坎、震、离、兑四卦各主七十二分，颐、晋、井、大畜四卦各主五日十四分，其余五十六卦则各主六日七分。

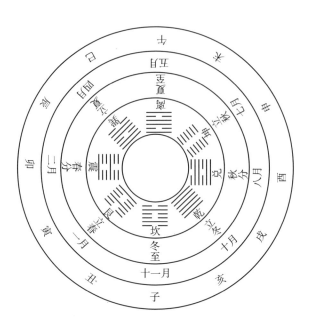

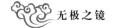

《三统历》

　　《三统历》来源于邓平《太初历》。《三统历》是我国最先使用交点年与恒星月的古历。它的置闰方法是先定闰余，倘若闰余满 12 以上，则冬至后 1 年内有闰月；盖因 1 年的月数假定为 $12\frac{7}{19}$ 月，而冬至前已有余数 $\frac{12}{19}$，则至次年冬至之前，必已经积至一个朔实以上。求年中闰月的位置，则以两合朔间不逢中气为原则，即所谓"朔不得中，是谓闰月"。

　　无论是《太初历》还是《三统历》的制定，它们都是以天文观测记录为依据的，它们所叙述历法的天文数据和运算推步方法，都是合乎天文科学规律的，它们的内容甚至比过去的颛顼历还要丰富的多，建立了后世古历法的典范。太初历将一个太阳回归年平分为 24 气，接连二气之间，相隔 $15\frac{1010}{4617}$ 日；二十四节气的名称及顺序与《淮南子·天文训》所载相同。从冬至起，奇数次的气称为中气（如大寒、雨水）；偶数次的气称为节气（如小寒、立春）。三统历的二十四节气与太初历相同。三统历曾明确的说明古六历以 19 年为 1 章。在 1 章里，太阳走 19 周，月球走 254 周。我们知道 19 天之内，太阳周 19°，月球走 254°。就是在 1 天里，太阳走 1°，月球走 $13\frac{7}{19}$°。

《太初历》与《三统历》的不同点

	《太初历》	《三统历》
二十八宿	用甘氏体系，仅有个别调整	用石氏体系
岁星周期	12 年一周天	144 年行 145 次
历元	近距历元	太极上元
基本数据	一期望月为$29\frac{43}{81}$日， 一回归年为$365\frac{385}{1539}$日	完全袭用太初历，但又暗中提出，一朔望月约为$29\frac{374}{705}$日，一回归年为$365\frac{378}{1539}$日
冬至点	在建星，或牵牛前五度	在牵牛初，但又承认在牵牛前四度五分

《三统历》的天文周期如下：

$$1\text{ 月的日数} = 29\frac{43}{81}\text{日} = \frac{2392}{81}\text{日}$$

由于 19 年 7 闰，所以：

$$1\text{ 岁的月数} = 12\frac{7}{19}\text{月} = \frac{235}{19}\text{月}$$

因而 1 岁的日数 $= 365\frac{385}{1539}$日$= \frac{562120}{1539}$日

这个 1 朔望月的日数，1 回归年的月数和日数都显得烦琐，于是就写成：

1 章 =19 年 =235 月，在这个周期中，朔旦冬至复在同一天。

1 统 =81 章 =1539 年 =562120 日 =19035 月，在这个周期中，朔旦冬至复在同一天的夜半。

1 元 =3 统 =4617 年，在这个周期中，又复在甲子那天夜半朔旦冬至。

因为 1 统的日数是 562120 用 60 来除还剩 40，所以若以甲子日为元，则

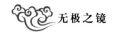

1 统后得甲辰，2 统后得甲申，3 统后才复得甲子。这就是《三统历》名称的由来，这个元法 4617 以 60 除不尽，所以元首的年名，不能一样。古人不但考虑甲子夜半朔旦冬至之外，还要考虑配合日月合璧、五星连珠的周期，所以三统历又立 5120 元即 23639040 年的大周期，其起首叫做"太极上元"。

这个庞大天文周期也是结合天文观测数据，根据《易经·系辞》而推算出来的。《系辞》说："乾之策二百一十有六，坤之策百四十有四，凡三百六十，当期之日。二篇之策，万有一千五百二十，当万物之数也。是故四营而成《易》，十有八变而成卦，八卦而小成。引而伸之，触类而长之，天下之能事毕矣。"刘歆的"复于太极上元"的算法如下：

以"徵"为 1，则

$$著 = 3 \times 1$$

$$象 = 3 \, 著 = 3 \times 3 \times 1 = 9$$

$$卦 = 2 \, 象 = 2 \times 9 = 18$$

此即"十有八变而成卦"。

$$易 = 4 \times 18 = 72$$

此即"四营而成易"。

易又等于"参三统、两四时相乘之数"，即：

$$72 = 3 \times 3 \times 2 \times 4$$

$$乾之策 216 = 3 \times 72$$

$$坤之策 144 = 2 \times 72$$

$$72 \times 9 = 658$$

此即被称为"以阳九九之";

$$72 \times 6 = 432$$

此即被称为"以阴六六之";

$$648 + 432 = 1080$$

此被称为"阴阳各一卦之徵算策",其实质即以 1 策 =3 徵算策。

$$八卦小成 = 8 \times 1080 = 8640$$

引而信之,即:

$$8 \times 八卦小成 = 69120$$

$$69120 \times 2 = 138240$$

此被称为"天地再之",并名之为"然后大成,五星会终"。这里所谓"五星会终"是指五星会合周期的最小共同周期,即五个数据的最小公倍数。《三统历》明确给出了五星的会合周期数,称为五星岁数。它们分别是:

木星岁数 $1728 = 2^6 \times 3^3$

金星岁数 $3456 = 2^7 \times 3^3$

土星岁数 $4320 = 2^5 \times 3^3 \times 5$

火星岁数 $13824 = 2^9 \times 3^3$

水星岁数 $9216 = 2^{10} \times 3^2$

它们的最小共同周期为 $2^{10} \times 3^3 \times 5 = 138240$

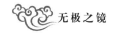

138240×19=2626560

此被称为"触类而长之"，其结果为"与日月会"。即从太极上元开始算起，经过 2626560 年后不但五星重又会合，且与冬至、合朔也都会合。这是因为《三统历》也具有 19 年 7 闰的天文规律，所以只要数据中包含 19 年这个天文常数，即可成为冬至与合朔相会的周期数。

3 会 =3×2626560=7879680

此被称为"与一统会"，即指五星、冬至、合朔又相会在每天的起始时刻，这个日的起始时刻至迟从《太初历》开始，就定在每日的夜半，按照《三统历》基本数据，从某个冬至、合朔发生在夜半时刻开始，经过 1539 年，才能又发生在冬至、合朔在夜半的天文现象，$1539=19×3^4$。而 1 会的年数中只有 3^3 的因子，故必须取 3 会。

3 统（会）=3×1 统（会）=3×7879680=23639040

此数的含义是指，如果起始是五星、冬至、合朔均相会于甲子日的夜半，则过三统会之后，同一天象又会发生在甲子日的夜半，这就是刘歆称之为的"复于太极上元"的天文意义。

太极上元 ÷（19×9×6）=23040

式中的 9 即阳爻的数，6 即阴爻的数，这样求得的数正好是《系辞》中的万物之数的 2 倍，故刘歆取其一半，称之为"**阴阳各万一千五百二十，当万物气体之数，天下之能事毕矣**"！

《太初历》与《三统历》的基本天文常数都是来源于由盖天七衡六间图推出的四分历系统及卦气系统。《汉书·律历志》说："*其法以律起历，由律容一龠，积八十一寸，则一日之分也。*"这是说，朔望月日数的分母 81 和十二律之一的黄钟的体积 810 立方分有关系。即把构成《太初历》的基本天文常数 81，与卦气系统中地气的 24 律吕结合。黄钟是 24 律吕中最标准的低音，对应于冬至，相当于长 9 寸、切口 9 平方分的竹管所发出的音。这个竹管的体积 810 立方分，就是《太初历》中朔望月日数分母的来历。

在《汉书》卷二十一，刘歆说："元始有象一也，春秋二也，三统三夜，四时四也，合而为十，成五体。以五乘十，大衍之数也，而道居其一，其用四十九也。故著以为数，以象两两之，又以象三三之，又以象四四之。又归奇象闰十九，及所据一加之，因以再扐两之，是为月法之实。如日法得一，则一月之日数也。"

用数式表示就是：1 月 $= \dfrac{\{[(1+2+3+4)\times5-1]\times2\times3\times4+19+1\}\times2}{81} = 29\dfrac{43}{81}$ 日

周至 $57 = 3\times19$

七扐之数 $= 1$ 月之闰法 $= \dfrac{140530-57\times2392}{140530} = \dfrac{7}{235}$

《三统历》中将运算日月运行轨道的数据称之为"统母"，统母的全部数据如下：

日法：81。刘歆称之为"元始黄钟初九自乘"，又称之为"一龠之数"。黄钟初九自乘是《太初历》的说法，《三统历》继承之。"龠"为一种度量体积的计量单位。老子在《道德经》中描述了一种宇宙模型，即橐龠宇宙的模型，类似于现代天文学中的宇宙膨胀学说，但是老子的橐龠宇宙模型是膨胀缩小相互交替的宇宙运动，而现代天文学认为宇宙是无限膨胀下去的，所以有 3K 的宇宙背景辐射。根据阴阳的运动法则，老子的橐龠宇宙模型更合理，人类的认识能力是十分局限的，就连地球在宇宙中的位置都没有弄清楚，一直以日心说自居，其实银心说、河外星系中心说等都是客观事实，那么地球是否是宇宙的中心呢？到修炼中去寻找答案吧。

闰法：19。这是三统历使用的置闰规则：19 年 7 闰。古人认为冬至和合朔相会在同一时刻的周期为 1 章。章岁就是 1 章的年数，19 年。刘歆称之为"合天地终数，得闰法"。

统法：1539。以闰法乘日法而得。经过 1 统之年，冬至和合朔再次相会于同一日的夜半时刻。

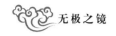

元法：4617。这是统法的 3 倍。经过 1 元之年，冬至和合朔再次相会于甲子日的夜半时刻。

会数：47。参天九，两地十，得会数（9×3+10×2=47）。

章月：235。刘歆用"五位乘会数，得章月"。5×47=235，其天文意义是 1 章岁中所包含的朔望月数，即 12×19+7=235。

月法：2392。刘歆称"推大衍象，得月法"，一句话代替了上文中的复杂公式。

通法：598。即月法的四分之一。

朔望之会：135。这是个极其重要的天文常数，它是中国已知最早的数据确凿的交食周期。《汉书·律历志》记载的交食算法，就是《三统历》的算法，它以 135 个月为交食周期，其间发生月食 23 次。《系辞》曰："天一地二天三地四天五地六天七地八天九地十。"《三统历》用《系辞》之理来说明了 135 的来历。刘歆称："会数 47，参天 9 两地 10，得会数。朔望之会 135；参天数 25，两地数 30，得朔望之会。会月 6345，以会数乘朔望之会，得会月。推月食，置会余岁积月，以 23 乘之，盈 135，除之，不盈者加 23，得1 月，盈 135，数所得，起其正，算外则月食也。加时在望日衡辰。"将天数 3 倍、地数 2 倍，而得朔望之会，这是根据《易经》的"参天两地"，遂得计算如下：

9（天）×3+10（地）×2=47（会数）

1（天）+3（天）+5（天）+7（天）+9（天）=25

2（地）+4（地）+6（地）+8（地）+10（地）=30

25（天）×3+30（地）×2=135（朔望之会）

135（朔望之会）×47（会数）=6345（会月）

会月：6345。《三统历》以 6345 为会月，这个数字是交食周期和朔旦冬至周期 235 的最小公倍数，它等于 530 年，这可以说是月食的大周期。它的 3 倍为 1539 年，等于 1 统的年数，因而交食周期，完全包括在 1 统之中。这也说明 135 月的周期在《三统历》之前就已经存在了。以会数 47 乘朔望之会 135 朔望月就得会月。事实上，会月是 1 章朔望月数和 1 会朔望月数的最小公倍数。

统月：19035。统月的 3 倍，是 1 统 1539 年中所含的朔望月数。因为 1 统共 81 章（1539=19×81），故统月 =81×235=19035。

元月：57105。统月的 3 倍，因为 1 元之年 4617 是 1 统之年 1539 的 3 倍。

章中：228。这是 1 章 19 年所含的中气数，1 年有 12 个中气，故章中 228=12×19。在太乙中，小游年数也是 228。

统中：18468。这是 1 统的中气数，即以章中数乘 81 章可得。

元中：55404。这是 1 元的中气数，以统中数乘 3 而得。

《三统历》中将计算五星运行轨道的数据称之为"纪母"。纪母的全部数据如下：

木星：又称岁星，五行为木。

岁星岁数：1728。1728=144×12，即木星经过 1728 年后在天球上行了 145 圈整周天。因此，岁数的天文意义是指行星在天球上走整周天圈数所需的最小整数年。刘歆说："木金相乘为十二，是为岁星小周，小周乘坤策，为千七百二十八。"这里的"木金相乘为十二"，指的是河图数概念，木的生数为 3，金的生数为 4，金克木，3×4=12。木星木行生数 3 为奇数，为阳，故用 12 再乘坤策 144，即 12×144=1728。还有见中分、积中、见中法、积月、月余、见月法、见中日法、见月日法等纪母概念，这些描述五星五行的天文概念，其实质就是描述和记录五星与日月之间的内在联系。如岁星见中法是指在 1728 年中，木星与太阳会合共 1583 次，这就是见中法的天文意义。再

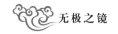

如岁星见中分，则为木星一个岁数所含的中气个数为 20736（1728×12），诸如此类。这些纪母概念是联系日月与五星的天文概念，其实就是联系阴阳与五行的天文概念。

金星：又称太白，五行为金。

金星岁数：3456。此数的天文意义与木星岁数同。刘歆说："金火相乘为八，又以火乘之，为十六而小复。小复乘乾策为三千四百五十六。"河图生数中，水 1 火 2 木 3 金 4 土 5，火克金，故有"金火相乘为八（2×4=8），又以火乘之，为十六而小复"之说，因为金星为内地行星，晨夕 2 次可见（晨见为启明星，夕见为长庚星），故称为小复。金 4 为偶数，属阴，故取小复 16 乘乾策 216，16×216=3456。因为水星、金星为内地行星，有晨见与夕见两种情况，所以尽管外行星有 9 项天文常数，但对于内行星来说其中有 8 项分为晨、夕两部分数据，这是木星、火星、土星所没有的特性。它们分别是晨中分、夕中分及各自的积中、中余；晨闰分、夕闰分及各闰的积月、月余。其天文意义与见中分、见闰分极其相似。对于金星、水星的晨中分、夕中分和晨闰分、夕闰分，都具有 9：7 的固定比例，而这个 9、7 恰好是金星、火星的成数。可见河图不仅是十月太阳历的再现，而且还是五星运行规律的再现。

土星：又称镇星，五行属土。

土星岁数：4320。刘歆说："土木相乘而合经纬为三十，是为镇星小周。小周乘坤策，为四千三百二十。"土生数 5，木生数 3，木克土，3×5=15。所谓"合经纬"，因为在古历中，五星五行分主四时之末，即"土王四季之末"，连接辰戌丑未对角线，即是经纬线，故将原数取 2 倍，得 30。土 5 为奇数，属阳，故乘坤策，30×144=4320。

火星：又称荧惑，五行属火。

火星岁数：13824。其算法："火经特成，故二岁而过初，三十二过初为六十四岁而小周，小周乘乾策，则太阳大周，为万三千八百二十四岁。"说起来算式很简单：2×32×216=13824。刘歆说"火经特成"，故未按照金星、木星、土星的方法计算，而是暗合六十四卦为小周，其中火行生数为 2，为阴数，故乘乾策。

水星：又称辰星，五行属水。

水星岁数：9216。算法："水经特成，故一岁而及初，六十四及初而小复。小复乘坤策，则太阴大周，为九千二百一十六岁。"水星同火星一样，"水经特成"，也是暗合六十四卦为小周，水行生数1，奇数属阳，故乘坤策144，64×144=9216。

《三统历》将一年365$\frac{385}{1539}$日划分为木、火、土、金、水五个部分，以适应推算运气的需要。分法是将一年日数均分为5份，每行得1份，为73$\frac{77}{1539}$日。通常将春、夏、秋、冬四季分属木、火、金、水，而土无所属。每季3月，合91$\frac{481}{1539}$日。每行只得73$\frac{77}{1539}$日，差18$\frac{404}{1539}$日不足一季。因此将每季余下的18$\frac{404}{1539}$日归属于土行，四季余数合起来也是73$\frac{77}{1539}$日。这样得到三统历的五行分法：春、夏、秋、冬四季每季的前73$\frac{77}{1539}$日，分属于木、火、金、水，每季剩余的18$\frac{404}{1539}$日都属于土。这种关于五星的天文分法称为"土王四季"。冬至到立春含三气40$\frac{1010}{1539}$日，末18$\frac{404}{1539}$日属土，余27$\frac{606}{1539}$日。《三统历》说"冬至后中央二十七日六百六分"的意思就是：冬至后距土王日尚有27$\frac{606}{1539}$日。

推算日月阴阳、五星五行完全是在古历法中进行的，根本就不是什么哲学概念。这说明日月阴阳、五星五行本来就是古历的一部分，河洛八卦六十四卦阴阳五行与古历法的这种客观事实与理论自洽性也说明了其内在的一体性。但中国古历法在明清之后，就已经号称绝学了，懂的人很少，就更不用说运用了。子学一脉就此退隐江湖，成为过眼云烟，聚散无常，也就是情理之中的事了。

刘歆在《三统历》中以其父刘向的说法，叙述了历代五德变易的天象：

太昊帝：木德
炎帝：木生火，为火德

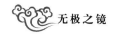

黄帝：火生土，为土德

少昊帝：土生金，为金德

颛顼帝：金生水，为水德

帝喾：水生木，为木德

唐尧帝：木生火，为火德

虞舜帝：火生土，为土德

夏伯禹：土生金，为金德

商成汤：金生水，为水德

周武王：水生木，为木德（秦以水德，在周木、汉火之间）

汉高祖：木生火，为火德

后代亦莫不是如此：如三国为土德，晋朝为金德，隋唐为水德。宋朝为木，金国不断侵略大宋，金国后来被蒙古汗国取代。1271 年，忽必烈定国号为元，取义乾卦之"大哉乾元"，乾卦属金，金克木，1279 年元朝灭宋。1368 年，朱元璋建立大明政权，推翻元朝，大明属火，火克金。1616 年，努尔哈赤建立政权，定国号为"金"，史称"后金"，也许担心金被火克掉，1636 年，皇太极改国号为"清"，属水，取金生水，水克火之意，于是 1644 年，清兵入关，大清之水终于浇灭了大明之火。1911 年，辛亥革命，大清覆灭，次年"中华民国"成立，中华中原之土终克北方之水，中国取代大清。从三皇五帝夏商周汉唐以来，一直到宋朝的木，到元朝的金，到明朝的火，到清朝的水，再到"中华民国"的土，5000 年间，中国历史始终经历着五行相生相克的历史规律。

历数甲子篇

关于中国古历的缀术算法研究，学者刘洪涛颇有心得，以下简述之。伏羲大帝一世根据《历数甲子篇》（古四分历的原始，太初元年并不是汉武帝公元前 104 年丁丑年之太初元年，若是，即应是甲寅年甲子月甲子日，结果恰恰相反，应是上古历元的太初之元年）的冬至大小余法、月朔大小余法，将 1 个回归年的天数分配给 64 卦，其中坎、离、震、兑四正卦分从二至、二分日起，各得 $73\frac{73}{80}$ 日，相邻的颐、晋、井、大畜四卦各得 $5\frac{14}{80}$ 日，其余五十六卦各得 $6\frac{7}{80}$ 日。自二至（冬至、夏至）起算，二至至四立（立春、立夏、立秋、立冬）各三气，到二分（春分、秋分）各六气。实际上，按照黄道是各点的昼夜刻度差计算，设二至及至前 1 日为 1，向前后两个方向，每日增加 $\frac{2}{3}$，三气而止；改为每日增加 $\frac{1}{3}$，二气而止；到二分为止的最后一气起初每日增加 $\frac{1}{4}$，至最末 6 日，不增反减，每日减 $\frac{1}{4}$。

《乾象历》

推卦用事。将一个回归年的天数分配给六十四卦，其中坎、离、震、兑四正卦分别从二至、二分日起，各得 $\frac{73}{80}$ 日；相邻的颐、晋、井、大畜四卦各得 $5\frac{14}{80}$ 日；其余五十六卦各得 $6\frac{7}{80}$ 日。原文是："因冬至大余，倍其小余，坎用事日也。""因冬至大余"，是说冬至大余原来多少，还是多少，不加不减；"倍其小余"，是由于冬至小余分母为纪法 589，而卦气所用分母为乾法 1178，是纪法的 2 倍。将冬至小余改为卦气分数，分母增加 1 倍，分子（小余）也应增加 1 倍，所以说是"倍其小余"。接着说是"坎用事日也"，应该说是"坎始用事日也"。四正卦各自二至二分始，坎始于冬至。

《乾象历》接着说："加小余千七十五，满乾法从大余，中孚始用事日也。求次卦，各加大余六，小余百三。其四正前各因其中日，而倍其小余。"前三句是说，中孚所主，自冬至后 $\frac{1075}{1178}$ 日开始，其余三正卦仿此。中三句是说，中孚以后每隔 $6\frac{103}{1178}$ 日的一卦。末尾二句中第一句"四正前"指四正卦之前的四卦：坎卦之前为颐卦，震卦之前为晋卦，离卦之前为井卦，兑卦之前为大畜卦。这四卦都"因其中日"，即各以冬至、夏至、春分、秋分四个中气为分界，所主日为卦气余日。第二句是说，它们的小余是各"次卦"小余（103）的 2 倍日，算法为：每季，$365\frac{145}{589} \div 4 = 91\frac{367}{1178}$ 日。

六十四卦分入每季各得十六卦。以首季为例，自冬至起始，$\frac{1075}{1178}$ 日得中孚，是坎卦主 $\frac{1075}{1178}$ 日。中孚卦以下各得日，末卦为晋卦。晋所得日为 $91\frac{367}{1178} - (\frac{1075}{1178} + 6\frac{103}{1178} \times 14) = 5\frac{206}{1178}$ 日。其余三季各卦仿此，得四季各卦分布如下：

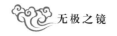

坎	中孚	复	屯	……	随	晋
$\frac{1075}{1178}$	$6\frac{103}{1178}$	$6\frac{103}{1178}$	$6\frac{103}{1178}$	……	$6\frac{103}{1178}$	$5\frac{206}{1178}$
震	解	大壮	豫	……	家人	井
$\frac{1075}{1178}$	$6\frac{103}{1178}$	$6\frac{103}{1178}$	$6\frac{103}{1178}$	……	$6\frac{103}{1178}$	$5\frac{206}{1178}$
离	咸	姤	鼎	……	萃	大畜
$\frac{1075}{1178}$	$6\frac{103}{1178}$	$6\frac{103}{1178}$	$6\frac{103}{1178}$	……	$6\frac{103}{1178}$	$5\frac{206}{1178}$
兑	贲	观	归妹	……	蹇	颐
$\frac{1075}{1178}$	$6\frac{103}{1178}$	$6\frac{103}{1178}$	$6\frac{103}{1178}$	……	$6\frac{103}{1178}$	$5\frac{206}{1178}$

如此坎、震、离、兑四正卦各得$\frac{1075}{1178}$日，晋、井、大畜、颐各得$5\frac{206}{1178}$日，其余中孚等卦得$6\frac{103}{1178}$日。

推五星五行。与《三统历》推法相同：$365\frac{145}{589} \div 5 = 73\frac{29}{589}$日，五行中每行用事$73\frac{29}{589}$日。但每季$365\frac{145}{589} \div 4 = 91\frac{183.5}{589}$日，木、火、金、水分主四季中的前$73\frac{29}{589}$日，剩余$91\frac{183.5}{589} - 73\frac{29}{589} = 18\frac{154.5}{589}$日是土所主。由于每季都有18日余归土所主，这就是"土王四季"的天象原理。

由于在历法中，年始于冬至，而季始于四立（立春、立夏、立秋、立冬），自立冬到冬至合三气$45\frac{1545}{2356}$日，即每年冬至以后有$73\frac{29}{589} - 45\frac{1545}{2356} = 27\frac{927}{2356}$日为水星用事；过了$27\frac{927}{2356}$日便是土星用事，$18\frac{154.5}{589} = 18\frac{618}{2356}$日以后为立春，木星开始用事；$73\frac{29}{589} = 73\frac{116}{2356}$日后，土星再用事$18\frac{618}{2356}$日，到

了立夏，开始火星用事；$73\frac{116}{2356}$ 日后土星再用事 $18\frac{618}{2356}$ 日就是立秋，金星开始用事；$73\frac{116}{2356}$ 日之后又是土星用事 $18\frac{618}{2356}$ 日，接着是水星用事；三气 $45\frac{1545}{2356}$ 日之后为冬至，下一个日地月五星天体天象系统在另一个时空点上的轮回又开始了。

《乾象历》在叙述其算法时说，在冬至大、小余之上加大余 27、小余 927。小余满 2356 化为大余，就得到土星土行用事之初的大、小余；在此大、小余之上加大余 18、小余 618，就得到立春木星木行用事之初的大、小余；再加大余 73、小余 116。就得到土星复用事之初的大、小余。又加大余 18、小余 618，为火星火行用事之初的大、小余……都是小余满 2356 分化为 1 日，入大余。同时乾象历在推算月行迟疾、月行三道术时，有一个很重要的天文数据，即"**天地凡数**"，这个天地凡数就出自《系辞》，天数 25+ 地数 30= 天地凡数 55。可见，在中国古历中，阴阳五行八卦的天地之数一直都是非常重要的天文常数。

何谓大余、小余？为月朔甲子日法的计算用数据。是所求年天正月朔日到纪历始点之间的总日数（称为积日），除去若干甲子（1 甲子 60 日）以后，剩余的不满 1 甲子的部分，其中整日数为大余，不满 1 日的畸零部分（积日余分）为小余。

推加时。就是推算五星五行用事的时辰，也是由大余定日，小余定时辰。因每日十二时辰，将小余的分母（每日分数）除以 12，得每辰分数。用它除小余，得数就是自夜半开始的辰次数。但是，这样计算很容易因除不尽，而使计算复杂化，所以不除，改为把小余乘 12。这时小余原来的分母就由每日分数变成了每辰分数，用它去除小余乘 12 得到的积、商就是所求时辰的序号（从子时起算）。推漏刻的方法与推加时方法相同。

此法不仅适用于求五行加时，而且对于合朔、弦、望与冬至等节气，以及六十四卦用事等所加时辰，都能用此法算出。《三统历》《四分历》都用此法计算。《乾象历》不同之处是计算"**朔、弦、望用定小余**"，而《三统历》《四分历》计算用的是平小余（小余的平均数），而《乾象历》用的是定小余（小余的真值）。《乾象历》认为月行有迟疾变化，在每月的不同时段上各不相同，象《三统历》《四分历》那样将一个朔望月除以 2 得望，除以 4 得弦只是近似值。所以，第一次提出月行迟疾是《乾象历》的一大贡献。

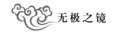 **《景初历》**

推卦。《景初历》说："因冬至大余、六其小余，即坎卦始用事日也。加小余万九十一，满元法从大余。即中孚始用事日也。""求次卦，各加大余六，小余九百六十七。其四正各因其中日，六其小余。"如此，坎、离、震、兑四卦分别自冬至、春分、夏至、秋分始各得 $\frac{10091}{11058}$ 日；晋、井、大畜、颐四卦（各在以上二至二分日前）各得 $5\frac{1934}{11058}$ 日，其合中孚以下五十六卦皆得 $6\frac{967}{11058}$ 日。

其中 $\frac{10091}{11058}+5\frac{1934}{11058}=6\frac{967}{11058}$ 日，坎、震等四正卦与晋、井等四卦合得 4 个 $6\frac{967}{11058}$ 日。再与其余五十六卦所得合为 60 个 $6\frac{967}{11058}$ 日，总计 $60\times6\frac{967}{11058}=365\frac{455}{1843}$ 日，为一个太阳回归年天数。此外 $\frac{10091}{11058}\approx\frac{73}{80}$，$5\frac{1934}{11058}\approx5\frac{14}{80}$，$6\frac{967}{11058}\approx6\frac{7}{80}$，可知与京房卦气说相同。

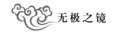 **《元嘉历》**

《元嘉历》以庚辰正月甲子朔旦雨水为上元，它在元嘉二十年癸未（443年）前 5703 年。《元嘉历》以 $365\frac{75}{304}$ 日为岁实，以 $29\frac{399}{752}$ 日为朔策。度法 304 年是《易乾凿度》所说的一德之数，其 2 倍 608 年为纪法，再 6 倍 3648 年为元法，这是雨水朔旦和日的干支回复原状的周期。

推卦。推法是："因雨水大小余，加大余六，小余三百十九。小余满三千六百四十八成日……"按照《乾象历》《景初历》中"推卦用事日"法，《元嘉历》的回归年日数 $365\frac{75}{304}$ 除以六十卦，得 $365\frac{75}{304}\div60=6\frac{319}{3648}$ 日。四正卦（坎、离、震、兑）分主约 $\frac{73}{80}$ 日，四正卦之前的晋、井、大畜、颐各

主约 $5\frac{14}{80}$ 日，其余五十六卦各主 $6\frac{7}{80}$ 日。将分母换算成《元嘉历》的元历（3648），以上各数字为 $\frac{3327}{3648}$ 日、$5\frac{640}{3648}$ 日、$6\frac{319}{3648}$ 日。

推土行用事。《元嘉历》推算五星五行的方法和以前历法也不同。一个太阳回归年日数分配五行，各得 $365\frac{75}{304}\div5=73\frac{15}{304}$ 日。木、火、金、水四行自四立（立春、立夏、立秋、立冬）始，各得 $73\frac{15}{304}$ 日，每季（$365\frac{75}{304}\div4=91\frac{94\frac{18}{24}}{304}$ 日）各余 $18\frac{79\frac{18}{24}}{304}$，归土所王，合四季土王亦得 $73\frac{15}{304}$ 日。由于二十四节气、四立大小余皆可求出，各加 $73\frac{15}{304}$ 日便是木、火、金、水四行所主，十分简单。而土行分王四季，较为复杂。而且，求出土在各季用事首日名，四行所主不求可知，所以《元嘉历》只求"土用事"。虽然，由于四立后 $73\frac{15}{304}$ 日为四行所主，四立之前 $18\frac{79\frac{18}{24}}{304}$ 日，为土王用事日，求土用事法便如《律历志》所说："置立春大小余、小分之数，减大余十八，小余七十九，小分十八。"意思是：从立春大余中减去18，小余中减去79，小分中减去18，分别得到立春前的土王用事日大余、小余和小分。从纪首日名起算，算外就是立春前土用事之始的日名。上述运算中若不够减，大余不够，加60；小余不够，破整日（从大余中取出1日，破为度法分为304加入小余，然后再减）；小分不够减破小余1为24增入小分而后减。求立夏、立秋、立冬前土用事日方法相同。

《大明历》

推五行。五行分主全年，每行所主：$365\frac{9589}{39491}\div5=73\frac{1917.8}{39491}$ 日。而一年四季，每季 $365\frac{9589}{39491}\div4=91\frac{12270}{39491}$ 日。因而每季分别四立始，木、火、金、水四行各主 $73\frac{1917.8}{39491}$ 日，每季所余 $18\frac{10352.2}{39491}$ 日（$91\frac{12270}{39491}-73\frac{1917.8}{39491}=18\frac{10352.2}{39491}$ 日）归土王所主，四季土王所主也是 $73\frac{1917.8}{39491}$ 日（$18\frac{10352.2}{39491}\times4=73\frac{1917.8}{39491}$ 日）。四立日名是干支是已知的，那

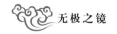

么由冬至大余、小余推算五行所主初日的日名，也就是判定土王初日的大、小余。

推卦术。同《景初历》。

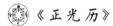**《正光历》**

推五行。与前诸历法相同。

推卦。《律历志》说："因冬至大小余，即坎卦用事日；春分，即震卦用事日；夏至，即离卦用事日；秋分，即兑卦用事日。"二分、二至日大、小余已算出，四正卦便是已知。自坎卦用事末日到复卦用事始日相隔

$6\dfrac{529\frac{14\frac{4}{5}}{24}}{蔀法}$ 日而坎、复之间是中孚卦，如此是说，中孚用事$6\dfrac{529\frac{14\frac{4}{5}}{24}}{蔀法}$日用公

式表达为：（坎大余+6）$\dfrac{坎小余+529\frac{14\frac{4}{5}}{24}}{蔀法}$=中孚大余$\dfrac{中孚小余}{蔀法}$。自纪首起算，

中孚大余算外，为复卦用事日。《律历志》又说："其解加震，咸加离，贲加兑，亦如中孚加坎。"大意是说，东正震卦之后的第三卦解，南正离卦之后的第三卦咸，西正兑卦之后的第三卦贲，都与坎后第三卦复一样。即四正卦

坎离震兑自分、至始，各主$\dfrac{5530\frac{9\frac{1}{5}}{24}}{6060}$日接着由第二卦中孚、咸、解、贲主事，

各得$6\dfrac{529\frac{14\frac{4}{5}}{24}}{6060}$日，接着由第三卦复、姤、大壮、观用事，亦各得$6\dfrac{529\frac{14\frac{4}{5}}{24}}{6060}$

日……直到本季之末第十六卦晋、井、大畜、颐。与乾象历、景初历等相同。

诸月卦气表（略）。

《兴和历》

推五行术。与前诸历法相同。

推卦术。按后天八卦排列，坎卦始于冬至，离卦始于夏至，震卦始于春分，兑卦始于秋分。对于《兴和历》来说，每卦日数为：

$$365\frac{4117}{16860}\div 60=6\frac{1473\frac{37}{60}}{16860}=6\frac{1473\frac{14\frac{4}{5}}{24}}{16860}$$日。其中整日 6 为大余，1473 为小余，

14 为小分，$\frac{4}{5}$ 中的分子 4 为微分。每卦得此数，四正卦各与其前第一卦合得此数，所以六十四卦合得 60 个"此数"，总为 1 个太阳回归年 365 日余。《律历志》说："加坎卦大余 6，小余 1473，小分 14，微分 4。微分满 5 从小分，小分满小分法（24）从小余，小余满蔀法（16860）从大余，大余满 60 去之。命以纪，算外，即复卦用事日。"坎卦之后为中孚，中孚之后才是复卦。坎卦加 6 日余得复卦，表示中孚卦用事为 6 日余。其余诸卦与此同，即自中孚以后，复、屯、谦、睽……随共 14 卦，每卦都是用事 6 日余。每季只有 15 个 6 日余，随卦以后的晋卦与南正离卦便只能合得 6 日余。其余仿此：井与离、大畜与兑、颐与坎卦各自合得 6 日余。

诸月卦气表

卦名	十一月						十二月				
	未济	蹇	颐	坎	中孚	复	屯	谦	睽	升	临
卦象	䷿	䷦	䷚	䷜	䷓	䷗	䷂	䷎	䷥	䷭	䷒
用事日	▽	▽	*	☆	▽	▽	▽	▽	▽	▽	▽
职官	诸侯	大夫	九卿	方伯	三公	天子	诸侯	大夫	九卿	三公	天子
气象	六三应上九麹尘决寒阳风	九三应上六绛赤决温阴雨	六三应上九麹尘决寒阳风	六三应上六白浊微寒阴雨	六三应上九麹尘决寒阳风	六三应上六白浊微寒阴雨	六三应上六白浊微寒阴雨	九三应上六绛赤决温阴雨	六三应上九麹尘决寒阳风	九三应上六绛赤决温阴雨	六三应上六白浊微寒阴雨

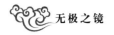

续表

	正月					二月					
卦名	小过	蒙	益	渐	泰	需	随	晋	震	解	大壮
卦象	䷽	䷃	䷩	䷴	䷊	䷄	䷐	䷢	䷲	䷧	䷡
用事日	▽	▽	▽	▽	▽	▽	▽	*	☆	▽	▽
职官	诸侯	大夫	九卿	三公	天子	诸侯	大夫	九卿	方伯	三公	天子
气象	九三应上六绛赤决温阴雨	六三应上九麹尘决寒阳风	六三应上九麹尘决寒阳风	九三应上九清净微温	九三应上六绛赤决温阴雨	九三应上六绛赤决温阴雨	六三应上九白浊微寒	六三应上九麹尘决寒阳风	六三应上六白浊微寒阴雨	六三应上九白浊微寒阴雨	九三应上六绛赤决温阴雨

	三月					四月				
卦名	讼	豫	蛊	革	夬	旅	师	比	小畜	乾
卦象	䷅	䷏	䷑	䷰	䷪	䷷	䷆	䷇	䷈	䷀
用事日	▽	▽	▽	▽	▽	▽	▽	▽	▽	▽
职官	诸侯	大夫	九卿	三公	天子	诸侯	大夫	九卿	三公	天子
气象	六三应上九麹尘决寒阳风	六三应上六白浊微寒阴雨	九三应上九清净微温阴雨	九三应上六绛赤决温阳风	九三应上六绛赤决温阴雨	九三应上九清净微温阴雨	六三应上六白浊微寒阳风	六三应上六白浊微寒阴雨	九三应上九清净微温阳风	九三应上九清净微温阳风

	五月					六月					
卦名	大有	家人	井	离	咸	姤	鼎	丰	涣	履	遁
卦象	䷍	䷤	䷯	䷝	䷞	䷫	䷱	䷶	䷺	䷉	䷠
用事日	▽	▽	*	☆	▽	▽	▽	▽	▽	▽	▽
职官	诸侯	大夫	九卿	方伯	三公	天子	诸侯	大夫	九卿	三公	天子
气象	九三应上九清净微温阳风	九三应上九清净微温阳风	九三应上六绛赤决温阴雨	九三应上九清净微温阳风	九三应上六绛赤决温阴雨	九三应上九清净微温阳风	九三应上九清净微温阳风	九三应上六绛赤决温阴雨	六三应上九麹尘决寒阳风	六三应上九麹尘决寒阳风	九三应上九清净微温阳风

续表

	七月					八月					
卦名	恒	节	同人	损	否	巽	萃	大畜	兑	贲	观
卦象	䷟	䷮	䷌	䷨	䷋	䷸	䷬	䷙	䷹	䷕	䷓
用事日	▽	▽	▽	▽	▽	▽	▽	*	☆	▽	▽
职官	诸侯	大夫	九卿	三公	天子	诸侯	大夫	九卿	方伯	三公	天子
气象	九三应上六绛赤决温阴雨	六三应上六白浊微寒阴雨	九三应上九清净微温阳风	六三应上九麴尘决寒阳风	六三应上九麴尘决寒阳风	九三应上九清净微温阳风	六三应上六白浊微寒阴雨	九三应上九清净微温阳风	六三应上六白浊微寒阴雨	九三应上九清净微温阳风	六三应上九麴尘决寒阳风

	九月					十月				
卦名	归妹	无妄	明夷	困	剥	艮	既济	噬嗑	大过	坤
卦象	䷵	䷘	䷣	䷮	䷖	䷳	䷾	䷔	䷛	䷁
用事日	▽	▽	▽	▽	▽	▽	▽	▽	▽	▽
职官	诸侯	大夫	九卿	三公	天子	诸侯	大夫	九卿	三公	天子
气象	六三应上六白浊微寒阴雨	六三应上九麴尘决寒阳风	九三应上六绛赤决温阴雨	六三应上九白浊微寒阴雨	六三应上九麴尘决寒阳风	九三应上九清净微温阳风	九三应上六绛赤决温阴雨	六三应上九麴尘决寒阳风	九三应上六绛赤决温阴雨	六三应上六白浊微寒阴雨

$$☆: \frac{5530\frac{9\frac{1}{5}}{24}}{6060} 日 \qquad *: 5\frac{1059\frac{5\frac{3}{5}}{24}}{6060} 日 \qquad ▽: 6\frac{529\frac{14\frac{4}{5}}{24}}{6060} 日$$

推七十二候术。每年二十四节气，每个节气分为3候，合为72候。

$$每候为：15\frac{3684\frac{1}{24}}{16860}÷3=5\frac{1228\frac{\frac{1}{3}}{24}}{16860}日。$$

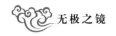

七十二候表

气	初候	次候	末候	夜半漏	昏去中星
冬至（夜59刻86分）	虎始交	芸始生	荔挺出	27刻分43	82度转分47
小寒	蚯蚓结	麋鹿解	水泉动	27刻26	83度16
大寒	雁北向	鹊始巢	雉始雊	26刻26	85度6
立春	鸡始乳	东风解冻	蛰虫始振	25刻98	87度49
雨水	鱼上冰	獭祭鱼	鸿雁来	24刻76半	91度36
惊蛰	始雨水	桃始花	仓庚鸣	23刻77半	96度3
春分	鹰化为鸠	玄鸟至	雷始发声	22刻50	100度37半
清明	电始见	蛰虫咸动	蛰虫启户	21刻22半	105度21
谷雨	桐始花	田鼠为鴽	虹始见	20刻3半	109度39
立夏	萍始生	戴胜降桑	蝼蝈鸣	19刻1半	113度25
小满	蚯蚓出	王瓜生	苦菜秀	18刻23	116度19
芒种	蘼草死	小暑至	螳螂生	17刻69	118度18
夏至（夜40刻14分）	鵙始鸣	反舌无声	鹿角解	17刻57	118度40
小暑	蝉始鸣	半夏生	木堇荣	17刻69	118度18
大暑	温风至	蟋蟀居壁	鹰乃学习	18刻23	116度19
立秋	腐草为萤	土润溽暑	凉风至	19刻1半	113度25
处暑	白露降	寒蝉鸣	鹰祭鸟	20刻3半	109度39
白露	天地始肃	暴风至	鸿雁来	21刻2半	105度21
秋分	玄鸟归	鸷养羞	雷始收声	22刻50	100度37半
寒露	蛰虫附户	杀气盛	阳气始衰	23刻77半	96度3
霜降	水始涸	鸿雁来宾	雀入水为蛤	24刻96半	91度36
立冬	菊有黄华	豺祭兽	水始冰	25刻98半	87度49
小雪	地始冻	雉入水为蜃	虹藏不见	26刻76	85度6
大雪	冰益壮	地始诉	鹖旦鸣	27刻26	83度16

《皇极历》

求土王。《皇极历》用五行中的土行"分王四季"的办法，土王日既明，其余四行所王日不推可知。因此，《皇极历》推五行只讲土王日推法。推理是：每个太阳回归年有二十四节气，分为四季，每季有六个季节。若分为五行，每行合四个多季节。木、火、金、水四行分主四季，都始自四立（木始立春、火始立夏、金始立秋、水始立冬），由于每行只主四个多季节，每季节实有六个节气，剩余的就由土行所主，只要算出每行所主四气之外另有几日，全部问题就很容易解决了。

一年分主五行，每行主日为：$365\dfrac{11406.5}{46644} \div 5 = 73\dfrac{2281.3}{46644}$ 日。而《皇极历》每气日数是 $15\dfrac{10192\frac{37}{48}}{46644}$ 日，四气合 $60\dfrac{40771\frac{4}{48}}{46644}$ 日，那么：

$$1\text{气主日} - 4\text{气日数} = 73\dfrac{2281.3}{46644} - 60\dfrac{40771\frac{4}{48}}{46644}$$

$$= 12\dfrac{8154\frac{10\frac{2}{5}}{48}}{46644}\text{日}$$

由此可知四立之后，过四个节气，再加 $12\dfrac{8154\frac{10\frac{2}{5}}{48}}{46644}$ 日，便是土王所主日。《律历志》表述公式为：

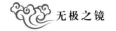
四立日及余+四节气日及余+土王所主日±先后数

$$=四立日及余+四节气日及余+12\frac{8154\frac{10\frac{2}{5}}{48}}{46644}$$

$$=土王所主定日及余$$

五星见伏日数表

星名	星一复日数		伏日	见日
木	$398\frac{41156}{46644}$日		$35\frac{41156}{46644}$日	363 日
火	$779\frac{41919}{46644}$日		$144\frac{41919}{46644}$日	635 日
土	$378\frac{4162}{46644}$日		$37\frac{4162}{46644}$日	341 日
金	$583\frac{42756}{46644}$日	晨 $327\frac{42756}{46644}$日	$83\frac{42756}{46644}$日	244 日
		夕 256 日		
水	$115\frac{40946}{46644}$日	晨 $64\frac{40946}{46644}$日	$33\frac{40946}{46644}$日	31 日
		夕 51 日		

《大衍历》

《大衍历》是唐朝和尚一行所著。一行在中国古历法及古天文学上的成就巨大，他精通历数，遍知阴阳五行，由于考究密教，因而他的历法，即有实际天文观测与前人经验的积累，又有阴阳五行的通解与一气呵成。他将历数易蓍融为一炉，天象爻卦撮为一系，故而以易之大衍术为名所作历法，称为《大衍历》。

《大衍历》以黄道度为媒介，从白道度求赤道度。即先以赤道为基准，考虑黄赤道的换算，再以黄道为基准，考虑黄白道的换算，这两者的加减，可以从白道度换算为赤道度。这种复杂的换算法，《大衍历》称之为九道术。

《大衍历》称："夫日行与岁差偕迁，月行随交限而变；遁伏相消，上下相补，则九道之数可知矣。"《大衍历》还称："《洪范传》云：日有中道，月有九行。中道谓黄道也。九行者，青道二出黄道东，朱道二出黄道南，白道二出黄道西，黑道二出黄道北。立春春分，月东从青道；立夏夏至，月南从朱道；立秋秋分，月西从白道；立冬冬至，月北从黑道。"这里除黄道外，将八行各分为青、白、黑、朱的二道，以五行色定九道，这其实就是洛书的天文背景。《大衍历》解释为黄白道升交点对于八个特别值的八道，附加黄道，共为九道。即升交点在黄道上二至、二分及四立时候，各按五行色，将月道称为青、白、黑、朱各二道，九道术是先从这八个升交点出发，求在九限四十五度之后的月道差。

《大衍历》中用"步发敛术"来描述日地月的阴阳升降出入。发敛指一年中阳气的发生和收敛，《大衍历》步发敛术包括二十四节气、72 候、64 卦及五行用事时间的推算，其中各项内容均包含了阳历因素。

《大衍历》认为：

天中之策：$5\frac{221\frac{31}{72}}{3040}$ 日，一候之日数。

地中之策：$6\frac{265\frac{86}{120}}{3040}$ 日 $\left(=\frac{策实}{60\times3040}\right)$，一卦之日数。

贞悔之策：$3\frac{132\frac{103}{120}}{3040}$ 日 $\left(=\frac{1}{2}地中之策\right)$。

辰法：760 分 $\left(=\frac{通法}{4}\right)$。

刻法：304 分 $\left(=\frac{通法}{10}\right)$。

72 候是将一年二十四节气中每一气平分为 3 份，节气之初为初候；各节

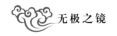

气大、小余累加天中之策，为该节气之次、末候。每一候均有相应的植物、动物等物候。《大衍历》引入的72候来自于《逸周书·时则解》，与《正光历》所用的72候分属不同的物候系统。

卦气说就是以一年中阴阳二气的升降、四季、二十四节气的推移变化来解释六十四卦阴阳变化的原理，从而建立一个合乎天象阴阳五行变化的合理卦序的理论。学术界认为，将易经中64卦与二十四节气相对应源于西汉的卦气说，东汉末年被引入历法。其实，我们在前面关于阴阳八卦六十四卦与盖天论之衡间图的研究中已经证明，历法与数术是同源体系，皆源于盖天论的衡间图。而且认为衡间图也不仅仅是公元前500年左右才出现的宇宙模型，根据我们的考证，其上限年限已经前推至7000年前，这说明历法与数术只是盖天论模型的两个不同角度而已，所以它们之间的互相注解与互通互用是完全合乎逻辑的。这样看来，卦气理论就不应该是西汉孟喜的学术专利，只是历史的遗存而已。在中国古天文中，古人有一个术语，叫做"**历数**"，实际上历法与数术的结合就是历数，即日月五星与阴阳五行的统称。

在《大衍历》中，一行将64卦分成两部分，其中坎、震、离、兑4卦24爻分主二十四节气，另外60卦分为公、辟、侯、大夫、卿5类，每类12卦，每卦主$365\frac{743}{3040}/60 = 6\frac{265\frac{86}{120}}{3040}$日（地中之策）。侯卦又分为内、外两小卦，每卦主$3\frac{132\frac{103}{120}}{3040}$日（贞悔之策）。这样60卦就被拆成了72卦，以与72候相呼应。推算上述60卦的方法是：以冬至、大寒等12中气之初为公卦用事日之始，累加地中之策为辟、侯卦内卦用事日之始，再加贞悔之策为侯卦外卦用事日之始，余类推。这里的某卦用事日，意为在该段时间内阴阳二气的升降出入变化与其卦相应，同时该段时间内也将按相应卦所预示的阴阳之气变化而变化。

步发敛术所推算的另一项内容五行用事与月令相关。在战国末期至西汉早期的月令著作中，一岁被分为春、夏、秋、冬四时，每一时又分为孟、仲、季3个月。对于这12个月，月令均有星象、物候及与之相应的政事、人事记录。它还用阴阳五行理论进一步说明四时的升降，如春生、夏长、秋收、冬藏、土王四季之理，这就是中医中的生气、长气、化气、收气、藏气的天文理论。五行用事中木、火、金、水四用事之首用事日，即分别始自立春、立夏、立秋、立冬时刻，这四个节气日也是四时之首。木、火、金、水每一用事所占全部时间为$365\frac{743}{3040}/5=73\frac{147\frac{2}{5}}{3040}$日，土用事日分为4段，每段为$73\frac{147\frac{2}{5}}{3040}/4$日，接在木、火、金、水四用事日之后，也即分别始自四季月中气大、小余减去贞悔之策。

后晋刘昫在《新唐书·历志一》说："太古圣人，体二气之权舆，颐三才之物象，乃创纪以穷其数，画卦以通其变，而纪有大衍之法，卦有推策之文，由是历法生焉。"北周的王朴在制作《钦天历》时也同样是从阴阳之数推算出各种天文常数。《新唐书·历志一》还说："至唐一行专用大衍之策，则历术又本于易矣。盖历起于数。数者，自然之用也。其用无穷而无所不通，以之于律、于易，皆可以合也。"可见一行用大衍之数的基本思想就是，同律历相通一样，易历也是相通的，即律、历、易本一气耳。而一行认为："是以大衍为天地之枢，如环之无端，盖律历之大纪也。"即易数才是律历及天地之本，因此一行的天文常数皆源于易数。

一行在《大衍历》中说："自五以降，为五行生数；自六以往，为五材成数。成数乘生数，其算六百，为天中之积。生数乘成数，其算亦六百，为地中之积。天地中积，千有二百，揲之以四，以爻率三百，以十位乘之，而二章之积三千，以五材乘八象，为二微之积四十。兼章微之积，则气朔之分母也。"即：

$$生数 =1+2+3+4+5=15$$

$$成数 =6+7+8+9+10=40$$

$$（40×15+15×40）÷4×10+5×8=3040$$

通过易数计算，就可以推算出回归年长度和朔望月长度值的共同分母。

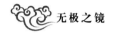

《大衍历》又说："四揲气朔之母，以八气九精遁其十七，得七百四十三，为气余。半气朔之母，以三极乘叁五，以两仪乘二十四变，因而并之，得千六百一十三，为朔余。"即：

$$3040 \div 4 - （8 + 9）= 743$$

$$3040 \div 2 + 3 \times 15 + 2 \times 24 = 1613$$

通过易数计算，又可以推算出回归年长度和朔望月长度值的两个分子数据。

一行的这种历数思想，在现代学术界眼中无疑是没有意义的。但是有一个事实不容置疑：一行的《大衍历》在中国古历中具有里程碑意义。《大衍历》有许多创新之处：一是给出了更为符合太阳运动规律的日缠表，纠正了《皇极历》对日行变化的若干不正确描述，并将二次差内插法推广至不等间距；二是将以文字表述的对月球视差的经验改正变为连续的表格及公式形式，明确了该改正中各种概念，为《宣明历》在日食计算上的发展奠定了基础；三是首创五星爻象历表，并使五星中心差改正从前此历法中的一点推广至整个会合周期；四是创立了太阳天顶距与晷影长对应表及其以此表为基础的求中晷影长的方法；五是首次提出了不同纬度（九服）地区晷漏和交食食差的换算方法；六是创立全新的推灭术，使灭与没从此成为两个相对独立的概念；七是全篇历法按内容分裁为整齐的七个部分，编算结构清晰合理等。这些创新大多为后世历法所采纳。

《大衍历》之后，中国古历法又经历了一些重要发展，像《宣明历》日食三差的引入，从《崇玄历》起对历法计算所做的公式化等，但各历法的主要内容和形式均是在《大衍历》时即已确定。至元《授时历》之前，再没有哪一部古历法能像《大衍历》一样在内容上有如此之多的创新与扩充，这使得《大衍历》在中国古历法史上具有里程碑式的意义。就是这样一位古历大师，在历数思想上的对阴阳五行与日月五星等古盖天论模型的正确论述，我们有什么资格和理由去怀疑和质问呢？！现代学术界有许多人对中国古历根本就一窍不通，完全是意气用事，凭一己之臆测空想，就决定古人千年的学术积累，这种做法实在是贻笑大方了。

　　这种历法源于律吕、易数、大衍之数的历数思想，其实在宋元明清时期已经逐渐湮灭，这也是阴阳五行逐渐流于草莽江湖的原因所在。仅在明代晚期，朱载堉制作《黄钟历》时认为："黄钟乃律历本源，而旧历罕言之。新法则以步律吕、爻象为首。"他又说："律者历之本也，历者律之宗也，其数可相倚而不可相违。"朱载堉之说是对西汉邓平、落下闳、刘歆之说的回归，是对历数的回归，更是对古盖天论的回归。朱载堉对于音律学有巨大贡献，他的这种学术回归说明了易、历、律吕同源的合理性是真实不虚的。

第六 太玄

《太玄》与《周易》

在古盖天论之易学的体系中，有一个另类，那就是西汉杨雄的太玄体系。因为太玄，艰涩难懂，语词乖僻，所以精通之人少之又少。其实这个"太玄"之"玄"，古字通假"旋转"之"旋"，所以"太玄"也可以说成是"太旋"。那么，什么是"太旋"呢？放眼望去，宇宙之中一切天体的运动形式都是旋转的，自转兼公转，没有人去给它一个第一推动力，牛顿至死都在寻找这个宇宙的第一推动力，最后研究到宗教和神学中去了，刚刚登堂，还未入室，就一命呜呼了，可惜！如果牛顿和爱因斯坦他们最后证实了宗教中说的是正确的话，那么这个世界就可能会是另外一种文明的发展模式，世间也不会有那么多心物之争了！其实，这种运动机制就是我们所称的旋机，也可以称为玄机或璇玑。

杨雄是一个比较矛盾的人，既自诩为得天机的人，又去辅佐王莽这个历史小人；既反对盖天说，又摹易以炫耀，而易学就是古盖天论的衍化之物。所以，最终杨雄的太玄体系在历史中不过昙花一现而已，比之古盖天论之易学的万古流芳来说，不值一提。

杨雄认为《经》莫大于《易》，故作《太玄》以模拟《易》。《太玄》之符号有四重，自上而下分别称为方、州、部、家。《玄》画有三，"一"为一，"--"为二，"---"为三。卦符"☰"代表"中首"，为一方一州一部一家；卦符"☷"代表"周首"，为一方一州一部二家；卦符"☳"代表"达首"，为一方二州二部三家，其余诸首，可准此例而推之。《太玄》规定一玄三方，一方三州，一州三部，一部三家。这样一玄应为三方、九州岛、二十七部、八十一家。三画四重的卦符，通过组合可排列出八十一种，分别代表八十一首。

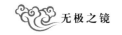

那么，杨雄的《太玄》是如何模拟《周易》的呢?

从形式上看,《太玄》模拟《周易》就很明显。易之画有二,曰阴爻、阳爻;太玄之画有三,曰一、二、三。易有六位,自下而上称作初、二、三、四、五、上;太玄有四重,自上而下,称作方、州、部、家。易以二分,八卦相重故其为六十四卦 ($2^6=64$);太玄以三分,相错于方、州、部、家,故其为八十一首 ($3^4=81$)。易立天之道曰阴曰阳,立地之道曰刚曰柔,立人之道曰仁曰义;太玄立天之道曰始、中、终,立地之道曰下、中、上,立人之道曰思、福、祸。易每卦六爻,六十四卦合三百八十四爻;太玄每首九赞,八十一首合为七百二十九赞。易乾之策二百一十六,坤之策一百四十四,乾坤之策凡三百六十,当期之日;太玄每两赞主一昼夜,七百二十九赞合为三百六十四日半,外加踦、嬴两赞而满三百六十五日半,亦属当期之日。总之,《周易》六十四卦,《太玄》八十一首,首以拟卦。《周易》每卦六爻,爻有爻象;《太玄》每首九赞,赞有赞辞,赞以拟爻。但是《周易》之爻辞与卦画相应,而《太玄》之赞辞并不与首画相应。

另外,《周易》有《经》《传》,传以解经。《太玄》亦摹写行拟。如,易有彖,彖以疏释卦体;太玄有首,首以解剥玄体。易有象,象以解说卦象和爻辞;玄则有测,测以解释赞辞。易有文言,用以解说元、亨、利、贞四德及乾、坤两卦之爻辞;太玄有玄文,用以解释罔、直、蒙、酋、冥五德,并反复阐释中首九赞之辞。易有系辞,通论易经之制作及其意蕴、功用和价值;太玄有玄摛、玄莹、玄掜、玄图、玄告,诠释太玄的创作及其意蕴、功用和价值等。易有说卦,论说八卦所象之事物;太玄有玄数,以数之奇偶论述五行、五方及所象之种种事物。易有序卦,说明六十四卦的排列次序,并揭示诸卦前后相承之意义;太玄有玄冲,说明八十一首的排列两两相对 (初首语四十首,二首与四十一首,其余类推),并揭示首名的意义。易有杂卦,杂糅众卦,两两对举,以精要的语言说明卦意;太玄有玄错,不按玄首之次第,错综复杂而说之,解说八十一首之意义。易有大衍之数,论及揲蓍求卦之术;太玄有天地之策,列有揲蓍索首之则。易用四十九策,揲之以四,四营而得七、八、九、六,以作画卦的根据 (自下而上);太玄用三十三策,揲之以三,六算而得七、八、九 (七为 "一",八为 "--",九为 "---"),以作画首的凭依 (自上而下)。易为筮书,故有筮占断卦之法,以明吉凶、休咎、悔吝;太玄亦为筮书,故有综合星宿、时刻、位数和赞辞之法,以论吉凶、福祸、休咎。据记载，汉代王莽、唐代柳宗元都曾用太玄占断过吉凶，而后世则是了无几人了。

司马光在《太玄经集注·说玄》中曾说："易与太玄，大抵道同而法异。"此论并非确诂，细览太玄，其与周易之道不尽同，而法亦不尽异，乃是同中有异、异中有同。因此，《太玄》之八十一首与《周易》之六十四卦无法一一对应，故不可将《周易》与《太玄》从内容到形式生搬硬套、机械比附。

既然如此，那么《太玄》又是如何摹拟《周易》的呢？

《太玄》与盖天论

我们知道，易道是古盖天论衍化的数术体系，同古盖天论衍化的缀术历法体系属于一物两面。那么，如果《太玄》确是摹拟《周易》而作，《太玄》就一定与古盖天论有关，与历法天象有关，事实是如此吗？

西汉末年的刘歆将邓平的《太初历》改编为《三统历》。而《太玄》一书附历，叙其说："太初上元甲子朔旦冬至无余分，后 1539 岁，甲辰朔旦冬至无余分；后 1539 岁，甲申朔旦冬至无余分，又 1539 岁，甲子朔旦冬至无余分。19 岁为 1 章，27 章 513 岁为 1 会。会者，日月交会一终也。81 章 1539 岁为 1 统，从子至辰，自辰至申，自申至子，凡 4617 岁为 1 元。元有三统，统有三会，会有 27 章，9 会而复元。1 章闰分尽，1 会月食尽，1 统朔分尽，1 元六甲尽。"其实这就是对《太初历》的概括说明。

《太初历》的日法为 81，规定一月有 $29\frac{43}{81}$ 日，即 $\frac{2392}{81}$ 日。月是月相变化周期的时间，古人以十二月为一年，大约有 354 天，而将太阳在天球上运行的周期称作岁，岁约 $365\frac{1}{4}$ 日，这就是四分历的来源。季节变化是随太阳的运行改变的，古代历法又以月为年的单位，一年十二月与太阳运行周期的岁相差 12 天。为了解决这个日月纪年历法不同步的现象，于是采用了置闰月的方法。这就是古人说的"以闰月定四时成岁"。《太初历》以 19 年 7 闰为闰周，故：

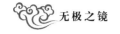

$$1 年 = [[12 \times 19] + 7] \div 19 \times \frac{2392}{81} = 365\frac{385}{1539}$$

根据《太初历》推算，经过 19 岁的周期，朔旦冬至将回复到同一天，是为"闰分尽"，故以 19 岁为 1 章。经 27 章是日月交会的周期，故称为 1 会。经 81 章的周期，朔旦冬至回复到同一天的夜半，这就是"甲辰朔旦冬至无余分"，称为 1 统。经过三统，即"从子至辰，自辰至申，自申至子"，朔旦冬至又回复到及甲子日的夜半，这就完成了从甲子到甲子的全过程，故称 1 元。《太初历》的大略内容就是如此。与古六历之《颛顼历》相比较，《太初历》以日法为 81 分，及一年为 $365\frac{385}{1539}$ 日都稍微显大。但从总体上说，其历法的制定、天文数据及运算推步方法，在当时都是相当科学的，并建立了后世历法的范例。因此，这部历法施行了长达 183 年之久。

而杨雄的《太玄》体系，就是直接吸收了西汉及其以前古六历的天文学成果，实质上就是古盖天论的天文思想。杨雄开始接触天文学术的时候是从盖天论开始的，后来逐渐转向了浑天论。但是按照我们前面的分析，所谓浑天论只不过是盖天论的观天测星的一个手段而已（另一个手段是观天测影），还是为盖天论服务的。可惜杨雄并不明白这个关系，甚至后来还提出了一个所谓"难盖天八问"，实在是令人匪夷所思。

在《隋书·天文志上》中，就有"杨雄难盖天八事，以通浑天"的记事。我们就来看一看杨雄的八难是如何问难的。

这其中最难回答的是二难、五难、六难。

二难：春秋分之日正出在卯，入在酉，而昼漏五十刻。即天盖转，夜当倍昼。今亦五十刻，何也？

五难：周天二十八宿，以盖图视天，星见者少，不见者当多。今见与不见等，何出入无冬夏，而两宿十四星当见，不以日短故见有多少，何也？

六难：天至高也，地至卑也。日托天而旋，可谓至高矣，纵人目可夺，水与景不可夺也。今从高山上以水望日，日出水下，影上行，何也？

如果按照七衡图的青图来看，确实是如杨雄所说，但是盖天论有一个最基本的时空概念，那就是"天圆地方"概念。"地方"有两种含义，一是地平面是方形，二是方向（如罗盘的 24 山向）。如果按照 24 边形来看，就不是这个结果了，而春秋分之时完全可以等分昼夜。再者，盖天论的那副七衡图是太阳围绕地球旋转的地心天象图，是从太阳系以外的视角看太阳运动，不是从地面的视角看太阳运动，而春秋分之晷影长度为冬至与夏至晷影长度的一半的这个事实，已经说明了从地面看太阳运动的实际轨迹。所以说，杨雄的二难不成立。

同样，因为盖天论七衡图是太阳围绕地球旋转的地心天象图，是从太阳系以外的视角看太阳运动，不是从地面的视角看太阳运动，可以说七衡图是一个立天象体图，所以观察者视角出发点不同，参照系也不同，用地面青图套天上太阳七衡图就变得不切合实际。而从地面看天是呈扇形角度发散的，这样就可以看到一半天度的二十八星宿（十四宿）。杨雄还认为，为什么即使站在山顶上看日出太阳也是从地平线以下升起，是盖天论无法解释的难题。实际上，两条平行线无限向远方延伸，在人类的视角中，看到的是两条平行线在视力的尽头相交在一起，而事实却是平行，这是人类视力的局限性所导致的。可见杨雄的五难、六难也不成立。

还有三难，杨雄是针对依据《周髀算经》盖天论而作的星图（盖图）的所谓弊病而发难的，分别是一难、四难、八难。

一难：日之东行逝黄道，昼夜中规。牵牛距北极南百十一度，东井距北极南七十度，并百八十度。周三径一，二十八宿周天当五百四十度，今三百六十度，何也？

四难：以盖图视天河，起斗而东入狼、弧间，曲如轮。今视天河直如绳，何也？

八难：视盖橑与车辐间，近杠毂即密，益远益疏，今北极为天杠毂，二十八宿天橑、辐，以星度度天，南方次地星间当数倍。今交密，何也？

我们知道，盖图是以北极为中心，采用类似极投影的方式，将曲面天球上的星象绘制在一平面上的星图。第一难是说，在盖图上东井与牵牛之间的

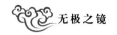
直线距离为180°，杨雄以为这两者之间的弧线距离的 3 倍（即二十八星宿周天度）就应为 180×3=540°（以周三径一计算）。这是杨雄对盖天图投影方法的误解，是错误的责难。银河在天上直如线，在盖图上却曲如轮，这么明显的现象古人不会视而不见的，这是因为投影时星位的变异造成的，越是南方的星宿，其变形就越大。这也从侧面证实盖天论七衡图的青图和黄图是立天地心天象图的投影图。

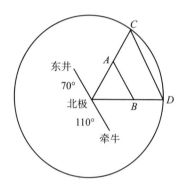

还有两难，分别是三难和七难。

三难：日入而星见，日出而不见。即斗下见日六月，不见日六月。北斗亦当见六月，不见六月。今夜常见，何也？

七难：视物近则大，远则小。今日与北斗近我而小，远我而大，何也？

由盖天图可知，北斗总是在天中之北的一定范围内围绕北极旋转，盖天论完全可以解释北斗每夜常见。杨雄将北斗与太阳在同一方向以后的半年（如日入之时，北斗在北极之西等），以及北斗与太阳在相反方向以后的半年（如日入之时，北斗在北极之东等），分别称为"斗下见日"和斗下"不见日"，并认为它们应分别是北斗不见与北斗见的半年，这就是杨雄的强词夺理了。至于第七难，是说盖天论认为北极距离人有时比太阳远（夏至前后），有时比太阳近（冬至前后），为什么总是太阳大而北极附近的星小呢？因为盖天论认为，在视觉效应上，太阳要比北极附近的星大得多，太阳即使距离人远些，太阳还是比星大；星即使距离人近些，星还是比太阳要小。

由以上分析可知，杨雄对盖天论的所谓八难，都是一些误解或不明白的东西。而这八难是杨雄由盖天论转向浑天论的转折点，这就说明，杨雄的所谓转变是错误的。本来浑天论就是盖天论时空范围的扩大而已，就是从观天测影（观天测日月）到观天测星的延伸，而观天测星是坐标系，只是观天测影的工具之一而已。从黄帝与颛顼创盖天论、浑天论的时候就明确的问题，后世却自作聪明，聪明反被聪明误，最后就是非不清了。而杨雄在摹拟着古盖天论的《周易》以作《太玄》的同时，又问难着古盖天论，也算是一朵奇葩了。

《太玄》历法

杨雄的《太玄》体系是吸收了西汉《太初历》及以前古六历的盖天论学术成果而建立起来的。杨雄的本意是摹盖天之《周易》，以作浑天之《太玄》，但最后却成就了盖天的《太玄》。虽然杨雄在《太玄》中处处不离"浑天"一词，但通过我们前面分析的"盖天八难"已经说明了问题的实质。

《太玄》主要是吸收了《太初历》的历法成果。由太阳回归年的近似值可知，《太初历》《三统历》等历法都属于盖天论的四分历系统。而《太玄》实质上就是一部与《太初历》相应的历法。杨雄说："太玄者，其用自天元推一昼一夜阴阳数度律历之纪，九九大运，与天终始，故《玄》三方、九州岛、二十七部、八十一家、二百四十三表、七百二十九赞，分为三卷，日一二三，与《太初历》相应，亦有颛顼之历焉。"天元是指以阴历十一月为正月的周历，儒家以周历得天之正道，故称天元，也称天正。《太玄》81首的方、州、部、家四重之间皆为三进制，因而有三方、九州岛、二十七部、八十一家，将27首分为一卷，故有三卷。这个81首体系，是依据《太初历》编排出来的特殊历法。

在《玄首都序》中，杨雄说："以一阳乘一统，万物资形，方、州、部、家三位疏成，曰陈其九九，以为数生，赞上群纲乃综乎名，八十一首岁事成贞。"一阳指冬至，古人以冬至之气，阳气开始萌生，故以一阳为冬至。《太初历》的三统，分别以甲子朔旦冬至，甲申朔旦冬至，甲辰朔旦冬至开始，是为"一阳乘一统"，三统之后又复于太初。这段话说明《太玄》既是《太初历》三统的精华概要，是一岁的表现。

那么，《太玄》81首究竟是怎样表现一岁的时间与空间的呢？杨雄有两

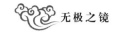

种说法。《玄图》的说法是："玄有六、九之数，策用三六，仪用二九，玄其十有八用乎？泰积之要始于十有八策，终于五十有四，并始终策数半之为泰中，泰中之数三十有六策，以律七百二十九赞，凡二万六千二百四十四策为泰积。七十二策为一日，凡三百六十四日有半，踦满焉以合岁之日而律历行，故自子至辰，自辰至申，自申至子，冠之以甲，而章、会、统、元与日食俱没，玄之道也。"《黄帝内经》认为，天以六为节，地以九为制，这就是"玄有六、九之数"。策象天数，地以天为仪而匹配之，人以天地为法，因此，策数始于 6×3=18，终于 54，始终相加为 72 策，代表 1 日，而《太玄》以两赞为一日，每一赞则为 36 策。81 首的 729 赞，则有 729×36=26244 策，这就是所谓泰积（太极）之数。以 72 策为一日，则有 26244÷72= $364\frac{1}{2}$ 日，外加赢、踦两赞所合一日，则有 $365\frac{1}{2}$ 日，从而与一岁的日数相近。由于《太初历》的基本计时单位是岁，而 81 首又具有终而复始的特性，所以杨雄说"踦满焉以合岁之日而律历行"，章、会、统、元皆与之一同流逝。这种用卜筮的策数来说明 81 首所代表的一岁时间，这是历数思想的体现。

另一种说法是以两赞为一日，81 首的 729 赞，加赢、踦两赞，共为 731赞，而合 $365\frac{1}{2}$ 日。两赞代表一日有昼夜之分，前一赞为昼，后一赞为夜。因此，一首九赞除代表四个昼夜外，还余一赞，所余之赞又与次一首的第一赞相配合为一昼夜，这样，前一首第一赞代表昼的话，后一首第一赞一定代表夜。而凡是第一赞为昼的首，皆处于奇数位置；凡是第一赞为夜的首，皆处于偶数位置。杨雄以处于奇数位置的首为阳家，以处于偶数位置的首为阴家。阳家凡居于奇数位置的一、三、五、七、九赞皆为昼，凡处于偶数位置的二、四、六、八赞皆为夜。因此，81 首的赞与时间的关系，如同历法是有规律可循的。由于《太玄》同《太初历》一样，以阴历十一月冬至为一年之始，所以杨雄说 81 首是一部"自天元推一昼一夜阴阳数度律历之纪"的特殊纪年历法。

根据两赞准一日，而第一首的第一赞代表冬至白昼，可以通过一定算式求得 81 首的任何一赞距离冬至日的时间距离，以及是昼是夜。其计算方法见《太玄·玄数》："求表之赞，置玄姓去太始策数减一而九之，增赞，去玄数半之，则得赞去冬至日数矣，偶为所得日之夜，奇为所得日之昼也。"根据这段话，可得出如下公式：

$$[（X-1）\times 9 + Y] \div 2$$

X代表某一位的位数，Y代表增赞策，[ ]括号内表示"置玄姓去太始策数减一而九之，增赞"。因每首九赞，所以乘9。这样，可知所求之赞在729赞中的数位。因两赞代表一日，除以2，自然就得到了该赞距冬至的日数。因此，用此公式可推知出任何一首任何一赞距冬至日的时间。试以第55首"☷"为例，求该首第2赞：

$$[（55-1）\times 9 + 2] \div 2 = 244$$

可知此赞已经距离冬至日第244日，又为偶数，可知此赞当属夜。

但是，根据这个公式，求当昼的赞距冬至日数，所得结果却不是奇数，而是一个分数。如求第55首的第三赞距冬至的日数，得到的数值是$244\frac{1}{2}$。其余凡处于昼的赞，无不是如此。这是因为凡是当昼的赞，经（X+1）×9+Y的计算后，都必然是一个奇数，而任何奇数都不可能被2整除，只能得出一个带分数的数值。因此，《玄数》关于计算距冬至日数，及其昼夜的公式并不尽然。

《太玄》是一部特殊的历法，还可从81首的首名排列顺序与卦气说关于64卦的排列顺序完全一致得到说明。前面我们已经证明了64卦源于古盖天论的七衡六间图，说明64卦系统就是盖天论系统历法的一种表现形式。卦气说中具有代表性的就是"六日七分"说，它以64卦分主一年365天，以坎、震、离、兑四卦为方伯，代表春、夏、秋、冬四季，每卦六爻，四卦二十四爻，分主二十四节气，其余60卦，每卦值六日七分。此说的主要代表是京房，据孟康《汉书·京房传》说，六日七分说是以80为日法。因而：$60\times 6\frac{7}{80} = 365\frac{1}{4}$日，这个数值较《太初历》的数值更为精确。卦气说为了使64卦的卦名与一年的季节相应，于是将64卦的卦序作了重新安排，以"中孚"卦起，以"颐"卦而终，用以表示一年的周期。

《太玄》81首的排序，就是根据卦气说而来的。范望在注释《太玄》时说，太玄"每首值四日有半，起于冬至，终于大雪，准易卦气值日之序而命其命"。因而，不仅81首排列与卦气说64卦卦序完全一致，而且81首之名

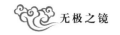

取义与64卦卦名含义也存在惊人的一致。卦气说第一卦为"中孚"卦,《周易正义》说:"信发于中谓之中孚。"81首第一首取名"中",《玄首》释之:"阳气潜萌于黄宫,信无不在乎中。""中"首之名取义"中孚"甚为明显,其中"黄宫"就是十二律吕中对应冬至的"黄钟"。卦气说最后一卦为"颐"卦,其名有养人之义,81首的最后一首取名"养",与"颐"有养人之义正相通。有句成语叫做颐养天年,正是此意。

81首中其他各首的首名与相应卦气说的卦名,无一不是如此。如卦气说有"复"卦,81首就有"周"首;卦气说有"升"卦,81首就有"上"首;卦气说有"蒙"卦,81首就有"童"首;卦气说有"益"卦,81首就有"增"首;卦气说有"解"卦,81首就有"释"首;卦气说有"革"卦,81首就有"更"首;卦气说有"困"卦,81首就有"穷"首;诸如此类。可见,《太玄》明显就是摹拟《周易》而成,但81首的排列却与《周易》不同,而同于当时流行的卦气说。

杨雄的《太玄》正因为是摹《易》而成,所以也就注定了《太玄》永远附属于《周易》。无论是从历法方面,还是从数术方面来说,都无出其右。同时,杨雄的宇宙观由盖天论向浑天论的转变,也说明了他根本就不懂得《周易》的精髓所在,这也是他的《太玄》在历史上昙花一现,最终散灭于岁月尘烟之中的原因。充其量可以说,杨雄只是历史上万千注解《周易》的作者之一,而他的《太玄》也只是一部注易之书而已,仅此而已。

第七　十月河图历法

河洛考古

　　河图、洛书，简称"河洛"，又称"图书"。我们现在所谓的图书，即源于此处。在古中国的历史上，河图洛书是文明的源头之一。清以前的多数学术大家们基本上都是赞成河洛存在的客观性的，清代黄宗羲将河图洛书当成了地图方志之类的东西，直到顾颉刚在《三皇考·河图洛书的倒坠》一文中言之凿凿地否定了河洛的真实性，并企图结束 900 余年对河洛的真假之争。

　　1987 年，凌家滩考古发掘的 87M4 墓内出土的玉器有玉版（刻着原始八卦图）、玉龟、玉勺、三角形玉饰、玉人头饰、玉管、玉璜等，尤其是玉龟的上下腹甲夹着玉版，这和《黄帝出军诀》记载的"元龟衔符"、《尚书中候》记载的"元龟负书出"、《龙鱼河图》记载的"大龟负图"等的神话故事完全契合，而经碳 14 年代测定确认凌家滩遗址的年代距今为 5580±195 年。1997 年，安徽阜阳双古堆西汉汝阴侯夏侯灶墓发掘出土了"太一九宫占盘"，其图案与洛书完全相同，"太一九宫占盘"九宫的名称和各宫节气的日数与《灵枢·九宫八风》完全一致；其年代为汉文帝七年（公元前 173 年），该漆木占盘已有两千多年的历史。而《灵枢·九宫八风》记载了太一（即太乙，北辰之神）一年中游九宫的学说，与八节相配："太一常以冬至之日，居叶蛰之宫四十六日，明日居天留四十六日，明日居仓门四十六日，明日居阴洛四十五日，明日居天宫四十六日，明日居玄委四十六日，明日居仓果四十六日，明日居新洛四十五日，明日复居叶蛰之宫。曰冬至矣。"另外，长沙马王堆汉墓出土的《帛书周易》，邓秋柏在《帛书周易校释》中认为西安半坡陶器装饰图和《元君庙仰韶墓地》之图版 166 号图就是原始的河图洛书。这些铁证都确立了河洛就是古中国文明与文化之源。

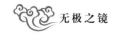

阴 洛 立夏 四 东南方	上 天 夏至 九 南 方	玄 委 立秋 二 西南方
仓 门 春分 三 东 方	招摇 五 中央	仓 果 秋分 七 西 方
天 留 立春 八 东北方	叶 蛰 冬至 一 北 方	新 洛 立冬 六 西北方

其实，除了考古证据之外，在各类先秦古籍中都有论述。在先秦古籍中，《系辞传上》说："河出图，洛出书，圣人则之。"《尚书·顾命》中写康王继位的陈设："大玉、夷玉、天球、河图在东序。"汉代孔安国为此作传："河图八卦、伏羲王天下，龙马出河，遂则其以画八卦，谓之河图。"《礼记·礼运》曰："故天下不爱其道，地不爱其宝，人不爱其情，故天降膏露，地出醴泉，山出兵车，河出马图。"唐代孔颖达注曰："龙马负图从黄河出，神龟负书从洛水出。"《礼记·礼运》还记载："天降膏露，地出醴泉，山出器车，河出马图，凤凰麒麟皆在郊棷，龟龙在宫沼，其余鸟兽之卵胎，皆可俯而窥也。"《论语·子罕》说："凤鸟不至，河不出图，吾已矣夫。"另外，《庄子》《孟子》《墨子》《管子》《太玄》《史记》《汉书》《淮南子》《山海经》等均有河图洛书的记载。如《墨子·非攻》说："天命周文王伐殷有国。泰颠来宾，河出绿图，地出乘黄。"《淮南子·俶真训》作："古者至德之世，贾便其肆，农乐其业，大夫安其职，而处士修其道。当此之时，风雨不毁折，草木不夭，九鼎重味，珠玉润泽，洛出丹书，河出绿图。"《管子·小匡》说："昔人之言受命者，龙龟假河出图，洛出书，地出乘黄，今三祥未有见者。"《太玄·玄图》说："一与六共宗，二与七为朋，三与八成友，四与九同道，五与五相守。"《太玄·玄数》还将河图数字与五行方位配合了起来，说"三八为木，为东方，为春，日甲乙"，"四九为金，为西方，为秋，日庚辛"，"二七为火，为南方，为夏，日丙丁"，"一六为水，为北方，为冬，日壬癸"，"五五为土，为中央，为四维，日戊己"。

洛书的数字序列在《大戴礼记·明堂》中也有记载，其堂室是按洛书数排列的，它们是"二九四，七五三，六一八"。

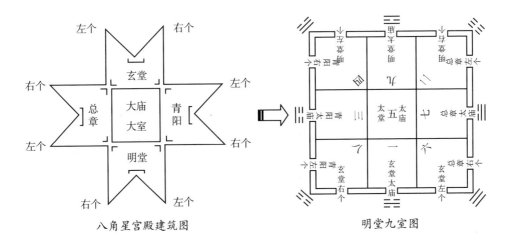

八角星宫殿建筑图　　　　　　明堂九室图

此外，纬书中有关河图洛书的种类也极多，如《河图纬》《河图扩地象》《河图始开图》等 37 种，洛书纬有《洛书甄曜度》《洛书灵准听》等 9 种。

河洛文明在考古学编年史中，从新石器时代早期的磁山—莪沟—裴李岗文化；中经仰韶—龙山—二里头文化，开始进入三皇五帝时代，直至夏王朝建立；到青铜时代繁荣的郑州二里岗（商）—周王洛阳城。自距今 8000 年绵延至距今 3000 年，中间从没有中断。今之汉文化即以河洛文明的历史基因为传统，不断繁衍与生发，最后形成庞大的中国古文明、文化体系。

十月太阳历

为什么说河图、洛书是中华文明之源呢？因为河洛源于古盖天论，源于衡间图（三横二间图、五衡四间图、七衡六间图）。河洛与易经系统同源同流，互相辉映，它们共同创造了灿烂辉煌的中华古文明。

上古十月太阳历在古中国的历史舞台上，以变异的形式存在于各种文明与文化形式中，例如河图、天干。后来随着历史的变迁，战乱兵燹，朝代更迭，中原大地上的一些古文明成果逐渐散落四夷，由于四夷文明的落后，所以才可以完整的保存好中华古文明的文明基因，历经数千年而没有大的变化。最终，在今天被我们重新发现。

20 世纪 80 年代，陈久金、刘尧汉、卢央等人在彝族聚居区发现了所

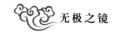

谓的彝族十月太阳历，并认为伏羲、苌宏、鹖冠子、落下闳，甚至杨雄都是巴人（彝族人），理由之一是这些人的姓氏怪异，其二是这些人在巴蜀大地生活过，就认为这些人都是巴人，其实这种论证根本就靠不住。公元前1054年武王伐纣之时，巴蜀之人在周武王的军队前面载歌载舞，藤盾竹剑，作为武王伐纣的急先锋。那时的巴蜀之国就是周王朝的附属小国，那么周王朝的古文明及文化不可能不影响甚至统治着这些四夷之国，甚至包括明夷之国（朝鲜），而历法又是王朝统治的重要标志，所以巴蜀之国按照十月太阳历、阴阳五行八卦等文明基因衍生文化也是必然的。这些古文明基因在中原大地上衍化出天文、宗教（道、儒）、太乙、奇门、六壬、斗数、五运六气、古中医、六爻、堪舆、四柱、兵法等文明内核以及相应的文化气场，如建筑、水利、文学、农业、军事、政治、民俗等，无处不浸淫着中华古文明的神髓，无处不刻画着中华古文明的印记。而这个文明基因在四夷之国却以古老的形式保存下来，纵使经历了数千年的岁月洗礼，依旧是那么古朴、简单、真实，这也说明了四夷之国文明的相对落后。

其实，在中原的四周，如南蛮、北狄、东夷、西羌这些现在称作少数民族的华夏子孙，在上古时代都曾是中原大地古文明的一支，随着文明更替，他们逐渐就被主流历史所淡忘。在中国南方的民族，如苗族、瑶族、水族、畲族、侗族、仫佬族等，皆以盘古为始祖。在中国的广西、广东、湖南三省相邻的地区（桂东：贺州、钟山、富川、恭城；粤北：连州、连南、连山、乳源；湘南：江华、江永）的瑶族同胞都过"盘王节"，"盘王"也就是盘古。盘古和伏羲等三皇五帝都是上古的人文始祖。

再如水族的《水书》，其中所记录的天象历法资料，如二十八宿、八卦、九星、日月五星、阴阳五行、天干地支、六十甲子、四时五方、七元历制以及水历正月建戌等内容，这些古文明无不闪耀着中华古文明的智慧之光。水族的这些数术历法与中原文明几乎是完全相同，只是在年正月建有所不同，汉历中夏历建寅正月、殷历建丑十二月、周历建子十一月、秦历建亥十月，而水历建戌九月。秦历称年正亥月为端月，水历也称年正戌月为端月，戌月正是天门之所在，水族视端节为汉历的春节为一年之始。秦历采用的是古六历之颛顼历，可见水历正是从秦历继承的颛顼之古历。

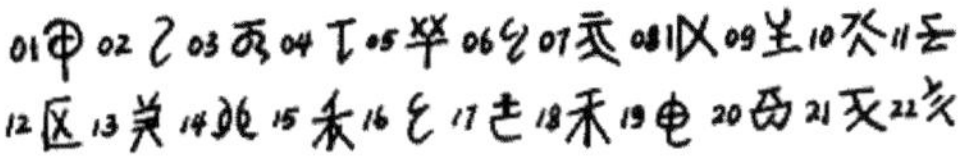

ㄖㄧ 02 ㄥ 03 西 04 丁 05 半 06 ㄌ 07 ㄚ 08 以 09 ㄊ 10 乜 ⑪申⑩

12 区 13 ㄒ 14 ㄋ 15 ㄓ 16 乇 17 ㄹ 18 禾 19 电 20 西 21 ㄤ 22 亥

汉义	水音	汉中古音	汉上古音	汉义	水音	汉中古音	汉上古音
甲	ʂa:p⁷	kap	keap	丑	su³	ţhieu	ţhiəu
乙	ʔjat⁷	iêt	iêt	寅	ji²/jin²	jiên	ʔiən
丙	pjeŋ⁵	piên	piaŋ	卯	ma;u⁴	mau	meəu
丁	tjeŋ⁵	tiên	tieŋ	辰	sən⁴	ziên	ziən
戊	mu⁴	mau	meəu	巳	ɕi⁴	ziə	ziə
己	ɬi¹	kiə	kia	午	ŋo²	ŋu	ŋa
庚	geŋ⁴	kên	keaŋ	未	mi⁴	miwəi	miəi
辛	ɕin¹	siên	sien	申	sən¹	ɕiên	ɕien
壬	ŋum²	nziêm	ŋiən	酉	ju⁴	jiəu	ʔiəu
癸	ɬui³	kiwi	kiwêi	戌	hət⁷	siuet	siwêt
子	ɕi³	tsiə	tsiə	亥	xa:i³	ɤ o i	ɤe

方位:	东	东南	西	西北	南	西南	北	东北
八卦:	震	巽	兑	乾	离	坤	坎	艮
地支:	卯	辰巳	酉	戌亥	午	未申	子	丑寅
读音:	tsən⁶hun⁵	toi⁵		ten²	li²	fən¹	ɧha:ⁱ ŋ	gəːⁱ⁵

水族关于天干地支、八卦的发音与汉中古音相似

在十二属相与地支相配方面，少数民族与汉族也是基本相同的。如维吾尔族以"鱼"代"龙"，黎族以"虫"代"鸡"，西双版纳傣族以"象"代"猪"，以"蛟"或"大蛇"代"龙"，其余皆与汉族相同，而德宏地区傣族则与汉族完全相同。壮族、侗族、毛南、水族与汉族完全一样。这些例证都充分说明了中国之古文明在四夷之地都有遗存，只要我们深入挖掘、考古、整理，就肯定会恢复古六历的原貌。可见，中国南方以及中国西南的少数民族都是上古时代的遗民，所以如果要研究发掘上古时代的中华古文明遗迹，就不能忽视四夷之地，甚至包括亚洲的全部、欧洲、美洲、大洋洲、非洲等全球范围，又回到《山海经》时代了，因为《山海经》所论述的空间范围就是全球地理。

在黄道坐标系中，太阳的运动模型仅有一黄道环，如果要用此环反映四季五时等变化，只有将其分为几段弧长来说明，最常见的即以春秋二分与夏冬二至点分割黄道。如《隋书·天文上》中所记的盖图中绘有日行道，春行道色青，夏行道色赤，秋行道色白，冬行道色黑，四季之末，又各划出十八日，涂为黄色。从黄道坐标系上反映太阳在太阳系空间的运行轨迹，说明古人在观察日月地之间的视运动规律的同时，还在观测着日月五星之间的视运动规律，这样的五星模型与七衡六间模型相互结合，突出了太阳系（日月五星）运动变化与反映其变化对大地与人类影响的特点，共同构成阴阳五行的天象模型，达到"成变化之道，合阴阳之妙"的境界。十月

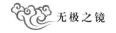

太阳历、五星五行历法、三十节气、天干、河图正是出于此坐标系。

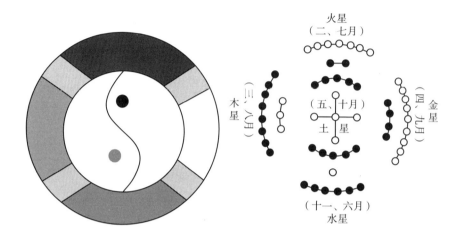

上古十月太阳历源于古盖天论的五衡四间图，把一年分为 10 个月，每个月固定为 36 天，这样，10 个月合计共有 360 天，余下的 5 ~ 6 天为"过年日"，也称"过十月年"。"过年日"放在岁尾，"过年日"过完后新的一年就开始了。平年的"过年日"是 5 天，全年为 365 天。每隔 3 年"过年日"就多加 1 天，这一天也就是闰日，这一年就是闰年，闰年为 366 天。这样一来，上古十月太阳历的一年的平均长度为 365.25 天，这与回归年（太阳年）的长度 365.2422 日非常相近。彝族人以朴素的形式将继承的上古十月太阳历以 10 种动物来表示月份：一月黑虎、二月水獭、三月鳄鱼、四月蟒蛇、五月穿山甲、六月麂子、七月岩羊、八月猿猴、九月黑豹和十月蜥蜴，所以十月历被彝族人称为"十兽历"。

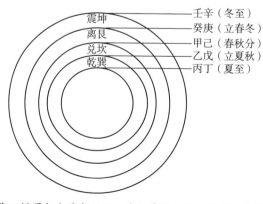
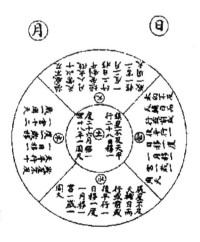

五衡四间图与十月太阳历、盖天黄道八卦、天干起源图

上古十月太阳历把一年分为五个季节，每季两个月。五个季节分别用土、铜、水、木、火来表示，每季分雌雄。这样，一年中的十个月分别称为：雄土、雌土、雄铜、雌铜、雄水、雌水、雄木、雌木、雄火、雌火。这种季节分法，正是古盖天论的分法，在《隋书》中的古盖天图就是这种历法季节划分。雄土月定为岁首，在夏至以后；雌火月定为岁末，在夏至以前。彝族人继承的十月太阳历属相顺序是从虎开始：虎、兔、龙、蛇、马、羊、猴、鸡、犬、猪、鼠、牛，这说明这个纪年年正是从寅正开始，而寅正是夏朝的历法。这说明彝族人继承的上古十月太阳历至迟在夏朝以前就已经施行了。

一个属相周为12天，三个属相周为36天，为一个月。三十个属相周（360天）为一年。上古十月太阳历以观测太阳运动来确定冬夏，以北斗星的斗柄指向来确定寒暑。当太阳运动到最南端时为冬至，到最北端时为夏至。而冬季（农历十二月）傍晚观测北斗柄正下指时为大寒，夏季（农历六月）傍晚北斗柄正上指时为大暑。大暑附近几天为岁首，过大年，彝族俗称"火把节"，日期是在汉族农历六月二十四（或者农历六月二十五）。这就是彝族"火把节"的来历。大寒岁末过小年，即"十月年"，也叫"星回节"，约在大寒前后，相当于汉族农历冬月下旬至腊月中旬这二十五六天之内，但有些地区以大寒为岁首过大年。因为上古十月历是以地球绕太阳的运动为周期，故称"太阳历"。

《管子》一书中有《幼官》和《幼官图》两篇。这两篇的题目，经学者考证，应作《玄宫》和《玄宫图》，现已成为定论。《管子》的三十时节是一种按12天为一节，把一年360天（不计闰）分为30节的节气安排。这两篇古文论述的就是河图十月太阳历法。

《周易·系辞传》说："天一地二，天三地四，天五地六，天七地八，天九地十。"北宋易学大家陈抟在《河洛理数·大易数妙义》中解释说："凡一二三四五六七八九十之数，乃天地四时节气也。"陈抟论定《系辞传》、河图中的十个数即是十个节气，这是在现存古籍中的明确论述。上古十月太阳历以十天干纪年纪月，《尔雅·释天》记载岁阳、月阳与十干对应，就是古太阳历的遗存：

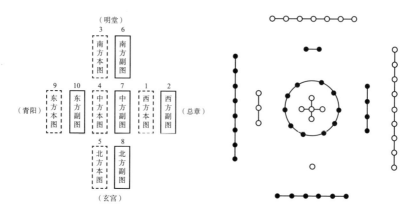

太岁在甲曰阏逢，在乙曰旃蒙，在丙曰柔兆，在丁曰强围，在戊曰着雍，在己曰屠维，在庚曰上章，在辛曰重光，在壬曰玄黓，在癸曰昭阳。——岁阳

月在甲曰毕，在乙曰橘，在丙曰修，在丁曰围，在戊曰历，在己曰则，在庚曰窒，在辛曰塞，在壬曰终，在癸曰极。——月阳

上古十月太阳历把一年分成 10 个月，每月 36 天，一年分 5 季，每季两个月为 72 天，这就是我国古代 36、72 这两个神奇数字的由来。上古十月太阳历与中国古文化有着深刻的渊源。仅以数字而言，36 与 72，常见于经、史、子、集，是中国传统中常用的成数。例如，秦始皇分天下为"三十六郡"，兵法韬略有"三十六计"等。彝族在传承十月太阳历的过程中起到了非常重要的作用，这一点是必须承认的。

1986 年，刘尧汉在楚雄武定县调查时，又发现了一部更为古老的大约有上万年历史的一种彝族传承的上古历法——上古十八月历法。上古十八月历法是：把一年分为 18 个月，每个月 20 天，这样合计共 360 天，另加 5 天祭祀日，全年 365 天。上古十八月历法也是一种太阳历。这个上古十八月历法与美洲玛雅人创立的玛雅 18 月历法有着惊人的相似性。1991 年 3 月，刘尧汉又从楚雄大姚县县华山乡全面获知上古十八月历法的内容，原来上古十八月历法中的 18 个月各有专名，一个月中的 20 天也各有专名。在这之前，世界上只知道美洲墨西哥发现有玛雅人创立的 18 月历法，被认为是美洲古老文明的标志之一。玛雅 18 月历一年 18 个月及每月 20 天也各有专名，这些专名的具体名称与彝族传承的上古十八月历法虽不相同，但日期却是一样的，而且中美洲秘鲁文明古国印加帝国也分别有十八月历和十月历这两种上古历法。所以很可能是：玛雅文化、古印加帝国文明的开创者正是古中国的史前初民。上古历史在这里又回到了《山海经》时代。

三十节气

我们形容时间一去不复返的时候，经常用到一个词：斗转星移。这个词就是来源于古盖天论中的北斗九星的月建术。北斗九星围绕北极星终年作匀速圆周运动，而北极星在漫长的时间跨度中也在做着缓慢的圆周运动，其中的区域《周髀算经》称为"北极枢"，这就是"斗转"。在古盖天论中一共有四个坐标系，黄道坐标系、赤道坐标系、地平坐标系和极坐标系。其中极坐标系是一个立体坐标系，这个坐标系的极点就是北极星，即上面所说的斗转之中心，坐标系的底面就是二十八星宿。北极星与二十八宿的空间位置是固定的，而观察者所在的地球处于其中，地球的自转以及围绕太阳的公转，还有月球及五星围绕太阳的旋转，都在这个坐标系中留下不同的以地球为中心的坐标。而黄道坐标系、赤道坐标系都是在极坐标系中产生的。二十八宿随斗转而产生的圆周移动，就是"星移"。我们看到许多古代的圆周图，中心都是北斗七星，或写有"招摇"二字（玄戈是斗九星的倒数第二颗星，最后一颗是招摇，那是一万年前的北极星象）；而圆周图的外周都会绘制左青龙、右白虎、南朱雀、北玄武的图像，或是直接绘制上二十八星宿，因为这是古盖天论的基本天体坐标系，这是大天象。

北斗授时历是古代的"星历"，它是以北斗星的斗柄指向来划分四季的。北斗授时历标度日地的天象关系时，以 12 天为一气，每月 3 气 36 天，全年分为 10 月 30 气，每季所含的气数就是河图外圈成数，河图是北斗授时历的日地历法图。随着古盖天论的衡间图由五衡四间图进化到七衡六间图，标度日月地天象关系时，以 15 天为一气，全年分为二十四节气，而洛书是北斗授时历的日地月历法图。《鹖冠子·环流》中说："斗柄东指，天下皆春；斗柄南指，天下皆夏；斗柄西指，天下皆秋；斗柄北指，天下皆冬。"《管子·玄宫》中解释为："东八、南七、西九、北六。"所以说："仲春为八、仲夏为七、仲秋为九、仲冬为六。"其含义是指东方春含八气共96 天，南方夏含七气共 84 天，西方秋含九气共 108 天，北方冬含六气共

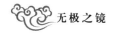

72天，全年共360天，这就是上古的十月太阳历，同时也是古河图的天象机制。

河图正是依据斗柄指向所定时节、历法而画成。具体而言，从"正"日始：

初昏时，北斗九星斗柄指向东方，为春，历时八个节气，九十六天。

初昏时，北斗九星斗柄指向南方，为夏，历时七个节气，八十四天。

初昏时，北斗九星斗柄指向西方，为秋，历时九个节气，一百零八天。

初昏时，北斗九星斗柄指向北方，为冬，历时六个节气，七十二天。

北斗九星斗柄一个周天，即一年360日。其余5.25日，即年之气余，三年一闰，五年二闰，十九年七闰。然而还是差之毫厘，所以日地月之间的调谐周期始终不能完整丝丝入扣，故产生阴阳五行之气的不相衔接，遂产生吉凶祸福、阴阳灾变、阳九百六等，在《天元玉册》中也有天地之气不相衔接的说法。

那么，上古十月太阳历的三十节气又是如何划分天地之气的呢？

四时	顺序	三十时节			二十四节气
春	1	地气发（正）	春	1	立春（正）
	2	小卯（正）		2	雨水（正）
	3	天气下（正、二）		3	惊蛰（二）
	4	义气至（二）		4	春分（二）
	5	清明（二）		5	清明（三）
	6	始卯（三）		6	谷雨（三）
	7	中卯（三）			
	8	下卯（三、四）			
夏	9	小郢（四）	夏	7	立夏（四）
	10	绝气下（四）		8	小满（四）
	11	中郢（五）		9	芒种（五）
	12	中绝（五）		10	夏至（五）
	13	大暑至（五、六）		11	大暑（六）
	14	中暑（六）		12	小暑（六）
	15	小暑终（六）			
秋	16	期风至（七）	秋	13	立秋（七）
	17	小酉（七）		14	处暑（七）
	18	白露下（七、八）		15	白露（八）
	19	复理（八）		16	秋分（八）
	20	始前（八）		17	寒露（九）
	21	始酉（九）		18	霜降（九）
	22	中酉（九）			
	23	下酉（九、十）			
冬	24	始寒（十）	冬	19	立冬（十）
	25	小榆（十）		20	小雪（十）
	26	中寒（十一）		21	大雪（十一）
	27	中榆（十一）		22	冬至（十一）
	28	寒至（十一、十二）		23	小寒（十二）
	29	大寒之阴（十二）		24	大寒（十二）
	30	大寒终（十二）			

春季，共包含8个时节，《管子·玄官》称为"八举时节"：

"地气发"。即《吕氏春秋》十二纪孟春的"地气上腾"。相当二十四节

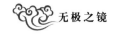

气之"立春"。

"小卯"。在出土的六壬式盘上，四季配十二辰，春季三月为寅、卯、辰，夏季三月为巳、午、未，秋季三月为申、酉、戌，冬季三月为亥、子、丑。其中子、午正好南、北相对，卯、酉正好东、西相对，《淮南子·天文》称为"二绳"。古代四时与四方相配，春季即当为东方，这里显然是以代表东方的寅卯辰春季三月。"小卯"是表示刚刚进入春季不久。

"天气下"。应即《吕氏春秋》十二纪孟春的"天气下降"。

"义气至"。天地之气可分为阴、阳二气，阳气是其大类，而养气则其细者。养气指长养之气，与秋季的"杀气"正好相反。《月令》季夏："毋举大事，以摇养气，毋发令而待，以妨神农之事也。"是说不可兴役，以妨人事农时。

"清明"。在 2 月 19 日至即日，比二十四节气之"清明"早，相当二十四节气之"春分"。"春分"在 2 月 16 日至 30 日，时间相近。这个节气，《淮南子·天文》作"清明风至"，可见"清明"是得名于"清明风"。"清明风"是《天文》篇"八风"之一。同书《地形》篇既提到这种"八风"，也提到另一种"八风"（略同于《吕氏春秋·有始》）。《天文》篇的"八风"各有所当时日："条风"（东北风）为 12 月 30 日，"明庶风"（东风）为 2 月 15 日，"清明风"（东南风）为 3 月 30 日，"景风"（南风）为 5 月 15 日，"凉风"（西南风）为 6 月 30 日，"间阖风"（西风）为 8 月 15 日，"不周风"（西北风）为 9 月 30 日，"广莫风"（北风）为 10 月 15 日。二十四节气的"清明"与这种"清明风"相差 15 天，三十节气则相差 30 天。古代"八风"配方似不尽相同，如《地形》的另一种"八风"，"条风"是东风，"景风"是东南风，与上述"条风"和"景风"相差皆为 4 天。"清明"从日期推算，应与东风相当。

"始卯""中卯""下卯"。原书合称为"三卯"。"卯"字含义同上"小卯"。

夏季，共包含 7 个季节，《管子·玄官》称为"七举时日"：

"小郢"。相当二十四节气之"立夏""小满"。但"小郢"在 4 月 7 日至 18 日，"小满"在 4 月 16 日至 30 日。前者比后者略早。

"绝气下"。"绝气"当指阴绝之气。过去阴阳家有"绝阴""绝阳"之一说。清代《协纪辨方书》引《堪舆经》谓四月戊辰日为"绝阴"，时日相近。

"中郢"。"郢"字含义同上，"小郢"，应指阳气更盛。

"中绝"。"绝"字含义同上"绝气下"，应指阴气进一步残绝。《吕氏春秋》十二纪仲夏"日长至，阴阳争，死生分"，即其义。"中绝"在 5 月 13 日至别日，与二十四节气之"夏至"相及。"夏至"在 5 月 16 日至 30 日。

"大暑至""中暑""小暑终"。原书合称为"三暑"。"三暑"是得名于"暑气"。《淮南子·地形》说："暑气多天，寒气多寿。""暑气"是与"寒气"相对，下冬季有相应的"三寒"，也是得名于"寒气"。这里的"三暑"比二十四节气之多出"中暑"，但三十节气的每个时节只有 12 天，三个时节共 36 天，只比二十四节气之"大暑""小暑"多 6 天。其中"大暑至"在 5 月 25 日至 6 月 6 日，与二十四节气之"夏至""大暑"均相及，应同"夏至""大暑"两名的含义。

秋季，共包含 9 个时节，《管子·玄官》称为"九和时节"：

"期风至"。相当二十四节气之"立秋"。《淮南子·天文》"八风"中的"凉风"当 6 月 30 日，为西南风，《吕氏春秋》十二纪"凉风至"在孟秋七月，时正相接。

"小酉"。"酉"字代表西方和秋季，与上文"卯"字代表东方和春季同。

"白露下"。在 7 月 25 日至 8 月 6 日，与二十四节气之"白露"相及。"白露"在 8 月 1 日至 15 日。又《淮南子·天文》"白露"作"白露降"，与《管子》接近。这种表示某气、某风或某种其他气候现象"至""下""降"的名称，皆是原始形式。

"复理"。指阴气复起。

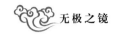

"始肃"。肃者，杀也。《吕氏春秋》十二纪孟秋"天地始肃，不可以赢"，仲秋"杀气浸盛，阳气日衰"。"节第"则应是"次第"之义。"始前"在 8 月 19 日至 30 日，相当二十四节气之"秋分"。"秋分"在 8 月 15 日至 30 日，时间相近。

"始酉""中酉""下酉"。原书合称为"三酉"，形式与春季的"三卯"同。"酉"字含义同上"小酉"。

"始寒"。相当二十四节气之"霜降""立冬"。《管子·四时》记四时之气，深秋初冬之气叫"寒气"。这里是指寒气开始下降。

冬季，共包含 6 个时节，《管子·玄宫》称为"六行时节"：

"小肃"。上文有"始肃"这里则有"小肃"和"中肃"。

"中寒"。应指寒气更盛。

"中肃"。与二十四节气之"冬至"相及。肃指寒冬肃杀之气。

"寒至""大寒之阴""大寒终"。原书合称为"三寒"。"寒至"与夏季"大暑至"相似。"寒至"在 11 月 25 日至 12 月 6 日，与二十四节气之"冬至""小寒"均相及，同"冬至""小寒"两名的含义。"大寒之阴"，当是大寒初起之日。"大寒终"，当是大寒终止之日，与上夏季"小暑终"相对。

从以上分析，我们可以看出上古十月太阳历的三十节气具有如下特点：

第一，它的四季是以"地气发""小郢""期风至""小肃"为起点，相当二十四节气的"四立"（立春、立夏、立秋、立冬）；而以"清明""大暑至""始肃""寒至"为中点，相一当二十四节的"二分二至"（春分、夏至、秋分、冬至）。中点以前的四个时节，一般两两相偶，表现二气交替上升，（如"小郢""绝气下"与"中郢""中绝""始寒""小肃"与"中寒""中肃"）。中点以后的时节，如果是三个，则这三个时节自为一组（如"三卯""三酉";如果是两个,则这两个时节连同中点自成一组("三暑""三寒")。

第二,这些节气的定名法,显然主要是根据表示阴阳消长的各种"气",如"地气""天气""义(养)气""绝气",以及与"阳气"有关的"小郢""中郢",与"绝气"有关的"绝气下""中绝",与"暑气"有关的"三暑",与"杀气"有关的"始肃""小肃""中肃",与"寒气"有关的"始寒""三寒";其次是根据方位及方位所当之风(风亦可视为气),如春季的四个"卯"和秋季的四个"酉",表示东风的"清明"和表示西南风的"期风",而很少根据具体的物候(只有"白露下")。这与二十四节气是不大一样的。二十四节气除"四立"与"二分二至",不少都是表示具体的物候或农时,如"雨水""惊蛰""谷雨""芒种""白露""寒露""霜降""小雪""大雪"。

三十节气与二十四节气既有对应关系,而在时间分配上又有一定差别(前者五个时节相当后者四个节气)。这种不同究竟应当怎样理解?原来它们是分别代表了中国上古时期两种不同的历法系统。二十四节气代表的是我们比较熟悉的"月令"系统,而三十节气则代表的是一种很少为人注意的"十月太阳历"系统。也可以说是代表两种不同的时空之气,二十四节气代表的是地气的洛书十二地支系统,称为"月令";三十节气代表的是天气的河图十天干系统,十月太阳历法系统,古人所谓的"四时五行",也称为"日令"。而天气与地气的时空差是 30 天。

关于"四时五行"之书,曾见于《汉书·艺文志·数术略》"五行类",有《四时五行经》二十六卷和《阴阳五行时令》十九卷。《管子》的《玄宫》和《玄宫图》,《周礼·地官·媒氏》疏引作《管子篇·时令》,原来应当就是这种时令。另外,除这两篇,《管子》中还有《四时》和《五行》两篇,属于同类。根据《五行》篇,《玄宫》和《玄宫图》的三十节气之所以是以 12 天为一节,乃是为了与五行相配。其中 1 至 6 节气为"甲子木行",7 至 12 节气为"丙子火行",13 至 18 节气为"戊子土行",19 至 24 节气为"庚子金行",25 至 30 节气为"壬子水行",五行各 72 日。

"四时五行时令"与"月令"不同,"月令"的特点是严格与月相配。后者可以《吕氏春秋》十二纪、《夏小正》和《月令》为代表。它们虽然有

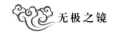

的也配五行，即春季为"甲乙木行"，夏季为"丙丁火行"，中央为"戊己土行"，秋季为"庚辛金行"，冬季为"壬癸水行"，但一年 360 天是按四季四分为 90 天各三个月，中央土行不占天数。这种时令是以实际应用的历法为主，只把五行当作点缀，不像上面那种时节是以实际历法契合五行。所以，"月令"采用的是一种严格按一月两节分配节气的方法，即二十四节气。

《玄宫》和《玄宫图》的上古十月太阳历（也可称四时五行时令）之三十节气按季节分配是春 8 气、夏 7 气、秋 9 气、冬 6 气，即原文所说的春季"八举时节"、夏季"七举时节"、秋季"九和时节"、冬季"六行时节"。这里我们提到的"五行配数"，也见于上述"月令"系统诸书。《月令》郑玄注说该篇以春、夏、中、秋、冬与 8、7、5、9、6 相配，这种数字代表的是"五行佐天地生物成物之次也"，即根据《易·系辞上》所说的"天一地二，天三地四，天五地六，天七地八，天九地十"，这些数字应与五行相配，"木生数三，成数八"，"火生数二，成数七"，"土生数五，成数十"，"金生数四，成数九"，"水生数一，成数六"。画出来的结果就是"河图"。

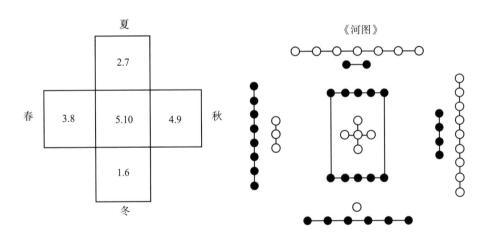

而河图中间的"五、十"又是上古十月太阳历源于古盖天论"测天度影"的结果。数字"五"，在新石器时代的甲骨文中被写成"╳"形，是立杆测影的晷影连线组成。古人以夏半年为阳，冬半年为阴；《周髀算经》说，夏至日出寅，立杆测影的晷影就指向申；日落戌，晷影指向辰。冬至日出辰，晷影指向戌；日落申，晷影指向寅。连接对点交叉线，得"╳"形，交点是立杆在地平面上的垂点，代表在地平面上的"五"，即"地数五"，而且居中宫之位。再说"天数五"，有两种形式，其一是"日出旸谷"为阳，立杆测影的晷影在西；"日入蒙谷"为阴，晷影在东。其二是，夏至太阳在北回归线，立杆测影的晷影在赤道内；冬至太阳在南回归线，晷影在赤道外。画交叉连线，得"✕"形。交点是立杆的顶点，象征天，是居空中的中宫之位，即"天数五"。天数五与地数五合而为十，中间的五是立杆测影之圭表四游。

五星五行历法

无论是古盖天论，还是浑天论，都认为"五星是五行之精"，这一观点在古籍中比比皆是，已经成为中国古文明中的基本概念。如同日月地运动形成基本的阴阳概念一样，已经变成古人在心底最深处沉淀的文明基因了。

在一个周天中，木星共顺行232日，逆行84日，留守49日，伏行33日。见行共365.25日，行度30.2273°（1次），加上伏行共398.7日，行度33.4563°。木星见1岁，行1次而后伏。从下图可见，在十月太阳历中，木星于三月、八月由远及近，然后逐渐进入下一循环周期。

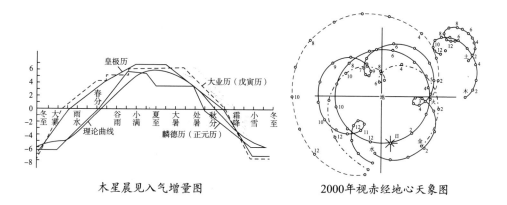

木星晨见入气增量图　　　　　2000年视赤经地心天象图

火星共顺行552日，逆行62日，留守20日，伏行146日。见行共634日，行度301度，加上伏行共780.5253日，行度415.2751度。火星于二月、七月由远及近，然后逐渐进入下一循环周期。

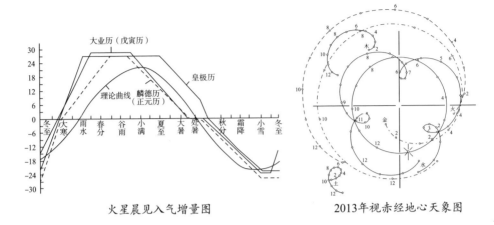

火星晨见入气增量图　　　　　　2013年视赤经地心天象图

土星顺行172日，逆行101日，留守67日，伏行38日。见行共340.0447日，行度5.232°，加上伏行共377.9355日，行度12.6853°。土星于五月、十月由远及近，然后逐渐进入下一循环周期。

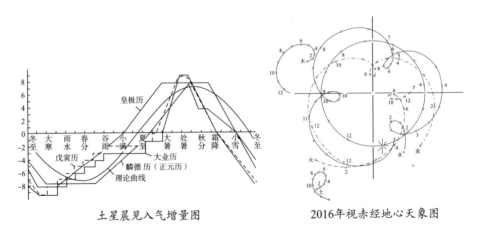

土星晨见入气增量图　　　　　　2016年视赤经地心天象图

金星晨夕共顺行457日，逆行12日，留守15.5日，伏行83日，伏逆行16日。见行共485日，行度485°。金星1复（晨夕见伏总数）：584.1298日，行度584.1298°。金星日行1°。金星于四月、九月由远及近，然后逐渐进入下一循环周期。

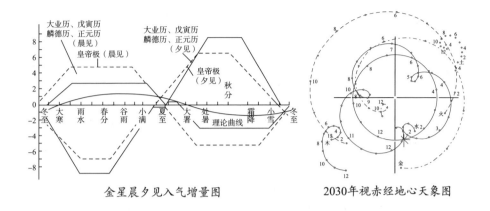

金星晨夕见入气增量图   2030年视赤经地心天象图

水星晨夕共顺行48日，逆行2日，留守3.5日，伏行38日，伏逆行24日。见行共54日，行度54°。水星1复（晨夕见伏总数）：115.91日，行度115.91°。水星日行1°。水星于一月、六月由远及近，然后逐渐进入下一循环周期。

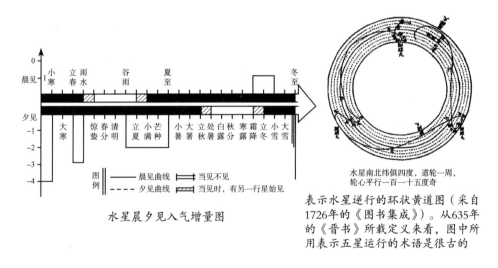

水星晨夕见入气增量图

水星南北纬俱四度，道轮一周，轮心平行一百一十五度奇

表示水星逆行的环状黄道图（采自1726年的《图书集成》）。从635年的《晋书》所载定义来看，图中所用表示五星运行的术语是很古的

水星每日一六时见玄武七宿，每年一六月见玄武七宿，每月一六日会日月于玄武七宿，故一六合水于玄武。

火星每日二七时见朱雀七宿，每年二七月见朱雀七宿，每月二七日会日月于朱雀七宿，故二七合火于朱雀。

木星每日三八时见青龙七宿，每年三八月见青龙七宿，每月三八日会日

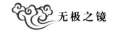

月于青龙七宿，故三八合木于青龙。

金星每日四九时见白虎七宿，每年四九月见白虎七宿，每月四九日会日月于白虎七宿，故四九合水于白虎。

土星每口五十时见四象之末，每年五十月见四象之末，每月五十日会日月于四象之末，故五十合土于四象之末，为中也。

综上所述，古盖天论的十月太阳历与五星五行历的完美体现，就是河图。它以十天干为量化标度，结合日月五星、二十八星宿，真实地体现了以地球在北极星二十八宿这个天地之极坐标系中位置为观察点的日月五星之运行轨迹及规律。阴阳数：甲一乙二、丙三丁四、戊五己六、庚七辛八、壬九癸十。五行数：甲三乙八木、丙二丁七火、戊五己十土、庚四辛九金、壬一癸六水；甲丙戊庚壬为阳，乙丁己辛癸为阴，这就是阴阳五行历法的全部。

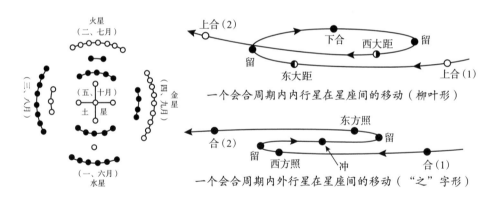

一个会合周期内内行星在星座间的移动（柳叶形）

一个会合周期内外行星在星座间的移动（"之"字形）

以上就是河图的起源。

河图象数

一、河图之象

河图用十个黑白圆点表示阴阳、五行、四象，其图为四方形。描述如下：

北方：一个白点在内，六个黑点在外，表示日月及辰星顺逆远近，五行为水，以玄武为象。

东方：三个白点在内，八个黑点在外，表示日月及岁星顺逆远近，五行为木，以青龙为象。

南方：二个黑点在内，七个白点在外，表示日月及荧惑顺逆远近，五行为火，以朱雀为象。

西方：四个黑点在内，九个白点在外，表示日月及太白顺逆远近，五行为金，以白虎为象。

中央：五个白点在内，十个黑点在外，表示日月及镇星顺逆远近，五行为土，以勾陈、腾蛇为象。

其中，单数为白点为阳，双数为黑点为阴。四象之中，每象各统领七个星宿，共二十八星宿。以上为"河图"。其中四象，按古人坐北朝南的方位为正位就是：前朱雀，后玄武，左青龙，右白虎。此乃象形之源也。

二、河图之数

1. 天地之数

河图共有 10 个数，1、2、3、4、5、6、7、8、9、10。其中 1、3、5、7、9 为阳，2、4、6、8、10 为阴。阳数相加为 25，阴数相加得 30，阴阳相加共为 55 数。所以古人说："天地之数五十有五。"即天地之数为 55，"以成变化而行鬼神也"。即万物之数皆由天地之数化生而已。

2. 万物生存之数

天一生水，地六成之；地二生火天七成之；天三生木，地八成之；地四生金，天九成之；天五生土，地十成之。所以一为水之生数，二为火之生数，三为木之生数，四为金之生数，五为土之生数。六为水之成数，七为火之成数，八为木之成数，九为金之成数，十为土之成数。万物有生数，当生之时方能生；万物有成数，能成之时方能成。所以，万物生存皆有其数也。

3. 五行之数

五行之数即五行之生数，就是水一、火二、木三、金四、土五，也叫小衍之数。一、三、五为阳数，其和为九，故九为阳极之数。二、四为阴数，其和为六，故六为阴之极数。阴阳之数合而为15数，故化为洛书则纵横皆15数，乃阴阳五行之数也。

4. 大衍之数

大衍之数50，即五行乘土之成数10，同时也是天地之数的用数。天地之数55，减去小衍之数5得大衍之数50，其中小衍为天地之体数，大衍为天地之用数。所谓"**大衍之数50其用49**"，就是用大衍之数预测的占筮之法。以一为体，四十九为用，故其用四十又九。

5. 天干交合之数

河图之数十，乃十天干之数也。交合之数为：一、六共宗，二、七同道，三、八为朋，四、九为友，五、十同德。正是万物生存之数。所以甲己合为一、六共宗，乙庚合为二、七同道，丙辛合为三、八为朋，丁壬合为四、九为友，戊癸合为五、十同德。十天干经交合之后，化为天干交合之五行，将河图五行之体化为天干五行之用，即五运。

6. 六甲纳音之数

天地之数55加上五行之数5，合化为60甲子五行纳音之数。十天干之阴阳五行与万物相交，同气相求，同声相应各发出12种声音，无声无音不计，按河图北、东、南、西、中成象五位五行30类阴阳60纳音。乃天地五行声音之数也。

三、河图之理

1. 河图左旋之理

坐北朝南，左东右西，水生木、木生火、火生土、土生金、金生水，为五行左旋相生。中心不动，一、三、五、七、九为阳数左旋；二、四、六、八、十为阴数左旋；皆为顺时针旋转，为五行万物相生之运行。我们知道，银河系等各星系俯视皆顺时针右旋，仰视皆逆时针左旋。故顺天而行是左旋，逆天而行是右旋。所以顺生逆死，左旋主生也。

2. 河图象形之理

河图本是日月五星之星炁图，其用为地理，故在天为象，在地成形也。在天为象乃日月五星、三垣二十八宿，在地成形则青龙、白虎、朱雀、玄武、明堂。天之象为风为气，地之形为龙为水。乃天星之运，地形之气也。所以四象四形乃纳天地五行之气也。

3. 河图五行之理

河图定五行先天之位，东木西金，南火北水，中间土。五行左旋而生，中土自旋。故河图五行相生，乃万物相生之理也。土为德为中，故五行运动先天有好生之德也。

4. 河图阴阳之理

土为中为阴，四象在外为阳，此内外阴阳之理；木火相生为阳，金水相生为阴，乃阴阳水火既济之理；五行中各有阴阳相交，生生不息，乃阴阳互根同源之理；中土为静，外四象为动，乃阴阳动静之理。若将河图方形化为圆形，木火为阳，金水为阴，阴土阳土各为黑白鱼眼，就是太极图了。此时水为太阴，火为太阳，木为少阳，金为少阴，乃太极四象也。故河图乃阴阳之用，易象之源也。易卜乃阴阳三才之显也。

5.河图先天之理

盖天黄道为先天，浑天赤道为后天。先天之理，五行万物相生相制，以生发为主。后天之理，五行万物相克相制，以灭亡为主。河图之理，土在中间生合万物，左旋动而相生，由于土在中间，相对克受阻，故先天之理，左行螺旋而生也。又，河图之理为方为静，故河图主静也。

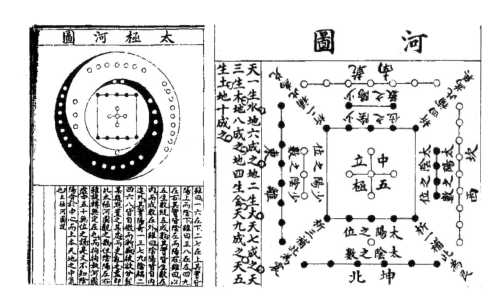

天干（一）

关于干支起源，隋朝肖吉撰写《五行大义》说："支干者，因五行而立之。昔轩辕之时，大挠之所制也。月令章句云：大挠采五行之精，占斗机所建也。始作甲乙以名日，谓之干。作子丑以名月，谓之支。有事于天则用日，有事于地则用辰。阴阳之别，故有支干之名也。"

在上古盖天论中，其最重要的天体模型就是衡间图。这个衡间图最开始是由夏至衡与冬至衡构成的二衡一间图，结合四时即构成四象（太阳、少阳、太阴、少阴）；后来发展至中间加一春秋分衡，就变成三衡二间图，结合八节之分，就构成盖天黄道八卦（先天八卦）；再发展至于春分与夏至之间加一立夏立秋衡，于秋分与冬至衡之间加一立冬立春衡，就构成了五衡四间图，这就是我们前面论述的上古十月太阳历，根据不同物候气候，每一个月份有一个名字，这就是天干；随着七衡六间图的完善，最后由古盖天图衍化出先天六十四卦。

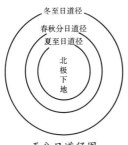

至分日道径图

夏至日道径二十三万八千里，
冬至日道径四十七万六七里，
春秋分日道径三十五万七千里

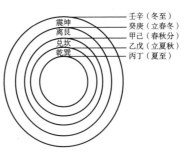

五衡四间图与十月太阳历、
盖天黄道八卦、天干起源图

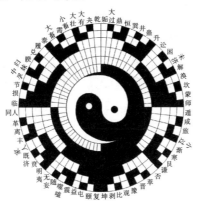

我们知道，太阳系是一个整体协调系统，日月在围绕地球旋转运动的时候，同时五星也在黄道内围绕地球作顺逆迟速远近的曲线运动。将木星在由远及近阶段产生的阳性性质定为甲木，将木星在由近及远阶段产生的阴性性质定为乙木；将火星在由远及近阶段产生的阳性性质定为丙火，将火星在由近及远阶段产生的阴性性质定为丁火；将土星在由远及近阶段产生的阳性性质定为戊土，将土星在由近及远阶段产生的阴性性质定为己土；将金星在由远及近阶段产生的阳性性质定为庚金，将金星在由近及远阶段产生的阴性性质定为辛金；将水星在由远及近阶段产生的阳性性质定为壬水，将水星在由近及远阶段产生的阴性性质定为癸水。从此，由五行性质

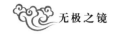

中区分出阴阳属性的十大天干，忠实地记录金、木、水、火、土五大行星对地球有规律变化的影响。故河图之图，即1与6北方水、2与7南方火、3与8东方木、4与9西方金、5与10中央土。此即黄道与五星运行的规律图谱。

　　如果我们假设地球静止不动，那么日月五星围绕地球运转一个太阳回归年周期，这就是地球在年月周期内的阴阳五行场效应；如果我们假设日月五星二十八宿是不动的，那么地球自转一圈就是一昼夜，这就是地球在日时周期内的阴阳五行场效应。如果日月五星各自走完自己的恒星年周期，对于地球来说这就是更大时空尺度的阴阳五行场效应，例如五运六气、章蔀纪元等。可见，阴阳五行还是阴阳五行，日月五星还是日月五星，只是因为参照系的原点不同，就构成了地球在年月日时四个时空层次上的阴阳五行力学效应。这是一切数术的基本天象机制，在更大的空间尺度上还有更大的阴阳五行力场，如五运六气中的大司天、三元九运、皇极经世等，这与历法中的历元就联系上了。而阴阳五行的矢量计算单位就是天干地支，可以说天干地支是阴阳五行的精华，是中国古文明的神髓核心所在。所以，我们用干支纪年纪月纪日纪时，通过太乙、奇门、六壬、神数、五运六气、四柱、六爻、堪舆等排盘模型，就可以模拟出不同时空点的全息信息。这里面包含的信息量极其丰富，上至天文，下至地理，中至人事纤毫，结合具体的时空环境，理论上无所不包，实际上就看个人的悟性与能力了。

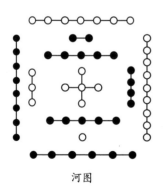

河图

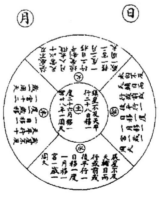

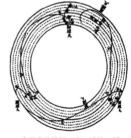

水星南北纬俱四度，道轮一周，轮心平行一百一十五度奇

表示水星逆行的环状黄道图（采自1726年的《图书集成》）。从635年的《晋书》所载定义来看，图中所用表示五星运行的术语是很古的

根据《汉书》《史记》《尔雅》《说文解字》等对天干的解释，我们可以看到，天干名词完全是对于物候的阴阳之气的描述：

甲：植物破甲之月

乙：屈曲生长之月

丙：天气明亮之月

丁：丁壮之月

戊：丰茂之月

己：纪识之月

庚：成熟之月

辛：更新之月

壬：怀妊之月

癸：揆度之月

按照司马迁《史记·律书》记载，甲、乙大致相当于丑月、寅月、卯月；丙、丁相当于辰月、巳月、午月；戊、己相当于未月；庚、辛相当于申月、酉月、戌月；壬、癸相当于亥月、子月。在甲至癸这十个时节中，每个时节都有相应的物候生长状态与天地阴阳二气升降变化。通过《史记·律书》和《汉书·律历志》的记载，可以证实十天干原本就是上古十月太阳历的十月之名，与《夏小正》相同。天干与地支的关系就是上古十月太阳历与十二朔望月历的关系，所以二者之间不能是简单的对应关系，而是在同一极坐标系下不同历法体系下的相互融合与完善的关系。天干与十月太阳历法及五星五行有关，365 天，称为岁；地支与月球 12 朔望月有关，354 天，称为年。天干地支 60 甲子是十月太阳历与十二朔望月历的调谐周期。

在先秦时期及其以前，十二地支称为十二辰或十二月，这是因为地支是十二朔望月周期的名称。而十天干在先秦时期并不称作十干，而是称作十日，这是为什么呢？其实原因很简单，因为十月太阳历法是三皇五帝时代的太阳历法，在《山海经·大荒东经》《山海经·大荒西经》中都有关于六座日入之山与日出之山的明确记载，而这恰恰正是古盖天图的七衡六间图在地表的投影。《连山》古历就是浑天赤道八卦的相荡相错而成六十四卦的天文历法系统，其实质就是上古十月太阳历。

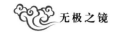
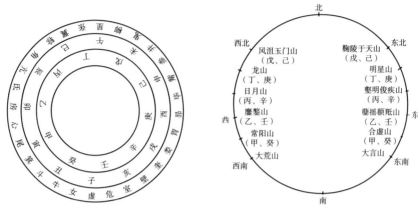

《淮南子·天文训》十干十二辰二十八宿对应图　　　《山海经》日入日出之《连山》太阳历
（略去五行生壮老部分）

天干（二）

天干化合五运。五运六气是古中医的理论渊薮，五运生五脏，六气成六腑，这是古中医"天地合气，命之曰人"的神创起源论，完全不同于达尔文的猴子进化论。而五运就来源于十天干的五合，即甲己化土，乙庚化金，丙辛化水，丁壬化木，戊癸化火。那么，天干五合的机理是什么呢？

十天干以十月太阳历为体（以阴阳为体），以五星五行历为用（以五行为用），十天干的五合是五行的进一步深化与升华。《素问·五运行大论》说："臣览太始天元册文，丹天之气，经于牛女戊分；黅天之气，经于心尾己分；苍天之气，经于危室柳鬼；素天之气，经于亢氐昴毕；玄天之气，经于张翼娄胃；所谓戊己分者，奎壁角轸，则天地之门户也。夫候之所始，道之所生，不可不通也。"

"所谓戊己分者，奎壁角轸，则天地之门户也。"奎壁，辰也，立夏也，阳气胜于阴气之时，故曰地户开，而己寄辰；角轸，戌也，立冬也，阴气胜于阳气之时，故曰天门开，而戊寄戌；所谓"候之所始"，乃地气物候之气象变化；"道之所生"，乃天道旋转之璇玑进退，即日月相推，五星轮回，顺逆迟疾，远近留守，光芒强弱。四象二十八宿乃日月运行之黄道坐标系。

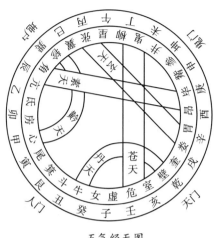

五气经天图

火星荧惑于牛女、奎壁顺行最速、最近、最芒，故曰"丹天之气，经于牛女戊分"。

土星镇星于心尾、角轸顺行最速、最近、最芒，故曰"黅天之气，经于心尾己分"。

木星岁星于危室、柳鬼顺行最速、最近、最芒，故曰"苍天之气，经于危室柳鬼"。

金星太白于亢氐、昴毕顺行最速、最近、最芒，故曰"素天之气，经于亢氐昴毕"。

水星辰星于张翼、娄胃顺行最速、最近、最芒，故曰"玄天之气，经于张翼娄胃"。

此即天干五运化合之天机，亦河图之天机，即甲己合土、乙庚合金、丙辛合水、丁壬合木、戊癸合火。也就是《素问·五运行大论》说的："甲己之岁，土运统之；乙庚之岁，金运统之；丙辛之岁，水运统之；丁壬之岁，木运统之；戊癸之岁，火运统之。"

月象纳甲。在《尔雅·释天》中说："月在甲曰毕，在乙曰桔，在丙曰修，在丁曰圉，在戊曰厉，在己曰则，在庚曰窒，在辛曰塞，在壬曰终，在

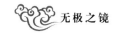

癸日极。"《尔雅》为西周武王之弟周公旦所作。我们知道，月球绕地运转一周，正好模仿太阳绕地一周，因为月球绕地运行一周，正好反射太阳光一个周期，所以二者有异曲同工之妙。一个月相周期中，分为十个阶段，即十个天干的天体位置，这是白道的十等分，而这又全息于黄道的十等分，即黄道也是具有十天干的天体位置。可见天干的本义是地球绕太阳运行一周形成的黄道上的十个不同天体位置，在地球上看黄道的这十段太阳的相对位置行度，即十月太阳历的本源。

古人早就知道，月球本身不发光，它靠反射太阳的光而发光。日月地三者互绕运行而形成以地球为中心的朔望月视运动，实际上月球的朔望与盈亏是以地球为中心参考系的太阳能量刻度与度量变化。即相对于地球来说，月球是反映太阳能量数量释放与收藏的度量表，是一面反映日月地旋机时空系统阳气释放与回收的镜子。《周易参同契》说："坎戊月精，离己日光。"戊己土指地球，日光照射到月球即是坎月离日之交，而形成朔望月之象，必须有媒介，这个媒介就是地球。

八卦纳甲法源于月象，如：初三，月为震象，一阳在下，黄昏时见西方庚地，故纳庚。初八，月为兑象，上弦，昏见南方丁地，故纳丁。十五，月为乾象，昏见甲地，故纳甲壬，甲壬阳之精也。十八，月亏为巽象，且没于西方辛地，故纳辛。二十三，下弦，月为艮象，且没南方丙地，故纳丙。三十，晦，月为坤象，且没于东方乙地，故纳乙癸，乙癸阴之精也。坎为月，离为日，月象乃日光推移。戊为中央阳土，坎中阳，故坎纳戊。己为中央阴土，离中阴，故离纳己。

月象由朔而弦、而望、而弦、而晦的整个循环周期就是朔望月周期，它是由日月地三体的复杂运动形成的时空周期。《素问·八正神明论》说："月始生则血气始精，卫气始行；月郭满则血气实，肌肉坚，月郭空，则肌肉减，经络虚，卫气去，形独居，是以因天时而调血气也。"《灵枢·岁露论》说："人与天地象参也，与日月象应也。故月满则海水西盛……至其月郭空，则海水东盛。"这里的月始生、月郭满、月郭空指的就是月象变化。古中医非常重视月象变化的规律对人体藏象经络气血的影响。《黄帝内经》的三体运动月象变化的时空周期及现代农历日期关系如下：

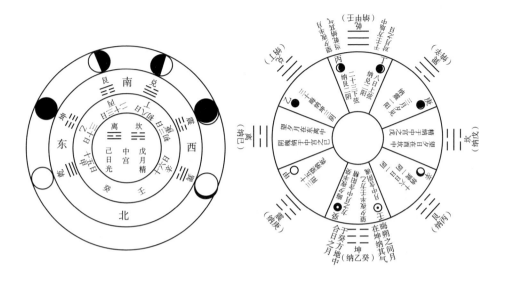

月象	月象满空（大小）变化节律			月象生死节律	
变化周期	月生	月郭满	月郭空	月生	月死
月象	新月、上弦	凸月、望、凸月	下弦、残月、朔	由朔变望	由望变朔
现代	约初二	约初十	约二十一	初一	十六至二十
农历日期	至初九	至二十	至初一	至十五	九、三十

　　月象纳甲时空系统是中国古人根据三体月象的逐日变化及朔月、初月、上弦月、望月、新残月、下弦月六种时空场的特征象位，根据日、月对地球所产生的力学作用而创造出来的。《周易参同契》说："三日出为爽，震受庚西方，八日兑受丁，上弦平如绳；十五乾体就，盛满甲东方。蟾蜍与兔魄，日月无双明。蟾蜍视卦节，兔魄吐生光。七八道已讫，曲折低下降。十六转受统，巽辛见平明。艮直于丙南，下弦二十三。坤乙三十日，东方丧其朋。节尽象禅与，继体复生龙。壬癸配甲乙，乾坤括始终。七八数十五，九六亦象应，四者合三十，易象索灭藏。八卦步列曜，运移不失中。"这里指明了月象与天干、八卦的时空关系。

　　《周易参同契》的主要内容就是天人感应、天人合一。通过月相纳甲理论，说明道家的修炼丹道与天地造化殊途同归。魏伯阳认为：天地，乃一大

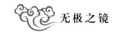

宇宙；人体丹炉，乃一小宇宙。故修丹者应顺应天体运行规律，契合阴阳消息节律，所谓"**按历法令，至诚专密，谨候日辰，审查消息，纤芥不正，悔吝为贼**"。

《周易参同契》认为，鼎炉、药物、火候为修丹三大要素，而丹成与否主要取决于火候。《参同契》分别用十二消息卦、六十四卦来表示年月日时之火候，而火候的计算单位就是十天干。在古中医体系中，藏象经络是其具体体现；子午流注、灵龟八法是其具体应用。在道家修炼体系中，鼎炉铅汞之术、青龙白虎之象、呼吸吐纳之消息等都是炼丹之基础。一日有一日之盈虚消息，昼夜晨昏也；一月有一月之盈虚消息，晦朔弦望也；一年有一年之盈虚消息，春夏秋冬也。人身法天象地自为一丹炉，其气血之盈虚消息，悉与天地造化全息契合。

其实所谓的"万古丹经王"也不过如此，同古中医一样，都是乾坤之气层次内的小能小术而已，稍微跳出气的层次以外，这些东西就被远远的落下了。而真正的宇宙生命与宇宙结构，都是在气以上的层次，那是宗教的世界，也是真正高能量物质世界了。

而世间的易学实为两派，一是道家系，一是儒家系。道家系研究易学的实质，是利用天时地利的易学体系以达到人和，即天人感应、天人全息（参同契就是全息的意思），最后天人合一，向内去修炼丹道，通过独修最后达到天人合一，即人体修炼的圆满，通过白日飞升、尸解等不同方式出世。儒家系是利用天时地利的易学体系，以达到"**修身、齐家、治国、平天下**"，利用外在的形式修心，以修出一股天地之间的"**浩然正气**"，淡泊名利情欲而达到天人合一，最后"**坐忘**"出世。儒道两家都是利用易学体系来修心、炼性，最后都可以达到出世的目的。而他们形式上一个向内去修、一个向外去修，实质上都是修心，最后殊途同归，这是儒道的联系与区别。而易学体系的本质就是古盖天论，就是衡间图、阴阳五行、河图洛书、天干地支、天象历法等基本概念，这也说明了阴阳五行不仅是纸面上的学问，更是人体升降出入和的生命理论指南。

关于儒道两家，再多说几句。在中国，无论是宗教界还是学术界，甚至民间乃至修炼界，基本上都认为道家是道家、儒家是儒家。却不知，实际上，儒道本是一家。从体系上来说，儒家的核心就是仁学，仁学又由仁义礼智信等五部分组成，分别衍化与实践，实际上还是去执着心、求真求善的体系。做得好与不好，又分出君子儒与小人儒，以孔子为首的君子儒称"人之初性本善"，以荀子为首的小人儒称"人之初性本恶"，最后君子儒成孔孟大儒，小人儒成厚黑学的师宗。在结构上分为自然儒学、心性儒学、政治儒学。自然儒学实际上就是属于道家的范畴，当年孔子五十知天命之年韦编三绝学易，楼观问道于老子，写《十翼》羽翼《易经》、获麟等，都是循道家之天梯亦步亦趋，而实践的手段就是坐忘、修齐治平术，结果就是出浩然正气、一贯天地。而道家在体系上，已经完全超越了儒家的境界。道家的世界由外求转为内求，由修齐治平术转为内丹术、外丹术，由坐忘转为炼精化炁、炼炁化神、炼神还虚、炼虚合道，由入俗世凡间转为出三界六道，由治国平天下的积极入世转为寻隐不遇的积极出世，由修心转为性命双修，由普度转为独修。都说明儒家虽与道家同为易学之道，但道家由易道出世，而儒家由易道入世。道与易作为分水岭，一上一下、一出一入、一显一隐、一高一低、一外一内，境界之异迥然。道是什么？道是人对宇宙体悟的程度，是人天合一的深浅，所以有大道、小道之分。易是什么？易是七曜九星、阴阳五行、河洛干支、子学九式。易是日月五星、七衡六间盖天论。易出于无极、长于太极、化于阴阳二分、成于阴阳三分、滥于子学九式、灭于人心。其中阴阳二分为八卦，三分为六经。可见易只是一个认识世界的工具，道家由易入天道，改变的是真实的身体与心性；而儒家由易入人仁，改变的是普罗大众与己心，但世间险恶，改变人心，谈何容易？况且，不解决身内问题，又如何改变身外幻象？一屋不扫何以扫天下？

儒家的孔孟儒学弱于仲舒经学、乱于程朱理学、滥于阳明心学、灭于近现代国学。这一切都说明，儒家不过道家之衣表。大家都知道，佛家有大乘小乘、自度度他之分，殊不知，道家也有大乘小乘之分。道家本尊为道家之大乘，三洞四辅十二部，直奔出世而去；而儒家实为道家之小乘，仁义礼智信，入世而为。

附：《入药镜》

注解此小道之《入药镜》，无他意，只为佐辅古中医之得意悟象，语尽天人，医道如此。故日再弹《入药镜》。

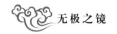

【先天炁，后天炁。得之者，常似醉。】

明月注：先天气，先天卦气，天体黄道之源气；后天气，后天卦气，地球升降之运气；得之者，天人合一，人法自然之呼吸，谓之胎息；气法天地之升降，谓之藏气；似醉非醉，实为悟性大开，世人皆混，唯我独醒。视天地为刍狗，笑凡人为蚁蝼，御四象为旗下，出六道为无漏。

【日有合，月有合。穷戊己，定庚甲。】

明月注：日有合者，阳历也，启至分闭，天地人鬼，二十四节气，七十二物候，三百六十五日又四分之一度，日度百分，水下百刻，五岁归至，河洛尽然。月有合者，阴历也，朔望弦张，日地之间，坎离折象。阴阳合历，五年三闰，一章七闰，平年354日，闰年384日，合六十四卦384爻，去游魂卦之爻，合354爻。人法地，地法天，天法道，道法自然。故人法天地之道，曰人与日月合，天人合一也。穷戊己者，虚戊己也，戊己者，天地之门户，人身之脾胃土也。修行之人，顺则成人，逆则成仙，道生一、一生二、二生三、三生万物，此为顺也，顺者成人。炼精化气、炼气化神、炼神还虚、炼虚合道，此为逆也，逆则成仙。后天返先天，逆也。后天之本即虚，返先天之本即实，术曰辟谷，勿行虚虚实实之道，后天之物坏，先天之体实，世间小道之苦修也。定庚甲，庚者，白虎金也；甲者，青龙木也。五行之偏性，世间之万物，五行之和道，人身之神机。水火两极，金木两翼，土为中枢。脾胃之土升清降浊，后天之本转机，则后天之食物既转化为后天之精华，充实肉身，从寸短之躯长成八尺之士。水火为先天之机，水升火降，下火温水，上水济火，则水不寒，火不亢，是为水火既济，否则为水火未既。金木为两翼升降之道路，水火之母，金木纵生水火，横返脾胃，是先天后天之沟通。水火金木为神机之本，土为生机之本。穷戊己，定庚甲，后天返先天。

【上鹊桥，下鹊桥。天应星，地应潮。】

明月注：人有形之肉身有血管、神经、骨道之运布，人无形之神机有24经络，奇经八脉，这无形神机是肉身应动之源，无神则无命，有神则有命。肉身乃神体之外衣，此外衣之寿命不过120年，古人说，人生70古来稀，皆因一花甲为60年，60岁即肉身成、住、坏、灭、空之周期，而今之人皆 70 岁以上，此为特殊天象之因，按下不说。任督二脉是人之神体的阴阳之海，周流环布，联通二脉者鹊桥也。上之鹊桥，舌也；下之鹊桥，会阴也。上应天星，天星者，二十八宿，斗星七政也。下应地潮，地潮者，月之应也。世间小道修炼，既应天星之运转，以运火候之太过不及；亦应地气之升降，以候卦爻之阴阳。不外太阳系而已，故曰小道之术，丹鼎之功也。

【起巽风，运坤火。入黄房，成至宝。】

明月注：作丹之法，神体之璇玑，应后天之卦气。左升为坎、艮、震、巽，故曰起巽风；右降为离、坤、兑、乾，故曰运坤火。黄房者，黄庭也，丹田之室。成至宝，既成小药，弹丸小丹而已。世间小道就是如此，养生可以，修行无期。

【水怕干，火怕寒。差毫发，不成丹。】

明月注：世间小道炼丹之火候极其烦琐，参日之分至启闭，同月之朔望弦张，契人之藏象经络，故魏伯阳作《周易参同契》，所谓炼丹之术、龙虎之术、铅汞之术，皆故弄玄虚，无非天人合一之术而已，后世外道之徒，不明就里，作内丹、外丹之谬，君王将相，死伤无数，自以为飞升成仙，实过奈何饮孟婆之路；如此复杂的手法、意念、呼吸，却不讲任何心法的操纵，这就是小道的特点。鼎内之术，无非金木水火之温热寒凉而已，差之毫发，都不会成丹，其实那个丹成了也没有多大用处。

【铅龙升，汞虎降。驱二物，勿纵放。】

明月注：铅者，玄武水也；龙者，青龙木也；汞者，朱雀火也；虎者，白虎金也。二物者，水火，水升火降，勿行虚虚实实之念。无外乎五行升降。铅者，至沉之物；汞者，至热之物。

【产在坤，种在乾。但至诚，法自然。】

明月注：坤者，丹鼎之田，黄庭之地；乾者，泥丸之宫，元神之舍。产在坤，既丹道修炼在炉鼎炼丹，在丹田成丹，在黄庭守丹。种在乾，小道修

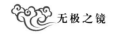

炼，意念很重要，无意念则无丹，这个意念先是识神，逐渐入定，元神显现。至诚则元神自现，所谓法自然也。其实为上师之醍醐灌顶，暗中教化，护法之护身驱邪，没有上师、护法的呵护保护，不能修炼，个人意念什么也不是。实则元神并非识神，元神乃另有其神也，最后修成的是元神，而非识神本人，最终竹篮打水一场空。

【盗天地，夺造化。钻五行，会八卦。】

明月注：天地造化，无非先天、后天之卦气，天地之运气，其根实为阴阳五行，日月五星，此为国学之精髓，天地之渊薮。顺成人，逆成仙。顺则精气神入于人道，男女媾和，成人也。逆则精气神返还于泥丸，即为炼精化气、炼气化神、炼神还虚、炼虚合道，成就三花聚顶、五气朝元之身，造化"跳出三界外，不在五行中"之路，出六道了。故盗、夺等，皆为逆成仙之术也，机巧也。

【水真水，火真火。水火交，永不老。】

明月注：水居北方，在卦为坎，在身为肾。火居南方，在卦为离，在身为心。水中藏火，火中藏水。人心中一点真液，乃真水也。肾中一点真阳，乃真火也。水火分于上下，何由而交之？必假戊己真土擒制逼逐，得其真火上升，真水下降，同归丹鼎。水火既济，结成小丹，一炁纯阳与天齐寿，其实不过几百年、几千年而已，最后还是入六道继续轮回。

【水能流，火能焰。在身中，自可验。】

明月注：水火既济，阴阳氤氲，天目打开以后，内视澄明透体，如当年孙思邈、李时珍等。故曰在身中，自可验。

【是性命，非神气。水乡铅，只一味。】

明月注：性命双修，是道家的一个重要法门。性者，神气也；命者，肉身也。形神之术，非神气一支。铅者，真水也，坎水也，一阳二阴也。二阴浊水，一阳元阳，一阳陷于二阴，即为真水，坎水。阴阳之体，只此一味。

【归根窍，复命关。贯尾闾，通泥丸。】

明月注：尾闾、泥丸等，河车上下之关键也。玄关不是一窍，而是多次设位，最后归于丹田。故曰归根窍、复命关。

【真橐龠，真鼎炉。无中有，有中无。】

明月注：橐龠者，风箱也，天地之呼吸也，《道德经》所谓宇宙橐龠之说，既天地之呼吸。真橐龠，既真呼吸，是人身与天地共呼吸，不是凡人一呼一吸之自然呼吸，此真呼吸既胎息，不用口鼻，皮肤与天地通透，故与天地同呼吸，与运气共升降。这也是肺金宣发肃降的真实体现。青铜炉鼎是假炉鼎，丹田一鼎才是真炉鼎，既丹鼎，炼丹之鼎。有无相生，茫然之无生意念之有，聚神成丹，意念之有生开悟之无。

【托黄婆，媒姹女。轻轻地，默默举。】

明月注：黄婆、姹女，皆强名也。黄婆者，坤土也，即戊己土也，又言意也。姹女，兑金也。兑为少女，金隐水中。晓得五行升降出入和之理，金木水火之机，戊己土之枢，即可明白这个修炼之术，小心翼翼之类。

【一日内，十二时。意所到，皆可为。】

明月注：一日十二时辰，既十二地支。意念引导，河车运转，入黄庭，垦丹田之类。

【饮刀圭，窥天巧。辨朔望，知昏晓。】

明月注：刀圭者，中药也，古人修炼需要草药助力。陶弘景的《辅行诀》一书既是此用途。天巧，天机也，无非阴阳五行之理。朔望昏晓等，实为年月日时之机。天人合一，需要符合天地之时，医道之理。

【识浮沉，明主客。要聚会，莫间隔。】

191

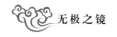

明月注：浮沉者，无非升降出入之机。主客者，人身之里，肉身是客，元神是主，肉身不过百年既归于尘土，元神另择肉身转生。人身之外，运气之主客也。修炼者，需时刻符合天地之道，莫要耽搁时机。

【采药时，调火功。受气吉，防成凶。】

明月注：采药者，既意念引导河车运转，丹鼎炼丹，控制火候之说而已。不详细说了。

【火候足，莫伤丹。天地灵，造化怪。】

【初结胎，看本命。终脱胎，看四正。】

明月注：初结胎，既丹鼎炼丹，此时本命识神意念引导、元神运转神机，丹成之后，玄关设位，玄关归位，最后丹珠炸开，修炼人开悟圆满。道家圆满的方式大致有白日飞升、尸解等。四正者，子午卯酉也。

【密密行，句句应。】

明月注：严格按照前述修炼之法执行，心无旁骛，不入魔道，就会步步为营，丝丝入扣，境界使然，最后直至圆满，其实这个圆满不过是六道之内的天人而已，修成也只是个散仙，驾鹤御龙，距离出六道还远着呢。按照小道修炼，大圆满之法，实为至难也。有许多从道家的修法中修出去的得道之人，他们不仅是炼这些铅汞之术，更是修心性之法，养德合道，入自然。故修行之法的根蒂在于心性之修，而不是命身之炼。

第八 月行九道洛书

月行九道

我国古代的天文历法以月球的圆缺作为记月的单位，很早就注意对月球运动的观测和研究。中国古代对于日月食的预报也特别重视，所以对月行的研究更加认真。春秋末期的"古四分历"，对朔望月的长度（古称"朔策"）已经掌握得相当精密了，和真值相比较，大约三百多年差一日。隋代以前的历法，就一直以朔望月的长度来推算安排各月的历日。每月的第一天称"朔日"，意思是日月合朔将发生在初一这天。由于朔望月的长度比 29.5 日稍大，所以，通常以这样的办法来进行调整：大月 30 日，小月 29 日，大小月相间，相距大约 17 个月安排一个连大月。

由于太阳在天球上的位置也在移动，所以一个朔望月并不等于月球绕天一周。我国古代很早就能把这两种概念区分开来。《淮南子·天文训》就记有日行一度，月行十三度又十九分之七，月行一周天是 27.3219 日，已经有了"恒星月"的概念（月球从天球上某一固定位置运行一周又回到原来的位置所需的日数叫恒星月）。

地球在公转轨道上作椭圆运动，月球在自己的运行轨道上也是这样，所以月球的运动速度是作周期变化的。月球过近地点的时候运动最快，过远地点的时候最慢。月球从最快点运行一周又回到最快点所需的日数称作"近点月"。它和朔望月的长度是不等的，这就使得月球圆缺一次所需的时间实际是不等的。所以，朔望月只是月相变化一周所需的平均日数。以朔望月长度推得的合朔时刻称作"平朔"。

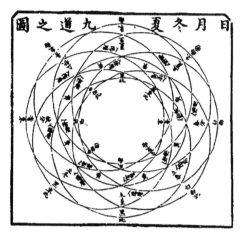

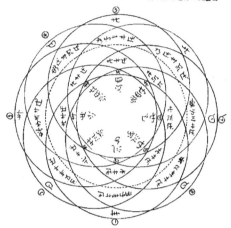

晚清重刻的月行九道图。此图表示月球轨道的长轴逐渐向前移动，在八年到九年之间（实际为3232.575日），先后通过远地点的八个位置（图上最外侧的突出部位）。"九道"当然是由一条线旋转而成，而不是分开的九条线，但此图是按汉代传下来的古法画出的

《宇宙人文论》所载清浊二气运行的轨道图注：阴阳二气的升降引起地上的寒暖变化。在一年中，气的运动有八条轨道，便产生地上气候的八节变化

在古中国三皇五帝时代，阴阳五行历法已经对日月五星的运行规律了如指掌，那么就没有理由怀疑对月球运行规律的研究滞后，因为月球相对于五星更近更大更好研究。前面我们说过，四夷之古文明基本上就是上古中国在三皇五帝时代的古文明遗落。在彝族发现的"清浊二气运行图"实质上就是上古"洛书"的原始图"月行九道图"。

有考古证据证明，战国时期的石申已经知道月球运动的速度是有变化的，可惜记载简略。西汉刘向（公元前77—公元前6年）在《洪范·五行传》中有关于月行九道的记载。东汉贾逵也认识到月行有快慢。他认为月行快慢是由于月道有远近造成的，并且知道，经过一近点月，近地点向前推进3°。以此推算，经9.18年近地点才能回到原处，那一近点月是27.55081日。张衡也提倡用九道术。在古代文献中也记载了月行九道图，可见月行九道的说法在汉代是很流行的。

如《汉书·天文志》记载："日之所行为中道（即黄道），月、五星皆随之……月去中道，移而西入毕，则多雨……月主风雨，日主寒温。冬至日南极，晷长，南不极则温为害；夏至日北极，晷短，北不极则寒为害……月出房北，为雨为阴……出房南，为旱……水旱至冲而应，及五星之变，必然之

194

效也。"《汉书·天文志》还说："日有中道，月有九行。中道者，黄道，一曰光道。光道北至东井，去北极近。南至牵牛，去北极远。东至角，西至娄，去极中……月有九行者：黑道二，出黄道北；赤道二，出黄道南；白道二，出黄道西；青道二，出黄道东。立春、春分，月东从青道；立秋、秋分，西从白道；立冬、冬至，北从黑道；立夏、夏至，南从赤道。然用之，一决房中道。青赤出阳道，白黑出阴道。若月失节度而妄行，出阳道则旱风，出阴道则阴雨。"这里明确指出，太阳与地球相对位置变化导致地球寒温变化（主运、主气），月球、五星与地球相对位置变化导致地球风雨冰雹等六气（客运、客气之厥阴少阳、太阴阳明、太阳少阴）的异常天气变化。月行九道与太阳、五星是一个密切联系的整体，是不可分割的一个天体系统，所以在月行九道中也可以反映出阴阳八卦的运行规律。

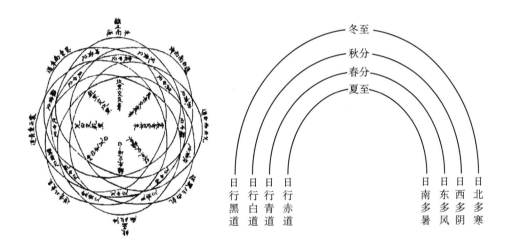

九道术是我国早期对远地点变化的认识。按九道术安排月历，会有三大月相连和二小月相连。九道术比不考虑月行有快慢的平朔法要精密的多。刘洪在《乾象历》中第一次考虑到月行的快慢问题，他设每近点月中近地点前进三度四分（十九分是一度），由此可以求得近点月是 27.55336 日，和现今测得的值 27.55455 日相差不远。《乾象历》实测得一近点月中每日月球实行度数，给出月球每日实行速度超过或不及平均速度的"损益率"表。"损益率"逐次相加称"盈缩积"。求某日月球的实行度数，以月球平行数值加从近地点时起到前一日的盈缩积。《乾象历》求日月合朔时刻，使用了一次内插法。《乾象历》计算月行的快慢问题，主要是为了推算日月食发生的时刻和位置，所以它不但能求出定朔望时候的经度，而且能求出日月食发生的

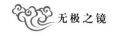

时刻。

古人为了研究交食的需要，对于"交点月"的长度也进行过许多研究工作。月球从黄、白道的升（降）交点起运行一周又回到升（降）交点所需的日数称作交点月。祖冲之的《大明历》第一个推得交点月的数值是 27.21223日，同现今测得的值比较，只差十万分之一。以后各家历法差不多都推算交点月的长度，都达到很高的精度。

张子信发现太阳运动有快慢以后，为定朔的进一步研究提供了良好的条件。从隋代的刘焯、张胄玄开始，在历法中推算定朔时刻的时候同时考虑月行和日行的不均匀性，这在中国古历法史上是一个重大进步。刘焯在推算定朔的时候创立等间距二次差的内插法公式，在历法中引进了中国古代数学的先进成就。南北朝的何承天，首先在他于刘宋元嘉二十年（443 年）制定的《元嘉历》中，提出安排历日使用定朔法，但是由于受到反对而终于未能实行。以后不断就改用定朔问题进行斗争。唐初的《戊寅历》曾一度使用定朔法，因为受到反对又停止使用，直到唐高宗麟德元年（664 年）颁行的《麟德历》才又改用定朔。改用定朔法从何承天倡议开始，经过二百多年的争论和斗争，终于获得胜利。唐代的僧一行对刘焯计算定朔的方法又作了发展，使用不等间距二次差的内插法公式。元代的郭守敬更对刘焯等在推算定朔的时候日月在短时期里的运动速度是等加速的假设进行改进，认为日月的运动不是时间的一次函数，而是二次函数，在某一时间里日月多行的度数应该是时间的三次函数。他创立平立定三次差的内插法公式，把我国古代数学的光辉成就应用到历法的实际计算上，使我国古代的天文历法成就达到了新的高峰。

附:《金史》中记载的月行九道术

【求月行九道宿度知】

凡月行所交：冬入阴历，夏入阳历，月行青道。冬至夏至后，青道半交在春分之宿，当黄道东。立冬立夏后，青道半交在立春之宿，当黄道东南。至所冲之宿亦如之。冬入阳历，夏入阴历，月行白道。冬至夏至后，白道半交在秋分之宿，当黄道西。立冬立夏后，白道半交在立秋之宿，当黄道西北。至所冲之宿亦如之。春入阳历，秋入阴历，月行朱道。春分秋分后，朱道半交在夏至之宿，当黄道南。立春立秋后，朱道半交在立夏之宿，当黄道西南。至所冲之宿亦如之。春入阴历，秋入阳历，月行黑道。春分秋分后，黑道半交在冬至之宿当黄道北。立春立秋后，黑道半交在立冬之宿，当黄道东北。至所冲之宿亦如之。四序离为八节，至阴阳之所交，皆与黄道相会，故月行有九道。各以所入初末限度及分秒，减一百一度，余以所入初末限度及分乘之，半而退位为分，分满百为度，命为月道与黄道泛差。凡日以赤道内为阴，外为阳；月以黄道内为阴，外为阳。故月行正交，入夏至后宿度内为同名，入冬至后宿度内为异名。其在同名者，置月行与黄道泛差，九因八约之，为定差，半交后，正交前，以差减；正交后，半交前，以差加。此加减出入六度，正，如黄赤道相交同名之差，若较之渐异，则随交所在，迁变不同也。仍以正交度距秋分度数，乘定差，如象限而一，所得为月道与赤道定差。前加者为减，减者为加。其中异名者，置月行与黄道泛差，七因八约之，为定差。半交后，以差加；正交后，半交前，以差减。此加减出入六度，异，如黄道赤道相交异名之差，较之渐同，则随交所迁变不常。仍以正交度距春分度数，乘定差，如象限而一，所得为月道与赤道定差。前加者为减，减者为加。各加减黄道宿积度，为九道宿积度。以前宿九道积度减之，为其宿九道度及分。其分就近约为太半少。论春夏秋冬以四时日所在宿度为正。

【求正交加时月离九道宿度主】

以正交加时黄道日度及分，减一百一度，余以正交度及分乘之，半而退位为分，分满百为度，命为月道与黄道泛差。其在同名者，置月行与黄道泛差。九因八约之，为定差，以加；仍以正交度距秋分度数，乘定差，如象限而一，所得为月道与赤道定差，以减，其在异名者，置月行与黄道泛差，七因八约之，为定差，以减；仍以正交度距春分度数，乘定差，如象限而一，所得为月道与赤道定差，以加。置正交加时黄道月度及分，以二差加减之，即为正交加时月离九道宿度及分。

【求定朔望加时月所在度主】

置定朔加时日躔黄道宿次，凡合朔加时，月行潜在日下，与太阳同度，是为加时月离宿次。各以弦、望度及分秒，加其所当弦、望加时月躔黄道宿度，满宿次去之，命如前，各得定朔、弦、望加时月所在黄道宿度及分秒。

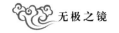
【求定朔弦望加时九道月度主】

各以朔、弦、望加时月离黄道宿度及分秒，加前宿正交后黄道积度，为定朔、弦、望加时正交后黄道积度。如前求九道积度，以前宿九道积度减之，余为定朔、弦、望加时九道月离宿度及分秒。其合朔加时，若非正交，则日在黄道，月在九道，所入宿度，虽多少不同，考其两极，若应绳准。故云：月行潜在日下，与太阳同度，即为加时九道月度。其求晨昏夜半月度，并依前术。

极坐标系

中国古代将北极星看作宇宙中真正的"不动点"及一切天文观测的依据。自古以来就有"斗转星移"之说，仰望夜空，先人感到头上有个半球圆顶，上面布满了无数星斗，古人便把这个球面看作天球。由于地球自转，在古代天文学家看来，天球是绕着天球北极（北极星附近）的轴转动。地球有赤道，天球上也有天赤道，它过天球中腹，与天球转轴垂直。如同地球上的点可用经纬度表示一样，天球上任何天体的位置均可用赤经和赤纬表示。由于地球绕日公转，于是在地面上的人看来，太阳不仅随天球一起每天转一圈，它在天球上相对于其他恒星也在移动。太阳在天球上每年移动的轨道叫黄道，黄道与天赤道的两个交点为春分点和秋分点，太阳经过这两点时，正逢春分、秋分两个节气。观测者的正上方叫天顶，天球上过天顶和天北极的圈叫子午圈，天球上每颗恒星一昼夜均会经过子午圈两次。现代天文学中的天球、天顶、赤道、黄道、赤经、黄经、二分二至、岁差、交点月等都沿用中国古天文学的内容，真可谓不胜枚举。并且早在春秋之前，中国先民已将天球中临近黄、赤道的区域分为二十八个区，即二十八宿，分别为角、亢、氐、房、心、尾、箕、斗、牛、女、虚、危、室、壁、奎、娄、胃、昴、毕、觜、参、井、鬼、柳、星、张、翼、轸。二十八宿概念形成后，古人又将四象（四方天象）概念与二十八宿结合起来。这样天球以二十八宿为刻度，四象分布四方，每时更一象限，四时更四象限为一周天。

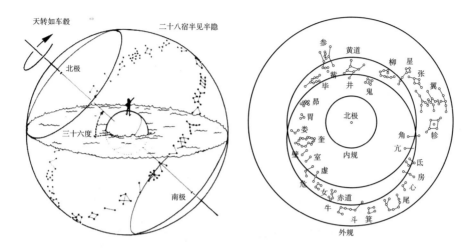

事实上，由于岁差的缘故，北极也在恒星之间徐徐移动。近代以勾陈一（即小熊星座 α 星）为北极星，天枢（鹿豹座 Σ1694 星）最靠近北极的年代是在中唐（766 ~ 835 年），而右枢（天龙座 α 星）最近于北极的年代则在公元前 2824 年前后（三皇时代），天乙最近于北极的年代则在公元前 2608 年前后（五帝时代），太乙最近于北极的年代则在公元前 2263 年（帝尧时代），少尉最近于北极的年代则在公元前 1357 年（殷商时代），帝最近于北极的年代则在公元前 1097 年（周公时代），勾陈一最近于北极的年代则在公元前 2105 年。

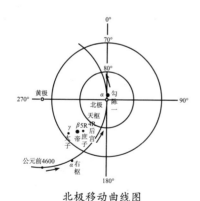

北极移动曲线图

北极按矢的方向移动。
众星位置是按1900年初的北极来表示。
现在北极星即勾陈一（小熊座α星）离北极一度多，公元前2012年最接近北极，那时北极距约27分37秒。《晋志》所谓天枢（鹿豹座Σ1694星）是一颗五等星，在中唐时代是理想的北极星。右枢（天龙座α星）是一颗四等星，在公元前2800年最接近北极，几乎和北极一致。传说中的尧舜时代，它的北极距3~4度，仍可称为北极星。

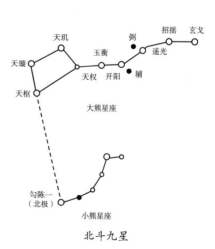

北斗九星

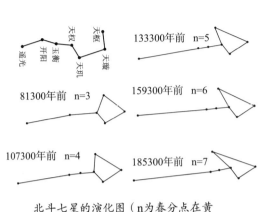

北斗七星的演化图（n为春分点在黄道上已绕过的整周数）

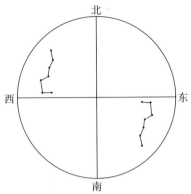

《夏小正》斗柄上指下指示意图

注：《夏小正》说：正月初昏"斗柄悬在下"，六月"初昏斗柄正在上"，与十二月斗建的正月指寅六月指未不同

东宫苍龙主春，辖角、亢、氐、房、心、尾、箕七宿；北宫玄武主冬，辖斗、牛、女、虚、危、室、壁七宿；西宫白虎主秋，辖奎、娄、胃、昂、毕、觜、参七宿；南宫朱雀主夏，辖井、鬼、柳、星、张、翼、轸七宿。

角宿	室女座	斗宿	人马座	奎宿	仙女座、双鱼座	井宿	双子座
亢宿	室女座	牛宿	摩羯座	娄宿	白羊座	鬼宿	巨蟹座
氐宿	天秤座	女宿	宝瓶座	胃宿	白羊座	柳宿	长蛇座
房宿	天蝎座	虚宿	宝瓶座、飞马座	昂宿	金牛座	星宿	长蛇座
心宿	天蝎座	危宿	飞马座、宝瓶座	毕宿	金牛座	张宿	长蛇座
尾宿	天蝎座	室宿	飞马座	觜宿	猎户座	翼宿	巨爵座
箕宿	人马座	壁宿	仙女座、飞马座	参宿	猎户座	轸宿	乌鸦座

距今6500年前的河南濮阳西水坡仰韶文化的M45号墓发掘的青龙白虎墓，证明四象二十八宿的年代至少在6500年前就已经存在了，这种只画青龙白虎、省略朱雀玄武的天象画法一直延续到战国初期。1978年在湖北省随县

擂鼓墩发掘的战国早期曾侯乙墓中，发现了一个刻有古中国二十八宿的漆箱盖，这只箱盖上同 M45 号墓一样，也只画了青龙白虎二象而已。乾卦的"潜龙在渊""亢龙有悔""飞龙在天"等爻辞就是指的这个东方七宿青龙（角、亢、氐、房、心、尾、箕七宿）的天象，民间的二月二"龙抬头"也是指的这个青龙七宿天象。

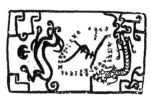

二十八宿漆箱盖（摹本）

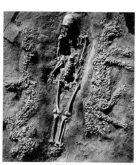

墓葬蚌壳龙虎图，
河南濮阳西水坡仰韶文化早期遗址墓葬出土，
距今约6000年，墓主人身右的龙，
是中国所发现年代最早的龙的造型，被称为"天下第一龙"

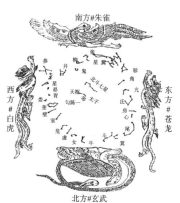

北方#玄武

🐲 龙之传说

在中国古文明里，龙是二十八宿的四象之一。《礼记·礼运》曰："麟凤龟龙，谓之四灵。"相传，麟是兽中之王、凤是禽中之王、龟是介中之王、龙是鳞中之王，它们的出现都是嘉瑞的先兆，比如《三国演义》第八十回："麒麟降生，凤凰来仪，黄龙出现。"就是用来说明盛世预兆的。这里龙、凤、麒都是传说中极有灵性的动物，在古中医中的青龙、白虎、朱雀、玄武就是这四种灵物在地上的对应。

古中国的纪年是用天干地支来标识的，秦汉之前，干支便和鼠、牛、虎、兔、龙等十二种属性相匹相配。其中，龙最特别，它是现代科学家已知的生物界中唯一"不存在"的动物。而龙的传说也并非中国所独有，几乎世界各大古老文明都有它的典故，如巴比伦的古龙、北欧的毒龙、犹太人的撒旦、印度的那（Naga），在北美，玛雅人也有以龙为题的艺术。历史记载，中国的龙，家族庞大，有黄龙、青龙、赤龙、白龙、乌龙、金龙，千年之龙叫应龙，无足之龙叫烛龙，有角之龙叫虬龙，无角之龙叫螭龙，龙还有火龙、天龙、海龙，甚至井龙，还有四海龙王等。它们有好有坏，有善有恶。东方的龙大多是正面的形象，是神仙身边的护法或坐骑，是皇宫大殿柱子上延绵环绕的金身，是许多宏伟历史天象中与鹤、凤等出现显现人间的祥瑞之物。《史记》二十八卷《封禅书》里说：黄帝乘龙上天，群臣无法跟随，只能抱着拉断的龙髯哭泣。以黄龙羽升黄帝，中国古人以龙为尊。但传说中，也不乏屠龙、斗龙的记载，如女娲杀黑龙、大禹斩蠢龙、李冰父子伏孽龙、周处除蛟龙等。

中国人过年，有的人家会传统的贴上门神的画像。这和龙有关系，《西游记》中曾有过详细描述，径河龙王为了和一个算卜先生打赌，结果触犯天条，罪该问斩。玉帝任命魏征为监斩官。径河龙王为求活命，向唐太宗求情。太宗答应了，到了斩龙的那个时辰，便宣召魏征与之对弈。没想到魏征下着下着，打了一个盹儿，就魂灵升天，将龙王斩了。龙王抱怨太宗言而无信，日夜在宫外呼号讨命。太宗告知群臣，大将秦叔宝跪道：愿同尉迟敬德戎装立门外以待。太宗应允。那一夜果然无事。太宗因不忍二将辛苦，遂命巧手丹青，画二将真容，贴于门上。后代人相沿下来，于是，这两员大将便成为千家万户的守门神了。执鞭者是尉迟敬德，执铜者是秦琼。

2004 年 6 月 16 日，家住辽宁营口 81 岁高龄的孙正仁老人，把自己珍藏的龙骨捐献出来，引出一段几十年前的传说。1934 年夏营口持续下了 40 多天的大雨，辽河水暴涨，辽河北岸的芦苇塘变成了一片汪洋，有人在芦苇塘发现一巨大怪物。这个怪物曾经出现过两次。一次在民众的搭棚、浇水后，神秘地消失。第二次被发现时，已是一具尸骸。不过对于这个怪物是否是龙存在不同解读。多位老人（当年的目击者）的证据都在指向第一次看到并拯救的是龙。

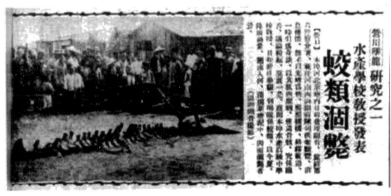

1934 年 8 月 14 日《盛京时报》报道"营川坠龙"事件

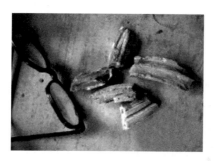

孙正仁捐献的五块"龙骨"

据图片观察和《盛京时报》报道，"龙"的脊骨共 28 节，肋骨有五六寸长，远远小于十余米长大型鲸鱼的肋骨。"原龙处，有被爪挖之宽二丈长五丈之土坑一，坑沿爪印清晰存在"，鲸鱼不会有爪把地挖出大坑并留明显爪印。照片上显示"龙"的全身筋骨大都分离，只有两个大角依然能屹立，并和头骨连浑然一体，并非把鲸鱼骨插到头上。且龙角圆柱形且末端是变大变圆，但鲸鱼下额骨形状扁长弯翘和末端也不是如此。关键的是，龙骨体长 10 余米，角只有 1 米左右，但是鲸鱼下颚骨几乎要超过体长的四分之一。当时的主要鉴定者是在营口水产高级中学渔捞科张老师，他是水产专家，应该对水族生物有较全面了解，作为科学工作者，不大可能把鲸鱼或某种已知生物称为"蛟类"，并发表到公众媒体上贻笑大方。

帛书《易传》中有一篇被题名为《二三子》，其中有这样一段文字：二三子问曰："易屡称于龙，龙之德何如？"孔子曰："龙大矣……高尚行虖星辰日月而不明，能阳也；下纶穷深渊之渊而不沫，能阴也；上则风雨奉之，下纶则有天□□□[①]，穷乎深渊则鱼蛟先后之，水流之物莫不隋从；陵处则雷神养之，风雨辟乡，鸟守弗干。曰：龙大矣，龙既能云变，有能蛇变，有能鱼变……唯所欲化而不失本刑，神能之至也。"《管子·水地篇》曰："（龙）欲大则函于天地，欲上则凌于云气，欲下则入于深泉，变化无日、上下无时，谓之神。"二者所表达的意思完全一致。《说文》释龙："龙，鳞虫之长，能幽能明，能细能巨，能短能长，春分而登天，秋分而潜渊。"《后汉书·张衡传》说："夫玄龙迎夏则陵云而奋鳞，乐时也；涉冬则渨泥而潜蟠，避害也。"李时珍的《本草纲目·龙》说："龙者鳞虫之长。王符言其形有九似：头似驼，角似鹿，眼似兔，耳似牛，项似蛇，腹似蜃，鳞似鲤，爪似

---

① □□□：原书脱字。

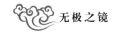

鹰，掌似虎是也。"而且龙能行，能飞，能入水，能兴云降雨，居水中。在我国至今到处可见龙的图画、雕刻等，并且它世代相传。

从以上论述，我们似乎可以推论"龙"属于一种灵体动物，应该是属于一种两栖动物。它出现的时间有限，形体上比较大，常藏于大海和江河之中，并可借暴雨狂风腾空而上，遨游云雾间，若巧遇雷电袭击，则有可能坠落地面。事实上，历史上关于"真龙"的目击报告不可胜数。

公元前531年（周敬王七年）山西，"秋，龙见于绛郊"。（光绪《山西通志》卷162）

公元前523年（鲁昭公十九年）河南，"郑大水，龙斗于时门之外侑渊"。（《春秋·昭公十九年》）

公元前193年（汉惠帝二年）山东，"正月癸酉旦，有两龙见于兰陵延东里温陵井中，至乙亥夜去"。（《汉书·五行志》）

164年（汉延熹七年）河南，"六月壬子，河内野王山上有龙死，长可数十丈"。（《后汉书·五行志》）

219年（东汉建安二十四年），黄龙出现在武阳赤水，逗留九天后离去，当时曾为此黄龙出现之地建庙立碑。

222年（吴黄武元年）江西，"鄱阳白龙见"。（光绪《江西通志》卷98）

233年（魏青龙元年）河南，"正月甲申，青龙见郏之摩陂井中"。（雍正《河南通志》卷5）

237年（魏景初元年）山东，"黄龙见于泰山"。（道光《长清县志》卷16）

267年（晋泰始三年）河南，"白龙二见宏农渑池"。（雍正《河南通志》卷5）

275年（吴天册元年）湖南，"龙乳于长沙人家，啖鸡乌"。(《晋书·五行志》、乾隆《西宁府新志》卷15）

266～420年（晋朝）山东，"瓡子河决，有蛟龙从九子自决中逆上，入河喷沫，流波数千里"。(《西京杂记》卷2）

345年，东晋永和元年四月，有一黑一白两条龙，出现在龙山。燕王慕容皝亲率朝臣，在距离龙200多步的地方，举行了祭祀活动。

503年（梁天监二年）河南，"北梁州潭中有龙斗，喷雾数里"。(《隋书·五行志》）

540年（梁大同六年）福建，"漳州九龙昼戏西江"。(同治《福建通志》卷271）

544年（梁大同十年）江苏，"夏，有龙，夜因雷而堕延陵人家井中。明旦视之，大如驴。将以戟刺之，俄见庭中及室中各有大蛇，如数百斛船，家人奔走"。(《隋书·五行志》）

《唐年补录》记载，唐咸通末年某日，有青龙坠在桐城县境内，因喉部有伤，当场死去。龙全长十多丈，身子和尾巴各占一半。尾呈扁平状。它的鳞片跟鱼差不多，头上有双角，口须长达两丈，腹下有足，足上有红膜。

954～958年（后周世宗朝），"太祖从周世宗征淮南，战于江亭，有龙自水中向太祖奋跃"。(《宋史·五行志》）

977年（宋太平兴国二年）甘肃，"五月白龙见于宁州要册龙庙池中三年"。(乾隆《甘肃通志》卷24）

1008年（宋大中祥符元年）江西，"夏五月，龙坠于余干之李梅峰，七日不起，将屠之，暴雨迅雷而去"。(乾隆《江苏通志》卷22）

1119年（宋宣和元年）河南，"夏，雨，昼夜数日。及霁，开封县前茶肆中有异物如犬大，蹲踞卧榻下，细视之，身仅六、七尺，色苍黑，其首类

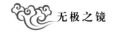

驴，两颊作角等而色正绿，顶有角，生极长，于其际始分两歧，声如牛鸣，与世所绘龙无异。茶肆近军器作坊，兵卒来观，共杀食之"。（乾隆《河南通志》卷12）

1138年（金天眷元年）甘肃，"夏，有龙见于熙州野水，凡三日。初，于水面见一苍龙，良久而没，次日，见金龙一，爪承一婴儿，儿为龙所戏，略无惧色，三日如故"。（《金史·五行志》）

1155年（宋绍兴二十五年）江西，"六月，湖口县赤龙横水中如山，寒风怒涛，覆舟数十艘，士卒溺者数十人"。（《宋史·五行志》）

1162年（南宋绍兴三十二年），太白湖边发现一条龙，巨鳞长须，腹白背青，背上有鳍，头上耸起高高的双角，在几里之外都能闻到腥味。当地群众用席子遮盖它的身体，官府还派人亲自祭祀。一夜雷雨过后，龙消失了。它卧过的地方留下一道深沟。

1367年（元至正二十七年）北京，"六月丁巳，皇太子寝殿后新瓮井中有龙出，光焰烁人，宫人震慑仆地，又长庆寺有龙缠绕槐树飞去，树皮尽剥"。（《元史·顺帝纪》）

1367年（元至正二十七年）山东，"七月，龙见于临朐龙山，大石起立"。（《元史·顺帝纪》）

1478年（明成化十四年）浙江，"八月，吴越间淫雨不止，各处出蛟。将出时，山中先有火烧草地，木披靡分两边，中成一径以出，至入水，如驴形，不见足，浮游江中而去"。（光绪《教修浙江通志》卷109）

郎瑛《七修类稿》记载，明代成化末年某日，广东新会县海滩上坠落一条龙，被渔民活活打死。此龙约一人高，身长数十丈，腹部呈现红色，酷似画中之龙。

1545年（明嘉靖二十四年）海南，"六月二十五日，东潭一物隆起喷水自蔽，在田者熟视，见其首尾鳞角，屡起屡焙。盘旋久之后，有一龙自潭口逆而上，垂尾相曳，以身偃水，覆舟不可胜记"。（道光《琼州府志》卷44）

1605 年（明万历三十三年）江西，"冬十二月，龙见丰城田中，身长四十余丈，头似鳞，七日后飞翔挟风雨而去"。（光绪《江西通志》卷 98）

1608 年（明万历三十六年）广东，"秋，墨龙见于洋美乡，此地水不满数尺，八月初十晌午，日霁天清，三龙盆见，光芒射人，须臾，云生龙腾，亦一异也"。（雍正《惠来县志》卷 12）

1631 年（崇祯四年），云南石屏县东南的异龙湖中发现巨龙，"须爪鳞甲露出，大数围，长数十丈"。龙山和异龙湖中现龙多次，此地有"龙山"和"异龙湖"之称！（《临安府志》）

1642 年（明崇祯十五年）河北，"四月，顺天三河境内，忽于空中坠一龙，牛头而蛇身，有角，有鳞，宛转号叫于沙土中。以水沃之，则稍止。如是者三昼夜乃死"。（光绪《顺天府志·祥异》）

1839 年（道光十九年），夏天，有龙降落在滦河下游的乐亭县境内，蝇蚋遍体。当地群众为它搭棚以遮蔽阳光，并不断用水泼洒它的身体。三天后，在一场大雷雨中，龙离开了原地。（《永平府志》）

1944 年 8 月，松花江南沿的扶馀县陈家围子村后，数百人围观一条趴在沙滩上的黑龙。据仍然健在的目击者任殿元说，该龙长约 20 公尺。这个动物外形像四脚蛇，脸形和画上的龙差不多，长着七八根又粗又硬的长须，身子的前半部分直径约一公尺。四个爪子深深扎进沙滩里。它全身都是鳞片，形状像鳄鱼鳞。任殿元至今仍满腹疑团，那条巨型动物为什么长得那么像画上的龙？

1953 年夏天，豫东某地降落一条不明动物，不少好事者徒步数里前往观看。据目击者所描述的形状，这东西像一条巨大的龙。它的腥味招来很多苍蝇。这种生物应是生活在深海的稀有动物，至于为什么会由天而降，似乎可以和龙坠落的原因产生关联。

1998 年 2 月 1 日晨 2 时许（正月初五），在大同某单位锅炉房上（距离地面 8 米）发现了两条似龙的生物，目击者说，两条龙形生物悬浮在屋顶，

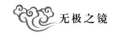

遍身生鳞片，头大粗圆，直径约 20 厘米，身长 2.5 米左右，越向尾部越细，周身呈灰绿色，腹部略浅白，头部有两根长须约 2 尺长，向头前两旁伸展，头部下方排列有许多短须，眼睛很亮，与图画雕刻的龙十分相似。后来遗迹化学分析显示，钠元素含量明显增加。

罕见的龙标本，收藏在日本人阪的瑞龙寺。图中这个就是传说中的龙，日本大阪市浪速区瑞龙寺所收藏，现保存于日本大阪市浪速区瑞龙寺中，其保存相当的良好，有 370 多年历史。身长约 1 公尺，头上有角，嘴边有长须，眼形巨大，只有三只爪应该是水中蛟龙吧！后脚因退化短小，与蛇般的背脊，全身附有了鳞片，被涂满金漆，有经过防腐过程制成标本，与传说中的龙相比显然小了点，是一尾尚未长成熟的龙。相传明治十一年幕府时代，由一名日本商人从中国的港口弄到手，转让卖给万代藤兵卫作为收藏，万代藤兵卫是有名的收藏家，生前于天和二年九月，后将龙捐给日本大阪市浪速区瑞龙寺。

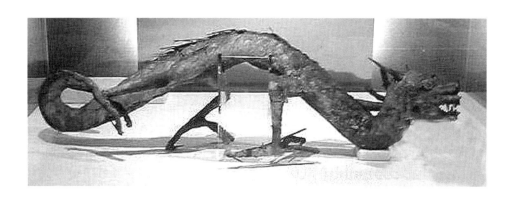

史前石龙。古石龙群位于邯郸县三陵乡姜窑村西，是 1988 年 2 月被当地村民偶然发现的，以头偏东北、尾偏西南的方向伏卧于"卧龙坡"中。目前已陆续发掘出一大九小 10 条石龙，正中间为大龙，左五右四，呈同一方向，以相等距离并排，布成了有规则的"巨龙阵"，正好面对相距 1.5 公里的赵王陵，似保驾臣龙一般。据勘测，大龙从头到尾长 369 米，高 2.5 米，宽 4.6 米，被国家文物研究院专家团认定为世界上体形最大、时代最古老、结构最复杂的石龙，是邯郸及全国的一大奇观，被誉为"天下第一龙"。

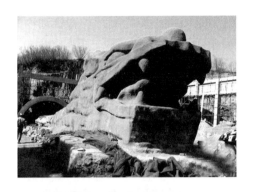
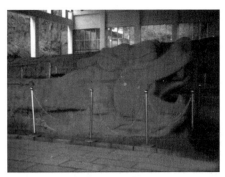
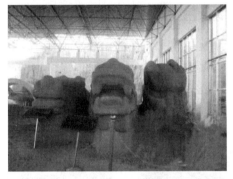
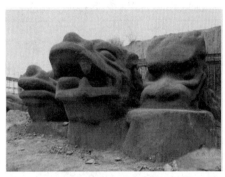
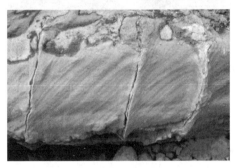
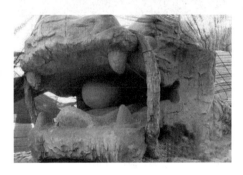

　　但是，自石龙发现以来，有关传说便众说纷纭热议不断。一是赵王护驾神龙说。由于在石龙东北方向 1.5 公里远的地方就是著名的赵王陵遗址，有人猜测是赵国时期赵王所建。古代人有陪葬习俗，秦始皇在西安建有兵马俑，赵王有可能在邯郸建有古石龙，以作为他的护驾神龙，镇陵之宝，保佑江山社稷永不衰竭。二是地壳变化自然生成说。由于大龙体的表面的波纹很像被海水冲刷的痕迹，而且石龙所处的五龙岗及附近周围地区可采集到大量石岩块、海蛎子、贝壳等化石，因此有人分析出数万年前姜窑村一带曾是汪洋大海，随着时间的推移和地壳的变动，海水逐渐退去，沙子淤积上来，经过漫长时间的浸泡、冲刷、干裂，加上日后的黄土覆盖，逐渐生成了岩石。

三是动物化石说。有人推测数万年前石龙曾是一种巨型的爬行类脊椎动物，形似恐龙，躯体比恐龙大得多，数量较少，跌伏于泥沙中，逐渐变为化石。

1993年，伊川普查地下石油，地震勘探中，在平等乡龙头沟中发现了长90多米、高近10米的巨型天然石龙。天然石龙，到邵雍墓不到3公里，其附近有著名的古城南裴李岗文化遗址（距今8500年）、穆店旧石器遗址（距今36万年），马回营北遗址（距今4000～5000年）。在天然石龙附近出土有古人为祭龙而摆放的石器，表明先民早已将石龙作为崇拜的神物。龙头沟壁上有石龙全长90多米，高9.5米，头西身东，尾藏匿于山中，头、须、牙、眼、爪、翅、鳞俱全，头长方如鳄，利齿上下两排，张口长舌居中，印吻、吻前双须前伸上仰，下颌平，眉上龙颜，顶生双角，一角斜上，一角斜下，龙头平展仰起，龙颈向后复向下弯曲，又平与腹相连，龙背生巨翅，龙爪从龙胸向前伸出于颌下，落爪于地，通体连贯，三波九折，宛若腾云驾雾，为名副其实的"神龙首"。

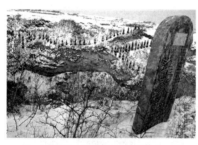
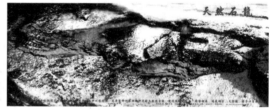
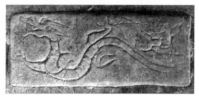
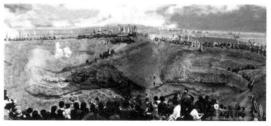

据古籍文献《春秋纬·元命苞》记载："少典妃安登游于华阳，有神龙首，感之于常羊，生神农。"炎帝神农氏的母亲有娇氏安登，在"常羊"游玩时看到一个巨大的神龙首，激动万分，竟有所感，后来生下儿子，长大后有盛德，教民种五谷，发展农业，尝百草，创中医中药，称为农业之神，"故人号曰神农氏"。而天然石龙正位于常水之源头羊家坡龙头沟，这里有九条以龙命名的沟，有望龙台、龙王屯、黄龙庙、凰龙泉、炎帝庙等。天然石龙的尾恰巧指向伊阙龙门，人们说这个石龙正是传说中的神龙。

实际是长达 90 余米的巨型石龙,位于熊耳山脉的洛阳伊川龙头沟。这里有一个甘山台常阳(常园)的地方,有九条沟溪,世称九龙之地。中间一沟为龙头沟,沟中有泉曰黄龙泉,泉水长流不息东流注于伊水,这在《水经注·伊水》有记载:"长水出新城西山,东流注于伊水。"龙泉附近称作羊架坡,世称常羊坡、常羊山、牵羊坡。宋代邵雍所著《伊川击壤集》中记载:"十八日越牵羊坡南达伊川坟上。"并赋诗曰:"陆海卧龙收爪甲,云山胜处追寻偏。春雷惊起千年蛰,笔下苍龙自往还。"

洛书之源

1977 年,考古人员在安徽阜阳双古堆 M1 墓,即西汉汝阴侯夏侯窦墓出土了两具占盘。这是迄今发现的最早的式盘,距今已有 2100 余年。在一具被考古工作者称为汝阴侯太乙九宫式盘的天盘上,四条直线相交八分其圆,成九宫形。圆周数字排列与洛书完全一致,与《灵枢》的九宫八风也基本相同。说明洛书数字图式早在西汉之前已经存在,并已经应用于占筮和古中医理论。西汉太乙九宫式盘的考古发现,对宋传洛书的真伪问题做了一个定论。洛书真伪的争论,因这一考古发现而终于画上了一个句号。

按照洛书九宫的飞星路线来看,九宫飞星是有规律的。单论每宫共有九颗星飞行,九宫共有 81 种飞星模式,顺逆二法共有 162 种飞星模式,这是单宫飞行。如果是年月日时四盘叠加,会有 688747536 种飞星模式;加上山向,就有 4518872583696 种飞星模式;或更大尺度时空的飞星,还有更多的飞星模式。但是我们知道,在天上,大约有九颗星飞行的天体状态共有五种情况:一种是太阳系九大行星;一种是七曜,即日月五星;一种是北斗九星;一种是太阳飞行的七衡六间法;最后一种是月球飞行的九道之法。

我们来分析一下:太阳系九大行星的说法是现代天文学的成果,在中国古代还没有认识到太阳系九大行星,或者说可能天王星、海王星、冥王星等对古圣人来说没有实际物理意义,况且现代天文学已将冥王星清除出了太阳系大家庭,认为它只不过是一颗小行星而已,比木星和土星的卫星还要小许多,可见太阳系九大行星似乎不符合九宫飞星的逻辑。日月五星七曜,即使加上地球,共八颗天体,与九宫飞星还差一颗飞星,况且当时的古人还没有认识到地球也是一颗天体,这也似乎不符合九宫飞星的逻辑。如果加上罗瞵、计都二星，共计十颗星，但严格意义上说，罗瞵、计都是月球的升交点与近日点而已，并不是星体。北斗九星，在大约10000年前，北斗七星的杓柄之外还有两颗星，一颗是招摇，一颗是玄戈，由于岁差原因，现在这两颗星已经淡出恒显圈之外了；再者无论地球和北斗九星怎样旋转运动，二者之间只有一种运动模式，即斗建模式，永远不会出现九宫飞星的模式，所以可以明确排除北斗九星。而太阳飞行的七衡六间法，结合金木水火土五行的五星飞行，正是河图的起源，这一点我们在前面已经详细说明。那么最后只剩下月球飞行的九道之术。

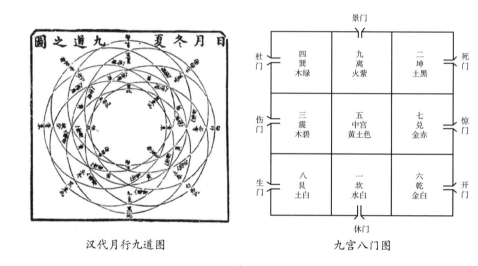

汉代月行九道图　　　　　　　　　九宫八门图

在《续汉书·律历志》中记载了一段东汉顺帝汉安二年（143年）尚书侍郎边韶上书建议改历时的一段话："刘歆研机极深，验之《春秋》，参以《易》道，以《河图帝览嬉》《洛书乾曜度》推广九道，百七十一岁进退六十三分，百四十四岁一超次，与天相应，少有阙缪。"这里提到了河图、洛书与九道术的关系，说明二者之间有因果联系。实际上，月球飞行有九道之空间轨迹，月行九道有9.18年之时间周期，这正是九宫飞星的天象机制所在。可以看出，河图描述日地之间的阴阳五行关系，而洛书描述的是日地月之间的阴阳五行关系。无论日地系还是日月地系，其基本观察点都是地球，但日地系表达的是太阳对地球的力学效应，而日月地系表达的是月球对地球的力学效应，只不过月球对地球的力场中又传递了太阳的能量而已（例如月球照射地球的光是反射太阳光等），所以也可以说洛书是表达地月系的关系图。这一点在古籍中也可以找到证据。

《星历考原》引《黄帝遁甲经》说："三元者，起于九宫也。以休门为一白，死门为二黑，伤门为三碧，杜门为四绿，中宫为五黄，开门为六白，惊门为七赤，生门为八白，景门为九紫。"《遁甲经》将九宫飞星与八卦八门联系在一起，这就是日月地之九宫八卦的内在联系，并且遁甲之九宫九色与东汉张衡的九宫九色完全相同。我们知道，月球对人体的影响与太阳不相上下，甚至有过之无不及，当然五星的影响也很重要。在子学体系中最经典的太乙、奇门遁甲、神数、堪舆、兵法、三元九宫等都是在九宫飞星基础上才能完成推演的，这些都可以理解为地月系之间的天干地支内算体系。

洛书象数

一、洛书之象

洛书本为彩图，但古时印刷困难所以仍用黑白点作图。将河图四方的八个数旋转而排成八方而显八卦，每方一个数纳地支十二气象，就是洛书之图了。这样成载9履1；左3右7；4、2为肩；8、6为足。九个数纵横交叉皆为十五数，尽显五行之妙，将先天之体化为后天之用了。其图如下：

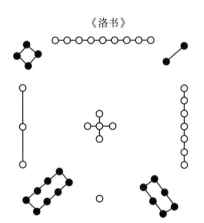

《洛书》

四绿	九紫	二黑
三碧	五黄	七赤
八白	一白	六白

九宫飞星图

北方：一白点（白），地支子，卦象坎；南方：九紫点（白），地支午，卦象离；

东方：三碧点（白），地支卯，卦象震；西方：七赤点（白），地支酉，

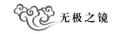

卦象兑；

东北：八白点（黑），地支丑、寅，卦象艮；东南：四绿点（黑），地支辰、已，卦象巽；

西南：二黑点（黑），地支未、申，卦象坤；西北：六白点（黑），地支戌、亥，卦象乾；

中间：五黄点（白），随时运而游八方或不动，无定支，无常象，统化八方也。

以上乃洛书之象。黑、白分别表示阴、阳。

二、洛书之数

1. 五行之用数

洛书之数一、二、三、四、五、六、七、八、九，阴阳和为四十五数，乃五行之用数。大衍之数五十，其用四十九，是卦象占筮体用之数。大衍之数五十，去五行之体数五，其用四十五为五行万物之用数也。此乃大衍五行之体用，显五行万物生死存亡之数也。

2. 三才之运数

五行之数为五，即水一、火二、木三、金四、土五。阳数合为九，阴数合为六，故卦爻里阳爻称九，阴爻谓六也。阳阴合为十五数，乃三才五行之数也。三才者，天、地、人也。天有五行，地有五行，人有五行，合之为十五数也。故纵横交叉，上下左右，四方八面，皆难逃三才五行之数也。

3. 九星之数

河图为四象十干之数，洛书为九星八门之数。九星之数为逆行：九紫、八白、七赤、六白、五黄、四绿、三碧、二黑、一白……每年一星，一直运行到现在。当年所在之星的卦象，就是当年出身之人的命卦，至今仍适用。

此数与吉凶关系密切，故多用紫白九星测吉日。

4. 体用周天之数

洛书之数九，取一为体，八为用，是九星用八卦也。运数十五，周流八方为一百二十数，共三才而合之即 360 数，为周天之数。同理，其用数 45，周流八方亦得周天之数 360 也。

5. 地支之数

子 1、丑 2、寅 3、卯 4、辰 5、巳 6、午 7、未 8、申 9、酉 10、戌 11、亥 12，为地支之数。由天干河图之数根据地理演化而成，故子水 1、寅木 3、辰土 5、申金 9、午火 7，各取河图五行之阳数也，主五行地支之化数。而十二月令之数则是：寅 1、卯 2、辰 3、巳 4、午 5、未 6、申 7、酉 8、戌 9、亥 10、子 11、丑 12，主万物存亡之顺序了。

三、洛书之理

1. 右旋相克之理

河图天道左旋而生，洛书地道右旋而克。故 1、6 西北克西南 2、7 先天之火；2、7 西南克东南 4、9 先天之金；4、9 东南克东北 3、8 先天之木；东北 3、8 克中 5 先天之土；中 5 之土克西北 1、6 先天之水；皆右旋而克先天之数也。

2. 右旋相耗之理

洛书五行乃五行之用，故有相耗之理。坎一之水消耗乾六之金；兑七之金消耗坤二之土；离九之火消耗巽四之木；震三之木消耗艮八之土；艮八之土消耗坎一之水；故五行八卦右旋相耗也。

3. 相对冲克之理

由于中土显用于八方而不自守中，故洛书五行八方相对冲克。坎一之水

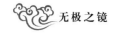

克离九之火；乾六之金克巽四之木；兑七之金克震三之木；坤2死土冲艮8生土。同理，地支则子水冲克午火；酉金冲克卯木；申金冲克寅木；亥水冲克巳火；辰戌阳土湿燥相冲；丑未阴土寒热相冲。相对冲者，其数皆合而为10，为土之成数，乃阴土之数也，阴为静，静极生动，故10不自显，而显于九宫八卦12支之动也。

4.八方阴阳之理

河图四方四面，洛书八方八面。任一平面皆东西南北为四正，阳数一、三、五、七、九、居之；四隅为偏，阴数二、四、六、八、居之。洛书将河图的四面化为八方，五行数位也动而变之：一仍是水，六化为金；三仍是木，八化为土；二化为土，七化为金，四化为木，九化为火；五仍为中，显用而游寄八方；十为体显于合用之数而不自显。故河图之数为十，以一为体九为用，其用为洛书；洛书九宫，中五为体显用以八卦，乃阴阳用于万物与人也。

5.紫白九星之理

洛书九星又称紫白九星，皆落于九宫。九星按一定规律轮回，既可以用于元运，又适用于年运及个人命卦，还可以每日一星测吉日。九星用于元运上分上下二元，共180年，每星管20年。五黄星的20年前10年寄上元四碧星，后10年寄下元六白星。（若按60甲子起运则分上、中、下三元，仍是180年，运数亦与九星合。）九星之理用于命卦，则是上元甲子男起一白星顺行；女起五黄星逆行，同元运一样永恒推移。

6.洛书与先天八卦数理

洛书九数，相对之和为十，为河图之用数，乃人与万物之用数也；先天卦八数，相对之和为九，为洛书之用数，乃人通天彻地之数也。故邵氏梅花易数，用洛书之图，用先天卦数也，乃尽人通天彻地之能也。

🔖 地支钩绳图

古盖天论对于天地的认识就是"天圆地方"模式，"观天测影"测出天圆之形，"勾股定理"画出地方之形。天圆分为若干层，三衡、五衡、七衡

之圆，其中三衡是基础；地方分为四方、五方、八方、十二方、二十四方、
六十四方之形，其中四方是基础，所以"地方"不只是指方形，而且更是指
方向之分。前面我们已经详细论述了古盖天论的衡间图及其衍化体系，那么
"地方"又是如何测定及衍化的呢？

《考工记》说："自日出而画其景端，以至日入既，则为规。测景两端之内
规之，规之交乃审也。度两交之间中屈之以指杲，则南北正。"在《周髀算经》
中，测北极定东西南北四方的方法：通过周旋璇玑四极测定北极枢的范围。即
夏至夜半之时，北极极于正南（上）；冬至夜半之时，北极极于正北（下）。冬
至日加酉时，极于正西，加卯时则极于正东。这叫做北极璇玑的四游。北极璇
玑四游之中即定北天之中，测定北极枢，即北极璇玑与地球观测者连线圆柱
体。具体方法就是，冬至日太阳加酉之时，立八尺圭表，以绳系于表巅，观测
北极附近大星（帝星，即小熊星座 β 星），引绳到地面，做出标志；又在旦明
太阳加卯之时，再引绳到地面，做出标志。这样则两标志相距二尺三寸，按
照"一寸千里"计算，得东西极二万三千里。两标志连线的垂直平分线，既
是正南北线；从表到这个标志连线的距离是一丈三寸，因得周地距天中下地
面十万三千里。南北方位置正，则四方之位亦正；四方之位正，则八卦方位、
十二地支方位、二十四山向、六十四卦方位皆正。近代出土的殷商宫殿遗址显
示，其南北方丝毫不差，这证明古代用圭表法定向是十分精确的。

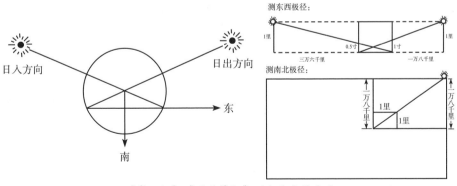

《考工记》《周髀算经》测定方向的方法

《淮南子·天文训》说："欲知东西南北广袤之数者，立四表以为方一里
矩，先春分若秋分十余日，从距北表参望日始出及旦，以候相应，相应则此
与日直也。辄以南表参望之，以入前表数为法，除举广，除立表袤，以知从
此东西之数也。假使视日出，入前表中一寸，是寸得一里也。一里积万八千

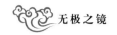

寸，得从此东万八千里。视日方入，入前表半寸，则半寸得一里。半寸而除
一里积寸，得三万六千里，除则从此西里数也。并之东西里数也，则极径
也。从中处欲知南北极远近，从西南表参望日，日夏至始出与北表参，则是
东与东北表等也，正东万八千里，则从中北亦万八千里。倍之，南北之里数
也。"这样，随着大地的东西南北四方精确角度的测定，八方、十二方、
二十四方、八十四方方位的确定也就易如反掌了。

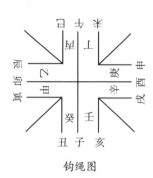

钩绳图

古圣人不但根据日地运行关系计算大地的地理
范畴，而且还应用司南测量地球的磁场方位（罗
盘，就是指南针）。古圣人运用磁场确定地球地理
方位，对于9000年前的古圣人来说，这是何等超
群的大智慧！上中图是公元前7720年伏羲大帝一
世创造的"钩绳图"，二绳（子午、卯酉）、四钩
（辰巳、丑寅、戌亥、未申）、八干（甲、乙、丙、
丁、庚、辛、壬、癸）、四维（东北报德之维、西
南背阳之维、东南常羊之维、西北蹏通之维），而
此图就是后世九宫飞星中罗盘上的二十四山向图的祖图。以上就是地支空间
结构的天象机制。

地支还具有时间属性，与十二时辰、十二月、二十四节气相互对应。其
天象原理就是1年中日月12次相会，形成12个朔望月，正好太阳绕地球
完成1个周期旋转，即一年354天，合六十四卦354爻，每三年闰一次，合
384爻。形成12种地平坐标系综合的宇宙背景能量辐射矢量，即12地支。
故《黄帝内经》将一年划分为十二个月，一日划分为十二个时辰，并用十二
地支标记之。如《灵枢·卫气行》说："岁有十二月，日有十二辰，子午为
经，卯酉为纬。天周二十八宿，而一面七星，四七二十八星。房昴为纬，虚
张为经。是故房至毕为阳，昴至心为阴。阳主昼，阴主夜。"可见，四象、
地支的天象机制与地球的自转与公转有关。

一年十二月日月相会的辰次及斗建：

孟春者日月会于诹訾而斗建寅之辰
仲春者日月会于降娄而斗建卯之辰
季春者日月会于大梁而斗建辰之辰

孟夏者日月会于实沈而斗建巳之辰

仲夏者日月会于鹑首而斗建午之辰

季夏者日月会于鹑火而斗建未之辰

孟秋者日月会于鹑尾而斗建申之辰

仲秋者日月会于寿星而斗建酉之辰

季秋者日月会于大火而斗建戌之辰

孟冬者日月会于析木而斗建亥之辰

仲冬者日月会于星纪而斗建子之辰

季冬者日月会于玄枵而斗建丑之辰

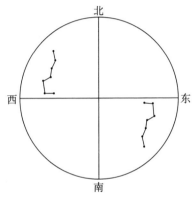

《夏小正》斗柄上指下指示意图

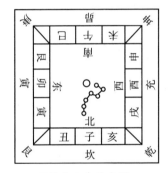

日月十二会地支图

地球大约有 15 种运动形式：自转、公转、绕地月系质心运动、绕太阳系质心运动、地球五星视运动、自转速率变化、地极移动、轨道偏心率变化、黄赤交角变化、近日点进动、岁差、章动浮动、绕银河系中心运动、穿越银道面运动等，还有更大空间尺度的运动，其中也包含了各种运动周期，共同构成了地球运动的复杂时空体系。其中最主要的运动是日地体系、日月地体系和地球五星体系的运动。天干是河图的内算矢量单位，地支是洛书的内算矢量单位。

在地支坐标系中，古人用子、丑、寅、卯、辰、巳、午、未、申、酉、戌、亥十二地支在不同空间和时间上来标度地球时空变化，这十二个时空点并没有连续度量的性质，因为它所注重的不是天体位移的空间大小，而是由天体运动引起的地球综合时空场特性的变化，连续度量解决不了这种时空变量（在现代科学中，空间特性即场的特性，用场方程来表述）。中国古人则

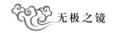

通过阴阳五行与干支形成的时空度量推衍工具来演化和计算太阳系星体在象数模型运动中地球时空的变化规律。这种理论形式非常真实地再现了地球周围时空力场的各种因素与性质变化，巧妙地解决了现代科学束手无策的三体运动规律难题，同时很自然地将人体作为自然界的高级物质而纳入这一时空体系进行预测和推算，并没有像现代科学那样将人与自然断然分离，从而产生了一门不同于现代科学体系的更加完善、完美、自然的认识宇宙的高级理论体系。虽然朴素，大道至简至易，却最真实，所以最准确。地支是中国古人计算阳气演化规律（阴阳五行）的象数工具之一。

那么，十二地支的名字是怎么来的呢？考古证据表明，十二地支的文字在甲骨文中就已经出现了，这样至少在公元前 14 世纪以前就已经存在系统的地支体系了。但是，甲骨文并不是我国最原始的文字，甲骨文中有六书（象形、指事、会意、形声、转注、假借等），可见，汉字从原始形态发展到甲骨文已经经历了漫长的时间，而最早的文字应该是象形字，事实也证明了这一点。

中国古代天象学有一个最大的天象极坐标系，其中极点是北斗九星及北极枢，黄赤道坐标就是二十八宿系统，即东方苍龙七宿（角、亢、氐、房、心、尾、箕）、南方朱雀七宿（井、鬼、柳、星、张、翼、轸）、西方白虎七宿（奎、娄、胃、昴、毕、觜、参）、北方玄武七宿（斗、牛、女、虚、危、室、壁），终而复始周天 365°。地支文字象形于二十八宿，这样地支系统的创立可回溯到公元前 21 世纪以前。同时，十二地支也是物候的具体体现。

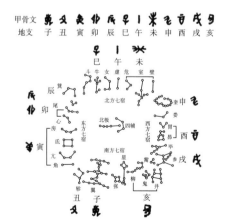

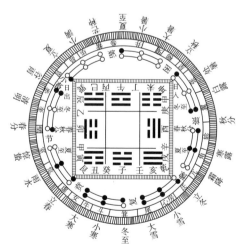

十二地支来源于天象二十八宿（对应图）

自然数 (第九—十五片)	1	2	3	4	5	6	7	8	9	10	11	12
十干	甲	乙	丙	丁	戊	己	庚	辛	壬	癸		
十二支	子	丑	寅	卯	辰	巳	午	未	申	酉	戌	亥

十二星次	寿星	大火	析木	星纪	玄枵	娵訾	降娄	大梁	实沈	鹑首	鹑火	鹑尾
二十八宿	角亢氐	房心	尾箕	斗牛女	虚危	室壁	奎娄胃	昂毕	觜参	井鬼	柳星张	翼轸
地之分野	郑充州	宋豫州	燕幽州	吴越扬州	齐青州	卫并州	鲁徐州	赵冀州	晋魏益州	秦雍州	周三河	楚荆州
十二辰	辰	卯	寅	丑	子	亥	戌	酉	申	未	午	巳

地支的三合与六合问题，是五行与阴阳旺衰问题。例如，三合：申子辰水局，水生于申、旺于子、衰于辰；寅午戌火局，火生于寅、旺于午、衰于戌；亥卯未木局，木生于亥、旺于卯、衰于未；巳酉丑金局，金生于巳、旺于酉、衰于丑。六合（古称六府）：子午少阴君火，卯酉阳明燥金，寅申少阳相火，巳亥厥阴风木，辰戌太阳寒水，丑未太阴湿土。

综上所述，我们可以看到，讨论阴阳，讨论中医，讨论《周易》，如果结合其日月地璇玑的天文机制或天象来谈，会显得更透彻、更直观，更有助于我们了解她的本质内涵。

律吕之气

古代的音律分为五音和十二律。五音为宫、商、角、徵、羽，其中宫属喉音，五行为土，为五音之首；徵属舌音，五行为火；唇属羽音，五行为水；商属齿音，五行为金；角属牙音，五行为木。五音分阴和阳，一变而为十，即太宫、少宫、太商、少商、太角、少角、太徵、少徵、太羽、少羽。在十二律中，以黄钟、太簇、姑洗、蕤宾、夷则、无射为阳，称六律，又称阳律；以林钟、南吕、应种、大吕、夹钟、仲吕为阴，称六吕，又称阴律。两者合称为律吕，并五音统称五音六律。

据《史记·律书》说：天地间阴阳二气在运行，天通过音律使阴阳二气的运动畅通、和谐。音律有十二个，分别表示阴阳二气运动的不同状态和一年十二个月二十四节气互相对应。

黄钟律，十一月，冬至。这时，万物在地下滋长，阳气潜藏地下，滋养着万物。"黄钟"的意思，是说阳气"踵"黄泉而出。

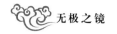

大吕律，十二月。表示阳气牵引万物而出。

太蔟律，正月。表示万物蔟生。

夹钟律，二月。表示阴阳二气相"夹厕"，即并行。

姑洗律，三月。表示"万物洗生"。

中吕律，四月。表示"阳气之巳尽"。

蕤宾律，五月。表示"阳气下注"，"阴气幼少"。

林钟律，六月。表示"万物就死气林林然"。

夷则律，七月。表示阴气贼害万物。

南吕律，八月。表示阳气开始潜藏。

无射律，九月。表示阴气盛，阳气无余。

应钟律，十月。表示"阳气之应"，"阳气藏于下"。

"候气之法"。"候天地气之法"渊源甚古，《淮南子·主术训》指出："乐生于音，音生于律，律生于风，此声之宗也。"音乐为人气之声，律吕为天地气之本。传统律吕之学与古代天文历法浑然一体，《管子·地员》曰："凡将起五音，凡首，先立一而三之，四，开以合九九。以是生黄钟小素之首，以成宫。三分而益之一，为百有八，为征；不无有三分而去其乘，适足，以是成商；有三分而复于其所，以是成羽；有三分去其乘，适足，以是成角。"此节历来被律家引以为中国古代律吕理论之源头，而《管子》一书却地地道道是一部农家者言（也有学者称其为"生态地植物学"），此即一证。《吕氏春秋》之成书与《管子》相去未远，其《音律篇》云："黄钟生林钟，林钟生太蔟，太蔟生南吕，南吕生姑洗，姑洗生应钟，应钟生蕤宾，蕤宾生大吕，大吕生夷则，夷则生夹钟，夹钟生无射，无射生仲吕。"是篇被视为"三分损益"理论之十二律吕相生的完整系统的最早记述。然其后又曰："天地之气，合而生风。日至则月钟其风，以生十二律，仲冬日短至，则生黄钟；季冬生大吕，孟春生太簇，仲春生夹钟，季春生姑洗，孟夏生仲吕，仲夏日长至，则生蕤宾，季夏生林钟，孟秋生夷则，仲秋生南吕，季秋生无射，孟冬生应钟，天地之风正，则十二律定矣。"此又为后世所传"候气"法可见的最早记述。

据典籍记载，为寻找"律元"——天地气的音律之本，古人发明了"候气之法"：先置不同尺寸之律管十二支，在空室内依一定方位竖直埋置天地下，管之上端与天地持平，管腔内添充葭莩（苇子腔内的薄膜）灰，并用薄膜封口。至冬至日交节时分，其中长九寸之律管必有葭灰逸出，届时即为冬至时刻，该管即为黄钟律管，管长即为黄钟尺。同理，若其余十一只律管尺寸无误，同样现象将于二十四节气中另十一气时发生（我国传统历法将二十四节气分为十二节、十二气，凡立春、惊蛰、清明、立夏、芒种、小暑、立秋、白露、寒露、立冬、大雪、小寒为节，余皆为气。十二律管特与十二气相应）。对此，《吕氏春秋·音律》说："夫天地之气，合而生风。日至则月钟其风，以生十二律。仲冬日短至，则生黄钟；季冬生大吕，孟春生太簇，仲春生夹钟，季春生姑洗，孟夏生仲吕，仲夏日长至，则生蕤宾，季夏生林钟，孟秋生夷则，仲秋生南吕，季秋生无射，孟冬生应钟，天天地之风正，则十二律定矣。"

此法至先秦时期仍完整保留，秦火之后曾一度失传。后又有汉代易学家、乐律学家京房（李君明）独得真传。《后汉书·律历志》曰："夫五音生于阴阳，分为十二律，转生六十，皆所以纪斗气，效物类也。天效以影，天地效以响，即律也。""阴阳合则影至，律气应则灰除。是故天子常以日冬夏至御前殿，合八能之士，陈八音，听乐均，度晷影，候钟律，权土炭，效阴阳。冬至阳气应，则乐均清，影长极，黄钟通，土炭轻而衡仰。夏至阴气应，则乐均浊，影短极，蕤宾通，土炭重而衡低。进退于先后五日之中，八能各以候状闻，太史封上。"可见，"候气之法"决非空穴来风。

现代学者大多流于引举前人成说，人云亦云或略加评说而已。鲜有人能深究于此说。或偶有涉及，囿于现实条件，难以进一步深入展开。民国时期，上海大同乐会会长郑觐文于1926年仲冬，依古人之法做了一次实验，其结果曾引起时人关注。郑氏之《中国音乐史》对此有载："余于民国十五年冬至日，试于上海大同乐会而验。用三分径口之竹管，自七寸七分（裁衣尺）

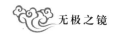

至八寸九分相距二分一管，共六管。因无葭灰，用通草切为细末涂管尾，置空室内桌上，首端稍昂。过一夜视之，八十一分之管通草末全去，余八寸三分之管则去其半，八寸一分（原文如此）之管则去三分之一。此外均未动。虽不足据为定法，亦可验之一证也。"此为近代唯一一次有案可查的候气法实验。

那么，"候天地气"学说的真正内涵是什么呢？

我们知道，二十四节气是地球围绕太阳公转轨道上的二十四个等分点。根据开普勒公律，行星围绕太阳公转是呈椭圆形轨道运行的，因此，地球上北半球的冬至点正好是公转轨道上的近日点；北半球的夏至点则为远日点。由于这个道理，地球与太阳之间的距离，实际上是处于一种周而复始的变化循环之中。虽然这种变化并不太显著（如果精确地计算，地球公转轨道的偏心率仅为 0.0167），但由于地球和太阳两个天体都具有巨大的质量，所以因距离的变化而导致它们之间引力大小的变化将势在必然。因此我们知道，地球与太阳之间的距离的变化，必将导致引力和引力场的变化。同理，地球这个天体的物理场，也随着公转中位置距离的变化而周而复始地变化，并且终将在其内部的某个方面显现出来。

如果从振动和波的角度看，设地球为一个受迫振动的系统，它的振幅的大小应直接与周期性变化的太阳引力相关。人们同时又可以把地球本身看作是一个不同质量物质的组合体，如大陆板块、大洋、地壳、地幔及地核等。引力的周期性变化，引起组成地球这个物质系统组合的各个子系统的振幅也呈现出周期性的变化。从波的原理看，从不同质量物质系统发出的不同振动频率的波，通过在自然界中的叠加和衍射，会以新的振动频率传播。由于各子系统之振幅能量的周期性消长，导致自然界中的各种振动频率也呈现出某种规律性的变化。如果自然界中周期性变化着的某种频率与律管本身的固有频率接近或者重合时，律管的内部就会发生共振现象。此刻，律管中的轻灰就在这种现象中散除了。古人便以为候得了"天地之气"。

这不由使我想起了古人观察日食的方法，古人不像现代人观察日食的方法那样，用一个滤镜直接去观察太阳表面，而是在地上放一个装满墨汁的水盆，直接观察太阳在盆中太阳的倒影就可以直接观察日食的具体情况了，观察太阳黑子也是用的同样的方法。方法虽然简单粗略，但是效果确是于现代方法不差丝毫。我们不得不由衷地赞叹古人的大智慧！古人不知万有引力一说，但从朴素的观察归纳中，发现了万物消长之规律有着年复一年的全息性，把它归之为阴阳二气的消息，而最能体察阴阳二气消息的，正是用来候气定音高的律管。从这个意义上说，律管确是天文观察中一件最实用的工具。

"律历合一"学说。"律历合一"学说与"候气"学说有着一脉相承的血缘关系。《史记·律书》曰："旋玑玉衡以齐七政，即天地二十八宿，十母，十二子，钟律调自上古。建律运历造日度，可据而度也。合符节，通道德，即从斯之谓也。""律历，天所以通五行八正之气，天所以成熟万物也。"朱载堉曰："历有五纬七政，律有五声七始。故律历同一，道天之阴阳五行一气而已。有气必有数有声，历以纪数而声寓，律以宣声而数行。律与历同，流行相生。"不仅如此，"律历合一"学说与被视为华夏文明源头之一的"河洛之学"在理论上亦是同构同源。据河洛理论，古人认为声有五而律有六。音分"太，少"，所以音有十以应日；律分阴阳，所以律有十二以应辰。五居阳数，一、三、七、九、中以象天；六居阴数，二、四、八、十、中以法地。天以五为制生音，地以六为节生律。河图的中五与外圈成数为五音之数；洛书的四正八维暗涵十二律吕相生之序。

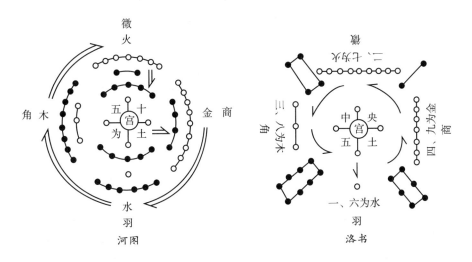

河图　　　　　　　　洛书

同时，"律历合一"学说之具体推演过程亦与"群经之首"的《周易》法则悄然契合：《史记·乐书》曰："地气上升，天气下降，阴阳相摩，天地相荡，鼓之以雷霆，奋之以风雨，动之以四时，交之以日月，而百化兴焉，

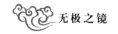
如此则乐者天地之和也。"《周易·系辞》曰："是故刚柔相摩,八卦相荡。鼓之以雷霆,润之以风雨,日月运行,一寒一暑。"《汉书·律历志》曰："黄钟之数……径一分,长六寸……径象乾律黄钟之一,而长象坤吕林钟之长。其数以《易》大衍之数五十,其用四十九,成阳六爻,得周流六虚之象也。"如此意犹未尽,后又有注家释以律历合一图以示其奥:

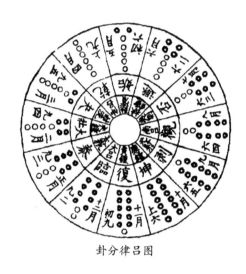

卦分律吕图

此图之外延仍属完全开放,历家、易家、律家仅依此图还可道出个中许多未尽之奥妙。倘引而伸之更是广大悉备,包罗无穷。然就十二律吕与一年、十二月、二十四节气、七十二候之阴阳消长之关系来看,已然具备无遗。《史记·律书》曰:"十月也,律中应钟。应钟者,阳气之应,不用事也。其于十二子为亥。亥者,该也。言阳气藏于下,故该也……十一月也,律中黄钟。黄钟者,阳气踵黄泉而出也。其与十二子为子。子者,滋也;滋者,言万物滋于下也……十二月也,律中大吕。大吕者,其于十二子为丑……正月也,律中泰簇。泰簇者,言万物簇生也,故曰泰簇。其于十二子为寅。寅言万物始生螾然也,故曰寅……二月也,律中夹钟。夹钟者,言阴阳相夹厕也。其于十二子为卯。卯之为言茂也,言万物茂也……三月也,律中姑洗。姑洗者,言万物洗生。其于十二子为辰。辰者,言万物之也……四月也,律中中吕。中吕者,言万物尽旅而西行也。其于十二子为巳。巳者,言阳气之已尽也……五月也,律中蕤宾。蕤宾者,言阴气幼少,故曰蕤;痿阳不用事,故曰宾。……其于十二子为午。午者,阴阳交,故曰午……六月也,律中林钟。林钟者,言万物就死气林林然。其于十二子为未。未者,言万物皆成,有滋味也……七月也,律中夷则。夷则,言阴气之贼万物也。其于十二子为申。申者，言阴用事，申贼万物，故曰申……八月也，律中南吕。南吕者，言阳气之旅入藏也。其于十二子为酉。酉者，万物之老也，故曰酉……九月也，律中无射。无射者，阴气盛用事，阳气无余也，故曰无射。其于十二子为戌。戌者，言万物尽灭，故曰戌。"

古代基本音律理论。音律上两个音的关系，一般是计算一个音和基准音频率比的以 2 为底的对数，这样频比的对数是 1 的两个音频率差 1 倍，也就是一个八度，是 2 的两个音差 2 个八度。因为以 2 为底的对数计算出来常常是小数，使用不便，所以把对数值乘以 1200 并取整，这样得到的值就叫"音分"，一个八度合 1200 音分。中国古代五音为三分损益律，是中国古代使用的主要律法，它实际是五度相生律的一种形式。三分损益法的定律方法是：先选一段震动体（以弦为例），认为它的声音称作"宫"。把它的长度依次乘以 4/3 和 2/3 来得到不同长度的弦，这些弦震动的声音就依次称作徵、商、羽、角。假设宫的弦长是 81，计算出各音的弦长就分别是：（宫 81）×4/3→（徵 108）×2/3→（商 72）×4/3→（羽 96）×2/3→（角 64），把这几个音弦长按顺序排列就是：（徵 108）→（羽 96）→（宫 81）→（商 72）→（角 64）。大家知道，材质、粗细、张力等条件都相同时，弦音的频率和长短成反比，越短声音越高，依此可以计算各音间的差距，如羽对徵 =log(108/96)/log2×1200=204 音分，宫对羽 = log(96/81)/log2×1200=294，类推就可得出五度相生律的律差。为什么又叫五度相生律呢？因为长度比是 2/3 的两弦频率比是 3/2，合 702 音分，西洋音乐中把这个差距叫做纯 5 度，长度比 4/3 的弦频率比是（3/2）/2，相当于长了一个纯五度，又往下拉了一个八度（倍频），所以三分损益法的实质是从一个音开始，上纯五度下拉八度定一个刻度，然后再上纯五度定一个刻度，再上纯五度下拉八度定一个刻度。

五音中相差八度的音为同名音，这样就形成了"徵—羽—宫—商—角—徵—羽—宫—商—角……"的循环反复的音链。这个顺序是按频率从低到高的顺序排列的。声音在空气中的传播速度是固定的，速度等于声波波长乘以频率。所以，如果按波长从低到高排列，这个序列应为"角—商—宫—羽—徵—角—商—宫—羽—徵……"其中，"羽—徵—角—商—宫"的顺序正是河图"水—火—木—金—土"的顺序。在这个序列中，羽音波长最短，频率最高，所含能量也最高。按这个顺序，才符合热力学第二定律，能量从高到低传递。

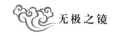

这一顺序从何而来？应该说是从天人合一的角度诞生的。一年二十四节气均有固定的频率。据《后汉书·律历志》记载，在一个密闭的室内，把端部塞上葭莩灰（芦苇膜烧的灰）的十二支律管，按一定的方位加以布置进行观察，主要是候十二月之中气。原理是气有升降浮沉，凡天气行1度，则地气行25里，地气若与天气交，可以上腾250里，年行365度，每到一个节气，则地气开始从地隙上腾，这时，与该节气相应的那支律管中的灰就会上腾，这样，便可以查出律管上腾的度数和鸣吹出律管的音高，并确定了音高的振动频率。二十四节气中，冬至之日，所应律管最长，频率最高。冬应羽音，所以羽音频率最高。而人体十二经的流注顺序是："肺—大肠—胃—脾—心—小肠—膀胱—肾—心包—三焦—胆—肝—肺"，如果从膀胱开始看是"膀胱、肾（水）—心包、三焦（火）—胆、肝（木）—肺、大肠（金）—胃、脾（土）"，也是河图五行顺序。

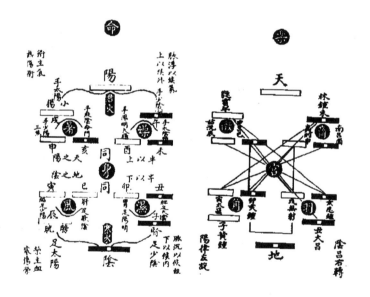

所以说，古人察天文，观地理，以天人合一的角度，确定了五音的顺序关系。可以说，河图五行正是天人合一的基本理论。

京房律吕。京房，字君明，西汉时（公元前77～公元前37年）东郡顿丘（今河南清丰西南）人。本姓李，推律自定为"京"姓。年轻时就学于孟喜的门人——易学家焦延寿，为易学"京氏学"的开创者。在音乐上，他利用先秦的三分损益法创造六十律，对后世的律吕之学产生过重大影响。

"三分损益"法最早记载于《管子·地员》，该理论至晚在春秋时期就已付诸实际应用。但是，用三分损益法求得的十二律，其半音间的距离并不均等，有大一律（114 音分的大半音）和小一律（90 音分的小半音）之分。如果用这十二律在其间取十二调的七声音阶的话，则会出现大全音（204 音分）和小全音（180 音分）两种全音音程。这就给转调带来了困难。《礼记·礼运》中所说的"五声，六律，十二管还相为宫"，事实上就不能付诸实施。而且十二律中的最后一律不能还生第一律，更引起了后世律学家们的纷争。正是在这样的律学背景下，京房六十律适逢问世。

京房感于易学原理，利用三分损益法所生之十二律中的最后一律不能还生第一律这一现象，从第十三律起，用三分损益法继续往下推算，直至六十律。其六十律中的第十三律至十八律，基本上已能解决三分损益律因大一律，小一律所造成的旋宫困难。而且，京房律的第五十四律，实际上已能回到第一律，误差仅为 3.51 音分。倘依音乐实践需要看，完全可以忽略不计。事实上，从六十律问世起至后来，就音乐实践而言，京房之律确未有过实际的影响或指导作用。

据史家的看法，京房更主要是一位易学大师，他的律学成就正是来源于他的易学造诣和他对阴阳五行原理的深刻理解。《后汉书·律历志》援引京房的话说："夫十二律之变至于六十，犹八卦变至于六十四也。宓羲作易，纪阳气之初，以为律法。建日冬至之声，以黄钟为宫，太簇为商，姑洗为角，林钟为徵，南吕为羽，应钟为变宫，蕤宾为变徵。此声气之元，五音之正也。故各统一日。其余以次运行，当日者各自为宫，而商徵以类从焉。《礼运篇》：'五声，六律，十二管还相为宫'，此之谓也。以六十律分期之日，黄钟自冬至始，及冬至而复，阴阳寒燠风雨之占生焉。于以检摄群音，考其高下，苟非草木之声，则无不有所合。《虞书》曰：'律和声'，此之谓也。"这些话把他发明六十律的目的讲得非常清楚，即要使在六十律内达到像"自冬至始，及冬至而复"那样的还相为宫。其中六十律中的每一律或对应于一天，或对应于五天、六天、七天、八天等，在六十律轮过一周时，恰合 366 天，从而可以形象地表达阴阳递互消长，五行相推制衡周而复始的宇宙法则内涵。可见京房之六十律完全是借律吕之学以完成其易学及天文历法研究为宗旨的，并且其研究成果最终被实际的天文观测所证实。而产生于殷商之际的阴阳五行说则是京房六十律的理论支柱，六十律又为他提供了对阴阳五行原理加以感受和理解的全新角度。

京房六十律者，实出于汉代卦气学说。《新唐书》所载僧一行《卦议》中引孟喜章句曰："自冬至初，中孚用事。一月之策，九六七八，是为三十。而卦以地六，候以天五。五六相乘，消息一变。十有二变而岁复初。坎、震、离、兑、二十四气，次主一爻。其初则二至二分也。坎以阴包阳，故自北正。微阳动于下，升而未达，极于二月，凝固之气消，坎运终焉。春分出于震，始据万物之元，为主于内，则群阴化而从之。极于正南，而丰之大变穷，震功究焉。离以阳包阴，故自南正，微阴生于地下，积而未章，至于八月，文明之质衰，离运终焉。仲秋阴形于兑，始循万物之末，为主于内，则群阳降而承之。极于北正，而天泽之施穷，兑功究焉。故阳七之静始于坎，阳九之动始于震，阴八之静始于离，阴六之动始于兑。故四象之变，皆兼于六爻，而中节之应备矣。"此卦气说之大旨，与西汉太初历相为依托，皆从天文物候实测而来。所谓"卦以地六，候以天五，五六相乘，消息一变。十有二变而岁复初"，即震、离、兑、坎分主每年四时九十日有余，四卦合二十四爻，分主一年二十四节气。每爻主一个节气，亦即十五天；然后用其余六十卦分主一年三百六十五日又四分之一日。每月配五卦，每卦主六日七分，故一月三十天又合六候。故谓"五六相乘，消息一变"。一月一变，一年则十二变矣。五日谓之候，全年七十二候。三候谓之气（十五天），六气谓之时（九十日余），四时谓之岁。通过卦气与物候、节气、四时等关系来解释一年气候循环变化的规律，卦、气相结合的"值日用事"，以风雨寒温为候，从而为天文、历法、物候、农事服务。

现代科技也证实，七十二候、二十四节气是地球公转轨道上呈现的典型位置。如春分、秋分即两个相对的黄赤相交点，而黄赤间距最远的位置为夏至和冬至。由此可见，卦气说是以天文坐标数据为依据，参以大地寒温物候，以六十四卦卦爻之象及干支体系的独特方式反映天地自然的运行规律，是易学与天文学、历法、物候相结合的产物。卦气说的本质，是以天地人之间的四（四时）、八（八节）、十二（十二月）、二十四（二十四节气）、七十二（七十二候）等不同"时位"的角度，揭示宇宙万物生死枯荣、变化日新、生生不息的规律性。京房之六十律上承古传"三分损益法""候气法""九宫八风"之学说，旁融"物候""历法"之精要，实为卦气学说之一脉，不失为汉时高新学术之成就。

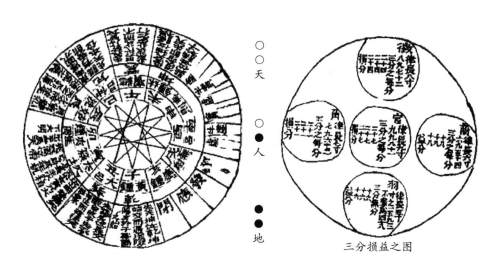

三分损益之图

以阴阳消息变化，象征天地造化运行，十二月配以十二卦，称作"**月卦**"，又称"**壁卦**"。始创于汉孟喜，宏于焦赣（延寿）、京房。后汉魏伯阳《周易参同契》又以十二壁卦配以十二律吕。"壁"指外圆内方的礼器，外圆以象天，内方以法地。外圆为在天的二十八宿，内方为在地的十二地支、十二月、十二壁卦及四时八节，中心为北斗七星。这就把十二壁卦的天文背景反映了出来：

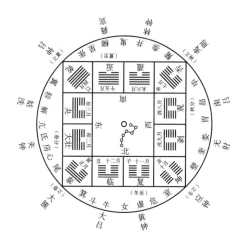

二至二分是一年中阴阳消长的转折点：冬至、夏至为阴阳接合之时，春分、秋分为阴阳二气分离之时。冬至过后一阳始生，阴气始退，昼渐长，夜

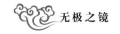

渐短，气候渐暖，万物生发。在卦象上自"复"至"大壮"，阳渐进，阴渐退，由一阳来复以致雷震天际，一派生机盎然、欣欣向荣之景象。五月中气的夏至节，是日昼最长，夜最短，为阳极阴生之时，在壁卦上以一阴始生的"姤"卦表示，"姤"者遇也，指阳气至此已逾极至，阴阳在此再次相遇。此后与前相反，夜渐长，昼渐短，时令已凉，万物开始收藏，在卦象上，自"姤"至"观"，阴渐进，阳渐退，由一阴滋生至风行大地，万象凋零日渐萧瑟，直至来年冬至，又将开始一个新的生命周期。一年如此，一日之理亦复如是，只不过区别仅在于年以地球绕日公转为周期，而日以地球自转为周期而已。河洛之学、周易八卦抑或是魏伯阳之十二壁卦，均非虚诞之物。它们都与古老的"候气"学说相呼应，与古代物候学说相为印证。

物候学说既可视作古代"律历合一"学说之所以产生发展的最直观的自然基础，它又是检验该学说是否合于天道法则的试金石。用物候学定义天干、地支的不同能量状态就变得有理有据了，正所谓"人法地，地法天，天法道，道法自然"是也。以律吕建月是古人认识宇宙和谐运行规律的一个特殊手段，律吕和天体变化相应，在古人看来是天经地义的事。十二壁卦即是律吕的阴阳结构模式，从斗柄见月，而相应律吕建月，以对应天体运行，宇宙规律，以及人体能量流之运行，其理一也。

九宫八风

《史记·律书》开篇云："六律为万事根本焉。其于兵械尤重，故云：'望敌知吉凶，闻声效胜负'，百王不易之道也。"言之凿凿，果然事出有因。原来，古人根据"乐生于音，音生于律，律生于风"和"天地之气，合而生风，日至则月钟其风，以生十二律"的原理，将一年各季之风依其特性归为八类，古称"八风"：

条风为东北方之风，意为条治万物而出。经箕、尾、心、房诸宿，为正月，时在寅，律应太簇。

明庶风为东方之风，意指万物尽出，经氐、亢、角诸宿，为二月，为三月，时在卯、辰，律应夹钟、姑洗。

清明风居东南方，吹拂万物，经轸、翼、七星、张、注诸宿，为四月，时在巳，律应仲吕。

景风居南方，阳道着明，阳盛丁壮之时，经弧、狼诸宿，为五月，时在午，律应蕤宾。

凉风居西南，主地，夺万物之盛气，经罚、参、浊、留诸宿，为六月，为七月，为八月，时在未、申、酉，律应林钟、夷则、南吕。

阊阖风居西方，意为倡导闭藏，经胃、娄、奎诸宿，为九月，时在戌，律应无射。

不周风居西北方，主杀生，经壁、室、危诸宿，为十月，时在亥，律应应钟。

广莫风为北方风，意为阳气在下，阴没而阳盛，经虚、女、斗、牛诸宿，为十一月，为十二月，时在子、丑，律应黄钟、大吕。

"八风"是全年中不同季节的八种主导风向，我国濒临太平洋，由于日月地球复合运动的影响，引起了一年中盛行风向随季节有规律地变换，使大陆及沿海地带的季风总是节奏鲜明地定时变换，成为世界上著名的季风气候区。具体而言，从立春始，东北季风盛行，春分则东风盛行，立夏东南风盛行，夏至南风盛行，立秋西南风盛行，秋分西风盛行，立冬西北风盛行，冬至则北风盛行。

"八风"各风只是一年各季中的主导风向，谚曰："天有不测风云。"在主导风向的大环境下，具体一时一地的局部风向仍有可能千变万化。朱载堉《律历融通·律风》曰："冬至前后，有风自子方来，为主；自午方来，为客，此宫音之风也。有风自寅方来，为主；自申方来，为客，此商音之风也。有风自辰方来，为主；自戌方来，为客，此角音之风也。有风自未方来，为主；自丑方来，为客，此征音之风也。有风自酉方来，为主；自卯方来，为客，此羽音之风也。有风自亥方来，为主；自巳方来，自下而上为主，自上而下为客，此变宫、变征之风也。"其余各季之风，皆依此类分为主客，顺逆。

风在古代，是表征阴阳二气之信使。正因如此，风便成了携载生命信息的载体。传统的八风学说蕴涵了自然界中的许多奥秘，诸如天地、律历、阴阳、生命等象、数、理而自成体系。其上者，可系日月星辰，天地万物，携带着宇宙自然的信息。其下者，可通理极微，包括人体这一小宇宙及其内部所包含的"微观"世界，使诸多的小宇宙皆同步于大宇宙。"八风"与"十二壁卦""二十四节气""七十二候"都有着一一对应的关系。《春秋考异邮》载："距冬至日四十五日条风至，条者、达也。四十五日明庶风至，明庶迎惠。四十五日清明风至，精芒挫收。四十五日景风至，景者，强也，强以成之。四十五日凉风至，凉者，寒以闭也。四十五日阊阖风至，阊阖者，当寒天收也。四十五日不周风至，不周者，不交也，阴阳未合化也。四十五日广漠风至，广漠者，精大满也，风之为言萌也。""阳立于五，极于九，五九四十五一变，以阴合阳，故八卦主八风，相距各四十五日。""艮为条风，震为明庶风，巽为清明风，离为景风，坤为凉风，兑为阊阖风，乾为不周风，坎为广漠风，卦不过八，风亦八而已。"简言之，八风每季45日，一般不会超过46天，其规律性极强。"八风"说依现今观念，当归气象学之属，其中每二十四节气之交节日时之风于农事丰欠，百姓饥患尤为攸关。若季风与节气相应，是为风调雨顺，百事吉祥。反之则为异常。当至不至，不当至而至，均非吉兆。道理浅显朴素，然而要作系统的科学论证，却又是现今气象学研究的一大课题。其实，古代中国的风包涵现代科学的"太阳或天体辐射场"的概念。

八风与九宫相配，又叫"九宫八风"，古人通过宫时的风向来预测、诊治疾病。若风向从其节令所居方来者，为万物之生风，为顺；从其相反的方向来者，是为虚贼邪风，易使人致病。《灵枢经》曰："风从南方来，名曰大弱风，其伤人也，内舍于心，外在于脉，气主热。风从西南方来，名曰谋风，其伤人也，内舍于脾，外在于肌，其气主为弱。风从西方来，名曰刚风，其伤人也，内舍于肺，外在于皮肤，其气主为燥。风从西北方来，名曰折风，其伤人也，内舍于小肠，外在于太阳脉，脉绝则溢，脉闭则结不通，善暴死。风从北方来，名曰大刚风，其伤人也，内舍于肾，外在于骨与肩背之膂筋，其气主为寒也。风从东北方来，名曰凶风，其伤人也，内舍于大肠，外在于两胁腋骨下及肢节。风从东方来，名曰婴儿风，其伤人也，内舍于肝，外在于筋纽，其气主为身湿。风从东南方来，名曰弱风，其伤人也，内舍于胃，外在于肌肉，其气主体重。此风皆从其虚之乡来，乃能病人。"

"八风"之说所揭示的绝非仅限于自然界中的一般自然现象。它已经打破了时间与空间的界限，成为宇宙变化的全息信使，它既是宇宙信息的载体与传输者，又是万物生化的摧进者。它的空间是立体的，时间也是立体的，是立体结构与时空的统一。它所反映的是阴阳感应问题，说到底，是生命与宇宙自然场感应的问题。而场的本质，是阴阳之质；阴阳之质又是以"气"化的形式存在着。人与天地之气无时不通，成为一个统一体，二者通过吐纳交换和感应方式处于动态平衡。而十二律吕则充当着人类体察自然、把握自然，从而调整自身与天地万物之谐和关系的重要媒介作用。

《阴符经》顿解

《阴符经》背景

《阴符经》又名《黄帝阴符经》，唐代以前尚未闻于世，据唐·李筌《黄帝阴符经疏·自序》载，李筌周游名山，到处访道，在河南洛阳嵩山少室虎口岩石壁中发现的此经，经文写在白色的丝绸上面，有朱红色的轴，封在石匣之中，封口有字为"**魏真君二年七月七日，上清道士寇谦之藏诸名山，用传同好**"。此后才传抄流行于世，但具体作者不详。

夫《太白阴经》者，唐少室书生李筌于嵩山虎口岩石壁中，得《黄帝阴符经》，遇骊山老姥，指明秘要，洞究深微，撰为兵书，名曰《太白阴符》，后称《太白阴经》。上宣天机，以为将家之轨则也。《太白阴符》又称《神机制敌太白阴经》，即《太白阴经》。中国古人认为太白星主杀伐，因此多用来比喻军事，《太白阴经》的名称由此而来。李筌，身世不详，唯《集仙传》称其仕至荆南节度副使，仙州刺史。又《神仙感遇传》云："筌有将略，作《太白阴符》10卷，入山访道，不知所终。"《太白阴符》当即此书。此书分人谋、杂仪、战具、预备、阵图、祭文、捷书、药方、杂占、遁甲、杂式等篇。先言主有道德，后言国有富强，内外兼修，可谓持平之论，与一般兵书以权谋相尚者迥异。杜佑《通典》"兵类"取通论二家，一为李靖《兵法》，一即此经。可见其为时人所重。

此书内容丰富，李筌在进书表中称："人谋、筹策、攻城、器械、屯田、战马、营垒、阵图、囊括无遗，秋毫毕录。其阴阳天道，风云向背，虽远人事，亦存而不忘。"后人非常重视。它强调战争胜败决定于人与天地谋而不靠鬼神；士兵之勇怯取决于刑赏；战争的胜利取决于君主的"仁义"以及国家的富强。在论述将帅用兵时，指出要考虑从政治上制胜敌人，团结内部，预有谋划，选拔各种人才，要利用地形，创造主动有利的态势。对军仪典礼、各类攻防战具、驻防行军等各项准备事宜、战阵队形、公文程式和人马医护、物象观测等，也分别作了具体论述。这些内容，基本上是综合前代兵书典籍及有关著作写成，且有所阐发，其中存录了不少有价值的军事资料。因此，杜佑《通典·兵典》取该书内容颇多，亦为后世兵家所重。书中的精华部分为风角杂占、奇门遁甲等内容，但现代所谓的唯物主义者并不接受，名之曰迷信，实可笑之举。

在古中国，最早的兵法，即为风后传黄帝的《奇门遁甲》，最早之时不称为奇门遁甲，而是称为阴符经、握奇经等，后来慢慢出现太乙经、遁甲经、奇门术等。奇门术遁甲经后来发展为庙算之术，即秦汉之后兵法的前身。所谓庙算，算者，有内算、外算、缀术之分，内算为阴阳五行、河洛干支、子学九式之类，外算为古算术、勾股术、今之数学之类，缀术即为古天文历法（地心说——盖天说、浑天说、宣夜说）。庙者，明堂也，合称庙堂，即国之重地京畿，明堂九室，合洛书九宫之地。庙算者，在整个中华古文明背景之下来考察他，就心知肚明了，就是内算之术。后来庙算又称为兵略、兵法之术。《孙子·始计》："夫未战而庙算胜者，得算多也；未战而庙算不胜者，得算少也。"曹操在注《孙子》时说："选将、量敌、度地、料卒、远近、险易，计于庙堂也。"张预注："古者兴师命将，必致斋于朝，授以成算，然后遣之，故谓之庙算。"南朝梁任昉《奏弹曹景宗》："伏惟圣武英挺，略不世出，料敌制变，万里无差，奉而行之，实弘庙算。"《旧唐书·李绛传》："朝有正人，时称令德，入参庙算，出总师干。"明刘基《感兴》诗之三："神谋不是闾阎识，庙算谁闻黼扆思。"清秦松龄《杂感》诗："授钺亲贤庙算强，旌旗万里作巖疆。"秦汉以后，庙算又称为兵略，秦汉留传下来的《淮南子·兵略训》和《三略》都是如此。高诱注《兵略训》篇名时说："防乱之萌，皆在略谋解谕，至论用师之意也，故曰兵略。"可见《淮南子》"兵略训"篇的命名，其意在于从"防乱"，"用师"的战略高度阐述论兵内容。

兵略大家，秦汉之后当为鬼谷子（本名王诩），鬼谷子是春秋战国时期著名的道家、兵家、纵横家的鼻祖，是中国历史上一位极具神秘色彩的显赫人物，是"诸子百家"之一。被誉为千古奇人，长于持身养性，精于心理揣摩，深明刚柔之势，通晓纵横捭阖之术，独具通天之智。他的师父是老子——《道德经》的作者。鬼谷生于战国时期，比老子、孔子稍晚。与孙膑的曾祖父孙武（孙子）交师徒之好。鬼谷子生平博学多艺，既通晓自然宇宙地理，又会达算术阴阳八卦！是中国乃至世界公认的人类有史以来培养奇才伟人最多的祖师级人物！我们都说孔子门人三千，但真正有名可查的只有七十二贤人。其中为人所熟知者屈指可数，而真正有所大作为抑或大贡献者也不过二三。然而鬼谷子的徒弟，却如一个个鲜活的生命；在战国时期，屡屡登上历史的舞台；左右着历史的方向，把握着时代的命脉，成为历史的弄潮儿。历史上的皇帝都是这些道家纵横派的代言人而已！如同现代西方社会的共济会。如：庞涓、孙膑、苏秦、张仪、商鞅、毛遂、甘茂、乐毅、范雎、蔡泽、邹忌、郦食其、司马错、蒯通、黄石、公孙衍、李牧、魏僚、李斯、徐福等一干记与不记名弟子及后世兵家大成者，竟对中国历史的进展起到了推波助澜和决定性作用！一朝天子一朝臣，文武将臣皆李王啊。

鬼谷弟子门人众多，身跨纵横家、阴阳家、兵家、法家、道家术士等等！而各家中又以纵横家与兵家者成就最为显著且最为人所熟知！"一人之言，重于九鼎之宝。三寸之舌，胜于百万雄师！"关于纵横家的代表人物：苏秦和张仪，太史公司马迁就曾在其《史记》中郑重写道："此二人真乃倾危之士也！"一笑而天下兴，一怒使诸侯惧（"一怒而诸侯惧，安居则天下熄"语出《孟子·滕文公下》）鬼谷之奇，由此可见一斑！

鬼谷门人遍布各地、风云一时，个个都建立了不朽之功业：庞涓遇羊而荣，孙膑逢战不输，苏秦佩六国相印，张仪两次做秦国宰相；还有商鞅李斯，一个为孝公改革变法，一个助始皇一统山河！至于后来东渡寻仙的徐福，据传则成了日本的第一位天皇：神武天皇。如今日本民间遍立庙堂朝拜，不少日本人甚至公开声称自己就是徐福后代，并留有家传徐氏族谱可供阅览。

鬼谷子既有政治家的六韬三略，又擅长于外交家的纵横之术，更兼有阴阳家的祖宗衣钵，预言家的江湖神算。所谓："智用于众人之所不能知，而能用于众人之所不能！"他通天彻地，精演数家学问，人不能及。一曰神学：日星象纬，占卜八卦，预算世故，十分精准；二曰兵学，六韬三略，变化无穷，布阵行军，鬼神莫测；三曰游学，广记多闻，明理审势，出口成章，万人难当；四曰出世学，修身养性，祛病延寿，学究精深。

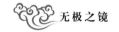

鬼谷子纵横派中兵家为一显支，流传最广的当算是孙武的《孙子兵法》。大部分人都认为孙子兵法不过是一部分析用兵之道的经验论而已，但实际上孙武作为鬼谷子的弟子，必然要秉承老师的衣钵，内算之术、九式之学当不在话下。我们看一下，孙武在《军形篇》说："善守者，藏于九地之下，善攻者，动于九天之上，故能自保而全胜也。"《兵势篇》说："凡战者，以正合，以奇胜。故善出奇者，无穷如天地，不竭如江海。终而复始，日月是也。死而更生，四时是也。战势不过奇正，奇正之变，不可胜穷也。奇正相生，如循环之无端，孰能穷之哉！"《虚实篇》说："五行无常胜，四时无常位，日有短长，月有死生。"这里的九地、九天、奇正、四时、日月、五行等都是奇门遁甲、太乙之式中的概念，详见《数术法象》《无极之镜》。

李筌的《太白阴经》既然继承了《阴符经》的衣钵，那么其中的一些内容对理解《阴符经》也就必不可少了。在《太白阴经》中：

卷六：阵图
风后握奇垒、风后握奇外垒、太白营图、偃月营图、阴阳队图、教旗、草教图、教弩图、合而为一阵图、离而为八阵图。

卷七：祭文、捷书、药方
祷牙文、祷马文、祭蚩尤文、祭名山大川文、祭风伯雨师文、祭毗沙门天王文、露布、治人药方、治马药方。

卷八：杂占
占日、占月、占五星、占流星、占客星、占妖星、占云气、分野占、风角、五音占风、鸟情占。

卷九：遁甲

卷十：杂式
元女式、察情胜败、主客向背、推神煞门户、龟卜、山冈营垒。

好了，我们已经介绍了《阴符经》的背景，下面开始正式解密《阴符经》了。

《黄帝阴符经》原文

经曰：观天之道，执天之行，尽矣。

故天有五贼，见之者昌；五贼在心，施行于天；宇宙在乎手，万化生乎身。

天性，人也；人心，机也；立天之道，以定人也。

天发杀机，龙蛇起陆；人发杀机，天地反复；天人合发，万变定基。

性有巧拙，可以伏藏；九窍之邪，在乎三要，可以动静。

火生于木，祸发必克；奸生于国，时动必溃；知之修炼，谓之圣人。

天生天杀，道之理也。天地，万物之盗也；万物，人之盗也；人，万物之盗也。三盗既宜，三才既安，故曰：食其时，百骸理，动其机，万化安。

人知其神而神，不知不神所以神也。

日月有蔽，大小有定，圣功生焉，神明出焉，其盗机也，天下莫不见，莫能知也。君子得之固躬，小人得之轻命。

瞽者善听，聋者善视；绝利一源，用师十倍；三反昼夜，用师万倍；心生于物死于物，机在目。

天之无恩而大恩生，迅雷烈风，莫不蠢然；至乐性余，至静则廉。

天之至私，用之至公，禽之制在气，生者死之根，死者生之根。恩生于害，害生于恩，愚人以天地文理圣，我以时物文理哲。

自然之道静，故天地万物生。天地之道浸，故阴阳胜阴阳，相推而变化顺矣。

至静之道，律历所不能契；爰有奇器，是生万象；八卦甲子，神机鬼藏；阴阳相胜之术，昭昭乎进乎象矣。

《黄帝阴符经》解

《黄帝阴符经》历称黄帝撰，故名《黄帝阴符经》。虽非黄帝撰，却可为黄老学派内容的标志。《阴符经》全篇虽仅有399字，但言深意远，可谓参透天人玄机，其意旨与《道德经》相通，可看作是《道德经》的注解版。《阴符经》有多种版本，文句不完全一致，笔者认为应以唐初名臣书法家褚遂良奉敕写本为准。

关于此经名称，李荃认为："阴者暗也，符者合也。天机暗合于行事之机，故称阴符。"而同时代的张果则认为："心深微而无所不见，故能照自然

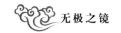

之性，性惟深微而能照，斯谓之'阴'。执自然之行，无所执也，故不执之以手，而执之以机。机变通而无所系，故能契自然之理。夫惟变通而能契，斯谓之'符'。照之以心，契之以机，而'阴符'之义尽矣。"清张清液认为："'阴'字，昔称分阴、寸阴，乃时字之义也。"也即时机契合之意。

《黄帝内经》中说，"阴生阳长，阳杀阴藏"，"天藏德不止"，"阳化气，阴成形"。可见，在古中医理论体系中，阴属于有形物质，阳属于无形物质，而在中国古文明中，一切山川大地、万物生命之有形身体皆属于阴，其神机气立之场皆属于阳，故在堪舆中有峦头派与理气派的分别，在中医理论中有形神合一理论，在三式之中有天盘与地盘、人盘的分别，子学体系中有天干与地支的分属，一切皆有阴阳。符者，符合也。一切地理之中的有形之器符合天象之中的无形之气也，此即《阴符经》本义。

（一）经曰：观天之道，执天之行，尽矣。

此句为《阴符经》总纲，也是解释《道德经》所说的，"天之道其犹张弓与。高者抑之，下者举之。有余者损之，不足者补之。天之道，损有余而补不足。人之道，则不然，损不足以奉有余。孰能有馀以奉天下，唯有道者。"此即为"经曰：观天之道，执天之行，尽矣"的缘起与总纲。

《无极之镜》之《阴阳万象》与《五行璇玑》两章中，尽详尽细的说明了"天之道"是什么：是古盖天论，是古七衡六间图，是古太极图，是古钩绳图，是古河图、是古月行九道图等。"执天之行"，地气之静承天气之动，天人感应、天人合一、天干五合、地支六合，化生五运六气，分主客，生克制化、胜复郁发、五七之分等，在河洛之元旦盘中进化出气象万千、五行丽地。五虫呼吸，人物气立，升降出入，司天司地，间气司人，万化大美，福祸相倚。当然，子学九式之中，无不可以化人化物，此为"尽矣"。

（二）故天有五贼，见之者昌；五贼在心，施行于天；宇宙在乎手，万化生乎身。

道家修炼界有一句话，"顺则生人，逆则成仙"，解释的是千奇百怪，自说自话。本篇的贼与盗是一对呼应之语，为什么？五行之中，相克为贼，相生为盗。所以中医的五邪之中，相克为贼邪，还有实邪、虚邪、微邪、正邪。《难经·五十难》曰："病有虚邪，有实邪，有贼邪，有微邪，有正邪，何以别之？然：从后来者为虚邪，从前来者为实邪，从所不胜来者为贼邪，从所胜来者为微邪，自病者为正邪。何以言之？假令心病，中风得之为虚邪，伤暑得之为正邪，饮食劳倦得之为实邪，伤寒得之为微邪，中湿得之为贼邪。"五行有生必有克，五行相生是凡人的生机，五行相克是道家修炼的天机，此即为逆则成仙，在《黄帝内经》中关于卫气昼行于外二十五周，夜行于五脏之阴二十五周，这个卫气行于五脏之阴的时候，就是逆则成仙的方式运行的，即相克运行，而不是相生运行的。所以说，"五贼在心，施行于天；宇宙在乎手，万化生乎身。"明白了五行五贼之理，懂得了天人合一的法术，人身小宇宙，宇宙大人身，还不是宇宙在乎手，万化生乎身吗？！

（三）天性，人也；人心，机也；立天之道，以定人也。

人身小宇宙，宇宙大人身，在《黄帝内经》中无处不在的天人合一、天人感应、全息与参同契等等。"天地合气，命之曰人""人以四时之法成""根于中者，命曰神机，神去则机息；根于外者，命曰气立，气止则化绝。故各有制，各有胜，各有生，各有成，故曰不知年之所加，气之同异，不足以言生化，此之谓也。"《素问·六微旨大论》又提出气交的概念："言天者求之本，言地者求之位，言人者求之气交。曰：何谓气交？曰：上下之位，气交之中，人之居也。求之本，求之位，求之气交皆指求气之本。"天地人三者是一气分布到不同境界的结果，因而是可以认知和掌握的。天枢之上，天气主之；天枢之下，地气主之；气交之分，人气从之，万物由之。即，人与万物，生于天地气交之中，人气从之则生长壮老已，万物从之则生长化收藏。人虽有自身特殊的运动方式，但其基本形式是升降出入、阖辟往来，是与天地万物相同、相通的。各个层次的五运或六气都发生在固定的时段或空间内。这种分布五运六气的时段或空间，《内经》称之为"气位"。气不交轻则五脏六腑逆乱，重则"出入废则神机化灭，升降息则气立孤危"。看完这些运气九篇的一小部分，还不理解"天性，人也；人心，机也；立天之道，以定人也"吗？不理解就怪了。

（四）天发杀机，龙蛇起陆；人发杀机，天地反覆；天人合发，万变定基。

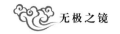

《素问·阴阳应象大论》："故积阳为天，积阴为地。阴静阳躁，阳生阴长，阳杀阴藏。"阴阳具有生杀长藏的功能，"一阴一阳谓之道"，"天法道，道法自然"，杀机即生机。"龙蛇起陆"，辰龙巳蛇，东南方向，起陆即离开陆地地平线的时候，正是立夏季节，地气之阴阳两分，阳气开始怒张。民间二月二龙抬头的龙就是此龙，东方青龙星象，即角、亢、氐、房、心、尾、箕东方七宿。辛弃疾在《浣溪沙·弄溪赋》中"看纵横斗转，龙蛇起陆，崩腾决去，雪练倾河。袅袅东风，悠悠倒影，摇动云山水又波。"中说的龙蛇起陆也是东风绿春的季节。"天地反覆"，天地之气的升降出入，天气下降，地气升腾。天人合一，天人合发，万变定基，就很好理解了。

（五）性有巧拙，可以伏藏；九窍之邪，在乎三要，可以动静。

人有聪笨，可以伏藏涵养，收心静意，降龙伏虎，水火既济，阴平阳秘。九窍之邪犯，主要看精气神的虚实，可以根据精气神决定邪气的动静出入。陶弘景在《辅行诀脏腑用药法要》的开篇就说"凡学道辈，欲求永年，先须祛疾。或有夙痼，或患时恙，一依五脏补泻法例，服药数剂，必使脏气平和，乃可进修内视之道。不尔，五精不续，真一难守，不入真景也。"可见，在道家修炼的过程中，驱外邪是很重要的一个过程。其实古中医就是发源于道家的修炼过程中驱外邪的需要，所以现在中医江湖中还有道医的说法，实际上就是中医的前身，再往前，就叫作巫，以前的"医"的繁体字"毉"就是由上"殹"下"巫"组成的。现在在中医流派中还有这一中医法门，《黄帝内经》中也提到了这一法门，它叫"移精变气"，实际上就是祝由科。

（六）火生于木，祸发必克；奸生于国，时动必溃；知之修炼，谓之圣人。

《道德经》说"大道废有仁义；慧智出有大伪；六亲不和有孝慈；国家昏乱有忠臣。绝圣弃智，民利百倍；绝仁弃义，民复孝慈；绝巧弃利，盗贼无有；此三者，以为文不足。故令有所属，见素抱朴少私寡欲"。在《黄帝内经》的"运气九篇"之中，尤其是关于瘟疫的部分，有一个三年化疫的理论，还有一个主客之火、君臣之火的相临与反主，都会出现瘟疫。中医还有"少火生气，壮火食气"的说法，实际上都是关于少阴君火与少阳相火的共同作用。木生火，火胜必克金；国家有奸佞，国家必有难。天人一理，只有明白五行相生与相克的平衡，才能在修炼中达到真正的天人合一，才能称之为圣人。

（七）天生天杀，道之理也。天地，万物之盗也；万物，人之盗也；人，万物之盗也。三盗既宜，三才既安。故曰："食其时，百骸理，动其机，万化安。"

阴阳生杀长藏之理，既是天生天杀，故谓之道之理也。天地之气生万物，万物生人，人又生万物，五行相生，故谓之盗也。中医中有"子盗母气"的说法。五行相生顺气，天地人三才可以和气升降。天地人之气也是按照四时五行之气运化，即阴阳五行之气、五运六气之气、神机气立之气，故曰"食其时，百骸理，动其机，万化安。"

（八）人知其神而神，不知不神之所以神也。

人在修炼之中，逐渐达到天人合一状态之时，万化随心，盗气相生，贼气相克，阴平阳秘。这时人体的五脏六腑之神，即神魂魄意志以及身体泥丸中的识神与元神，都会有神乎神的表现，但是人却只知道神乎神的表现，却不知道神乎神的天象机制，即天机。

（九）日月有数，大小有定，圣功生焉，神明出焉，其盗机也。天下莫不见，莫能知也。君子得之固躬，小人得之轻命。

日月有定数，如年月日时之历法数；有周期数，如河图数、洛书数；有规律数，先天黄道八卦与后天赤道八卦。日月的大小按照时间与空间的规律周期变化。圣功生焉，天地人之盗气与贼气相辉映，天人感应、天人合一，既是此意。"神明出焉，其盗机也，"中医的神机气立，五脏生克也。天下之凡人都看不见，也不知道也。君子得此贼气之天机，可以羽化；小人得此盗气之机，慢慢地就入黄泉了。《内经图》中所画之盗贼之机，既是此意。

（十）瞽者善听，聋者善视；绝利一源，用师十倍；三反昼夜，用师万倍；心生于物死于物，机在目。

盲者善听，聋者善视，兵来将挡，水来土掩，人之常情。人心生于万物，身累于物，超脱的话，就羽化成仙；不超脱的话，执着于万物，为物所

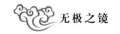

累，就会殃堕九泉。关键在于修炼的好坏，心性的高低，天目的开闭。

（十一）天之无恩而大恩生，迅雷烈风，莫不蠢然；至乐性余，至静则廉。

《道德经》中说"无为而无不为"，"天地不仁，以万物为刍狗。圣人不仁，以百姓为刍狗。天地之间，其犹橐龠乎？虚而不屈，动而愈出。多言数穷，不如守中。"无论是迅雷烈风，还是喜怒哀乐，都是有目的的天人之动，最后都是徒劳无功，因为一切皆有定数，一切皆是自然。《道德经》说"致虚极守静笃。万物并作，吾以观复。夫物芸芸各复归其根。归根曰静，是谓复命；复命曰常，知常曰明。不知常，妄作凶。知常容，容乃公，公乃全，全乃天，天乃道，道乃久，没身不殆"。乐极生神动气乱，静极生神清气爽。天人同理，无为而无不为，无恩而无不恩。

（十二）天之至私，用之至公，禽之制在气，生者死之根，死者生之根。恩生于害，害生于恩，愚人以天地文理圣，我以时物文理哲。

《道德经》说"三十幅共一毂，当其无，有车之用。埏埴以为器，当其无，有器之用。凿户牖以为室，当其无，有室之用。故有之以为利，无之为用。"有之以为利，无之以为用。又说"人之生也柔弱，其死也坚强。草木之生也柔脆，其死也枯槁。故坚强者死之徒，柔弱者生之徒。是以兵强则灭，木强则折。强大处下，柔弱处上。"《老子》第五十八章还说："祸兮，福之所倚，福兮，祸之所伏。"道之璇玑之理。愚人以为知道了天地之理就是圣人了，殊不知真正的圣人是将天地之理与人身之理融为一体，达到高度天人合一。

（十三）自然之道静，故天地万物生。天地之道浸，故阴阳胜阴阳，相推而变化顺矣。

《道德经》说"道生一。一生二。二生三。三生万物。万物负阴而抱阳，冲气以为和。""道生之，德畜之，物形之，势成之。是以万物莫不尊道，而贵德。道之尊，德之贵，夫莫之命而常自然。故道生之，德畜之。长之育之。亭之毒之。养之覆之。生而不有，为而不恃，长而不宰。是谓玄德。""有物混成先天地生。寂兮寥兮独立不改，周行而不殆，可以为天下母。吾不知其名，强字之曰道。强为之名曰大。大曰逝，逝曰远，远曰反。故道大、天大、地大、人亦大。域中有大，而人居其一焉。人法地，地法天，天法道，道法自然。"可见，自然之道静，天地万物因法道法自然，故万物静生。道者，周行旋转不停止，向我而来曰大，离我而去曰逝去，渐行渐远，达到旋转轨道的尽头又转回来，这是什么？不就是地球系吗？一切天体围绕地球旋转，大、逝、远、反，一直这样周期性旋转下去，无休无止，所以阴阳也是相推，五星周期性这样旋转下去，五行也是变化不息。日月五星融为一体，阴阳五行即为一体，这就是天地之道相浸。那么这个道是什么？就是日月五星围绕地球旋转的轨道。黄道、赤道也。道是有形轨道，德是无形力场、磁场、粒子场。再返回来看，地球系（也可以看作是太阳系）的系统如果稳定，那么地球上的万物才可以生长，如果地球表面地震火山连发，那么万物生长就无从谈起了。

（十四）至静之道，律历所不能契；爰有奇器，是生万象；八卦甲子，神机鬼藏；阴阳相胜之术，昭昭乎进乎象矣。

至静至稳之天地轨道，不是阴阳律历所能完全计算契合的，因为律历只能内算以地球为中心的天体运行规律，而以其他星体（日月五星）为中心的天体运行规律，就是律历所不能内算的了。还有一层意思，至静之道，内证之道，内视之道，弥细之道，就是律历所不能了。只有天文神器，如璇玑玉衡、灵台、司南、日晷、圭表、铜壶滴漏等等，通过这些天文观测仪器，测定内算古七衡六间图、古太极图等等，这一切在《无极之镜》中都有详细的论述。八卦甲子，即阴阳八卦、天干地支；神机鬼藏，阴阳相胜之术等，都是《无极之镜》的一部分内容。

结束语

可以看出，《阴符经》只是读《道德经》的一篇心得体会而已，《阴符经》中并没有具体的数术运算，只有一些纲领性的道论、理论、术论。所以说李筌的《太白阴经》继承了《阴符经》的衣钵，也难免有些牵强附会。都说，道家打天下，儒家坐天下。殊不知，儒家就是小乘道家，或道为体，儒为衣而已。而真正的天机、天象也没有那么神秘，都在天上摆着、转着，日夜周流、年月不虚，但千人千眼、所见各异。知其要者，一言以贯之，不知其要，流散无穷。都说天机不可泄露，天机就放在那，人就看不懂，所以也就无所谓泄露不泄露的了。

新人旧酒暖秋寒。
风云戏沙写坤乾。
且看欲尽尘经眼，
休说沧海与桑田。
　　阴符经，
　　小儿篇。
闲人日醒醉中欢。
十年一觉春秋梦，
　　镜中人，
　　洗眼看。

第九　天人感应

阴阳五行与元素周期表

化学元素周期表是现代科学发现的一个伟大的自然规律。元素性质周期性变化决定于元素原子的电子层结构的周期性。化学元素的性质及元素原子的电子空间运动的状态是原子轨道特征和轨道电子特征参数：主量子数 n、角量子数 L（电子云伸展程度）、磁量子数 M（电子云在空间伸展的方向）和自旋量子数 m_1（电子自旋方向）决定的。在现代化学理论中，有多少种外层电子排列方式，就有多少种不同化学性质的元素。而这种最外层电子排列方式遵循着五行理论进行时空分布：

火行：包括第一、二主族的所有 S 区元素，化学性质易失去电子，呈现活泼的金属性质，最外层特征电子排列时空：$S^{1\sim 2}$。

金行：包括第三至第七副族的所有元素，在过渡元素中是较易断裂的脆性金属，最外层特征电子排列时空：$S^{0\sim 2}d^{1\sim 5}$。

木行：包括第一、第二、第八副族的元素，其特点是 d 亚层有 6 ~ 10 个电子，是柔韧性很好的展性元素，最外层特征电子排列时空：$S^{1\sim 2}d^{6\sim 10}$。

土行：包括所有的第三至第七主族的元素，是金属性渐弱，非金属性渐强的一个区域，最外层特征电子排列时空：$S^2 P^{1\sim 5}$。

水行：包括唯一的一个零族元素，是非金属世界里最稳定、最不活跃的元素，又叫惰性气体，亚电子层电子全部处于饱和状态，最外层特征电子排列时空：$S^2 P^6$。

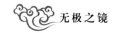

这五类最外层电子特征时空排列方式决定了宇宙中五行五大类 112 种化学元素的基本化学性质的时空运动。元素最多具有五个电子亚层：s、p、d、f、g，实际上元素在化学反应中形成的终极决定化学性质的最外亚层电子结构也有五种：S、SP、Sd、Sf、Sg 等，但是 g、f 亚层都不是决定化学性质最重要的电子亚层，它们对元素化学性质的影响极小，在能量级上根本影响不到上述的五行电子时空的能量分类。同时五个电子层结构是元素最稳定的物质结构，元素周期表上前 5 个周期的原子核性质稳定，从第六个周期开始元素出现不稳定的放射性。

同时这种元素周期的五行时空具有全息性，在同一周期内的小范围时空内全息演化着，由于化学元素最外层电子亚层的电子排列都是从 1 开始，直至排满整个亚层，所以它们会呈现出等差数列式的电子数增长，相对于整个大周期元素表的从活性到惰性的性质，其小周期内也表现同样的时空性质，即每 5 个元素一组，活性从强到弱，惰性从弱到强，具有时空的全息性。

阴阳五行与遗传

遗传学的主要研究成果是大型人类基因图谱的发表，遗传学绘出的 116 万个基因染色体所在的位置，它说明人的一生的确定性和它们的遗传程序，是由 4 个碱基中任取 3 个构成 64 个密码子的基因所控制。《易经》也有一个由 64 个符号组成的系统，每个符号也是由 4 个可能的"字母"中的 3 个组成，它依赖于阴阳极性的基本规律，揭示人的生命和发展受控于一个包含 64 种可能的状态，每一种状态又有 6 种可能的变化，使之成为另一个状态的系统所确定的程序。如果用二进制表示"卦"的顺序，并以太阴、少阴、少阳、太阳分别表示尿嘧啶（U）、胞嘧啶（C）、鸟嘌呤（G）、腺嘌呤（A）4 个碱基的遗传密码表，发现竟似同一个密码系统。

下图为易经符号表示的密码表，其中的 0 ~ 63 个密码子分别与 64 卦一一对应，64 个密码子就是自然界的 64 种氨基酸。并且每一行从左到右，读出 0、4、8、12 序列；每一列从竖直方向，以 4 个单位为间隔，读出 0、16、32、48 序列。这种排列为 DNA 双螺旋结构中 4 个三联体密码分布在 115 螺旋上，0、4、8、12 反映了螺旋的节点和腹点。3 个完整的螺旋（360°）容纳 8 个密码子，即 12 个双螺旋可容纳 32 个正和 32 个负（互补）的密码子。在《易经》中也描述了顺时针和逆时针两种循环运动，《易经》中的八卦图也可以排成这种方式。两个系统在旋转方向上和碱基、互补碱基序列的上升和下降也是一致的。由《易经》推出的遗传密码不仅整体上表现出一种十分严整的顺序，从 0 → 15 与 16 → 31 氨基酸的排列具有严格周期性；从 32 → 47 和 48 → 63 对于高等生物密码变异情况，全都可以给出解释。可见，生物界可能存在一种规律，其特征一方面通过遗传密码表的 64 种三联体密码显示，另一方面又通过 64 种可能的状态及发展显示。该规律在周易中已有很完善的体现。

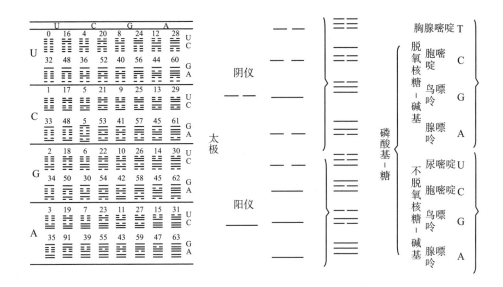

在生物遗传的变异上，可以在蛋白质氨基酸顺序上表达出来。蛋白质的氨基酸顺序取决于以某种方式编码的碱基对的线状顺序。人类遗传密码由四种碱基 A、G、T、C 组成，碱基氨基酸的比数决定密码的单位或密码子。如三个碱基可产生 64 种密码子，以连接蛋白的氢键来看就有 6、7、8、9 四种。氢键分布在 64 种密码中，氢键数 9 个，就有 8 种密码；8 个氢键有 24 种密码；7 个氢键也有 24 种密码；6 个氢键则有 8 种密码。这个氢键数的 9、8、7、6 与河图的成数、阴阳老少四象数恰好暗合，遗传基因的 64 个密码子、384 个阴阳化学键，也恰好与太极图中的 64 卦、384 个阴阳爻暗合。这说明其中大有玄机。

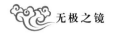

u（A）C（G）A（T）G（C）

氢键数	64种密码		种数
九	GGG-CCC GGC-CCG GCG-CGC GCC-CGG		8
八	GGA-CCU GGU-CCA GAG-CUC GUG-CAC AGG-UCC UGG-ACC GCA-UGU UCU-CGA GAC-CUG GUC-CAG ACG-UGC UCG-AGC		24
七	GAA-CUU UUG-CAA AGA-UCU UGU-AGA AAG-UUC UUG-AAC GAU-CUA GUA-CAu AGU-UCA UCA-ACG AUG-UAC UAG-AUC		24
六	AUU-UAA AUA-UAU AAU-UUA AAA-UUU		8

TTT乾	TCT乾	TAT离	TGT离
TTC乾	TCC乾	TAC离	TGC离
TTA巽	TCA巽	TAA艮	TGA艮
TTG巽	TCG巽	TAG艮	TGG艮
CTT乾	CCT乾	CAT离	TGT离
CTC乾	CCC乾	CAC离	TGC离
CTA巽	CCA巽	CAA艮	CGA艮
CTG巽	CCG巽	CAG艮	CGG艮
ATT兑	ACT兑	AAT震	AGT震
ATC兑	ACC兑	AAC震	AGC震
ATA坎	ACA坎	AAA坤	AGA坤
ATG坎	ACG坎	AAG坤	AGG坤
GTT兑	GCT兑	GAT震	GGT震
GTC兑	GCC兑	GAC震	GGC震
GTA坎	GCA坎	GAA坤	GGA坤
GTG坎	GCG坎	GAG坤	GGG坤

表中卦名对应的符号：坤、艮、坎、巽、震、离、兑、乾

天人相应

一、潮汐：日潮、时潮

这是由于日地月三者不同空间位置导致的海洋潮汐之力，人体也受这种自然之力的影响，研究成果无数，连篇累牍，不再赘述。

二、物候

1.一年有四时周期物候

大象之胆应四时而转变，春在左前足，夏在右前足，秋在左后足，冬在右后足，一年四季之中流注不息。可见四时之力乃天地之理，非人为随心所欲分立。

2.一年有十二月之周期物候

一年有十二个月：

以动物象之：如水獭肝脏逐月而增，正月一叶，二月二叶，三月三叶……十二月十二叶。如蝌蚪，月大先生前两足，月小先生后两足，月建大小亦应点。

在一年十二月中，由于感受太阳光热的不同，每月物候各不相同。

正月之候：立春之日，东风解冻，后五日蛰虫始振，后五日鱼上冰，雨水之日水獭祭鱼，后五日鸿雁北，后五日草木萌动。

二月之候：惊蛰之日，桃花始华，后五日鸧鹒鸣，后五日鹰化为鸠，春分之日玄鸟至，后五日雷乃发声，后五日始电。

三月之候：清明之日桐始华，后五日田鼠化为鹌鹑，后五日虹始见，谷雨之日萍始生，后五日鸣鸠拂其羽，后五日戴胜降于桑。

四月之候：立夏之日，蝼蝈鸣，后五日蚯蚓出，后五日王瓜生，小满之日苦叶秀，后五日靡草死，后五日麦秋至。

五月之候：芒种之日，螳螂生，后五日伯劳鸟始鸣，后五日反舌无声，夏至之日鹿角解，后五日蝉始鸣，后五日半夏生。

六月之候：小暑之日，温风始生，后五日蟋蟀居壁，后五日鹰乃学习，大暑之日腐草为萤，后五日土润溽暑，后五日大雨时行。

七月之候：立秋之日，凉风至，后五日白露降，后五日寒蝉鸣，处暑之日鹰乃祭鸟，后五日天地始肃，后五日农乃祭谷；

八月之候：白露之日，鸿雁来，后五日玄鸟归，后五日群鸟养羞，秋分之日雷始收声，后五日蛰虫坯户，后五日水始涸。

九月之候：寒露之日，鸿雁来宾，后五日雀入大水为蛤，后五日菊有黄花，霜降之日，豺乃祭兽戮禽，后五日草木黄落，后五日蛰虫咸俯。

十月之候：立冬之日，水始冻，后五日地始冻，后五日雉入水为蜃，小雪之日虹藏不见，后五日天气上腾，地气下降，后五日闭塞而成冬。

十一月之候：大雪之日，鹖鴠不鸣，后五日虎始交，后五日荔挺出，冬至之日蚯蚓结，后五日麋角解，后五日水泉动。

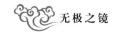

十二月之候：小寒之日，雁向北，后五日鹊始巢，后五日雉鸲，大寒之日鸡乳，后五日征鸟历疾，后五日水泽腹坚。

从正月至十二月，历月异见，周而复始，岁岁永恒，周期乃见。

3. 月有三十日之周期物候

月有三十日，以朱草为例：朱草初一日生一叶，初二日生二叶……至十五日生十五叶；十五日叶已全盛，从十六日开始衰落，则十六日一叶落，十七日二叶落……至三十日十五叶落尽。

以上是一月三十日的物候，一月之内日日如此，月月如此，年年如此。故一月三十日之分，人为乎？天理乎？自然之理矣。

4. 一日十二时辰之物候

一日十二时辰之物候，蜥蜴日有十二时辰变色。丑前鸡先鸣者，阳气动也；午前鸡也鸣者，阴气动也。此为十二时辰周期之气也。

从上述四季周期性所见年月日时，名虽不一，均有定期物候、按时生长之周期。在积时累日、积日累月、积月累年的周期中，日、地月、五星、二十八宿、斗九星构成万物无时不在的周期之力、周期之理、周期之验、周期之用。从一个侧面证明，年月日时的时间周期定量，并不是古人人为、随心所欲、任意而为，而是由天体空间位置的变动顺逆而成，这是自然之力，自然之理，自然之道。

自然界的动植物有许多千奇百怪的本能。有的动物具有很高的预测能力，例如，在中古时代，欧洲有些人如果想知道冬天的长短，往往会用铁锹挖开土拨鼠的洞，看看土拨鼠的存粮情况，如果洞中存粮比往年多，则意味着即将到来的冬天寒冷而且漫长，如果存粮很少，则意味着一个暖冬。一些植物也有预测能力，例如，老人们常常在春天观察梧桐树的花色，如果花色赤红，则年景必旱；如果花色浅白，则年景必涝。有些植物甚至还懂得历法，梧桐树叶平年为12，遇闰年则为13。猫咪的眼睛瞳孔随着时间的变化而变化，人的睡眠周期、女人的月经等，都是天人感应、天人合一的实例。

动物还有自救的本能。中国医书记载，古人用沾上毒药的弓箭来猎杀老虎，可老虎中毒箭后，会食用清泥来解毒；雉被鹰在空中抓伤后，会飞到地面上，到处找中药生地黄，并将地黄叶贴到伤口处。有人曾做过这样一个实验，以礜石毒老鼠，老鼠中毒以后像喝醉了酒，也不怕人，但它们还是会找泥汤处，喝上几口，一会儿就没事了。

阴阳万象——古日地学

五行璇玑——古行星学

干支时空——古相对论

数术法象——古内算学

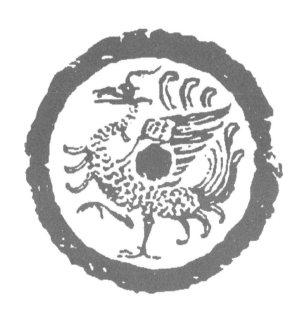

第一　五星（一）

五运之星

　　司马迁在《史记·历书》中说："盖黄帝考定星历，建立五行，起消息，正闰余。"明确说明五行是起源于五星的古天文历法。《黄帝外经》中关于五星（水星为辰星，金星为太白，火星为荧惑，木星为岁星，土星为镇星）的论述也比比皆是，中心思想就是"上应五星"，"天人感应"，天象变化决定人事兴衰、地理动静。如《五运行大论》说："夫变化之用，天垂象，地成形，七曜纬虚，五行丽地。地者，所以载生成之形类也。虚者，所以列应天之精气也。形精之动，犹根本之与枝叶也。仰观其象，虽远可知也。"《气交变大论》说："夫子之言岁候，其太过不及，而上应五星。五运更治，上应天期。"五运之化，岁木太过不及，上应岁星。岁火太过，上应荧惑星等。

　　《黄帝外经》中不但论述五星丽地，影响人事地理的天人感应概念，而且还明确地说明五星的具体视运行轨迹对人事地理的五运六气影响。如《气交变大论》说："帝曰：其（五星）行之徐疾逆顺何如？岐伯曰：以道留久，逆守而小，是谓省下。以道而去，去而速来，曲而过之，是谓省遗过也。久留而环，或离或附，是谓议灾与其德也。应近则小，应远则大。芒而大倍常之一，其化甚大，常之二其眚即也。小常之一，其化减小，常之二，是谓临视，省下之过，与其德也。德者福之，过者伐之，是以象之见也，高而远则小，下而近则大，故大则喜怒迩，小则祸福远。岁运太过，则运星北越，运气相得，则各行其道。故岁运太过，畏星失色而兼其母，不及则色兼其所不胜。肖者瞿瞿，莫知其妙。闵闵之当，孰者为良。妄行无征，示畏侯王。帝曰：其眚应何如？岐伯曰：亦各从其化也。故时至有盛衰，凌犯有逆顺，留守有多少，形见有善恶，宿属有胜负，征应有吉凶矣。"

　　这篇经文中有一个非常重要的概念，"岁运太过，则运星北越，运气相得，

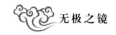
则各行其道"。阳干属于岁运太过，意味着上应之星北越，即五星过赤道向北回归线运行，这就是阳干太过的天文机制，那么阴干不及的天文机制就是五星由北回归线越过赤道向南回归线运行。黄道与赤道有一个 23° 的黄赤交角，黄道与白道有一个 5° 08′ 的交角，所以月球的视赤纬在 ±28° 08′ 之间运行。而五星（严格的说是九大行星）的运行轨道面在黄赤道的 ±23° 之间，即行星的视赤纬在 ±23° 之间。不同的行星有不同的运转周期，同时五星具有不同的运行轨迹，如顺逆留行等。所以在同一时间，对于地球来说，就会有不同的顺逆运行的五星，这时就会对地球造成不同的力学效应。这在古中医的五星五行理论中称："气有余则制己所胜而侮所不胜，其不及则己所不胜侮而乘之，己所胜轻而侮之。侮反受邪，侮而受邪，寡于畏也。"

上古中国记录五星在天上运行的视运行轨迹是有一个参照坐标系的，这个坐标系就是二十八宿的黄道坐标系，而这个坐标系在我们夜间观测星空时，在仰头 60° ~ 70° 仰角这么一个角度的天球上，每天每年不停地周期运转。"岁运太过，则运星北越"，指五星的视运动轨迹超过了黄道坐标系，向北运行，因为我国位于地球的北半球，所以五星距离我们的距离就近了，根据五星与五行、五运的对应关系，这就是"岁运太过"，对应五星的大、亮、快等。"畏星失色"，即五行中的"所胜"星因为太过星的克制而失去本来正常的颜色，颜色的变化预示着运行的速度、距离、方向的变化，这就涉及五星能量场的变化，也就是五行力学效应的变化。相反，岁运不及，则运星南越就很好理解了。

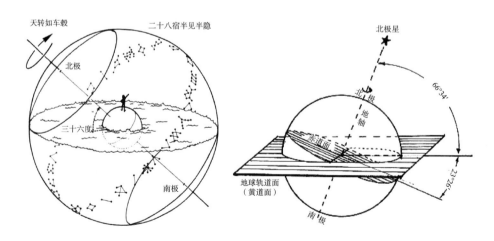

所以，黄帝问岐伯：五星在黄道坐标系二十八宿南北运行所对应的福祸

如何？岐伯曰："亦各从其化也，故时至有盛衰，凌犯有逆顺，留守有多少，形见有善恶，宿属有胜负，征应有吉凶矣。"即福祸随五星五行五运的变化而变化，取决于五星视运动的太过、不及、顺逆、留守的时间长短、光芒的善恶、二十八宿度的变化等。

五星顺逆

《黄帝外经》认为，五星向前（与太阳同向）的视运动称为"顺"，向后（与太阳逆向）的视运动称为"逆"，迟缓的视运动称为"徐"或"迟"，意外的快速视运动称为"疾"，停在某处视之不动称为"留"，停留超过20天称为"守"，逆行转为顺行，在轨道上画出一圈称为"环"。五星的亮度可分为常、常一倍、常二倍、小常一倍、小常二倍五个星等。这种亮度变化与五星距离地球的距离远近有关，因此，对气候、物候与人的影响也有"过"与"德"的不同影响，同时认为，五星运行距离地球的远近可以影响人类的情感与祸福，岁星主怒，荧惑星主喜，镇星主忧思，太白星主悲，辰星主恐惊等。

五星按照其与太阳的距离，以地球为界，分为地内行星（水星、金星）和地外行星（火星、木星、土星等）两类，这两类行星在黄道坐标系与极坐标系的标度下，视运行轨迹有着明显的不同。对于内行星来说，由于地球和内行星都绕太阳作同一方向公转，且地内行星比地球运转得快，因此从地球上观察，内行星相对于太阳的空间位置不断变化，如图所示的4个特殊位置：上合、下合、东大距、西大距。当行星和太阳黄经相等时，称为行星合日，简称"合"，从地球上看，内行星在太阳前面为"下合"，内行星在太阳后面为"上合"。合时，行星与太阳同升同落，我们看不到它。地内行星在上合后向东偏离太阳，于黄昏时出现在西方天空，成为昏星；下合后向西偏离太阳，于凌晨时出现在东方天空，成为晨星。

《诗经·大东》说："东有启明，西有长庚。"描绘了地内行星之一——太白金星分别作为晨星出现于东方和作为昏星出现于西方时的情景。当内行星与太阳角距离达到最大值时，称为"大距"，在太阳之东称"东大距"，在太阳之西称"西大距"。内行星从第一次上合到第二次上合之间的时间间隔，就是一个会合周期。在行星的视运动中，行星在星座中移动的路径总是在黄道附近，有时向东方运行，即与太阳周年视运动的方向一致，称为"顺行"；有时向西运行，与太阳周年视运动的方向相反，称为"逆行"。顺行的时间长，逆行的时间短，由顺行转为逆行或由逆行转为顺行的转折点称为"留"。行星在"留"前后移到缓慢，处于相对静止状态。在"上合"时，内地行星与地球分别位于太阳两侧，在此前后最亮，对地球磁力及引力小，即对地球的影响最小；而"下合"时，内地行星位于地球和太阳之间，在此前后最暗，对地球引力大，即对地球的影响最大；在"留"的时候，地球与行星之间的空间位置相对固定不动，这时的力学最稳定。地内行星在视运动中表现为：从上合→顺行→东大距→留→逆行→下合→第二次留→顺行→西大距→第二次上合，形成一个地内行星的会合周期。其在背景天空中移动的路线表现为柳叶形的"巳"字。

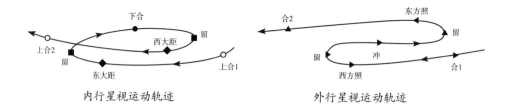

内行星视运动轨迹　　　　　　　外行星视运动轨迹

火星、木星、土星为地外行星，距离太阳比地球更远，与太阳的角度没有任何限制。地外行星的轨道在地球外面，所以不会有"下合"，而只有"上合"。地外行星的公转周期比地球长，当地球公转一周时，地外行星仅在轨道上走了一段弧形。地外行星与地球赤经差180°时，称为"冲"，由于地球轨道速度比地外行星轨道速度大，所以从地球上看去，冲前后地外行星逆行，而在合前后地外行星顺行，顺行与逆行之间转变经过"守"。在"上合"前后，地外行星最亮。五大行星在"留"时对地球的时空力场影响最大最长。其在天空背景中移动的路线表现为之字形的"己"字。

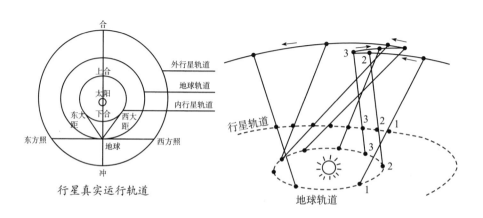

行星真实运行轨道

　　五星之中有阴阳，五星如同太阳一样，也是围绕地球运转的天体，太阳与地月系的日地关系表现为基本的阴阳关系，一根圭表立地，太阳由东向西运转，日升日落，形成了阳顺阴逆、阳进阴退的负阴抱阳的运动方式。同样，五星也是如此，也可以形成同样的阴阳关系，只是与太阳相比，更复杂一些罢了。日地是二星（日地）二行或三星（日月地）三行的天体运行关系，而五星是五星五行或九星（日月五星及天王星、海王星）九行的天体运行关系。阴阳之中也具有五行的属性，一年四季，由于黄赤交角的存在，地球公转到不同的黄道位置，在地面上产生不同的光照辐射，而四季中五星也具有不同的旺衰轨迹，这个轨迹的量化与阴阳的量化是丝丝入扣的吻合着，二者共同的能量背景辐射场综合作用于地球万物，形成气象万千的物候地气、人气、天气变化。所以说，阴阳之中包涵五行，五行之中包涵阴阳，二者不仅是两个不同的理论体系，而且更是统一的天体能量辐射场，这就是古中医及国学中所一再提及的"气场"，佛家中所说的"六道"，道家中说的"三界"。

　　《素问·气交变大论》在四个方面详细论述了五星五行影响地球岁运、岁候的效应和规律：首先，五星五行影响的主要效应是"各从其气化也"，即岁星（木星）之化，风应之；荧惑（火星）之化，热应之；镇星（土星）之化，湿应之；太白（金星）之化，燥应之；辰星（水星）之化，寒应之。其次，五运太过不及之年，上应五星情况不同。岁运太过之年，主要受与五行相同的运星情况影响，其星光芒明盛，所属地平分野有运气太过之灾。其次上应畏星（胜己之星），畏星逆守时，所属地平分野有复气为害。如木运太过，岁星光芒倍增，风气流行。太白金星逆守时，燥气来复清燥之气肃杀风木之气。岁运不及之年，则运星减耀，畏星光芒明盛，岁候主要受畏星的影响，其所属地平分野有大运所不胜之气为灾。当运星复益光芒时，本运之气来复，其所属地平分野有复气为害。再次，五星光芒可分为五等，一般亮度至平气，大于常度则主岁运太过，小于常度主岁运不及。岁运太过之年，则运星北越，畏星失其本气而兼母色；岁运不及之年，运星兼其所不胜之色。所谓运星北越，指主岁行星轨道向北偏离。运气相得的平气之年，五星各行中道。最后，判断五星所引起的灾变情况，还应综合考虑有关它们运行的多种因素，如五星上临的时节，所在二十八宿恒星天空、运行的顺逆、留守时间的多少、距离地球的远近、星象的润泽与枯晦等。

上述的一切证据均明显地透漏了这样一个事实：五行就是五星视运动的周天行度，这个行度是由四象之二十八宿来标度的。五行是五星的基本行度，五运是五星天干五合的古运气概念，也是古中医理论中独特的概念体系。根据五星五行与四象二十八星宿的对应关系，考虑天极运行的章动周期，可以推算出，五星五行理论体系产生的年代在公元前 9000 ～ 12000 年之间，这时正是三皇的燧人时代，按照现代历史研究认为，那时的古人类都是茹毛饮血的原始人，怎么会有这么高级的智慧呢？其实，史前文明一直在我们地球上存在着，大智慧的古圣人也一直在创造着神奇的古文明，神授中医。

五星丽地

现代天文学、气象学研究表明，占太阳系质量 99.8% 的太阳只有 1% 的角动量，而质量不到 0.2% 的行星角动量约为 99%，其中五大行星的质量约为地球的 400 多倍，因此五大行星对地球和太阳具有明显的时空力学效应与作用。《书经》上说："箕星好风，毕星好鱼"，"月之从星，则以风雨"。《孙子兵法》说："发火有时，起火有日，时者天之燥也，日者月在箕、壁、翼、轸也，凡此四宿者，风起之日也。"这样的记载在古籍中比比皆是。其他古文明也有类似记载，如古巴比伦就有"轸宿为风星，昴宿为雨星"的记载。其实，"月之从星，则以风雨"的星，不应是二十八宿中的箕星与毕星，二十八宿的星宿是与我们相距遥远的恒星，它们位于天赤道、黄道与白道之间，看起来日、月、五星从它们身边经过，但实际上它们并没有变化，而变化的却是日月五星的运行轨迹，所以只有日月五星的运行才与千变万化的气候变化相关。可以说，天气变化周期与日月五星运行周期有密切关系，有相似的日月五星布局，就会出现相似的天气变化。而人体内 70% 以上是水分，从某种意义上来说，人体也是一个特殊的天气承载体，所以日月五星的布局同样调控着人体内的天气变化，即古中医所说的五运六气、五脏六腑，对人体有着息息相关的作用与影响。

学者栾巨庆认为，天气的变化源于太阳的辐射，太阳的光热是天气变化的根源，因此应当从太阳的视运动与太阳的活动去寻找天气异变的根源，但太阳的视运动是有规律的轨迹，而地球上各地的天气变化却年年不同。就太阳黑子活动而言，在太阳黑子活动的峰年、谷年或平年，地球上照样发生异常的旱涝灾害，并无一定的规律性。因此可以推断，太阳只是天气周而复始正常变化的根源，而不是异常天气变化的形成原因，因此不能从太阳本身找到天气异变的根据。

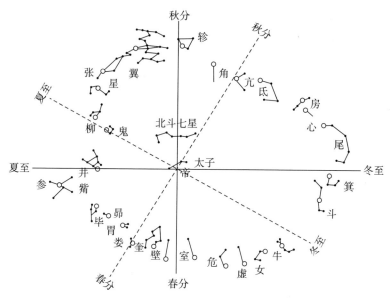

二十八宿仰视图，由于岁差原因，二分二至的实线为现代位置，虚线为2000年前的位置

同样，月球与天气的变化关系也不明显，由于月球每月绕地球公转一周，月球的方位每日都在变化，但天气变化有时数月不雨，有时数月不晴，因此完全以月球的空间位置变化也无法预测天气变化。但我们知道，月球是海水潮汐的主要形成机制，那么月球对地球大气层是否也有类似的扰动呢？实际上带有水蒸气的空气受到月球吸引时，即随月球的运动而运动，但在何处降雨呢？近可在当地降雨，远可达万里之遥，因为月球运行太快，在赤道附近每天要越过五个视赤纬，影响某一纬度天气的降雨过程还未形成，却又运行到另一个纬度带了。因此单独根据月球的空间位置也无法预测天气变化。

那么什么天体是导致异常天气变化的根本原因呢？实际上五大行星对天气变化的影响最大，何以见得？太阳系中充满电磁场与引力场，月球、地球、五大行星在磁场中都会被磁化。当内行星运行到日地之间时，就像铁在磁场中一样被磁化了，此时它对地球的磁场作用就要比原来太阳感应地球的磁场作用还大。当地球运行到外行星与太阳之间时，地球又被磁化，地球对外行星的磁场作用要大于太阳，这样太阳的磁场感应外行星，外行星又感应地球。在这样的相互作用下，可使行星对地球的力学效应大于太阳对地球的力学效应。另一方面，云中带电场，电场能感应生磁场，这样行星磁场就能吸引带电云团。行星还有运行慢的特点，当金星在"下合"时对应某一流域可长达三月之久。外行星在"冲"的时候，也是几个月稳定少变（内行星"下合"、外行星"冲"是既近而少变的时候）。这样日月五星的力场效应综合起来，将云团吸引在它的对应区，上升、凝结、落下，而形成久雨不晴的天气。当月球带着被吸引的云团来到行星对应区时，月球与行星的力场合在一起，帮助行星吸引相邻的云团参与降雨过程，这样就形成静止峰与准静止峰，而降特大暴雨，形成此涝彼旱的异常天气变化。

可以看出，日月五星虽然相互影响，但它们都有明确分工，各自承担天气变化的不同角色。太阳担任水蒸气的制造者，五星担任旱涝的指挥者，月球扮演五星的助手。虽然有这样的分工，但在行星"上合"时（在太阳背面），或外行星的对应区远离太阳的对应区时（例如太阳在对应北半球的东北一带，外行星在对应赤道附近时），太阳则起主要作用。当月球在与太阳的对应区经纬度相同时，尤其是在日食、月食的时候，在对应区也能形成大暴雨。

我们知道，太阳视赤经在春分点附近是热带雨季，太阳在夏至点附近是北温带雨季，太阳在秋分点附近是热带雨季，太阳在冬至点附近是南温带雨季。古代毕宿在公元前210年测得视黄经为39°，据推算三国时期约在42°，距夏至点只有3°，也就是说在雨季里，太阳在夏至点附近时，晚上看到月亮经过毕星，到第二天月亮便能达到55°，这时黄河流域南部便下大雨，这说明视赤经55°，就是黄河流域南部的对应区，40°左右便是长江流域的对应区。

从二十八宿方位图上可以看出，箕星是在冬至点附近，壁宿在春分点附近，翼、轸两宿在秋分点附近。太阳在春分点、秋分点时，赤道一带为雨季，如果这时月球也来到太阳的方位，又有金星或水星的"下合"配合，赤道一带就要降大雨，北温带就刮大北风，赤道一带的雨越大，北温带的风也越大。对于冬至点也是如此，这是"月之从星"有降雨之处便有刮风之处的必然结果。也是古圣人认为的"毕星是雨星，箕星是风星"的原因。也可以这样说，南温带的人可能认为箕星是雨星，毕星是风星；热带的人可能认为箕星与毕星是风星，壁星与轸星是雨星。由此可知，并非是毕星是雨星，而是日月五星的对应区的问题。日月五星在某一区域对应时，就是某对应区的雨星，同时也是相邻两区域的风星。

毕星现在是我国东北一带的雨星，黄河流域的风星。古圣人曾说"月离于毕，俾滂沱矣"，但只准于古而不准于今，这是什么原因呢？由于春分点在 2000 年中西移约 30°，因此现在的毕宿视赤经已经为 68°。天象观测表明，在夏秋季节，黄河流域对应区有行星对应，当月球运行至胃宿时，黄河流域南部便开始降大雨；至昴宿时北部便降大雨；当月球离毕宿后，黄河流域不但不降雨，反而会出现晴朗天气，这时我国的东北一带开始降大雨。由此可知，胃宿已经占据了毕宿古代的空间方位，而毕宿已经成为华北与东北的分界线，这是由于春分点西移约 30° 的结果，才使毕星失去了华北雨星的身份，而成了东北区域的雨星。

五星分野

所谓五星分野，就是五星在地面的"天体对应区"，即日月五星在天上一定的视空间位置与地球上一定的经度带、纬度带相对应的关系。由于地球的自转，天体对地球天气的影响具有明显的经度带、纬度带性质，而行星对大气环流的影响，主要是形成经向环流，即横向影响；提示对季风区有较明显的影响。五星对水域的影响主要是纬向影响，即纵向影响。学者栾巨庆经过天象观测发现，日月五星在视赤经 26° ～ 36° 30′ 与视赤纬 +11° ～ +14° 时，珠江流域就容易降雨；视赤经在 36° 30′ ～ 52° 30′ 与视赤纬 +14° ～ +19° 时，长江和淮河流域就容易降雨；视赤经在 52° 30′ ～ 69° 与视赤纬 +19° ～ +22° 时，黄河流域就容易降雨；视赤经在 69° ～ 90° 与视赤纬 +22° ～ +23.5° 时，黑龙江流域就容易降雨；行星和月球的视赤纬超过 23.5° 时，其对应区就在副极地和极地一带。这种"天体对应区"在地球的任何一个地理位置都是适用的，我们现在只是用中国地理来举例说明而已。

在对应珠江流域地理位置上，行星天体在天球上的 1 个视赤纬，大约影响地面 1 个纬度；对江淮流域则是 5 个视赤纬影响地面 9 个纬度；在黄河流域则是 3 个视赤纬影响地面 8 个纬度；到东北则是 1.5 个视赤纬影响地面 11 个纬度。结合太阳黑子、地球磁场、大气环流、副热带高压、东西南北的气流、具体地形地貌等各种因素在内，即可准确预测预报全球的短

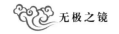

期乃至长期、超长期的天气预报。这在世界天气预报史上也是一件神奇的事情！

从日心说角度看，九大行星有各自的运行周期，如水星 88 天，金星 225 天，地球 365 天，火星 687 天。但从某种角度上说，地心说要比日心说、银心说等天文理论更有现实意义，因为认识宇宙的主体——人是在地球上。从地心说来看行星周期，木星 12 年，土星 30 年，天王星 84 年，海王星 165 年，冥王星 248 年。木星、土星循环周期 20 年，土星、天王星循环周期 45 年，土星、海王星循环周期 36 年，土星、冥王星循环周期 33 年，天王星、海王星循环周期 172 年，天王星、冥王星循环周期 127 年，海王星、冥王星循环周期 492 年，木星、天王星循环周期 14 年，木星、海王星循环周期 13 年，木星、冥王星循环周期 12 年。水星、木星、土星循环周期 59 年。五星的基本循环周期是 60 年，古六历的缀术计算上古历元，认为日月合璧，五星连珠，七曜齐元的周期是 4560 年。这里的行星循环周期与三式之一的太乙关系十分密切，五运六气就是脱胎于太乙而成。

例如，江淮一带的农民发现当地有相隔 8 年的洪涝周期，华北一带有 60 年的干旱周期，大兴安岭林区则发现有 60 年的森林火灾周期，内蒙古呼伦贝尔则有 60 年的雪灾周期等。《黄帝外经》中曾说过"凡六十岁而为一周，不及太过皆斯见矣"，其实这些都是天象使然。如 1914 年和 1973 年这两年长江流域都发生了严重的春秋干旱，而 1914 年的水星三个"下合圈"和木、土二星的方位，经过 59 年后的 1973 年又回到了大致与 1914 年相同的天体位置上，这就是天象！可见有相同的天象就有相同的天气变化。

众所周知，水星、金星、火星、木星、土星绕太阳公转周期分别为 87.97 天、224.7 天、686.98 天、11.87 年和 29.37 年，而由于地球也在围绕太阳运转，因而在地球上看到的各行星在天球上的视运动轨迹就比较复杂，各行星在天球上的视运动周期（即从地球上看到行星又回到天球上某原来方位的时间）就与绕太阳公转的周期不一样，二者有的相差甚多。例如，水星在天球上某一方位的"下合"重复出现周期约为 6.5 年、13 年、20 年三种（因为在一年内水星有 3 个下合圈）；金星约 8 年；火星约 15 年；木星约 12 年；土星约 30 年回到原来方位上。15、20、12、30 的最小公倍数是 240。由于上述五星的视运动周期有小数，因此，水、木、土三星的公共视运动周期不是正好 60 年，而是经过 59 年后这三颗行星就差不多回到原来方位上。此外，更大的视运动公共周期也不是正好240年，而是经过237年木、水、火、土四星差不多就回到原来的方位上。这在五运六气理论中，被称为"太过"或"不及"，包括五运的太过不及、司天的太过不及、司天的不迁正不退位和复布政、司地的不迁正不退位和复布政、运气之间的生克制化、五运与六气各自及之间的胜复郁发、天地九星与五运六气之间的生克制化等，就决定了这个60或240年的周期不可能完全吻合，这就是五运六气的常数与变数。

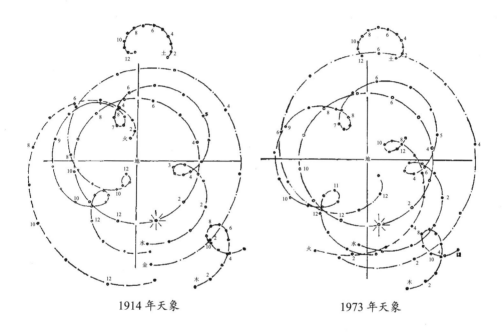

1914年天象 1973年天象

其实这种天象变化决定人间福祸增减的逻辑概念，在古中医的五运六气理论中就是最基本的一条定律，叫做"天人感应""天人相应"。我们前面已经论证过，二十八宿实际上相对于地球的空间位置是不动的，动的是地球的自转与日月五星的周期旋转，而二十八宿实际上是一个黄道上的天体坐标系，中心原点是地球，通过地球自转和日月五星的运动，来预测地球上"天体对应区"的物理效应。

《帝王世纪·星野》说："及黄帝受命，始作舟车，以济不通，及推分星次，以定律度。自斗十一度至婺女七度，一名须女，曰星纪之次。于辰在丑，谓之赤奋若，于律为黄钟，斗建在子，今吴、越分野。自婺女八度至危十六度，曰玄枵之次，一曰天鼋，于辰在子，谓之困敦，于律为大

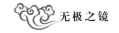

吕，斗建在丑，今齐之分野。自危十七度至奎四度，曰豕韦之次，一名娵訾，于辰在亥，谓之大渊献，于律为太簇，斗建在寅，今卫分野。自奎五度至胃六度，曰降娄之次，于辰在戌，谓之阉茂，于律为夹钟，斗建在卯，今鲁分野。自胃七度至毕十一度，曰大梁之次，于辰在酉，谓之作噩，于律为姑洗，斗建在辰，今赵分野。自毕十二度至东井十五度，曰实沈之次，于辰在申，谓之涒滩，于律为中吕，斗建在巳，今晋、魏分野。自井十六度至柳八度，曰鹑首之次，于辰在未，谓之叶洽，于律为蕤宾，斗建在午，今秦分野。自柳九度至张十七度，曰鹑火之次，于辰在午，谓之敦牂，一名大律，于律为林钟，斗建在未。今周分野。自张十八度至轸十一度，曰鹑尾之次，于辰在巳，谓之大荒落，于律为夷则，斗建在申，今楚分野。自轸十二度至氐四度，曰寿星之次，于辰在辰，谓之执徐，于律为南吕，斗建在酉，今韩分野。自氐五度至尾九度，曰大火之次，于辰在卯，谓之单阏，于律为无射，斗建在戌，今宋分野。自尾十度至斗十度百三十五分而终，曰析木之次，于辰在寅，谓之摄提格，于律为应钟，斗建在亥，今燕分野。凡天有十二次，日月之所躔也。地有十二分，王侯之所国也。故四方七宿，四七二十八宿，合一百八十二星。东方苍龙三十二星，七十五度。北方玄武三十五星，九十八度四分之一。西方白虎五十一星，八十度。南方朱雀六十四星，百一十二度。周天三百六十五度四分之一，一度二千九百三十二星；分为十二次，一次三十度三十二分度之十四，各以附其七宿间，距周天积百七万九百一十三里。径三十五万六千九百九十一星。阳道左行，故太岁右转。凡中外官常明者百二十四，可名者三百二十，合二千五百星。微星之数，凡万一千五百二十星。万物所受，咸系命焉。此黄帝创制之大略也。"诸如此类的记述，具体不详解了，其实就是以地球为中心，在二十八宿黄道坐标系下考察日月五星的运行轨迹，在不同时间内对不同地域产生不同的天气物候人事等变化，可见"星宿分野"就是古代版的"天体对应区"。

🔖 天象效应

地壳挽近——现今断裂带是地震的基础，它什么时候地震，需要通过外因去诱导和加速，即日月五星的电磁场对地壳内部液体铁核心及岩浆的影响而决定。日月五星对地球的影响，在天体运动中是按照一定的天体对应区而起作用的，只有按照"天体对应区"才能找到彼此之间的真正力学关系，才能总结出地震发生规律。

　　用"天体对应区"方法验证历史上出现的一些大震，可以毫无例外地证明：地震与行星、月球的运动周期密切相关，最明显的就是 59 年和 20 年的循环周期（近百年以来所有 7 级以上大震都在这两个周期中）。学者栾巨庆经实践证明，用行星的"天体对应区"方法做超长期地震预测，准确率达到 90% 以上。如对我国而言，月球回归赤纬分别对应长江、黄河、黑龙江流域的年代，就是该流域的无大震期，同时会影响其他流域称为有震期，月球虽然能单独影响不震，但并不能单独影响大震，震与不震还要取决于行星的"天体对应区"。

　　其实，我们发现，日月五星通过"天体对应区"的途径无时无刻地在影响着地球的磁圈、大气圈、水圈、岩石圈、生物圈。通过上面的分析，我们可以看出，日月五星通过磁场、引力场决定性地影响地球的大气圈、水圈、磁圈、岩石圈，实际上也就是在决定性地影响着地球的生物圈，这个生物圈是包括人在内的一切动物、植物、细菌、病毒。

　　何以见得？我们知道宇宙有一个 3K 的宇宙背景黑体辐射，据说这是宇宙大爆炸后期遗留的宇宙背景辐射，至于我们人类生存的这个宇宙是不是从"奇点"大爆炸形成的，暂且不论。其实人类生存的这个小宇宙在神的概念里也有一个称谓，叫盘古宇宙（上古神话都是有渊源的），即银河系。佛家常说"一粒沙中含三千大千世界"，又说"其大无外，其小无内"，其实就是三千个银河系构成第一层宇宙，三千个第一层宇宙构成第二层宇宙，以此类推，几何数级膨胀下去，等到构成大约一兆层宇宙的时候，构成一层天体。继续向宇宙外层冲，就会发现大约三千个第一层天体构成第二层天体，以此类推，到构成一兆层天体的时候，就构成了一层大穹。仍然按照几何数级类推下去，大穹下面还有更大的宇宙结构与无数的高能量世界。漫天神佛，无尽世界，一念即成，一念既灭，这无尽宇宙的成住坏灭空，不就是我们现在宇宙正在上演的宇宙大爆炸吗！那么地球上一切物质变化，包括生命态物质的人的生老病死，不都是天象变化的原因吗？！

　　现代天文学观测到，宇宙中除了黑体背景辐射以外，还存在大量的强放射源，那些黑洞、白矮星、中子星、强 X 射线源、强 γ 射线源、超新星、

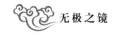

太阳耀斑、太阳黑子等，都在无时无刻地释放着强大的射线。研究表明，宇宙背景能量辐射对流感和天花的影响是宇宙背景能量辐射通过生物圈对人类产生影响的部分途径。

我们知道，流感曾造成了人类最大的瘟疫和自然灾害。1918 ～ 1919 年的流感大流行在全球引起的死亡人数高达 2000 万之众。研究表明，流感大流行和宇宙背景能量辐射的变化有非常密切的相关性。当宇宙背景能量辐射的强度显著增强以后，地球上就会有流感大流行出现。20 世纪的宇宙背景能量辐射观测数据表明，已经记录到的大的宇宙背景能量辐射地面增强事件（GLE）只有 6 次，这 6 次大 GLE 时间分别是 1942 年 2 月 28 日、1942 年 3 月 7 日、1946 年 7 月 25 日、1949 年 11 月 19 日、1956 年 2 月 23 日和 1982 年 12 月 8 日。在这些天象变化之后的 1 年左右的时间里，无一例外都出现了流感的大流行。同时，19 世纪的前 4 次流感大流行和视等星 1.5 以上的亮新星也有着密切的对应关系。就是说，19 世纪发生的各次流感大流行几乎都可以用在此之前不久出现的大的 GLE 事件或亮新星事件而得到说明。

同样，天花的流行和宇宙背景能量辐射的显著变化之间也有着十分密切的对应关系，当大的 GLE 出现时，地球上就会有天花流行出现。在 19 世纪前 5 次大 GLE 事件之后的 2 年左右时间里，无一例外都出现了天花的流行。同时，在有着可靠的天花病例报告数据的 1920 ～ 1979 年间发生的 10 次天花流行，基本上也都可以用此之前不久出现的大的 GLE 事件或亮新星事件而得到说明。这一点同时也说明，虽然太阳系除地球外的八大行星加上月球都同时反射太阳光，但是由于每个星球表面的物质状态和成分的不同，而导致相同的太阳光被反射和折射后却出现不同频率、振幅和波长的星光，如同三棱镜折射太阳光一样，相同的射线经过不同的介质后出现不同的射线，所以太阳系行星的光量子射线也同样影响着地球的五大圈。

如果只是流感一种疾病，人们还可以认为 GLE 事件和流感流行之间的良好对应关系只是一种巧合，但研究表明，天花也同样有如此密切的对应关系。其实它们所反映的是因果关系。流感的病原是病毒，天花的病原也是病毒，这些病毒的体积很小，结构比较简单，容易受自然界环境变化的影响而发生变异或形成新的变种。当宇宙背景能量辐射发生较大增强时，将会促使这些病毒发生变异或形成致病能力强的新变种。同时，宇宙背景能量辐射的变化也会引起地球上其他自然环境因素发生变化，从而出现一种适宜于发生了变异的病毒或病毒新变种活动和传播的生态环境。两方面因素相结合便引起了流感和天花疾病的流行。也就是说，宇宙背景能量辐射大的地面增强事件正是流感和天花发生严重流行的一个根本原因。病毒是生物圈的一个组成部分，流感流行和天花流行的研究表明，宇宙背景能量辐射的天象变化通过生物圈对人类是有重要影响的。

综上所述，首先，日月五星（可扩展至天王星、海王星、冥王星及彗星、谷神星、灶神星等）在不同时间对地球表面的不同区域都是有力学效应的，这种力学效应通过电、磁、声、光、引力等不同场介质作用于地球内部、表面及大气层，就会产生不同的自然界效应，如风、霜、雨、雪、地震、瘟疫、疾病、人类社会变革等各种现象。

其次，日月五星对于地球表面的这种力学效应，在古中医的五运六气理论中早就存在，而且是经过了高度总结与概括。五星的运行轨迹就是五行相互作用规律，五运是五星运行轨迹对地球产生的力学效应；六气是地球表面大气层的环流轨迹，如副热带高压对应寅申少阳相火、子午少阴君火，寒潮雨水对应于辰戌太阳寒水、丑未太阴湿土等。五运六气的相互作用，相得、不相得、相刑、相生等，正是日月行星与大气环流相互作用的高度理论概括。

再次，以太阳为中心的地球旋转，在地球上形成年月时间概念；以地球为中心的太阳旋转，在地球上形成日时的时间概念。实际上都是日地月的旋转体系，只是运动的参照系不同而已。这就是年月日时的天体机制。地球的自转其实就是不同纬度的地球公转，地球自转形成地球的日、时的时间概念，地球公转形成地球的年、月的时间概念。实际上日时与年月在机制上是一致的，某种意义上可以说，日时就是年月，年月就是日时。运气九篇是关于年月的运气机制，根据年月与日时的同一机制，这个运气也同样适用于日时，这就是全息之气。并不是中医界所认为的只用于年月时空。《伤寒钤法》、四柱、六爻、奇门、六壬等都是关于日时时空的物理内算与计算。甚至在纪元的大尺度时空里也是适用的。这正是大司天（见太乙式）、中司天、小司天的天文背景。

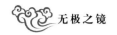

最后，相同或相似的日月五星布局，就会有相同或相似的地域产生相同或相似的天气变化，继而产生相同或相似的人事变化。即天象效应的变化会产生地理、人事的变化效应。

第二　五星（二）

五星五行

　　五星是太阳系的五大行星，与地球同样围绕太阳在公转，同时自转。若以地球为静止参照物，那么五星也伴随太阳围绕地球做右旋运动，从而与日月共同对地球产生了综合时空力学效应，即阴阳五行时空力学系统。所以《史记·律书》说："黄帝考定星历，建立五行。"《汉书·艺文志》说："五行之序乱，五星之变作。"《史记·天官书》说："天有五星，地有五行。"《史记·天官书》正义引张衡说："五星，五行之精。"《汉书·律历志》说："五星之合于五行，水合于辰星，火合于荧惑，金合于太白，木合于岁星，土合于填星。"五星在天，五行在天，五星产生五行，五行推演五星，故《素问·天元纪大论》说："五运终天，布气真灵，总统坤元。"

　　"五行"的字样虽然于现存文献中最先见《尚书·洪范》中箕子向周武王介绍天地之数，但是五行的概念早在上古中国就已经存在了，黄帝命"羲和占日，常仪占月，史区占星气，伶伦造律吕，大挠造甲子，隶首作算数，容成综斯六术，考定气象，建五行，察发敛，起消息，正闰余，述而着焉，谓之调历"，已经明确说明了五行是依据日月五星的天文历法建立起来的。在司马迁的《史记·天官书》中第一次在现存古籍中明确说明五行起源于五星。如："察日月之行以揆岁星顺逆，曰东方木，主春，日甲乙，义失者罚出岁星。察罡气以处荧惑，曰南方火，主夏，日丙丁。历斗之会以定镇星之位，曰中央土，主季夏，日戊己。察日行以处位太白，曰西方金，秋司兵、月行及天矢，日庚辛，主杀。察日辰之会，以治辰星之位，曰北方水，太阴之精，主冬，日壬癸。"司马迁不仅说出五行起源于五星，而且还说明五行主色的天象原理，我们知道五星本身不发光，只能反射太阳光，而反射光的光波波长与五星表面大气成分有关，岁星呈青色，故称为木星；荧惑呈红色，故称火星；镇星为黄色，故称为土星；太白为白色，故称为金星；辰星

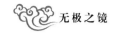

为灰色，故称为水星。

五星五行影响着地球上的自然变化规律，古圣人在长期的观天查地中发现，五星五行与四方、四时有着相应的对应关系，如《淮南子·天文训》说："何谓五星？东方木也……其神（场）为岁星（木星）……南方火也……其神（场）为荧惑（火星）……中央土也……其神（场）为镇星（土星）……西方金也……其神（场）为太白（金星）……北方水也……其神（场）为辰星（水星）。"我们将"神"的概念解释为现代物理学的"场"的概念，古义自现，就是天上的五大行星的电磁场及引力场按照"分野"或"天体对应区"，对地球上万物的时间结构与空间结构产生的力学作用。前面我们已经说明，日月的运行是基本不变的，所以日月产生四时二十四节气七十二候的主运、主气，而五大行星轨道的变化及五星布局不同，从而产生不同的客运、客气变化。五星五行时空的变化与日月地阴阳时空系统的变化相互影响，五星五行是制造日月地时空系统阴阳灾变的决定性、关键性时空因素之一。所以京房将五星纳入阴阳八卦中，用五星五行之法去解说阴阳灾变。这就是阴阳五行系统。

五行物理

五星在上古时期有许多名称，如木星叫岁星、摄提、重华、应星、纪星等，火星叫荧惑，土星叫填星、镇星、地侯等，金星叫太白、殷星、太正、营星、观星、宫星、明星、大衰、大泽、终星、大相、天浩、序星、月纬等，水星叫辰星、小正、天搀、安周、西爽、能星、钩星等。在上古的《天元玉册》里，计算五运六气的司天、司地的高、下、迟、速的内算里，有许多天体行星的名称，现代人已经无法求证这些天体的真正出处及具体位置了，所以尽量多地知道一些五星的曾用名，对于研究五运六气大有裨益。

五大行星还有另外的名字，有在天与应地之分，在天谓天柱、天蓬、天冲、天英、天芮；应地谓地晶、地玄、地苍、地彤、地阜。《黄帝内经》认为它们在天与应地的升降失常，可以导致天地气机、气候、物候的失常，如《素问·刺法论》说："升降不前，气交有变，即成暴郁……"又说："升之不前，即有期凶也。木欲升而天柱（金星）窒抑之……火欲升而天蓬（水星）窒抑之……土欲升而天冲（木星）窒抑之……金欲升而天英（火星）窒抑之……水欲升而天芮（土星）窒抑之……"又说："既明其升。必达其降也，升降之道，皆可先治也。木欲降而地晶（金星）窒抑之……火欲降而地玄（水星）窒抑之……土欲降而地苍（木星）窒抑之……金欲降而地彤（火星）窒抑……水欲降而地阜（土星）窒抑之……"《素问·本病论》说："辰戌之岁，木气升之，主逢天柱（金星），胜而不前……巳亥之岁，君火升天，主室天蓬（水星），胜之不前……子午之岁，太阴升天，主室天冲（木星），胜之不前……丑未之年，少阳升天，主室天蓬（水星），胜之不前……寅申之年，阳明升天，主室天英（火星），胜之不前……卯酉之年，太阳升天，主室天芮（土星），胜之不前……丑未之岁，厥阴降地，主室地晶（金星），胜而不前……寅申之岁，少阴降地，主室地玄（水星），胜之不入……卯酉之岁，太阴降地，主室地苍（木星），胜之不入……辰戌之岁，少阳降地，主室地玄（水星），胜之不入……巳亥之岁，阳明降地，主室地彤（火星），用而不入……子午之年，太阳降地，主室地阜（土星）胜之，降而不入……"

关于五星的在天应地之分，张景岳在《类经图翼》中也说："木星在天曰天冲，在地曰地苍；火星在天曰天英，在地曰地彤；土星在天曰天芮，在地曰地阜；金星在天曰天柱，在地曰地晶；水星在天曰天蓬，在地曰地玄。"又引《天元玉册九星》说："天蓬一，水正之宫也；天芮二，土神之应宫也；天冲三，木正之宫也；天辅四，木神之应宫也；天禽五，土正之宫也；天心六，金神之应宫也；天柱七，金正之宫也；天任八，土神之应宫也；天英九，火正宫也。九星有位，以应九州岛之分野。"

既然天象的变化会产生地理、人事的变化，那么这种因果变化就会有一个力学场的传递。古中医称之为"天人感应"，现代科学无非电、磁、声、光、力（万有引力）等几个途径。那么，我们从现代科学已知的力学途径分析一下"天人感应"的物质基础是"电磁感应"还是"引力感应"。

现代天文观测表明，太阳系行星围绕太阳旋转的轨道半径有着很好的递增关系。对于天体的这种递增关系，现代天文学上一直没有做出正确合理的解释，即有名的提丢斯－彼得法则。将地球到太阳的距离定位1个天文单位，那么太阳雨行星之间的距离基数为0.4个天文单位（也就是太阳到水星的距离），各行星排列是以这个基数0.4分别加以0.3的递增倍数，即0.4+0，0.4+0.3，0.4+0.6，0.4+1.2……（见下表）

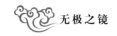

星名	实距离（天文单位）	理论距离
水星	0.387	0.4+0 = 0.4
金星	0.724	0.4+0.3 = 0.7
地球	1.000	0.4+0.6 = 1
火星	1.523	0.4+1.2 = 1.6
小行星	2.800	0.4+2.4 = 2.8
木星	5.200	0.4+4.8 = 5.2
土星	9.519	0.4+9.6 = 10

　　表中行星距离可以认为是磁场斥力与引力共同作用的结果：距离太阳最近的水星，受到的引力作用最大，其后是金星、地球、火星、小行星群、木星、土星等依次排列。距离太阳越远，所受的引力作用越小，而磁场斥力则相应增加。地球和五大行星到太阳的总距离大约 10 个天文单位，而土星以外的远行星之间，就各约 10 个天文单位，其距离也不再有递增现象。对于这个问题，可能有两种天文因素：一是引力与斥力至天王星已达到中和程度，行星和行星之间的斥力，也就只能有 10 个天文单位，已达到了力学极限，不再增加。二是到了海王星已经达到太阳系边缘，再向外就要受到恒星宇宙的斥力而推向太阳系；冥王星的轨道有时也距离海王星 10 个天文单位，但有时又能运转到海王星轨道之内。可能这是受到太阳系之外的天体磁场斥力的影响所致。

　　如果按照电磁感应原理，使导线在两磁极之间运动，导线所形成的闭合电路就可以产生感应电流，而这个电磁的转化是切割磁力线的结果。这一原理也可用于太阳系各天体的自转，行星在太阳两极间转动，切割了太阳的磁力线，太阳有电要自转；卫星又在行星两极之间运转，又切割了行星的磁力线，行星也要自转。自转来源于电磁力，所以行星的自转速度和卫星的数目多少有着颇为明显的关系。没有卫星的行星，也就没有自转。至于它们由于公转而形成的所谓"同步"自转就是另一回事了。

　　实际上，太阳系天体行星的自转与公转运动起源于磁力与万有引力的综合力学效应。目前我们所知的唯一能吸引万物者，只有万有引力。而地球上万物在地心引力作用下皆不能悬空，唯有两个或两个以上磁体，才可以产生物体的悬空，例如超导体的磁悬浮等，这是磁场斥力与地心引力反向作用的结果。所以可以推理，唯有磁场斥力能使天体离开太阳的万有引力。我们还知道，两个物体之间不直接接触，而能使对方产生位移或时空变化的力学因素，只有电磁力和万有引力。

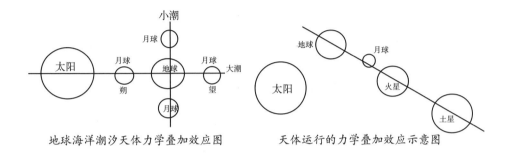

地球海洋潮汐天体力学叠加效应图　　　　天体运行的力学叠加效应示意图

　　牛顿在哥白尼的日心说、开普勒的行星运动三定律、伽利略的自由落体理论的基础上发现了"**万有引力**"，奠定了三维空间低速质点运动的经典力学。其实如果按照万有引力公式计算，八大行星对地球的万有引力加在一起，还不到月球对地球引力的万分之一，由于行星对地球的引力如此之微小，所以在计算海水潮汐时几乎可以忽略不计。在朔望月，太阳和月球合力的作用下，对固体地壳升降的振幅为20厘米左右，这20厘米的万分之一为一根头发粗细的四分之一，就是说八大行星对地球的万有引力引起的地壳升降幅度还不到这一根头发的四分之一，可见，这么微弱的行星引力振幅，对巨大的地壳运动显然可以忽略不计。所以现代天体物理学认为宇宙之间行星的运动是万有引力的原因，值得商榷。

　　1887年，赫兹用实验证明了法拉第的电磁感应场和力线的客观性。1972年，美国发射的先锋10号宇宙飞船发现太阳的磁场是包围太阳系的一个巨大"**磁瓶**"，呈泪珠状，这个磁场的范围已经超过了冥王星的轨道，这个太阳系磁场像一个巨大的宇宙之肺，以11年的太阳活动周期在一张一缩地呼吸。并且太阳磁场像地球一样分为两极，整个日球（太阳磁场范围）由从太阳赤道面延伸出去的电流分隔开，两侧为南北两个磁半球。即太阳磁场到达每一个行星，行星是在太阳磁场中运行的磁体，整个太阳系可以说是一个以太阳为中心的运动中的大磁体群。每一个行星都具有自己的磁场，场强都不一样，

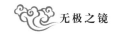

有的行星的磁极偏角甚至接近 90°。八大行星磁场由强到弱依次为：木星、土星、地球、海王星、天王星、水星、火星，最弱的是金星，几乎没有磁场。值得一提的是，在所有的卫星中，也并不是都存在着磁场，比如月球就没有磁场，而且还是中空的，并且月球背面始终背对着地球，其实这个月球就是史前高度发达的人类文明为了特殊原因造的一个天体卫星发射上去，刚开始的时候没有这么大，但是随着岁月以"劫"的周期变迁，宇宙尘埃不断地落在月球表面，月球的壳逐渐增厚到现在的程度。

但是，在子学理论体系中，"气"的概念早就提出来并且作为最基本的概念在应用着，虽然没有"气场"的字样，但是"气场"的概念却是十分明确，最明显的例子就是堪舆家将磁场称为"大罗"。堪舆过程中应用的罗盘，也叫司南，就是现在的指南针，西方人的航海大发展及哥伦布发现美洲新大陆都是依赖中国的罗盘，而这个罗盘或司南就是利用地球南北磁力线的分布原理来分析地球磁场中复杂的磁场分布。在地球宏观角度上，地球磁场是基本上按照南北方向分布磁场的，但是在不同的地理位置，不同的空间结构、不同的时间结构，磁场的分布是不同的。这在古中国的堪舆理论中，都有详细明确的论述及应用，基本的概念有天干地支、紫白飞星、阴阳五行、六十四卦等，基本结构分为地盘（正针）、人盘（中针）、天盘（缝针），而其余的各式盘符都是对这三个基本盘的具体解释和注释。上堪天文，下查地理，中舆人事，造就了一代又一代的中华风云人物。

通过以上分析，我们知道，直接作用于地球的力有两种，一种是电磁力，一种是万有引力。在地球上万有引力表现的最明显的是海水的潮汐现象，而电磁力只具有吸引铁、镍、钴的能力，对金银铜铅土木石水等都没有吸引作用。而地球表面 70% 是水，地壳内部的岩浆含有大量的铁、镍，地球还有一个液铁核心，太阳系磁场对地球的磁力要比万有引力大 10^{14} 倍，也就是说，地球在太阳系中所受到的磁力和万有引力之比是 $10^{14}:1$，所以日月行星对地球上的气圈、水圈、岩石圈的影响是巨大的，而人体的 70% 以上是水（成分与海水相似），人体内含有铁，还有生物电，这些都决定了日月行星对以人为中心的生物圈也是影响巨大的。

磁场不但有吸引铁镍等金属的特性，而且还有传递和加强磁场的特性。我们可以试着做一个小实验，在桌上放些铁屑，在距离铁屑上方一段距离放置一块磁铁，二者之间放置一根铁棒，铁棒与铁屑之间的距离调整到可以使铁屑手磁感应而立起来，但尚未附着于铁棒之上。这时若一动上面的磁铁，而中间的铁棒不动，可以看到那些竖立的铁屑并不因磁铁的运动而运动；若是上面的磁铁不动，只摆动中间的铁棒，铁屑便随着铁棒的摆动而摆动。这是因为铁屑受到被磁化了的铁棒的磁场控制，铁棒在铁屑处的场强比磁铁的场强要强，所以铁屑就按照较近的磁化体的磁场产生电磁感应。有人不理解"天人感应"是怎么一回事，其实只要你理解了"电磁感应"的原理，就理解了"天人感应"的原理了。

所以，当行星运行在太阳与地球之间的时候，行星不但自己的磁场可以影响到地球，而且还将太阳对地球的磁场强化，使地球内部的铁镍金属岩浆、地球上空带电云层按照不同的五星布局形成不同的运动势能。而行星之间的万有引力在另一方面影响着地球表面、上空及内部的水的运动势能。自然界如此，人体亦是如此。日月行星通过磁场和引力场不但决定着宇宙空间的行星运动，同时也决定着地球的气圈、水圈、岩石圈、生物圈的一切运动轨迹。地球围绕着太阳公转，地球自身在不断的自转，月球围绕着地球不停地公转，这些不同的双螺旋轨迹就决定了人体 DNA 的双螺旋结构，这就是天体运动直接制造人体及生物体的天象机制，达尔文的进化论怎么能比得上如此先进的进化呢？！

五行互藏

日月地及五大行星在各自的轨道运行过程中，由于不同轨道的八体运行时空的综合"时空力场"的不同，对地球上不同空间、不同时间的万物相应地产生了奇异万千的不同复杂组合的时空力学效应，古圣人将五大行星系统对日月地系统产生的时空力学效应归结为五大时空系统，即五行时空力学系统。正如《素问·五运行大论》说："气有余，则制己所胜而侮所不胜；其不及，则己所不胜侮而乘之，己所胜轻而侮之。"就是对五行之间生克制化、相乘和相侮作了很好的说明。在《素问·气交变大论》中认为，主星是运星，被克星是畏星，如金运太过则金克木，金星就是主星，木星就是畏星，以此类推。《素问·气交变大论篇》论述五运太过时，明确提出了五运胜复的上应五星，如下表：

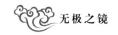

	岁木太过	岁火太过	岁土太过	岁金太过	岁水太过
胜上应星	岁星	荧惑星	镇星	太白星	辰星
复上应星	太白（金复）	辰星（水复）	岁星（木复）	荧惑（火复）	镇星（土复）

论述五运不及时，明确提出五运胜复生克的上应五星，如下表：

	岁木不及	岁火不及	岁土不及	岁金不及	岁水不及
胜上应星	太白星	辰星	岁星	荧惑星	镇星
复上应星	荧惑、太白	镇星、辰星	太白、岁星	辰星、荧惑	岁星、镇星
克上应星	太白	辰星	岁星	荧惑	镇星
不及上应星	岁星	荧惑	镇星	太白	辰星

并且提出六气的上应星，如下表：

六气	少阴、少阳	阳明	太阳	厥阴	太阴
上应星	荧惑星	太白星	辰星	岁星	镇星

岐伯认为："夫五运之政，犹权衡也，高者抑之，下者举之，化者应之，变者复之，此生长化成收藏之理，气之常也，失常则天地四塞矣。故曰天地之动静，神明为之纪，阴阳之往复，寒暑彰其兆，此之谓也。"即五运五星的运行，像一个自组织平衡系统，某星运行靠近地球，就有其他行星阻止它；某星运行远离地球，就有其他行星吸引它；不及者就顺应它；太过者就抑制它。并认为这是天体运行的基本规律，不遵循这个运行规律，这个五星运行系统的自组织平衡系统就遭到破坏，从而失去系统的周期性、系统性、稳定性与有序性。

《易·系辞》说："方以类聚，物以群分"，"水流湿，火就燥"，"云从龙，风从虎"，这说明万事万物都遵循"同声相应、同气相求"的比类归属原则。太阳系万物的运动并非杂乱无章、各行其是，而是具有系统性、全息性、周期性等时空特性的规律性运动，它们是阴阳与五行、日月地与五星的系统性、全息性、周期性的时空统一。例如，春、夏、长夏、秋、冬五时更替与东、南、西、北、中五方对应的时间与空间的变换，对于地球万物的生、长、化、收、藏与生、长、壮、老、已及成、住、坏、灭、空具有决定性影响。故《素问·四气调神大论》曰："故阴阳四时者，万物之终始也；生死之本也。"《素问·天元纪大论》曰："夫五运阴阳者，天地之道也，万物之纲纪，变化之父母，生杀之本始，神明之府也，可不通乎"地球上一年四时（或五时）的变化始终贯穿着阴阳五行（日月五星）的时空力场的力学效应，这就是地球万物运动必然随着四时、二十四节气、七十二候的周而复始，表现出与太阳系相应的系统性、全息性、周期性的时空统一，从而使地球万物内部形成相应的阴阳、五行的时间结构与空间结构及其相应的功能。

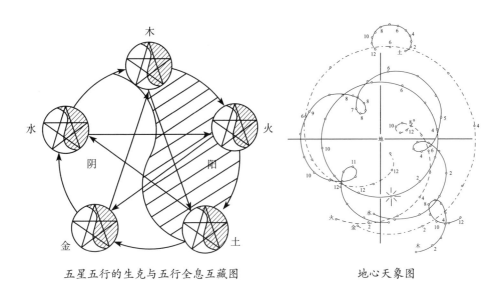

五星五行的生克与五行全息互藏图　　　　　地心天象图

太阳系作为阴阳五行的"太极系统""母系统"，以地球的四时五方为核心，根据"其大无外，其小无内"和"道生一、一生二、二生三、三生万物"的同构原则向宏观与微观时空整体系统延伸，使万物又各自具有多个宇宙发生学意义上的时空同构的"分极系统"和"子系统"。"太极系统""母系统"与"分极系统""子系统"之间具有鲜明的同质、同构的时空特点。古圣人正是在把握太阳系内部日月五星运行时空的系统性、全息性、周期性的基础上，从而法象宇宙概括出阴阳五行这个地球万事万物变化规律的时空统一模型，用阴阳来重点描述物质的空间结构，用五行来重点描述物质的时间结构。因为虽然阴阳有自己的时间与空间结构与功能，但是作为一个子系

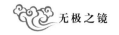

统来说，它主要表现在物质的空间结构上；而五行虽然也有自己的时间与空间结构与功能，但是作为一个子系统来说，它主要表现在物质的时间结构上，二者的有机结合，使阴阳五行的时空统一模型成为中医人体科学解决中医人体现象的重要的理论基础与实践指南。

五行对于五星在顺序或交叉错杂运行时发生的各种复杂的时空力学效应，以五行之间的相生和相克关系来描述和阐释相应系统时空之间相互联系、相互协调平衡的系统性、全息性与周期性。同时，还以五行之间的相乘和相侮，来阐释系统时空之间的协调平衡被破坏后的相互影响，这即是五行生克乘侮的天象机制。古圣人用五行的生克制化原理结合阴阳系统进行综合推演和内算，进而完成各种复杂时空体的轨迹描述，构成五行互藏、五行全息的物理现象。

实际上，五行互藏就是五行全息，但是互藏要比全息的概念所包含的内容多出去太多内涵。现代科学的全息基本上就是空间结构的全息，而且还是单一空间结构的全息，如我们现在常见的全息摄影、分形、分维分析等，都是三维空间的全息现象。而五行互藏却不是如此简单。首先，在古中医体系中，时空的概念很复杂，我们在前面说过层创时空论的概念，时间与空间是多维多层的。复杂的不说，对于现代科学来说，单说眼前可见的年月日时四个时空结构中的五行互藏就已经很难理解了。其次，五行互藏不仅是空间结构上的全息，而且还是时间结构上的全息。再加上年月日时四个层次的时间与空间全息互藏，整个力学效应更加复杂。再次，五行互藏的机制是太阳系乃至以地球为中心的宇宙天体运行体系，及七曜九星二十八宿的坐标系，包括黄道坐标系、赤道坐标系、极坐标系和地平坐标系。再次，五行互藏的矢量计算，是以天干地支为计算单位，而天干地支是七曜九星二十八宿的天体力学效应在地平坐标系上的全息投射。再次，五行互藏不是单一的五行互藏，而是与阴阳互藏共同作用于世间万物，而阴阳的互藏又分为一分法、二分法、三分法。一分法为太极两仪法，二分法为四象八卦六十四卦三百八十四爻（日）法，三分法为六经六气二十四节气七十二候三百六十度周天法。再次，根据大四季理论，按照三式及《三统历》《皇极经世书》等历书记载，还有更大时空尺度的五行互藏与阴阳互藏，但是如果超出太阳系的天体范畴，五行互藏的天体基础就失去了，这时五行互藏就没有意义了，但阴阳互藏在整个宇宙天体中都存在着。最后，也是最重要一点，五行互藏与阴阳互藏的道炁因人而生、因人而成、因人而用、因人而变，同时又是人类起源、万物起源的天象机制。上述各点，都是现代科学的全息概念无法企及的理论与实践高度。

五行旺衰

系统时空的失衡，是日月地之自然，不同参照系有不同的失衡与平衡系统。由于太阳系日月地及五星的周流旋转，随着地球时空的不断变化，使五星作用在地球时空系统（日月地）的力学时空效应也不断地发生变化，所以五行时空的力学效应在地球系统的不同时空里，也相应地不断变化。即每一个季节中都有一个时空系统处于旺（某星距离地球最近），一个处于相（即将接近），一个处于休（刚刚离去），一个处于囚（较远），一个处于死（很远）的状态。古人规定："当令者旺，令生者相，生令者休，克令者囚，令克者死。"令，就是时令、季节。

旺：处于旺盛状态；相：处于次旺状态；休：处于休然无事旺衰平衡状态；囚：处于衰落被囚状态；死：处于无生气死亡状态。五行力学衰旺力度顺序如下：

旺＞相＞休＞囚＞死

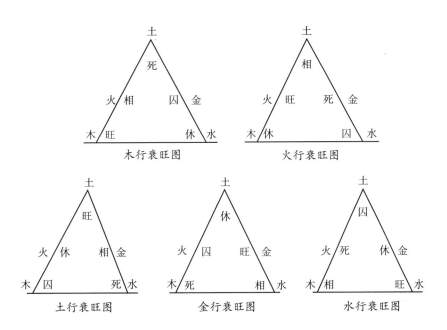

木行衰旺图 火行衰旺图

土行衰旺图 金行衰旺图 水行衰旺图

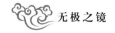
五行四时衰旺时空尺度表（五分法）如下：

	旺	相	休	囚	死
春（正、二、三月）	木	火	水	金	土
夏（四、五、六月）	火	土	木	水	金
秋（七、八、九月）	金	水	土	火	木
冬（十、十一、十二月）	水	木	金	土	火
四季（三、六、九、十二月）	土	金	火	木	水

例如，春天（木星最近）当令，木就处于旺盛状态；火受木生则处于相的状态；水生木，现木已强壮，水可休养了；木旺盛，衰金难以克伐，故金处于囚的状态；木旺盛，被木所克之土必死，因此土处于死态。从上表我们也可以看出，五行时空系统与阴阳时空系统在四时季节（时间）与五方时空（空间）之间有着必然的联系。

关于五星五行的王相休囚死的天象，在《甘石星经》中就有记载。石氏说："岁星之相也，从立冬至冬尽，其色精明，无芒角。"五行学说认为，冬季为水王之时，水生木，故岁星于冬季为相，此时色精明而无芒角。甘氏说："岁星之王也，立春至春尽，其色比左角大而苍，有精光而内实，仲春时有芒角。"五行学说认为，春季为木王之时，木色苍，而角宿两星左苍右黄为正色，若变色则有凶应。故岁星居于王时，其色应苍如左角李，且更大于左角之亮度，其苍更明显。岁星为王时精光内实。在仲春木最王时有芒角出现，不为灾异之应。又说："岁星之休也，从立夏至仲夏，无光明而赤黄。"于五行而言，木生火，夏季为木之休，谓木已入养老阶段，岁星为木之精，此际光泽弱而色正。又说："岁星之囚也，从仲夏至夏之尽及四季王时，其色当青黑，止而不行。"由于此时为季夏土当令，于五行而言是木克土，岁星木精，制土为任，但逢土王时，木不能制土而为囚。其色青黑，反被土侮也。又说："岁星之死也，从立秋至秋之尽，其色黑而细小不明。"秋为太白金星当令，金克木，岁星处于被当王者克，即为死。木落归根，根之为水，水生木也，故色黑。

荧惑为火星，还有赤星、罚星、执法等名称，据《荆州占》记载，火星在东方称为悬息，在西方称为天理，在南方才称为荧惑。荧惑星的王相休囚死，也是按照五星五行的生克原理运行的。《甘石星经》认为，从立春至春尽，为荧惑之相。这时荧惑的亮度和颜色是精明而无角芒。从立夏至夏尽为荧惑之王时，其色赤如心大星而精明，仲夏之时有芒角。从仲夏之后，镇星当王，五行属土，此时荧惑火行处于休阶段。但由于荧惑刚燥，仍不退位，还是表现出王的状态，只在四季之月才有休的状态。休时荧惑无精明，呈现黑黄之色。荧惑囚时是从立秋至秋尽，其色青白，运行迟缓。荧惑在立冬后进入死的状态，其色黄黑，亮度微弱，有时会不明，直到冬尽。

《荆州占》引《甘石星经》说："太白之相也，从季夏至夏尽及四季王时，其色黄白，精明无芒。太白之王也，从立秋至秋之尽，其色比狼星而光明，仲秋之时有芒角。太白之休也，从立冬至冬之尽也，其色不精明而无光。太白之囚也，从立春至春之尽也，其色青黄而无光明。太白之死也，从立夏至夏之尽也，其色赤黑细小而不明。"

《荆州占》引《甘石星经》说："从立夏至季夏前，为镇星之相时，其时亮度大，精明而无芒角、镇星土属，位在中央，但王于四季，亦说王于季夏，其时色当带赤，色比北极中央大星，赤黄而光明有芒角。镇星休在孟秋至仲秋，时色黑而细小，无精光。至季秋时，其色当比奎大星，黄白而光明有芒。镇星囚时是从立冬至仲冬，其色青而细小，赤黑止而不行（甘氏说此时小而不明）。但到季冬王时，色当比左角，青黄而光明有芒。镇星当死时，是从立春至仲春，其色白而细小不明。至季春时，色当比参左肩而黄白光明有芒。"

《荆州占》引《甘石星经》说："辰星之相，从立秋至秋之尽也，其色即当精明无芒角，不摇光。辰星之王，从立冬至冬之尽也，其色当比奎大星而青白有精光，冬至之时有芒角。辰星之休，从立春至春之尽，其色当无精光，微小而苍黄。辰星之囚，从立夏至夏之尽也，其色当赤黑而不明。辰星之死，从仲夏至夏之尽及四季，其色当赤，细小微不明。"《甘石星经》不仅详细论述了五星五行的王相休囚死规律，而且还详细论述了五行占的天地人规律，可见中国古人的世界观一直是在日月五星的阴阳五行之中遨游着。

五行力学力度的大小与盛衰如果再细分的话，还有一种时空尺度，即

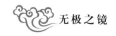

十二宫法。五星五行一周是360°，以30°为一个时空力学单位，故一周可分为十二个时空力学单位，组成一个时空力学周期，而这一时空力学周期正好与阴阳时空系统中的地支时空系统在空间分布上相对应，将五行时空系统与地支时空系统相结合的时空系统，古圣人称之为"十二宫"（十二分法），即：绝、胎、养、长生、沐浴、冠带、临官、帝旺、衰、病、死、墓。"绝"处为五星中某星距离地球最远，时空力学效应及系统能量场强最小，然后该星逐渐接近地球，到"帝旺"时距离地球最近，相应的时空力学效应及系统能量场强最大，而后渐渐远去，能量减小，至"墓"处达到最小。见五行力学力度盛衰变化图表：

	绝	胎	养	长生	沐浴	冠带	临官	帝旺	衰	病	死	墓
木	申	酉	戌	亥	子	丑	寅	卯	辰	巳	午	未
火	亥	子	丑	寅	卯	辰	巳	午	未	申	酉	戌
金	寅	卯	辰	巳	午	未	申	酉	戌	亥	子	丑
水、土	巳	午	未	申	酉	戌	亥	子	丑	寅	卯	辰

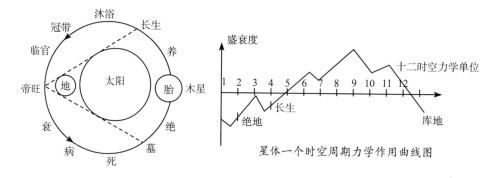

星体一个时空周期力学作用曲线图

我们这样设想，宇宙以地球为中心（因为人类在地球上，我们研究地球的人体科学，必须以地球人体为坐标系中点；如果研究火星人，那么就以火星为坐标系中点，依此类推），那么在太阳系范围内，围绕地球运转的天体应该有两个系统，一个是月球系统，一个是太阳系统。月球系统没有卫星，只有月球一个天体；太阳系统却不是这样，它有卫星系统，即水星、金星、火星、木星、土星、天王星、海王星等。也就是说，围绕地球运转的大天体一共有九个。月球与太阳的运行轨迹是近似圆形轨道，其余七个天体的运行轨迹是螺旋形（内行星）、正弦曲线形（外行星）轨道，由于天体质量、速度、距离、构成、自转方向与速率、磁场等的不同，使它们在以地球为中心的天体系统中周期性依次环周翻转运行，从而形成不同的气象万千的力学现象。如果将它们在某一个特定时刻静止，你会发现，以地球为中心的五大行星会分布在不同的空间方向上，而这五大行星连线会组成一个不规则的五边五星形状；日月围绕地球运转，会形成寒热、明暗的光线周期变化，其实这就是传说中的阴阳五行的天文背景机制，这就是古中医理论体系中的地心说，即从小到大不同空间尺度上的盖天说与浑天说、宣夜说、橐钥说等。

对于研究地球人体来说，在太阳系以外，也有天体坐标系，那就是四象二十八宿的黄道（有说赤道系）坐标系与北斗九星的极坐标系，这两个坐标系在太阳系以外更大的空间尺度上构成一个相对静止的三维立体坐标系。在这个坐标系的标度下，日月五星的运行轨迹及规律得以显露无遗，黄道坐标系标度太阳及五星的运行，古称日缠术；极坐标系标度月球的运行，古称月建术。日缠月建构成地球范畴内的力学规范场，在古中医理论中，这个力学规范场称为气场，更准确地说，是阴阳五行的能量场，是可以精确计算的古相对论。现代中医学者研究五运六气的适用范围，研究阴阳五行的哲学论题，陈陈相因，自话自说，确实勿知。

因为五星五行具有的力学场效应就是天人感应的物理机制，所以京房将五星纳入卦中，用五星之变去解释阴阳灾异。其方法是，首先以五行相生而确定五星的次序，即土星→金星→水星→木星→火星，然后依乾、震、离、坎、艮、坤、巽、离、兑八宫次序，以五星配之。以乾宫为例，《京氏易传》说：乾"五星从位起镇星"，姤"五星从位起太白"，遁"五星从位起辰星"，否"五星从位起岁星"，观"五星从位起荧惑"，剥"五星从位起镇星"，晋"五星从位起太白"，大有"五星从位起辰星"。接下去，既是震宫，木星配震，如此循环，以至于八宫最后一卦归妹配木星，五星中的土、金、水、木四星在八宫六十四卦中循环 13 次，火星循环 12 次。

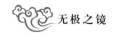

五星	八宫六十四卦
土星	乾、剥、解、随、革、贲、中孚、泰、巽、噬嗑、鼎、同人、蹇
金星	姤、晋、恒、坎、丰、大畜、渐、大壮、小畜、颐、未济、兑、谦
水星	遁、大有、升、节、明夷、损、坤、夬、家人、蛊、蒙、困、小过
木星	否、震、井、屯、师、睽、复、需、益、离、涣、萃、归妹
火星	观、豫、大过、既济、艮、履、临、比、无妄、旅、讼、咸

而八宫六十四卦按照世卦起月例，分主一年十二月，可知五星所主月：

地支、五行	月历	土星	金星	水星	木星	火星
子（水）	十一月	贲（土） （昴在乙卯）	小畜（金） （尾在甲子）	节（水） （女在丁巳）	复（木） （张在庚子）	
丑（土）	十二月	解（土） （氐在戊辰） 鼎（土） （奎在辛亥）	大畜（金） （毕在甲寅）			临（火） （翼在丁卯）
寅（木）	正月	泰（土） （轸在甲辰） 同人（土） （觜在己亥）	恒（金） （房在辛酉） 渐（金） （柳在丙申）	大有（水） （轸在甲辰） 蛊（水） （危在辛酉）		既济（火） （危在己亥） 咸（火） （柳在丙申）
卯（木）	二月	革（土） （室在丁亥）	晋（金） （翼在己酉） 大壮（金） （角在庚午）	小过（水） （翼在庚午）	睽（木） （参在己酉）	大过（火） （箕在丁亥） 无妄（火） （牛在壬午） 讼（火） （毕在壬午）
辰（土）	三月			夬（水） （亢在丁酉）	井（木） （尾在戊戌） 涣（木） （昴在辛巳）	履（火） （井在壬申）

续表

地支、五行	月历	土星	金星	水星	木星	火星
巳（火）	四月	乾（土） （参在壬戌） 巽（土） （心在辛卯）			离（木） （室在己巳）	艮（火） （胃在丙寅）
午（火）	五月		姤（金） （牛在辛丑）	困（水） （井在戊寅）		豫（火） （亢在乙未） 旅（火） （壁在丙辰）
未（土）	六月			遁（水） （鬼在丙辰） 家人（水） （箕在己丑）	屯（木） （虚在庚寅） 萃（木） （鬼在乙巳）	
申（金）	七月	随（土） （斗在庚辰）	未济（金） （娄在戊午）	损（水） （觜在丁丑）	否（木） （柳在乙卯） 师（木） （娄在戊午） 益（木） （斗在庚辰） 归妹（木） （轸在丁丑）	比（火） （房在乙卯）
酉（金）	八月	中孚（土） （鬼在辛未） 蹇（土） （星在戊申）	颐（金） （虚在丙戌）	升（水） （心在癸丑） 明夷（水） （奎在癸丑） 蒙（水） （胃在丙戌）	需（木） （氐在戊申）	观（火） （星在辛未）
戌（土）	九月	剥（土） （张在丙子） 噬嗑（土） （女在己未）	丰（金） （壁在庚申） 谦（金） （张在癸亥）			
亥（水）	十月		坎（金） （牛在戊子） 兑（金） （参在丁未）	坤（水） （星在癸丑）	震（木） （角在庚戌）	

289

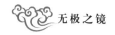

　　可见，五星对各月的力学场效应的影响。五行是京氏判断吉凶的重要依据，《京氏易传》中说："八卦分阴阳六位，五行光明四通"，"阴阳运行，一寒一暑；五行互用，一吉一凶，以通神明之德，以类万物之情"，"吉凶之义，始于五行，终于八卦"，"卦象定吉凶，明得失，降五行，分四象，顺（五星顺行）则吉，逆（五星逆行）则凶，故曰吉凶悔吝生乎动"，"考五行于运命人事、天道、日月星辰，局于指掌"。又如，噬嗑卦说："吉凶之道，象于五行，顺则吉，逆则凶，五行进退，始终之道，斯可验矣。"

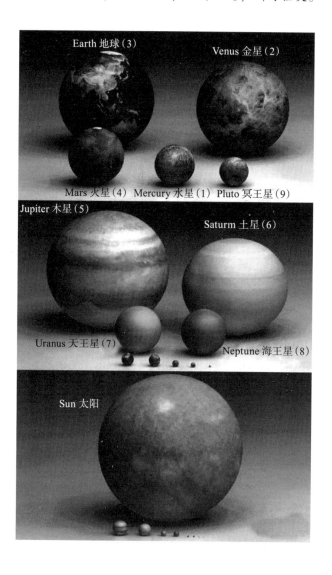

第三　五行之气

五行考古

　　1977 年 7 月，安徽省文物工作队在阜阳县城郊区发掘了西汉第二代汝阴侯夏侯灶墓，在清理随葬器物中发现有一套二十八宿圆盘。木胎漆盘分为上、下两盘，上盘直径 23.6 厘米，下盘直径 25.6 厘米，两盘中心有直径相同的圆孔，可以用轴穿起来成为两层同心圆盘。因为下盘边缘刻度有二十八宿星宿名称及相互之间的距离，所以容易使人联想到它与天文星占有关，并可称呼为二十八宿圆盘，但是这种称呼并不确切，因为它仅仅是依据下盘边缘的字和度数判断的，事实上两个圆盘上有许多其他东西。首先上盘有 6 个星点，它们与中央圆孔组成北斗七星图形，中心对应的是玉衡这颗星。上下两盘都有通过圆心十字正交的轻痕线，并且在上盘边缘有 365 个如谷粒般大小的小圆坑布满圆周外缘，圆坑不深，不穿透。其次，当上下两盘重叠时，上盘边缘小坑与下盘上的星宿名正好相接，二十八宿不等间距排列。

　　东汉时期的天文学家张衡在《灵宪》中说：天上有三十五名，分为五列的天体极为重要，在中央的是北斗，二列为日，三列为月，四列为五星，五列为二十八宿，日月五星与二十八宿共计三十五名。这二十八宿分布由于四方，根据天象的分野理论，日月五星运行于二十八宿之间就可以预测人间吉凶。可以推测，下盘边缘二十八宿的距离是使用当时已经出现的浑仪测量出来的，紧靠着二十八宿星宿名的上盘边缘小坑有双重功能，第一是中国古代将一圆周划分为 365.25 度舍去小数的整数，即一圆周为 365 度，一年 365 天，太阳一年运行一周 365 度，可见太阳日行一度，即每天移动一个小坑；第二它是五星动态演示仪，每天观测到五星分别运行到哪一星宿后，用不同颜色的小珠放入坑中，一眼就能看出当时五星在二十八宿中的位置，以便计算五星的天象位置用于星占。因此这个天文仪器应当叫做"五星五行仪"。

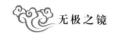

上盘中央的北斗是相对固定上下两盘的参照，当时认为"衡殷南斗，魁枕参首"，使上盘上顺着北斗的那条细痕线贯通下盘的斗井两宿，与衡殷南斗相符，又与下盘连接斗井两宿的细痕线重合，确定了上下盘的相对位置，就发挥了盘上所有刻度刻画的功能。

五星五行仪与汝阴候随葬于汉文帝十五年（公元前165年），可见五星五行仪与浑仪、璇玑等天文仪器在战国时期甚至更早时期就已经出现了。1973年，长沙马王堆汉墓出土的帛书《五星占》，记载有秦始皇元年（公元前264年）到汉文帝三年（公元前177年）共70年间的木星、土星和金星的位置，《五星占》所载的金星会合周期为584.4日，比今测值583.92日只大0.48日；土星会合周期为377日，比今值378.09日只小1.09日；木星的恒星周期为30年，比今值29.46年只差0.54年。五星知识到了战国时期已经很丰富了，当时人们已注意到了金星的亮度变化，这在世界天文史上是足以引以为自豪的。帛书不但记录了精密的金星会合周期，而且注意到金星五个会合周期恰巧等于八年，并利用它列出了70年的金星动态表，这不能不使人想到他们已经掌握了五星五行仪的天文原理，因为五星五行仪可以把行星的位置标在1度（365坑），聚集起来归算完全能得到帛书记载的精度，例如，帛书记载木星"十二日而行一度"，在五星五行仪上那颗黄色的表示木星的小珠12天才移动了1格，那时将一度分为240份，帛书说木星"日行二十分"，是由240′/12日计算出来的。

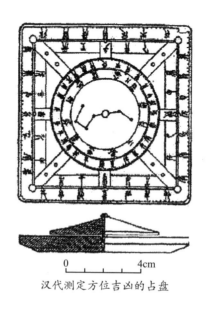

汉代测定方位吉凶的占盘

日月五星观测仪的出土，完全说明我国上古时代，就已经有了非常深奥艰深的天文理论及观测实践，还有复杂的天文仪器及模型，例如璇玑玉衡、浑仪、盖天仪、栻盘等。这些理论与天文仪器为阴阳五行理论的形成与发展提供了坚实的物质基础与科学思维逻辑。而现在的太乙、奇门、六壬、紫薇等都是当年观天栻盘的发展。

古中国历法体系中的对月球运动、五星运动的研究与农业完全无关，对太阳运动的研究推演与农业的关系也极其有限。古圣人对日地运动之深入探究，目的是精确推演和预测交食，这是古代中国大多数历法中最受重视的部分。例如隋代刘焯提出的"定气"理论，在此后的 1000 年间的历法皆用"定气"推演太阳运动，却仍用"平气"排历谱；又如著名的唐朝一行的《大衍历》，共 7 章 103 节，其中与排历谱有关的内容不过 5%，其他古代历法资料也是如此。如果说"历法为农业服务"之说还有正确成分的话，那么这种正确成分的比例也就是 5% 而已了。这充分说明历法与农业关系的疏远。《尚书·尧典》中的"历象日月星辰，敬授人时"的"观象授时"一直是"农业说"的论点，但是《尚书·尧典》全篇却无一字是论述农业的，而《尚书》全书也是如此，无一字论述农业，其实"人时"是人事之时，天人之时，并不是农事之时。古代历法的主要功能是星占与预测，其核心理论就是被称为"内算"（言其秘也）的阴阳五行；而执行这些内算的方法，即数字数理的应用，就称为"外算"（言其显也），例如《周髀算经》《九章算术》《稽古算经》《海岛算经》等，二者的中介，即天文历法则被称为"缀术"。在古中国人的宇宙天人概念中，时间与空间是密切联系的，人生天地间，行百事，必须选择在合适的时空点上才可进行，方能吉祥如意，反之则祸凶无穷，所谓"敬天之纪，敬地之方"，既是如此。而堪舆、择吉、三式、四柱、六爻、神数、五运六气、中医等，无不是为达到选择合适的时空点而算，其中最核心、最精密的理论体系，既是日月五星的阴阳五行理论。

五行之炁

上古中国指的是三皇五帝时代，那时我们先祖圣人继承了上一次史前人类文明遗留，并结合实时创立了自己的天文历法，即古四分历。那时就已经有了 19 年 7 闰的历法规律。在上古时代的天文历法中，五星号称"天之纪"，是计算（纪）天行的主要参照系。五星现代称为木、火、土、金、水五大行

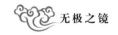

星，上古依次名为岁星、荧惑、镇星、太白、辰星。上古天文历法中，五星具有大小两个周期，金、水二星小周期名为小复，木、火、土三星小周期名为小周；大周期都名为岁数。其中小周期为行星绕地1周的地球年时间，大周期为行星、地球、太阳三个天体的调谐周期。其中土星的大周期4320年就是太乙中大游的周期数。如下表：

参数 ＼ 星名	木星	金星	土星	火星	水星
小周（或小复）	12	16	30	64	64
岁数	1782	3456	4320	13824	9216

标记以地球为参照系中心的五星五行的宇宙背景能量辐射的矢量计算，一共有10个参数：见中分、见中法、积中、中余、见闰分、见月法、积月、月余、见月日法、见中日法等，具体复杂计算步骤暂略，虽每个参数大小不同，但都是10个以上。独金、水二星每见有晨见、夕见不同，于以上10个参数之外，又有晨中分、晨积中、晨中余，夕中分、夕积中、夕中余，晨闰分、晨积月、晨月余，夕闰分、夕积月、夕月余，共4组12个参数。意义与前10个参数中对应参数相似，如晨中分（与见中分对应）含义是在行星岁数中晨见包含中气数，晨积中（与积中对应）含义是晨见1次包含的中气数，晨闰分（与见闰分对应）表示行星岁数内包含的闰月总数，晨积月表示行星1见包含的月数。夕见同此。晨夕见岁数的比例是9∶7，晨见岁数为总岁数的9/16，夕见岁数为总数的7/16。

古圣人描述日月五星运行速度、方位、隐见、快慢、明暗、顺逆的方法，称之为"推步"，推五星五行为"推五步"，即五星如何一步步走过天穹，何时隐？何时见？见后几日复隐？隐见时速率如何？有无变化？怎么变？总之是五星五行中的状态变化，按时间先后顺序及同一时间内五星空间定位等，计算出五星五行的相互的力学坐标系统。

【木星】

晨始见（与日角距离 15°）
顺行　日行 $\frac{2}{11}$°，行 121 日，行度 22°
留　　　　　　　25 日
逆行　日行 $\frac{1}{7}$°，行 84 日，行度 −12°
留　　　　　　　24 日 3 分
顺行　日行 $\frac{2}{11}$°，行 111.1828362 日，行度 20.1661286°
伏行　日行不满 $\frac{1}{11}$°，行 33.3334737 日，行 3.1673451°

见行共 365.1828362 日，行度 30.1661286°（1 次），加上伏行共 398.5163099 日，行度 33.3334737°。

木星见 1 岁，行 1 次而后伏。日行 $\frac{145}{1728}$°。

木星见于不同节气（复杂的内算法省略）：

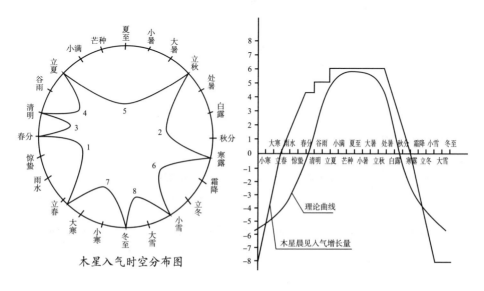

木星入气时空分布图

295

从木星入气量化图可以看出，从立春到寒露 16 个节气，是木气王相休阶段。

其中立春至立夏是木气上升的"相"时段。

立夏至处暑是木气最大值的"王"时段。

处暑至寒露是木气下降的"休"时段。

木气的"囚"时段是寒露至小雪，冬至至立春。

"死"时段是小雪至冬至时段。

由于木星的磁场是地球磁场的 20000 倍，所以木气（天气）与木运（地气）的转化需要的时间较短，小于 45 天，木气表现在地气方面最强是春分至处暑时段，最弱是小雪至冬至。

【火星】

晨始见（与日角距离 15°）	
顺行　日行 $\frac{53}{92}$°，行 276 日，行度 159°	
留　　　　　　　　10 日	
逆行　日行 $\frac{17}{62}$°，行 62 日，行度 -17°	
留　　　　　　　　10 日	
顺行　日行 $\frac{53}{92}$°，行 276 日，行度 159°	
伏行　日行 $\frac{73}{92}$°，行 146.15689700 日，行 114.8218005°	

见行共 634 日，行度 301°，加上伏行共 780.15689700 日，行度 415.8218005°。

火星日行$\frac{7355}{13824}$。

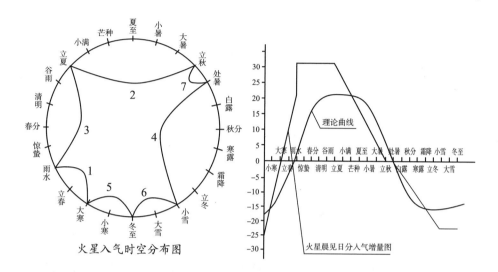

火星入气时空分布图

从火星入气量化图可以看出，从大寒到立秋14个节气，是火气王相休阶段。

其中大寒至雨水是火气上升的"相"时段。

雨水至立夏是火气最大值的"王"时段。

立夏至处暑是火气下降的"休"时段。

而处暑至小雪，冬至至大寒是火气的"囚"时段。

小雪至冬至是火气的"死"时段。

火星与地球比较，在体积与质量、磁场等方面并没有优势，天气与地气的转化大约符合45天的规律，火气表现在地气方面最强是立夏至处暑时段，最弱是小雪至大寒。

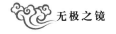

【土星】

晨始见（与日角距离 15°）

顺行　日行 $\frac{1}{15}$°，行 87 日，行度 5.15420780°

留　　　　　　　　34 日

逆行　日行 $\frac{5}{81}$°，行 101 日，行度 −6.4521525°

留　　　　　　　　33.862455 日

顺行　日行 $\frac{1}{15}$°，行 85 日，行度 5.12850650°

伏行　日行不满 $\frac{3}{15}$°，行 37.17170170 日，行 7.8736570°

见行共 340.862455 日，行度 3.8305618°，加上伏行共 378.0341567 日，行度 11.7042188°。

土星日行 $\frac{145}{4320}$°。

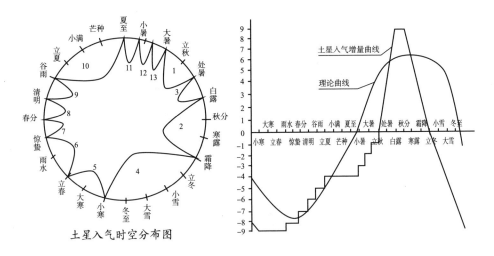

土星入气时空分布图

从土星入气量化图可以看出，从立秋到立冬 7 个节气，是土气王相休阶段。

其中立秋至处暑是土气上升的"相"时段。

处暑至秋分是土气最大值的"王"时段。

秋分至立冬是土气下降的"休"时段。

而立冬至小寒，雨水至立秋是土气的"囚"时段。

小寒至雨水是土气的"死"时段。

土星与木星情况类似，与地球比较，在体积与质量、磁场等方面远远胜于地球，天气与地气的转化小于 45 天，土气表现在地气方面最强是小暑至冬至时段，最弱是雨水至立夏。

将 1 年 $365\frac{385}{1539}$ 日分为木、火、土、金、水五星五行时段，平均每星为 $73\frac{77}{1539}$ 日，通常将春、夏、秋、冬四季分属木、火、金、水星，土无所属。每季 3 月，合 $91\frac{481}{1539}$ 日，每星为 $73\frac{77}{1539}$ 日，差 $18\frac{404}{1539}$ 日不足 1 季，根据五星五行的运行规律，土星也为 $18\frac{404}{1539} \times 4$（季）$= 73\frac{77}{1539}$ 日。即春、夏、秋、冬四季，每季的前 $73\frac{77}{1539}$ 日，分属于木、火、金、水星，每季剩余的 $18\frac{404}{1539}$ 日归属于土星土行，此即土王四季的天文机制。这是 1 个地球年里五星运行的天文规律，古圣人称为"五行"。此理论于公元前 7724 年，由伏羲大帝一世创造。

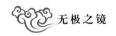

【金星】

晨始见（与日角距离 15°）

逆行　日行$\frac{1}{2}$°，行 6 日，行度 −3°

留　　　　　　　8 日

顺行　日行$\frac{33}{46}$°，行 46 日，行度 33°

顺行疾　日行$1\frac{15}{92}$°，行 184 日，行度 214°

伏行　日行$1\frac{33}{92}$°余，行 83 日，行度 113.4365220°

见行 244 日，行度 244°；总 327 日，行度 357.4365220°。

夕始见（与日角距离 15°）

顺行　日行$1\frac{15}{92}$°，行$181\frac{45}{107}$日，行度 211°

顺迟　日行$\frac{33}{46}$°，行 46 日，行度 33°

留　　　　　　　$7\frac{62}{107}$日

逆行　日行$\frac{1}{2}$°，行 6 日，行度 −3°

伏逆行　日行$\frac{7}{8}$°余，行 16.1295352 日，行度 −14°

见行 241 日，行度 241°；总 257.1295352 日，行度 226.6907469°。

金星 1 复（晨夕见伏总数）：584.1295352 日，行度 584.1295352°。金星日行 1°。

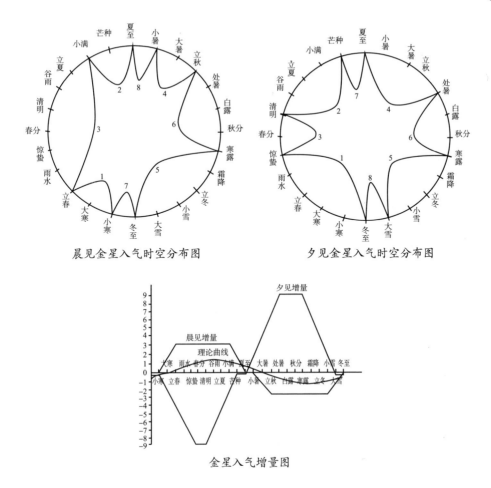

晨见金星入气时空分布图 夕见金星入气时空分布图

金星入气增量图

从金星入气量化图可以看出，从小寒到夏至为金星晨见入气增量，夏至至小雪是金星夕见的入气增量，振幅相比之下，夕见金气增量为主要的王相休阶段。

其中夏至至处暑是金气上升的"相"时段。

处暑至寒露是金气最大值的"王"时段。

寒露至大雪是金气下降的"休"时段。

而小寒至春分，清明至夏至是金气的"囚"时段。

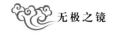

春分至清明是金气的"死"时段。

金星与地球情况类似，与地球比较，在体积与质量、磁场等方面大抵相当，天气与地气的转化符合 45 天规律，金气表现在地气方面最强是立秋至寒露时段，最弱是立夏至芒种。

【水星】

晨始见（与日角距离 15°）
逆行　日行 2°，行 1 日，行度 −2°
留　　　　　　2 日
顺行　日行 $\frac{6}{7}$°，行 7 日，行度 6°
顺行疾　日行 $1\frac{1}{3}$°，行 18 日，行度 24°
伏行　日行 $1\frac{7}{9}$° 余，行 37.122029605 日，行度 68.46610128°
见行 28 日，行度 28°；总 65.122029605 日，行度 96.46610128°。

夕始见（与日角距离 15°）
顺行疾　日行 $1\frac{1}{3}$°，行 $16\frac{1}{2}$ 日，行度 22°
顺行迟　日行 $\frac{6}{7}$°，行 7 日，行度 6°
留　　　　　　$1\frac{1}{2}$ 日
逆行　日行 2°，行 1 日，行度 −2°
伏逆行　日行 $\frac{4}{15}$° 余，行 24 日，行度 −6.58662820°

见行 26 日，行度 26°；总 50 日，行度 19.75419477°。

水星 1 复（晨夕见伏总数）：115.122029605 日，行度 115.122029605°。

水星日行 1°。

从水星入气量化图可以看出，从霜降到小雪为水星晨见入气增量，冬至至小寒、立春至雨水、谷雨至夏至是水星夕见的入气增量，夕见水气增量为主要的王相休阶段。

其中晨见的霜降至小雪是水气最大值的"王、相、休"时段。

夕见的立春至雨水、谷雨至夏至是水气下降的"囚"时段。

夕见的冬至至小寒是水气的"死"时段。

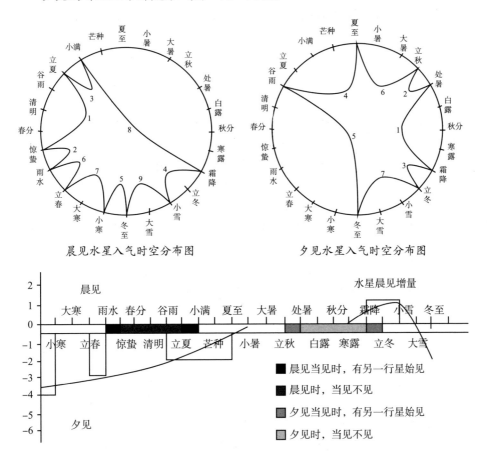

晨见水星入气时空分布图　　　　　夕见水星入气时空分布图

水星与地球比较，在体积与质量、磁场等方面都弱于地球，天气与地气的转化大于 30～45 天规律，水气表现在地气方面最强是小雪至大寒时段，

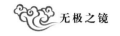

最弱是立春至雨水。

木气表现在地气方面最强是春分至处暑时段，最弱是小雪至冬至。
火气表现在地气方面最强是立夏至处暑时段，最弱是小雪至大寒。
土气表现在地气方面最强是小暑至冬至时段，最弱是雨水至立夏。
金气表现在地气方面最强是立秋至寒露时段，最弱是立夏至芒种。
水气表现在地气方面最强是小雪至大寒时段，最弱是立春至雨水。

从木火土金水最强气可以看出，木生火、火生土、土生金、金生水、水生木。

从木火土金水最强最弱气可以看出，木克土、火克金、土克水、金克木、水克火。

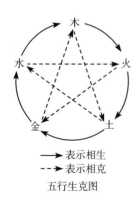

→ 表示相生
--→ 表示相克

五行生克图

1个太阳回归年如此，这是假设太阳静止，地球绕日运转1圈而形成的五行生克规律；如果我们假设地球静止，太阳绕地运行1圈，同理，也会形成一个五行生克规律，这就是1天的五行生克规律；五行强弱主要表现在二十四节气、12月的时空结构上，这就使12月具有五行的基本力学矢量系统，所以12月具有五行运行规律；同理，1日12时辰同样具有五行运行规律。这样，我们看到，年月日时干支四柱，年柱代表太阳自转的五行矢量，月柱代表地球公转的五行矢量，日柱代表太阳公转的五行矢量，时柱代表地球自转的五行矢量。那么月球的力量在哪里？其实月球与地球是一体的，统称地月系，因为月球是地球的卫星，即月球是地球的不可分割的一部分，就像钓鱼岛是中国不可分割的领土一样。

五行天下

历来得天下有两条路：一是唐、虞式的禅让；二是商、周式征诛。由于得天下的路径不同，所以命名国号也分为两种情况：一种是用五行相生关系来命名国号，适用于唐、虞式上古禅让而来帝国；另一种则是用五行相克关系来命名国号，适用于那些商、周式的征诛而来的帝国。在汉代以前，即使政权取之于刀光剑影或宫廷政变，但是在政权更替交接时，人们还是喜欢温情脉脉地玩弄唐虞式禅让，所以汉以前的帝国都是五行相生。如：太昊伏羲帝国为木，炎帝帝国为火，黄帝帝国为土，少昊金天帝国为金，颛顼帝国为水，喾帝国为木，唐尧帝国为火，虞舜帝国为土，禹夏帝国为金，殷商帝国为水，周帝国为木，大秦帝国为闰水，大汉帝国为火，新莽为土等。到宋朝以后就不同了，宋朝为木，金国不断侵略大宋，金国后来被蒙古汗国取代，1271 年，忽必烈定国号为元，取义乾卦之"大哉乾元"，乾卦属金，金克木，1279 年元朝灭宋。1368 年，朱元璋建立大明政权，推翻元朝，大明属火，火克金。1616 年，努尔哈赤建立政权，定国号为"金"，史称"后金"，也许担心金被火克掉，1636 年，皇太极改国号为"清"，属水，取金生水，水克火之意，于是 1644 年，清兵入关，大清之水终于浇灭了大明之火。1911 年，辛亥革命，大清覆灭，次年"中华民国"成立，中华中原之土终克北方之水，中国取代大清。从宋朝的木，到元朝的金，到明朝的火，到清朝的水，再到"中华民国"的土，1000 年间，中国历史正好经历了五行相克的一个轮回。

距今 5500 ~ 5200 年间，出现了中国境内第四次小洪峰。洪水始发地从山西黄河龙门壶口开始，受灾区域主要是共工氏地域和颛顼地域，所谓共工氏布水阵攻击颛顼氏，颛顼氏命祝融氏诛共工氏之战就是这一时期。受灾地域有山西、陕西、河南、河北，主要在黄河中游。这期间，全球气候由温热潮湿变为暖而干燥，海面下降约 5 米，原来的近岸海底裸露为陆地。在距今 5000 年以后，气温出现波动下降趋势，洪水在总体下降过程中，发生过距今 4700 ~ 4000 年、3800 ~ 3000 和 2500 ~ 1100 年等几次较小的波动和 1 ~ 2 米高海面的存在，直到今天，海平面再没有发生过大的起伏。在 4700 ~ 4000 年之间又一次洪水期发生，洪水最高峰期在距今 4200 ~ 4100 年之间，虽然没前两次规模大，但此时人口较前两次洪水期密集，各氏族经济、文化有较大进步，所以这次洪水留给人们的印象也就较前两次深刻得多，此时正是尧舜禹治水时期。

当年大禹治水，也是按照五行相生的顺序，才取得了成功，而他的父亲鲧却不按照五行相生的天机治水，所以没有成功，最后被帝尧放逐羽山赐死。《尚书·洪范》说："箕子乃言曰：我闻在昔，鲧堙洪水，汩陈其五行，帝乃震怒，不畀洪范九畴，彝伦攸斁，鲧则殛死。禹乃嗣兴，天乃赐禹洪范九畴，彝伦攸叙。"上述这段话是箕子告诉武王，鲧治水不按照五行相生规律，所以失败了，他的儿子禹按照五行相生大法治水，所以取得了成功。现

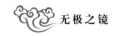

今河北省广宗、威县、临西、清河一带，还保留着一段百余里的鲧堤。河北省文物研究所竟然无知的说"经过考古认为那是宋代黄河大堤"，而北宋司马光（1019—1086年）于当时就作了一首"鲧堤"的诗：

> 东郡鲧堤古，向来烟火疏。
> 堤封百里远，生齿万家余。
> 贤守车才下，疲人意已苏。
> 行闻歌五绔，京廪满郊墟。

难道司马光不知道当代的治水大事吗？不可能。北宋建国于960年，仁宗继位于1023年，而司马光历任仁宗、英宗、神宗、哲宗四朝，即北宋建国仅仅63年仁宗继位，司马光不可能不知道这63年内的事情。儿戏！

帝尧命鲧治水是在公元前2296年，于公元前2285年因治水失败被帝尧赐死东海羽山，大禹治水是从公元前2282年开始，于公元前2271年治水成功，公元前2224年帝舜禅让帝位给禹，禹夏帝国正式开始，禹帝在位27年，于公元前2198年东巡至会稽就薨逝了，禹帝的儿子启篡权夺位，从此废除禅让制度，开始了家天下。

大禹治水，吸取了其父亲鲧失败的经验教训，严格按照五行相生规律来之理，先从冀州开始。冀州是古代九州岛之一，即现在陕西和山西之间黄河以东、河南和山西之间黄河以北，以及山东西北、河北东南一带地域，以周易卦位为坎卦之位，五行属水。古人认为天一生水，即开天辟地之后最先生出的物质是水，因此禹治水就先从冀州开始。其次是兖州、青州和徐州。按照五行相生，水生木，木为东方震卦，相当于兖州、青州和徐州，即今之山东大部、江苏北部和安徽北部一带。再次为扬州和荆州。木生火，火为南方离卦，对应于扬州和荆州，相当于今之江苏、安徽南部和湖南湖北一带。再次为豫州。豫州为中原一带，火生土，中原为戊己土。最后为梁州和雍州。土生金，金为西方兑卦之位，相当于梁州和雍州，即今之陕西、四川一带。历经13年，三过家门而不入，从而使黄河、渭水、洛水、弱水、黑水、济水、淮河、长江、汉水等九条大河疏浚利导，终于消除了水患，天下太平，帝尧禅让，大禹继承帝位。帝禹又按照五行原理将全国地理分为五服。

一切历史，皆在冥冥之中，暗由天象操控，又哪由得人事半点呢？

阴阳万象——古日地学

五行璇玑——古行星学

干支时空——古相对论

数术法象——古内算学

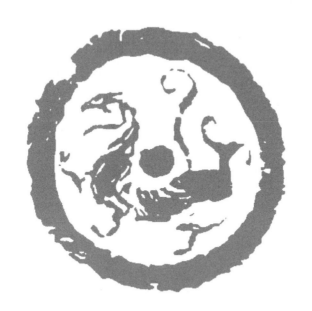

第一　自然之场

 自然：必然与偶然

在现代科学体系中，由于它采用的是分析归纳式的思维体系，这就决定了现代科学体系必然有许多领域是未知和无知的，因为它的研究是从最表面的现象开始，一步一步地总结经验式的抽象分析研究，由表入里、由浅入深、由简单到复杂、由低级到高级、由流到源头，所以它不可能有统揽全局、居高临下的视角，不可能有会当凌绝顶、一览众山小的胸怀和气势，也决定了现代科学体系只能是经验式的摸索，形成了还原分析的思维模式和科学模型。现代科学分析还原而总结出的理论经验体系就是它所谓的必然性；由于自身实践局限性而没有认识到理论经验，就是它所谓的偶然性，既是现代科学的未知与无知。当无知与未知的领域随着现代科学的发展而变成已知的时候，就是偶然性向必然性的转化。所以，所谓的偶然性，只是相对现代科学认识的局限性而言，实质上都是必然性，仅仅因为认识宇宙物理规律、物质现象的客观主体——人类的认识能力的局限性而划分偶然与必然，这是不合理的，是现代科学体系支配下的人类的幼稚和无知的表现。偶然性与必然性是现代科学体系下产生的怪胎和畸形儿，是可笑的名词。

在古中国的科学体系中，没有偶然性与必然性这样模棱两可的不负责任的概念体系，因为古中国科学体系从一开始，就在以人为中心的宇宙基点上，从系统性、全息性、周期性的角度全面审度自身周围的生存时空，继而完整、真实的把握和还原了宇宙时空的本来面目与真实规律，具有执一驭万、执简驭繁、纲举目张的优势，由源到流、由本质到表象、由内而外、由高而低、由深而浅的认识过程，完全符合宇宙发生学过程。在古中国科学体系中，从来就没有偶然与必然的说法，一切皆必然。但是古中国的科学有更写意、更传神的说法：自然。一切都是不以人的意志为转移，自然而然。所

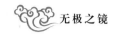

以《道德经》说："人法地，地法天，天法道，道法自然。"这里"自然"是最高的宇宙境界，一切皆自然。

人类是宇宙物质形态的一种存在方式，即生命态。生命态并不是现代科学所认为的是一件高度复杂精密的机器。如果按照这种说辞，那么活人与死人就没有任何区别，一部机器而已，事实显而易见，并非如此。活人与死人的本质区别在哪里，现代科学不知道。古中国科学认为，人是万物之灵。万物包括固态、液态、气态、量子态、生命态，生命态体系中最高级、最精华的物质状态就是人类，而死人只是一块大的蛋白质、一块肉而已，只是物质状态中最低级的固态而已。人是万物之灵，万物之道既是人之道，人之道既是万物之道，故人法地，地法天，天法道，道法自然。这就是自然而然的必然的天地之道。所以《道德经》说："无为而无不为。"

可见，人的每一种运行轨迹、规律都是必然与自然的自由之道，理解了这种自然之境、自由之境，当听说"偶然"的说法时不禁会哑然失笑。那些陶醉于一颗小的粒子构成的偏执的小尺度时空宇宙体系中的"现代科学人"对于理解这种系统、全息、周期的大尺度时空宇宙体系确实是一种智商的严格考验、智慧的自然修行。当现代科学还在智商层面上蹒跚学步时，古中国的圣人们在智慧之世界里已经游刃有余了。当然对于那些低级动物，如猿人、猩猩、猴子们还只是有一些智力本能与角斗而已。

古人生活在这种自然之气的境界中，自然所表现出的文明与文化也都无时不渗透着自然之境界。

人与自然的关系，在某种意义上毋宁说是人与空间和时间的关系，是生命本体与宇宙时空之间的一种内在交融和互渗。这种物质态之间的交流不仅体现在中华古文明之中，也体现在中华古文化之中。翻阅古籍，就会发现大量关于"时"的记载。《尚书·皋陶谟》载舜作歌："敕天之命，惟时惟几！"《尧典》载舜语云："食哉！唯时。"《洪范》谓："岁月日时无易，百谷周成。"它如《周易·艮卦》："时止则止，时行则行，动静不失其时，其道光明。"《左传》隐公十一年："相时而动。"《国语·越语》："得时无怠，时不再来。"类似这样的话语，举不胜举，说明古人对时机、时令的体认已经成为生命中的本能。

时空的运动机制是脱离现实的，只有在宗教之中才可能体现出时间与空间的顺流、逆流。在现实中，孔子仅用了"逝者如斯夫，不舍昼夜"寥寥九个字，便将其内在意蕴深刻地展示出来，令人一读之下，即生出一种"逝川与流光，飘忽不相待"（李白《古风》）的莫名惊颤。三维空间中时间是不可逆的，有如逝川的不可倒流；而流水和时间是永恒的，这种永恒又恰恰比照出人生的短暂。孔子的二十世孙孔融对其先祖的话即深有感触，在他写给曹操的《论盛孝章书》中，开章便说："岁月不居，时节如流，五十之年，忽焉已过。"所谓"不居""如流"，正是"逝者如斯夫"的同义反复，而"五十之年，忽焉已过"，则是当年孔子观流水而兴叹却未明白说出的人生感喟。此后，流水时间之喻所在多有，几成定例，而其旨归无不落实到人生和生命。著名的如阮籍《咏怀》其三十二："孔圣临长川，惜逝忽若浮。去者余不及，来者吾不留。"陆机《叹逝赋》："川阅水而成川，水滔滔而日度，世阅人而成世，人冉冉而行暮。"张九龄《登荆州城望江》："滔滔大江水，天地相终始。经阅几世人，复叹谁家子。"李白《古风》："前水复后水，古今相续流；新人非旧人，年年桥上游。"《将进酒》："君不见黄河之水天上来，奔流到海不复回；君不见高堂明镜悲白发，朝如青丝暮成雪。"殷尧藩《江行》："年光流不尽，东去水声长。"韩琮《暮春水送别》："行人莫听宫前水，流尽年光是此声。"李端《忆故山赠司空曙》："年如流水日长催。"这些诗例，都将"年光""古今""时节"与原本形容水之运动的"流"字关合起来，不仅一再强化了"水"与"时"的相似性关联，而且极大地丰富了时间内在的文化蕴含。至于李煜《乌夜啼》："自是人生长恨水长东。"苏轼《念奴娇》："大江东去，浪淘尽千古风流人物。"更将流水之喻推导向悲恨之绵延、古今之兴替。

所有这些对于时空的感悟，是历代作者在观照自然时所受到的外物感发和经验，是太阳朝升暮落的往复运行引起了人们对时间和生命的思索和珍惜，同时也是人对于生命境界的追求与探索。而月亮的日隐夜出又常见常新，同样触动古人敏感的心灵。唐人张若虚《春江花月夜》写道："……江天一色无纤尘，皎皎空中孤月轮。江畔何人初见月，江月何年初照人？人生代代无穷已，江月年年只相似。不知江月待何人，但见长江送流水……"明亮的月夜一空如洗，深思的诗人注目高悬夜空的那轮孤月生出了深深的疑问：此月来自何时？何人初见此月？人代复一代地逝去，月则年复一年如此，那么，人相对于月而言，只能是匆匆的过客；月相对于人而言，则成为历史的见证；在人与月既短暂又永恒的对视之间，唯有长江

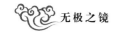

的流水无言复无情地奔逝着。这是诗人对自然的解悟，也是对人生的解悟，在这解悟中，透露出深长隽永的时空意识、宇宙意识。如果说，上述解悟还侧重在抽象层面，那么，诗人对夜月升月落的描写便由抽象而趋于具体化了。诗由"海上明月共潮生"写起，中经"皎皎空中孤月轮""可怜楼上月徘徊"，直到"江潭落月复西斜""落月摇情满江树"，移位换形，层进层深，既有空间的全景展示，又有时间的持续开展，而随着时空的变化发展及其向现实层面的回归，诗人的意绪也由满怀兴奋、深沉思考而终至哀感绵绵。这其中的意境也无非就是"我是谁？谁是我？"之类的千古之问，老子问过，孔夫子问过，佛祖或悉达多太子问过，屈原问过，秦始皇问过，刘邦问过，李世民问过，李白问过，杜甫问过，白居易问过，黄庭坚问过，朱熹问过，二程问过，陈抟问过，柏拉图问过，阿基米德问过，德谟克利特问过，黑格尔问过，费尔巴哈问过，叔本华问过，尼采问过，伏尔泰问过，爱因斯坦问过，麦克斯韦问过，牛顿问过，马云问过，成龙问过……你问过，我问过，还会继续有无数的人问下去……

盛唐大诗人李白承接张若虚的思路，写有《把酒问月》一诗，进一步引发了对自然类似的思考和关怀："青天有月来几时，我今停杯一问之。人攀明月不可得，月行却与人相随……今人不见古时月，今月曾经照古人。古人今人若流水，共看明月皆如此。唯愿当歌对酒时，月光常照金樽里。"如果说，诗的前半所写主要是一种浩渺广阔的空间感受，那么，"今人"以下四句便更侧重于悠然无尽的时间感受。由人的角度看，"今人不见古时月"，则古人亦难见今时月，今人古人自不能共处同一时空；由月的角度看，"今月曾经照古人"，则古月亦在照今人，今月古月何尝稍有不同？由变的角度看，古人今人不断更迭，如流水一去不返；由不变的角度看，则无论古人、今人还是后人，都能看到同一轮明月。既然不变之月如此永恒，而迭变之人生又是这样短暂，那么是抓住眼前这皎洁之月和杯中之酒，还是向虚空中放下执着而归于宗教世界，怎样才算莫虚度此生？李白的"把酒问月"，写出了诗人的天真本性，而此后苏轼受其影响写成"明月几时有？把酒问青天"的《水调歌头》，已在生命探索中增加了若许沉重和失意。到了杨万里笔下，月亮比起李白、苏轼的描写，则更多了一些幽默诙谐的情趣，其《题李子立知县问月台》用轻松的话语来化解严肃的问题，将"老夫"与"月""君（即李白）"置于同一层面，借老夫托月转语、月又转而问君这样的形式，构成三者间奇特的对话关系，但在其诙谐背后，展示的依然是人与时空的天人合一的自然关系，是莫问时空转换我自乐之的人生无奈，而后又无限惆怅将去往何处之问。

在对自然、宇宙的凝视中，人类确实感到了人生的种种无奈，感到了生命的短暂匆促。他们难以真正超越宇宙无穷、人生有限这一人类存在的根本性的矛盾，难以超越万物自在自由与人生迫隘不自由这一内在冲突。庄子较早地意识到这一问题，他在《秋水》篇中曾借北海若与河伯的对话阐明了自己的看法："吾在于天地之间，犹小石小木之在大山也；方存乎见少，又奚以自多？计四海之在天地之间也，不似礨空之在大泽乎？计中国之在海内，不似米之在太仓乎？"这段议论针对"小"不知"大"而发，因小不知大，见识寡陋，故常以小为大，以大为小，自满自多，昧于大道。只有不拘于一隅，放开眼界，才能真正知"大"并游于"大"之境；也只有游于"大"之境，才能"万物一齐"，大小无差，"知天地之为米也，知毫末之为邱山也"，才不会"因其所大而大之"，"因其所小而小之"。这里表现的，实际上是庄子对宇宙空间的认识和他欲超越个体局限而与万物为一体的企求。但这从根本上说是难以达到的，因为庄子同时深切体认到"天与地无穷，人死者有时"（《庄子·盗跖》）。

既然人在生命长度上绝难与无穷的天地匹敌，那么面对短暂的人生，不就很可悲哀了么？所以庄子之后，陆云观天道而长叹："悲人生之有终兮，何天造而周极。"（《岁暮赋》）鲍照睹寒暑而兴哀："寒往暑来而不穷，哀极乐反而有终。"（《伤逝赋》）李白清醒而无奈地说："夫天地者，万物之逆旅；光阴者，百代之过客。而浮生若梦，为欢几何？"（《春夜宴从弟桃花园序》）"容颜若飞电，时景如飘风。草绿霜已白，日西月复东。华鬓不耐秋，飒然成衰蓬。"（《古风》）而初唐那位少年早夭的天才诗人王勃更一语破的："天高地迥，觉宇宙之无穷；兴尽悲来，识盈虚之有数……呜呼，胜地不常，盛筵难再。兰亭已矣，梓泽丘墟。"（《秋日登洪府滕王阁饯别序》）至于陈子昂，更在将人生与天地的对照中，写下了那首传诵千古的名篇——《登幽州台歌》："前不见古人，后不见来者，念天地之悠悠，独怆然而涕下。"此诗的独特之处在于：既将人生从人类历史的长河中切断、抽离，以其瞬间性使人产生刹那与永恒的沉思，产生人生短暂的悲凉感；又将个人的存在放到广漠无边的宇宙背景下表现，以其渺小孤单引发人们关于有限与无限的思考，产生深刻的孤独感。

在《易·系辞下》中："古者包牺氏之王天下也，仰则观象于天，俯则

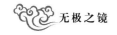

观法于地，观鸟兽之文与地之宜，近取诸身，远取诸物，于是始作八卦，以通神明之德，以类万物之情。"可以看出，古人对天地万象的仰观俯察，形成了中国古文化中人对天地万物周览遍观、细大无遗的运思方式。当古人体悟到宇宙的广远无穷和人生的短暂渺小之后，一方面极易生出"常恐秋节至，黄华叶衰。百川东到海，何时复西归"（《长歌行》）的绵绵哀感——这是人与自然间不可化解的矛盾与冲突；另一方面又会由天人一体的生命情调生出"但知旦暮，不辨何时"（《二十四诗品·疏野》）那种委运任化的达观——这是人与自然间根深蒂固的亲和与包容。悲哀因矛盾而起，达观因亲和而生，就是在这悲哀与达观的此消彼长、往复回环中，古人对时空的理解和认识一步步在深化着、发展着。"黄尘清水三山下，更变千年如走马"（《梦天》），"东指羲和能走马，海尘新生石山下"（《天上谣》），这是青年李贺的时空感触，世间的一切都在疾速的变更，沧海转瞬即为桑田，千年倏忽如同走马。

人世的时空变化如此迅疾，那么天上仙界是否可以获得长生和永恒呢？在古人看来，应该是可以的，因为在古代神话传说中，几乎所有仙人都是长寿的——彭祖活了八百岁，西王母也由《山海经》"其状如人，豹尾虎齿而善啸"的神怪转为《淮南子·览冥训》中专司不死之药的寿仙，而在《汉武内传》里，她又成了一个年约三十、容貌绝世的女神，并把三千年结一次果的蟠桃赐给汉武帝；至于麻姑，晋葛洪《神仙传》载她自言曾见东海三次变为桑田，蓬莱之水也浅于旧时，或许又将变为平地。无忧无虑又可长生不老的神仙境界对世间凡人产生了极大的吸引力，但是他们不知道神仙世界是需要放弃名利情及世间欲望而得到的，只求其表，不问其理。于是秦皇、汉武都曾热衷于求仙、求丹、求长生不老。流风所及，历代文人也纷纷作起游仙诗来，曹植写道："人生不满百，戚戚少欢娱。意欲奋六翮，排雾凌紫虚。"（《游仙诗》）郭璞写道："高蹈风尘外，长揖谢夷齐。"（《游仙诗》其一）"逸翮思拂霄，迅足羡远游。"（《游仙诗》其五）……从曹植到郭璞再到李白、李贺，游仙的歌吟不绝如缕，究其实质，都是为了摆脱人生严酷的时空限制，以求得生命自然的大自在、大逍遥。

自然开启了人的时空意识，人又将此时空意识用于对自然的观照，在流水、季节、日月等物象的感发下，生出关乎个体生命和人类生命的种种思考；在仰观俯察的动态过程中，用文学作品表现出对自然和时空的不同态度，并由此展示出一幅幅人与自然对话的真切生动的历史画卷。这是中华古文化中天人合一、天人感应的自然体现，而这一切又都是中华古文明的外在表现，其根底又在古文明内核里，即阴阳五行时空的"自然之境"。

干支时空

在现代科学体系中，爱因斯坦发现狭义相对论与广义相对论是具有里程碑式的科学事件。按照相对论，理论上可以完成时空之间的横向转变与纵向顺逆穿越，即时间与空间之间的相互转化（$E = MC^2$），与时空过去、现在与将来之间的穿越。最典型的例子就是，两个同时出生的孩子，一个留在地球上生长，另一个坐宇航器以光速去太空旅行，若干年后两个孩子再相见，奇迹出现了：留在地球上的孩子已经进入耄耋之年，而那个以光速旅行的孩子却还是青少年！对于爱因斯坦相对论，水星进动现象不好理解，但是时空伸缩与穿越现象还是很好理解的。

在中国古文明中，时空体系是立体、全息、系统的。爱因斯坦相对论时空只是在三维时空中运动，当它以光速将要突破这个三维时空的时候，却自以为已经达到极限了。而中国古文明的时空体系不需要光速星际旅行，只需通过佛道儒的修炼提高心性，在原地就可以突破时空，达到任何可以到达的时空，这种时空观，我们称之为**"层创时空观"**，在《众妙之门》中会有详细论述。在太阳系的天体范畴内，在气的层次中，天干地支时空力学系统是中国古文明中阴阳与五行时空系统完美结合的最高境界，也是地气与天气完美结合的最高境界，即日月地与五星时空系统周期运行的八体时空力学运算系统，配合北斗九星、二十八星宿、紫薇垣等天体坐标系及彗星、各种流星，几乎可以概括太阳系内部以地球为参照系中心的一切时空运行规律，在一个时空点几乎可以提取出一切所需的信息。干支时空力学系统模型构成的学术理论体系即**"数术"**，或称为**"子学"**，其实就是现在我们常说的**"国学"**的核心 DNA。这就是中国古文明的天干与地支之**"古相对论"**。

《五行大义》中说，干支是大挠创制的。大挠*"采五行之情，占斗机所建，始作甲乙以名日，谓之干，作子丑以名月，谓之枝。有事于天则用日，有事于地则用月。阴阳之别，故有枝干名也"*。可以看出，大挠*"仰观天文，俯察地理"*，在五星五行与日地运行中定太阳系甲乙之日，在斗机循

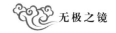
环中作地球子丑之月，结合日月五星与地球的立体时空之力，衍化出干支之气，从此天地不绝，人神沟通，绵延至今。其实不只这一点，所有中国古文明的理论模型都源于天文天象历法，所以如果说天干地支也是源于阴阳五行历法，这一点也不令人诧异。这是天人相应、天人合一思维的最好注解。

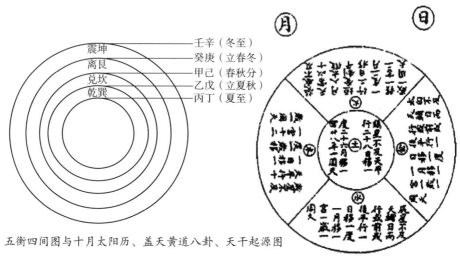

五衡四间图与十月太阳历、盖天黄道八卦、天干起源图

我们知道，太阳系是一个整体协调系统，日月在围绕地球旋转运动的时候，所形成的五衡四间图与十月太阳历、三十节气、河图、盖天黄道八卦等天地之图是天干的阴阳起源。同时，五星也在黄道内围绕地球作顺逆迟速远近的曲线运动。将木星在由远及近阶段产生的阳性性质定为甲木，将木星在由近及远阶段产生的阴性性质定为乙木；将火星在由远及近阶段产生的阳性性质定为丙火，将火星在由近及远阶段产生的阴性性质定为丁火；将土星在由远及近阶段产生的阳性性质定为戊土，将土星在由近及远阶段产生的阴性性质定为己土；将金星在由远及近阶段产生的阳性性质定为庚金，将金星在由近及远阶段产生的阴性性质定为辛金；将水星在由远及近阶段产生的阳性性质定为壬水，将水星在由近及远阶段产生的阴性性质定为癸水。从此，由五行性质中区分出阴阳属性的十大天干，忠实地记录金、木、水、火、土五大行星对地球有规律变化的影响。故河图之图，即1与6北方水、2与7南方火、3与8东方木、4与9西方金、5与10中央土。此即黄道与五星运行

的规律图谱。

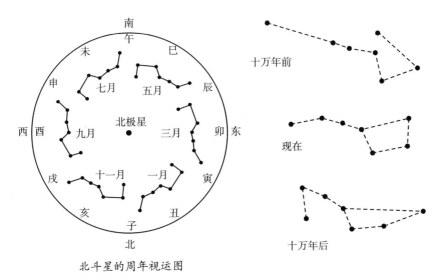

北斗星的周年视运图

在地支十二月建坐标系（日月地系）中，古人用子、丑、寅、卯、辰、巳、午、未、申、酉、戌、亥十二地支在不同方位上来标度地球时空变化，即以北极星时空圈投影到地球表面形成的地平圈北点为子，然后按十二地支顺时针依次将地平圈等分为十二时空方位，表示天气降于地（阳光照射到地球上）而产生的地气（物候）随经度的时空能量变化，这十二个时空方位并没有连续度量的性质，因为它所注重的不是天体位移的空间大小，而是由天体运动引起的地球时空能量场特性的变化，连续度量解决不了这种时空变量（在现代科学中，空间特性即场的特性，用场方程来表述）。这种日月地的地支时空变量与矢量在年周期与日周期中全息移动着，并且是日月地天体运动中唯一的时空形式。

在全天八十八个星座中，北斗七星现今位于大熊座，排列成斗状，分别称为天枢（贪狼）、天璇（巨门）、天玑（禄存）、天权（文曲）、玉衡（廉贞）、开阳（武曲）与摇光（破军）。北斗七星的前四颗星，即天枢、天璇、天玑、天权，由于其排列成斗形，所以又称为斗魁、或称魁星；玉衡、开阳与摇光三星则组成斗柄（斗杓）。由天璇向天枢之连线延伸约五倍之距离所见之二等星，即是位于小熊座之北极星，在北天球赤纬89°，与北天极仅

1°之差。在北半球寻找北极星，其仰角恰与观察者所处纬度同，例如北纬25°，其仰角即距地平面25°即是。实际上北斗七星在宇宙天体中本无相互关联，均距离地球极遥远，天枢星距离地球100余光年，天璇星近80光年，天玑星、开阳星近90光年，天权星约60光年，玉衡星近70光年，摇光星200余光年。古巴比伦及希腊称之为车，英国称之为犁，又名农夫货车，日本名之酒升，美国名之大杓子，各有称名。

北斗七星第一星天枢（奎），第五星玉衡（衡），第七星摇光（杓），有斗纲之称。盖经古人观察：如正月建寅，每日初昏后则杓指寅方，入夜则衡指寅方，入昼则奎指寅方；二月建卯则如上述指卯方，三月指辰方，逐月顺推，所指之方即月建也。须知由于地球每日由西向东自转一周，从所处地球观之，宛若北斗七星绕行北极星随着时间由东向西进行做规律之圆周运动而改变方位。地球自转一周费时约23时56.1分，就时间而言，同一恒星较前一天约提早3.9分出现于地平面；就方位而言，以地球观之，每天在同一时间已由东向西移动近1°（即360°除以24小时所换算之1440再乘3.9），亦即每天在同一时间已位移1°，如此一来，若以北极星为中心画一圆周，并依子、丑、寅、卯……戌、亥等划分为十二等宫，观察者所见北斗七星约每30日，相当一个月，移动一地支，一年遍历周天十二宫也。年复一年循环不已，此即斗纲所建之天象。这就是"斗转星移"的来历。

而如上述，每日从所处地球观之，宛若北斗七星绕行北极星随时间亦由东向西进行做规律之圆周运动，每个时辰（即两个小时）移动一个地支，一天十二地支恰为一周。此际更因斗建（即所处月令）之不同，北斗七星于天球上位置，在不同月令虽同一时辰，亦有所差别矣。古来以每日初昏后，斗杓所指之处即月建之方，故曰："月月常加戌，时时建破军。"意谓斗杓（破军星也）在戌时（19～21时）指着月建之方，因此，以戌时加于月建之上顺行，数至所求之时辰，便知斗杓指何方。例如正月建寅，以戌时加于寅宫之上顺行，则斗杓在亥时指卯方，在子时指辰方，丑时指巳方，寅时指午方……如是以推之，自得各时辰所指之方。

北半球斗杓临方一览表

	寅月	卯月	辰月	巳月	午月	未月	申月	酉月	戌月	亥月	子月	丑月
子时	辰方	巳方	午方	未方	申方	酉方	戌方	亥方	子方	丑方	寅方	卯方
丑时	巳方	午方	未方	申方	酉方	戌方	亥方	子方	丑方	寅方	卯方	辰方
寅时	午方	未方	申方	酉方	戌方	亥方	子方	丑方	寅方	卯方	辰方	巳方
卯时	未方	申方	酉方	戌方	亥方	子方	丑方	寅方	卯方	辰方	巳方	午方
辰时	申方	酉方	戌方	亥方	子方	丑方	寅方	卯方	辰方	巳方	午方	未方
巳时	酉方	戌方	亥方	子方	丑方	寅方	卯方	辰方	巳方	午方	未方	申方
午时	戌方	亥方	子方	丑方	寅方	卯方	辰方	巳方	午方	未方	申方	酉方
未时	亥方	子方	丑方	寅方	卯方	辰方	巳方	午方	未方	申方	酉方	戌方
申时	子方	丑方	寅方	卯方	辰方	巳方	午方	未方	申方	酉方	戌方	亥方
酉时	丑方	寅方	卯方	辰方	巳方	午方	未方	申方	酉方	戌方	亥方	子方
戌时	寅方	卯方	辰方	巳方	午方	未方	申方	酉方	戌方	亥方	子方	丑方
亥时	卯方	辰方	巳方	午方	未方	申方	酉方	戌方	亥方	子方	丑方	寅方

综上所述，在地球观察，以北天极为中枢逆时针划分为子、丑、寅、卯……戌、亥等十二宫，北斗七星绕之而旋转，其每月每日每时所现天象，有如时钟之时针分针秒针各自的规律移转。北斗七星分别按年按日遍历十二宫，所历一年之春夏秋冬四季，与一日之晨午昏夜，行度相符。即以斗纲所建，春行寅卯辰宫，夏行巳午未宫，秋行申酉戌宫，冬行亥子丑宫；晨则行寅卯辰宫，午行巳午未宫，昏行申酉戌宫，夜行亥子丑宫。是以，对照行度，春比之日东升，夏比之日中天，秋比之日沉落，冬比之日反背。如此，北斗七星行度已寓一年中气候与一日中温度之变化，同有温热寒凉燥湿升降循环于其中亦明矣。且又可明地理之方位所在，盖晨行寅卯辰宫之际，正是日行天东，则东方配属寅卯辰；午行巳午未宫之际，正是日行天南，则南方配属巳午未；昏行申酉戌宫之际，日行天西，则西方配属申酉戌；夜行亥子丑宫之际，日行天北，则北方配属亥子丑，均理之当然也。

年月日时是日地系的四个层次的时空结构，大时空到小时空的逐层过

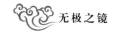

度，其中年月、日时时空具有明显结构全息性。年月与日时是日地时空体系的两个角度：地球绕太阳旋转一周是一个太阳回归年，其中可分为十二个月；而地球自转一周相当于太阳绕地球旋转一周（形成一个地球回归年），其中可分为十二个时辰。可见，年月时空结构是日时时空结构的全息放大，日时时空结构是年月时空结构的全息缩小。五星与地球的时空结构也是如此，只是更复杂一些，所以二者的时空结构完全相同，但是经过由大到小时空的排列组合，就形成了以地球为中心完整的年月日时全息时空结构体系，多么玄妙！这也是小司天理论的时空基础。

南半球天象亦符合地支轮回之理，但宜将月令转换为北半球月令。如南申月，北则寅月也，然后以北半球月令对照此表使用，余仿之。南北半球季节永远是春秋相对，夏冬相对，虽然如此，同一时间斗杓所指之方相同无异，仅节气、季节相对而已。譬如北半球立春建寅之时，南半球适逢立秋申月，各地（真太阳时）戌时斗杓仍然于北天球指寅也，同理。如是以观，以北斗七星之天象配合地支符号之运用，不仅止纪历之方便，更可表天体之运行，季节之递嬗，气候之变化，地理之方位，而其间诸种现象之存在，之运行，之相互呼应，实足资为推论宇宙诸种现象之根本逻辑。大挠凭借此月日时运行之规律性及循环周期，发明十二地支纪历，以现代科学观之，实大智慧之表现。

中国古人则通过阴阳干支与五行的象数，配而形成的时空度量推衍工具来演化和计算太阳系星体在象数模型运动中地球时空能量力学的变化规律。如天气与地气相差 30 天，与人气相差 45 天，地气与人气相差 15 天。古人刻的计时方法也是非常科学的，每天地球围绕太阳运转 1°，相当于 100 刻，这就是每天水漏 100 刻的天文原理。这种理论模型的形式非常真实地再现了地球周围时空力场的各种因素与性质变化，巧妙地解决了现代科学束手无策的三体时空运动规律难题，同时很自然地将人体作为自然界的高级物质而纳入这一时空体系进行预测和推算，并没有像现代科学那样将人与自然断然分离，从而产生了一门不同于现代科学体系的更加完善、完美、自然的认识宇宙的高级理论体系。虽然朴素，大道至简至易，却最真实，所以最准确。天干、地支是中国古人计算阳气演化规律（阴阳）的象数工具之一。

既然天干地支是日月五星与地球之间天体力学的矢量计算单位，那么就涉及力学效应的场与量化、转化公式，而这些概念都是现代科学的基本思维，在古中国文明中不可能出现。但这并不能说明古中国文明就不科学了，恰恰相反，我们的古文明以更加符合宇宙时空真相的形式创立了自己的科学概念体系，如"气"场对应现代科学的粒子场，各种天地人模型对应着现代科学的计算公式（现代科学称为定理，在中国古文明的子学中称为定局）。这里天地人模型包括河图、洛书、八卦、六爻、太乙、遁甲、六壬、紫薇、神数、四柱、玄空、堪舆、择日、七政四余、五运六气、古中医、子午流注、灵龟八法、飞腾八法等，这些关于天地人的力学模型就是子学内算公式，而天干地支就是对应于现代科学中的数字系统。有数有公式，才能进行计算，现代科学叫数学，中国古文明叫做数术。子学（全称甲子之学，简称子学）的数字体系就是：十天干之甲、乙、丙、丁、戊、己、庚、辛、壬、癸；十二地支之子、丑、寅、卯、辰、巳、午、未、申、酉、戌、亥。

既然天干地支是天地人之间能量转化的量化单位，那么就一定有相应的气候（天）、物候（地）、证候（人）体现。天象之气候变化多端，人事之证候难以揆度，唯有地理之物候是最明显易见的，因为干支与日月地五星周天有关，而日月地五星的循环往复周期，对万物产生着直接的影响。《群书考异》中说：

天干的含义：

甲是拆的意思，指万物剖符而出；
乙是轧的意思，指万物出生，抽轧而出；
丙是炳的意思，指万物炳然着见；
丁是强的意思，指万物丁壮；
戊是茂的意思，指万物茂盛；
己是纪的意思，指万物有形可纪识；
庚是更的意思，指万物收敛有实；
辛是新的意思，指万物初新皆收成；
壬是任的意思，指阳气任养万物之下；
癸是揆的意思，指万物可揆度。

十二地支的含义：

子是兹的意思，指万物兹萌于既动之阳气下；

丑是纽，系的意思，既萌而系长；
寅是移，引的意思，指万物至此已毕尽而起；
卯是冒的意思，指万物冒地而出；
辰是震的意思，物经震动而长；
巳是起，巳的意思，指万物至此已毕尽而起；
午是忤的意思，指万物盛大枝柯密布；
未是昧的意思，指阴气已长，万物稍衰，体暖昧；
申是身的意思，指万物的身体都已成就；
酉是老的意思，指万物老极而成熟；
戌是灭的意思，指万物老极而成熟；
亥是核的意思，指万物收藏皆坚核。

天干脏腑：

甲胆乙肝丙小肠，丁心戊胃己脾乡，庚是大肠辛属肺，壬是膀胱癸肾藏。三焦亦向壬中寄，包络同归入癸方。甲头乙项丙肩胸，丁心戊肋己属腹，庚是脐轮辛为股，壬胫癸足一身覆。

地支脏腑：

子为耳为膀胱、三焦；丑为胞肚为脾；寅为手为胆；卯为指为肝；辰为肩胸为胃；巳为面、咽齿为心；午为眼为小肠；未为脊梁为脾；申为经络为大肠；酉为精血为肺；戌为命门、腿足为胃；亥为头为肾、心包。

第二　物理之学

干支化合

甲乙同属木，甲为阳，乙为阴；

丙丁同属火，丙为阳，丁为阴；

戊己同属土，戊为阳，己为阴；

庚辛同属金，庚为阳，辛为阴；

壬癸同属水，壬为阳，癸为阴。

亥子同属水，子为阳，亥为阴；

寅卯同属木，寅为阳，卯为阴；

巳午同属火，午为阳，巳为阴；

申酉同属金，申为阳，酉为阴；

戌未同属土，戌为阳，未为阴；

辰丑同属土，辰为阳，丑为阴。

干支方位：

甲乙东方木；丙丁南方火；戊己中央土；庚辛西方金；壬癸北方水。

亥子北方水；寅卯东方木；巳午南方火；申酉西方金；辰（东南方偏东）戌（西北方偏西）丑（东北方偏北）未（西南方偏南）四季土。

干支五行旺季：

方位旺季天干地支：东方春甲乙寅卯；南方夏丙丁巳午；中央四季末戊己辰戌丑未；西方秋庚辛申酉；北方冬壬癸亥子。

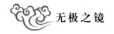

十二地支五行生旺死绝表：

	绝	胎	养	长生	沐浴	冠带	临官	帝旺	衰	病	死	墓
木	申	酉	戌	亥	子	丑	寅	卯	辰	巳	午	未
火	亥	子	丑	寅	卯	辰	巳	午	未	申	酉	戌
金	寅	卯	辰	巳	午	未	申	酉	戌	亥	子	丑
水、土	巳	午	未	申	酉	戌	亥	子	丑	寅	卯	辰

十二地支配十二方位，每方 30°：

子方位：正北 255° 至 285°。
子时：晚 11 时至早 1 时。
子月：大雪日起至小寒日止。

丑方位：偏北 285° 至东北 315°。
丑时：早 1 时至早 3 时。
丑月：小寒日起至立春日止。

寅方位：东北 315° 至偏东 345°。
寅时：早 3 时至早 5 时。
寅月：立春日起至惊蛰日止。

卯方位：正东 345° 至 15°。
卯时：上午 5 时至上午 7 时。
卯月：惊蛰日起至清明日止。

辰方位：偏东 15° 至东南 45°。
辰时：上午 7 时至上午 9 时。
辰月：清明日起至立夏日止。

巳方位：东南 45° 至 75°。
巳时：上午 9 时至上午 11 时。

巳月：立夏日起至芒种日止。

午方位：正南 75° 至 105°。
午时：上午 11 时至下午 1 时。
午月：芒种日起至小暑日止。

未方位：偏南 105° 至西南 135°。
未时：下午 1 时至下午 3 时。
未月：小暑日起至立秋日止。

申方位：西南 135° 至 165°。
申时：下午 3 时至下午 5 时。
申月：立秋日起至白露日止。

酉方位：正西 165° 至 195°。
酉时：下午 5 时至晚 7 时。
酉月：白露日起至寒露日止。

戌方位：偏西 195° 至西北 225°。
戌时：晚 7 时至晚 9 时。
戌月：寒露日起至立冬日止。

亥方位：西北 225° 至 255°。
亥时：晚 9 时至晚 11 时。
亥月：立冬日起至大雪日止。

十二宫与十二地支对应情况

宫次	宫名	黄道经度	地支
1	白羊	0° ~ 30°	戌
2	金牛	30° ~ 60°	酉
3	双子	60° ~ 90°	申

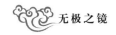

续表

宫次	宫名	黄道经度	地支
4	巨蟹	90°～120°	未
5	狮子	120°～150°	午
6	室女	150°～180°	巳
7	天秤	180°～210°	辰
8	天蝎	210°～240°	卯
9	人马	240°～270°	寅
10	摩羯	270°～300°	丑
11	宝瓶	300°～330°	子
12	双鱼	330°～360°	亥

一、干支生克

根据五行相生原理，甲乙木生丙丁火，丙丁火生戊己土，戊己土生庚辛金，庚辛金生壬癸水，壬癸水生甲乙木。根据同性相斥原理和五行相克原理，庚金克甲木，辛金克乙木，壬水克丙火，癸水克丁火，戊土克壬水，己土克癸水，甲木克戊土，乙木克己土，丙火克庚金，丁火克辛金。根据异性相吸原理，甲己化土，乙庚化金，丙辛化水，丁壬化木，戊癸化火。

寅卯木生巳午火，巳午火生辰戌丑未土，辰戌丑未土生申酉金，申酉金生亥子水，亥子水生寅卯木。寅卯木克辰戌丑未土，戌未土克亥子水，亥子水克巳午火，巳午火克申酉金，申酉金克寅卯木。阴阳同性克力大，异性克力小。如寅木生巳火力小于生午火力，卯木生巳火力大于生午火力等；辰丑土生金力大，克水力小，戌未土生金力小，克水力大；寅卯木克戌未土力大，克辰丑土力小；辰丑土泄火力大，戌未土泄火力小。

如寅木本克土，同时生火，若火旺或火发动、暗动或临令，则木不克土而主要生火，而火又生土成连续相生或叫做截克转生，此称为"连环生"。

二、干支化合

天干化合五运：根据《素问·五运行大论》引《太始天元册》说"丹天之气，经于牛女戊分；黅天之气，经于心尾己分；苍天之气，经于危室柳鬼；素天之气，经于亢氐昴毕；玄天之气，经于张翼娄胃；所谓戊己分者，奎壁角轸，则天地之门户也。夫候之所始，道之所生，不可不通也"的日月五星五行经天图，甲己化土，乙庚化金，丙辛化水，丁壬化木，戊癸化火。

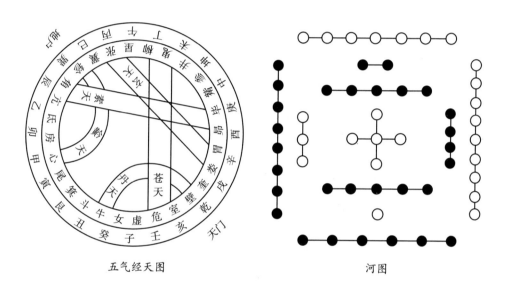

五气经天图　　　　　　　　　　　　河图

"所谓戊己分者，奎壁角轸，则天地之门户也"，奎壁，辰也，立夏也，阳气胜于阴气之时，故曰地户开，而己寄辰；角轸，戌也，立冬也，阴气胜于阳气之时，故曰天门开，而戊寄戌；所谓"候之所始"，乃地气物候之气象变化；"道之所生"，乃天道旋转之璇玑进退，即日月相推，五星轮回，顺逆迟疾，远近留守，光芒强弱。四象二十八宿乃日月运行之黄道坐标系。

木星共顺行 232 日，逆行 84 日，留守 49 日，伏行 33 日。见行共 365.25 日，行度 30.2273°（1 次），加上伏行共 398.7 日，行度 33.4563°。木星见 1 岁，行 1 次而后伏。

火星顺行 552 日，逆行 62 日，留守 20 日，伏行 146 日。见行共 634 日，行度 301°，加上伏行共 780.5253 日，行度 415.2751°。

土星顺行 172 日，逆行 101 日，留守 67 日，伏行 38 日。见行共 340.0447 日，行度 5.232°，加上伏行共 377.9355 日，行度 12.6853°。

金星晨夕共顺行 457 日，逆行 12 日，留守 15.5 日，伏行 83 日，伏逆行 16 日。见行共 485 日，行度 485°。金星 1 复（晨夕见伏总数）：584.1298 日，行度 584.1298°。金星日行 1°。

水星晨夕共顺行 48 日，逆行 2 日，留守 3.5 日，伏行 38 日，伏逆行 24 日。见行共 54 日，行度 54°。水星 1 复（晨夕见伏总数）：115.91 日，行度 115.91°。水星日行 1°。

火星荧惑于牛女、奎壁顺行最速、最近、最芒，故曰"丹天之气，经于牛女戊分"；土星镇星于心尾、角轸顺行最速、最近、最芒，故曰"黅天之气，经于心尾己分"；木星岁星于危室、柳鬼顺行最速、最近、最芒，故曰"苍天之气，经于危室柳鬼"；金星太白于亢氐、昴毕顺行最速、最近、最芒，故曰"素天之气，经于亢氐昴毕"；水星辰星于张翼、娄胃顺行最速、最近、最芒，故曰"玄天之气，经于张翼娄胃"。此即天干五运化合之天机，亦河图之天机。遵河图之理，1 与 6、2 与 7、3 与 8、4 与 9、5 与 10 合，即甲己、乙庚、丙辛、丁壬、戊癸合。

在干支纪月和干支纪时中，运用的是五虎遁与五鼠遁。古书上写得很复杂，让人摸不到头绪，感觉一头雾水，实际上五虎遁就是每隔 5 年（第 6 年）正月（寅月）的天干相同，五鼠遁就是每隔 5 日（第 6 日）与子时相配的天干相同。如甲年正月为丙寅月，乙年正月就是戊寅月，丙年正月为庚寅月，丁年正月为壬寅月，戊年正月为甲寅月，己年正月又复为丙寅月。所以又称为甲己合、乙庚合、丙辛合、丁壬合，戊癸合。《星历考原》说："年起月，日起时，越五则花甲周而复始。"为什么会这样呢？因为地支纪月与地支纪时的顺序是固定的，都是按照十二地支的顺序从子丑至戌亥，而每年十二月、每日十二时辰也是固定的，所以纪月、纪时与十二地支固定相配。但是天干不是十二，而是十天干，正月为寅月，夜半为子时，10 与 12 的最小公倍数是 60，即天干有 6 次轮回、地支有 5 次轮回，干支才会完全轮回完一个周期，所以就会产生十天干的五合现象。

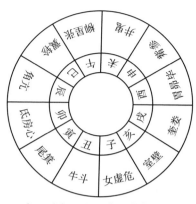

十二辰与二十八宿时空相配图

宋代沈括在《梦溪笔谈》中也详细论述了天干五合之理。他说："素问有五运六气。所谓五运者，甲己为土运，乙庚为金运，丙辛为水运，丁壬为木运，戊癸为火运也。黄帝问岐伯五运之所始，岐伯引太始天元册文曰：始于戊己之分。所谓戊己分者，奎壁角轸也，为天地之门户。王冰注引遁甲六戊为天门，六己为地户，天门在戌亥之间，奎壁之分。地户在辰巳之间，角轸之分。阴阳皆始于辰，五运起于角轸者，亦始于辰也。甲己之岁，戊己黅天之气经于角轸，角属辰，轸属巳，其岁得戊辰、己巳，干皆土，故为土运。乙庚之岁，庚辛素天之气经于角轸，得庚辰、辛巳，干皆金，故为金运。丙辛之岁，壬癸玄天之气经于角轸，其岁得壬辰、癸巳，干皆水，故为水运。丁壬之岁，甲乙苍天之气经于角轸，其岁得甲辰、乙巳，干皆木，故为木运。戊癸之岁，丙丁丹天之气经于角轸，其岁得丙辰、丁巳，干皆火，故为火运。运临角轸，则气在奎壁，气与运常司天地之门户。戊己在角轸，则甲乙在奎壁，甲己岁必甲戌、乙亥也。故素问曰：土位之下，风气承之。庚辛在角轸，则丙丁在奎壁，乙庚岁必丙戌、丁亥也。故曰：金位之下，火气承之。甲乙在角轸，则庚辛在奎壁，丁壬岁必庚戌、辛亥也。故曰风位之下，金气承之。丙丁在角轸，则壬癸在奎壁，戊癸岁必壬戌、癸亥也。故曰相火之下，水气承之。"沈括根据天门地户之说，认为"运临角轸，则气在奎壁，气与运常司天地之门户"，戊己在角轸（即辰巳之位），则甲乙在奎壁（即戌亥之位），实即甲己之岁与戌亥月相配之干必为甲乙，甲乙为木，故甲己之岁为土位之下，风气承之。按"气与运常司天地之门户"，则气在天门，运在地户，此即木在天门，土在地户也。

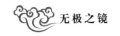

三、地支三合

地支三合局概念本质上是古四分历的反映。例如子年是夜半冬至，一年后交冬至时刻就是平旦。其原因就是一年除了365天的整数外，还有0.25日的零余，0.25日就是6小时。所以第二个交冬至时刻是夜半后6小时，即平旦，这是丑年。第三年寅年交冬至时刻又推后6小时，即正午交冬至。第四年卯年又向后推迟了6小时，即黄昏交冬至。第五年辰年再推迟6小时，又回到夜半交冬至。从辰年夜半交冬至起，巳年又是平旦交冬至，午年正午交冬至，未年黄昏交冬至，申年又回到夜半交冬至。如此继续下去，酉年平旦交冬至，戌年正午交冬至，亥年黄昏交冬至，于是又回到子年夜半交冬至。由此可见，同一时刻交冬至的各年地支就组成了地支的三合局。申子辰年同于夜半交冬至，亥卯未年同于黄昏交冬至，寅午戌年同于正午交冬至，巳酉丑年同于平旦交冬至。这就是地支三合局的古天文历法机制。

根据五行的旺相休囚死规律，甲木生于亥，旺于卯，墓于未，亥卯未是甲木生旺死休的过程，故亥卯未合木局；丙火生于寅，旺于午，墓于戌，寅午戌是丙火生旺死休的过程，故寅午戌合火局；庚金生于巳，旺于酉，墓于丑，巳酉丑是庚金生旺死休的过程，故巳酉丑合金局；壬水生于申，旺于子，墓于辰，申子辰是壬水生旺死休的过程，故申子辰合水局；戊土也生于寅，旺于午，墓于戌，寅午戌是戊土生旺死休的过程，故寅午戌为戊土的合局。故有申合水局，巳为金局，午为火局，辰为水库，戌为火库之说。合局即为寅、午、戌三支在三合五行中均代表火，余类推。即申子辰合水，寅午戌合火，亥卯未合木，巳酉丑合金。可见地支三合是更大的时空尺度上，体现了地支同气的属性，这个属性是通过水漏刻度计算出来的阴阳之气的同步相位之理。

地支三合局的历法依据在《素问·六微旨大论》中有明确说明："天气始于甲，地气始于子，子甲相合，命曰岁立，谨候其时，气可与期。甲子之岁，初之气，天数始于水下一刻，终于八十七刻半。二之气，始于八十七刻六分，终于七十五刻。三之气，始于七十六刻，终于六十二刻半。四之气，始于六十二刻六分，终于五十刻。五之气，始于五十一刻，终于三十七刻半。六之气，始于三十七刻六分，终于二十五刻。所谓初六天之数也。乙丑岁，初之气，天数始于二十六刻，终于一十二刻半。二之气，始于一十二刻六分，终于水下百刻。三之气，始于一刻，终于八十七刻半。

四之气，始于八十七刻六分，终于七十五刻。五之气，始于七十六刻，终于六十二刻半。六之气，始于六十二刻六分，终于五十刻。所谓六二天之数也。丙寅岁，初之气，天数始于五十一刻，终于三十七刻半。二之气，始于三十七刻六分，终于二十五刻。三之气，始于二十六刻，终于一十二刻半。四之气，始于一十二刻六分，终于水下百刻。五之气，始于一刻，终于八十七刻半。六之气，始于八十七刻六分，终于七十五刻。所谓六三天之数也。丁卯岁，初之气，天数始于七十六刻，终于六十二刻半。二之气，始于六十二刻六分，终于五十刻。三之气，始于五十一刻，终于三十七刻半。四之气，始于三十七刻六分，终于二十五刻。五之气，始于二十六刻，终于一十二刻半。六之气，始于一十二刻六分，刻于下水百刻。所谓六四天之数也。次戊辰岁初之气复，始于一刻，常如是无已，周而复始。日行一周，天气始于一刻。日行再周，天气始于二十六刻。日行三周，天气始于五十一刻。日行四周，天气始于七十六刻。日行五周，天气复始于一刻，所谓一纪也。是故寅午戌岁气会同，卯未亥岁气会同，辰申子岁气会同，巳酉丑岁气会同，终而复始。"

古人所谓的"日行"即是天文学上所说的"太阳视运动"，日行一周，指太阳在天体的视运动轨道（黄道）上运行一周，即一年，就是太阳周年的视运动。由上述经文可知，太阳视运动是四年一小周期，四年积盈百刻，日数整数化为一日。十五小周期为一大周期六十年，六十年合21915整数日，一个朔望月为29.530589日，21915日有742.11184个朔望月，其间地球绕太阳公转六十年，月亮与日地连线相会742次，形成742个朔望月。一年有十二个朔望月，742.11184朔望月=60年+22闰月+3.3015日。按照"三年一闰，五年二闰，十九年七闰"法，六十年恰有22个闰月。由此可知，干支甲子六十年原来是朔望月与回归年的会合周期，是日月地运动的会合周期，六十年只差3.3015日。

朔望月一回归年运行49个月象时空位点，比一年12朔望月48时空位点超前1个时空位点90度，4年超前4个时空位点360度，朔望月位象复原，所以《素问·六微旨大论》就以4年为一小周期，15小周期60年为一大周期，即著名的60甲子干支时空计算系统。并按照此4年一小循环周期的特性找出60年中的岁气会同年，所谓岁气会同年，就是位象相同的年。岁气会同年共有20小组，每4小组为1大组，可分为5大组，每1小组3年，组成一个三合局，即：亥卯未岁气会同年合木局；寅午戌岁气会同年合火局；巳

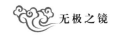

酉丑岁气会同年合金局；申子辰岁气会同年合水局。这就是地支三合的天文机制。

地支还有三会局：寅卯辰三会木局，巳午未三会火局，申酉戌三会金局，亥子丑三会水局。半合局：寅午、午戌半合火局，申子、子辰半合水局，巳酉、酉丑半合金局，亥卯、卯未半合木局。半会局：寅卯、卯辰半会木局，巳午、午未半会火局，申酉、酉戌半会金局，亥子、子丑半会水局。

四、地支六合

在古四分历时代，古人观察到北斗九星斗柄指寅时，太阳正在娵訾星次，娵訾亦称为亥宫。严格地说，在正月朔日太阳与月亮相会于同一宫次之起点，所以太阳躔某一星次时，称为太阳过宫，如太阳躔娵訾亥宫等。太阳过宫也称为月将，这就是大六壬中的神将。

具体来说，十二月之合神或月将为：

正月斗建于寅，日月会于娵訾亥宫，故寅与亥合，亦即正月建寅，亥将登明。
二月斗建于卯，日月会于降娄戌宫，故卯与戌合，二月戌将河魁。
三月斗建于辰，日月会于大梁酉宫，故辰与酉合，三月酉将从魁。
四月斗建于巳，日月会于实沈申宫，故巳与申合，四月申将传送。
五月斗建于午，日月会于鹑首未宫，故午与未合，五月未将小吉。
六月斗建于未，日月会于鹑火午宫，故未与午合，六月午将胜光。
七月斗建于申，日月会于鹑尾巳宫，故申与巳合，七月巳将太乙。
八月斗建于酉，日月会于寿星辰宫，故酉与辰合，八月辰将天罡。
九月斗建于戌，日月会于大火卯宫，故戌与卯合，九月卯将太冲。
十月斗建于亥，日月会于析木寅宫，故亥与寅合，十月寅将功曹。
十一月斗建于子，日月会于星纪丑宫，故子与丑合，十一月丑将大吉。
十二月斗建于丑，日月会于玄枵子宫，故丑与子合，十二月子将神后。

可见，根据日缠月建原理，子丑化合为土，辰酉化合为金，寅亥化合为木，巳申化合为水，卯戌化合为火，午未化合为土。日缠即地球围绕太阳公转的度数，地球公转一周为一年，需365日有余，将365日定为360度，其余5度积闰成岁，此乃日缠之度。月建即是斗建，北斗星斗柄所指的地支十二辰，在四面八隅位置称为月建，此十二月之月建是十二个月的北斗星斗柄所指之位置。如上所述：正月建寅，日月会于亥，十月建亥，日月会于寅；二月建卯，日月会于戌，九月建戌，日月会于卯；三月建辰，日月会于酉，八月建酉，日月会于辰；四月建巳，日月会于申，七月建申，日月会于巳；五月建午，日月会于未，六月建未，日月会于午；十一月建子，日月会于丑，十二月建丑，日月会于子。日月每年会合十二次，故将365度分为12份，以标记日月会合之舍次，故有地支六合。这也是大六壬中十二月将的天文机制。

正如《蠡海集》曰："阴阳家地支六合者，日、月会于子则斗建丑，日、月会于丑则斗建子，故子与丑合；日、月会于寅则斗建亥，日、月会于亥则斗建寅，故寅与亥合；日、月会于卯则斗建戌，日、月会于戌则斗建卯，故卯与戌合；日、月会于辰则斗建酉，日、月会于酉则斗建辰，故辰与酉合；日、月会于巳则斗建申，日、月会于申则斗建巳，故巳与申合；日、月会于午则斗建未，日、月会于未则斗建午，故午与未合。"《考原》曰："六合者，以月建与月将为相合也。如正月建寅，月将在亥，故寅与亥合；二月建卯，月将在戌，故卯与戌合也。月建左旋，月将右转，顺逆相值，故为六合。"

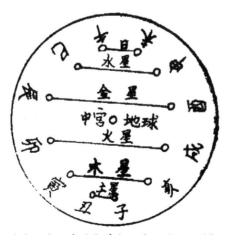

地支六合之中暗合着太阳系之"日心说"

以上是与古四分历时代天象同时代的斗建与太阳躔度对应，但是由于岁差原因，这种天象对应已经发生了很大变化。宋代学者沈括认为："合神者，正月建寅合在亥，二月建卯合在戌之类。太阳过宫者，正月日躔娵訾，二月日躔降娄之类。二说一也，此以颛顼帝历言之，今则分为二说者，盖日度随黄道岁差。今太阳至雨水后方躔娵訾，春分后方躔降娄，若用合神，则须自立春日便用亥将，惊蛰便用戌将。今若用太阳，则不应合神；用合神，则不应太阳。以理推之，发课皆用月将加正时，如此则须当从太阳过宫。若不用太阳躔次，则当日当时日月、五星、支干、二十八宿，皆不应天行，以此决知须用太阳也。然尚未是尽理，若尽理言之，并月建亦须移易，缘目今斗杓昏刻，已不当月建，须当随黄道岁差……然须大改历法，事事厘正。"由于春分点每年西退 50.3″，从 1000 多年前宋代到现在累计起来，春分点又向西退了 13.5° 有余，那么现在太阳躔娵訾当在惊蛰。所以有许多研究子学的人（包括沈括在内）就认为，由于岁差的原因，斗建与太阳相合已非寅与亥合、卯与戌合了等，而是应该向后错一位，如午与申合、巳与酉合等。

但是这其中有一个问题，岁星十二次是不同于十二地支的。我们知道，岁星就是木星，古人发现岁星有近似 12 年的一个循环周期，实际上是 11.86 年。古人将黄道带均匀分为 12 等分，使冬至点对应于岁星某一天区，这一岁星对应点称为星纪。然后按照岁星在黄道移行的方向，即由西向东依次命名为玄枵、娵訾、降娄、大梁、实沈、鹑首、鹑火、鹑尾、寿星、大火、析木 12 等份，这就是岁星"十二次"。岁星行至某次，就是某年，称为岁在某次。如"岁在玄枵"等，这就是岁星纪年法。但是由于这个岁星的周期不是完整的 12 年周期，而是 11.86 年，因此每 12 年岁星移行超过 1 周天 4 度多。不到 85 年，岁星就会超前 1 次（30 度），于是用岁星纪年，85 年后的岁名与岁星所在星次相差整整 1 次，从年上说就是差了整整 1 年。这就是"岁星超辰"的来历。

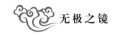

十二辰与十二次对应图

由于岁星在黄道上移行的速度是不均匀的，有时还会逆行，这样用实际岁星的轨道位置来纪年就不准确；另外，由于先有的十二辰顺序与岁星运行方向相反，这些都决定了岁星纪年的不准确性。因此，古人另外假设了一个太岁，这是一个理想天体，它与岁星运行方向相反，即从东向西，也是 12 年 1 周天，却速度均匀，这样就保证了太岁纪年法与岁星纪年法在理论上的联系。所以太岁纪年法就代替了岁星纪年法。

但是，很多人会将这个十二次岁星纪年法与十二地支混为一谈，其实这是错误的，二者是两个不同天体坐标系的不同矢量。十二地支是日月地三个天体的调谐运动体现在北斗九星的圆周运动在地平坐标系上的投影，而且十二地支的空间分布方向与十二次的方向也是相反的，即地支是由东向西分布排列的。而岁星纪年法是木星在黄道上的不均匀运动形成的十二次，而且方向是由西向东，太岁纪年法虽然派生于岁星纪年法，但是太岁的性质与岁星已经基本上脱离了本质联系，反而与十二地支产生了密切对应联系。也就是说，太岁纪年法脱离了岁星的黄道坐标系，进入了地支的地平坐标系中。所以太岁以及十二地支地平坐标系的能量流动与岁星的十二次纪年已经没有任何关系了，其实从太岁的产生开始就没有关系了，而那些所谓的"对应关系"都是人为强加的。所以即使有"岁差"存在，也不能说明十二地支的六合就需要改变，因为木星不可能因为自身在黄道坐标系中的不均匀性就导致十二地支地平坐标系的改变，只能说明岁星十二次根本就不适用于十二地支系统。

地支六合的顺序是：午未太阳、巳申合水、辰酉合金（中线暗指地球）、卯戌合火、寅亥合木、子丑合土。太阳系与其五大行星的顺序是：太阳、水星、金星、地球、火星、木星、土星。由南到北以午未相会之方为太阳，则午未化火为太阳之火。以巳申交会之方为水星，则巳申合水。以辰酉交会之方为金星，则辰酉合金。以卯戌交会之方为火星，则卯戌化火。以寅亥交会之方为木星，则寅亥合木。以丑子交会之方为土星，则子丑合土。地支六合五星的顺序关系刚好是太阳系五大行星的顺序关系。地支六合里面竟然含藏着"日心说"，子学之中确实有着许多不可思议之处。

五、地支藏干

十天干分别为甲、乙、丙、丁、戊、己、庚、辛、壬、癸。天气与地气分别相差三个节气，也就是说，每一个天干，分别对应于其三个节气之后的地支。这个与之相对应的地支就是这个天干的根。但事实上天干过了两个月之后，相对应的地支就有了三个月，这多余出来的一个月就叫作库。十二个月共有四个库，库是地支，因此也是过渡天干之根。在十天干中，过渡性天干是于中间的戊己。四个库根对应两个天干，每两个库根对应于一个天干。辰戌为戊之根，丑未为己之根。

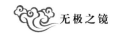

由于天地气错开三节，每个天干方位都领先于地支三节而排。处于东、西、南、北四方向的天干，由于中间隔了一个库根，故领先的距离要远些。

不难看出天干与地支根对应关系为：甲寅、乙卯、丙巳、丁午、庚申、辛酉、壬亥、癸子、戊辰戌、己丑未。

在什么时候戊之根为戌或辰，己之根为丑或未呢？很简单，在丑月到辰月间的月份，戊的根为辰，己的根为丑。辰到未月，戊根为辰，己根为未；在未到戌月，己根为未，戊根为戌；在戌到丑月，戊根为戌，己根为丑。总之，出现哪个月份，戊己相应的根就改为何。

天干代表天气，地支代表地气。对地球来说，别看太阳整天普照大地，其实太阳是不能对地球表面上地一切产生直接作用的，只能通过一种媒介，才能发挥太阳那巨大的能量。这个媒介，就是地球。只有地球对太阳的能量吸收之后转化为自身的能量，方能直接作用于大地诸物。应于干支，就是天干通过地支起作用。

因此天干之间，干支之间相互作用时是根据各自的根的作用关系来确定关系的，而不是像地支一样按顺序转动。如甲与己的关系，实质是他们的根寅与丑或未的作用关系。天干之间的作用关系，也就是地支之间的作用关系。

地支是天干的根，天干的根为：

甲乙丙丁戊　己　庚辛壬癸
寅卯巳午辰戌丑未申酉亥子

立春是一年开始的标志。一个回归年，是由立春到下一个立春之间的日子。每一年的记录不是以正月初一开始的，而是以节气为标准的。只有交了立春节令才算是一年的开始。记月的方式同年，是以节令为准而不是以每月的初一或一号为准。十二个月，每个月开始的时间为：正月立春，二月惊蛰，三月清明，四月立夏，五月芒种，六月小暑，七月立秋，八月白露，九月寒露，十月立冬，十一月大雪，十二月小寒。只有交了这个月的月令，方能作为一个月的开始。这种论月法是严格的把每一年按全息论的原理均分成十二个月的。

时辰应该以当地的太阳时为准，什么是当地的太阳时呢？就是以当地为观察点，把太阳转过的周天方位，按全息论均分为12块，配以地支，太阳在那一块停留时，就是什么时辰。每一个地支所占的角度并不是360/12，即30°，而是随着阳光照射强度的增减，昼夜时间的长短变化而变化的。以北半球为例，春秋分时昼夜平均，每个角度均为30°，太阳在每个角度块停留两个小时，因此，春秋分的时辰为每两个小时为一个时辰，从23：00～1：00（00分不算）为子时……直到第二天子时。

但随着地球公转，地方位不停地发生变化，太阳每一天在每个角度块停留的时间就有所变化，从春分以后，白天变长，夜晚变短。太阳在代表白天的卯至申时这六个时辰角度块里停留的时间越来越长，其中在午时块所停留的时间，以12点为中心，向两边延长4/3分钟。在巳与未的角度块上，每天延长2/3分钟，卯时，辰时不变，申时不变，各为两个小时。相应的，从春分开始，每天的子时角度块相应的以0：00点为中心缩短4/3分钟，相应于巳与未时，亥与丑时，分别也顺减2/3分钟，酉、戌、寅时仍为两小时不变。这种情况持续到夏至，夏至的那一天，午时可以延长到4个小时，巳时与未时分别是3个小时，而这一天的亥时与丑时，分别只剩下1个小时，而子时在这一天消失，就是说到夏至日这一天，亥时之后一晃而过，越过子时就是丑时。

从夏至日以后阳光衰弱，白天开始变短，夜晚变长。午时每天缩短4/3分钟，相应子时每天增加4/3时间，巳时与未时缩短2/3分钟，相应亥时与丑时增加2/3分钟。这样到秋分之日，日夜恢复平分，各时辰又是两个小时了。到冬至日那天，白天只有8个小时，这8个小时分配到各时辰中，卯、辰、申时各占两小时，巳时、未时各占1小时，午时则没有。从冬至到春分，夜晚变短，白天变长，亥、子、丑时消，巳、午、未时长，直到春分又达到昼夜平分的状况。

那么每年中，到底什么时候阳气旺，什么时候阴气旺呢？春分的时候，阴阳二气平衡，以后阳气越来越旺，到了夏至的时候，是阳气最旺的时候，夏至之后，虽然阳气递减，但是阳气还是多于阴气的，直到秋分的时候，阴阳二气才又恢复到平衡状态，以后便是阴气旺的时候了。由此看来，每年阳气旺的时候就是春分到秋分之间，而阴气旺的时候就是从秋分到下一年的春

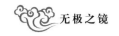

分期间，是阴气旺的时候了。不是的。因为上面所说的阴阳二气的变化，是根据太阳光热也就是天气来说的，而我们生活在地球上，太阳要想对我们发生作用，首先要问问地球才行。也就是说，对我们产生影响的是地球阴阳二气也就是地气的变化。地气和天气相差三节的，举个例子说，在冬至天气是最寒，阴气最旺的时候，但对于地气来说，最冷的时候是在立春之时，也是阴气最旺的时候。依照天气阴阳二气的变化，这样对每年的阴阳二气的变化情况就了然如手了。在每年立夏到立冬期间，是阳气旺的时候，从立冬到下一年的立夏期间，是阴气旺的时候。

日、地、月处在一定关系下不断变化，天气、地气交替作用，永不停息。阴阳二气之间，旺衰交替，不是阴气旺，阳气弱，就是阳气旺，阴气弱，阴阳二气没有完全中和的时候，而只有阴阳二气达到平衡，才能化生万物，生命才得以延续，是以生命的过程，是一个不断平衡阴阳二气的过程。在人出生的那一瞬间，日、地、月运动形成的关系也在那一瞬间凝固下来，这一定格的日、地、月关系称作格局。反映在人体就是八字。八字格局定格了当时天体运动所体现的阴阳二气的变化，以及阴阳二气转化为平衡的趋势。这个趋势越强则表示个体阴阳二气平衡的能力越大；这个趋势越小，则表示个体阴阳二气平衡的能力越小。阴阳越能平衡，个体存在成长的概率越大，反之则越小。因此越趋于平衡的格局，越是有力，越偏离平衡的格局，越是不力。在八字结构中，所凝固的天体关系，既显示了这个关系阴阳二气的平衡状态，又显示了怎样使这种关系趋于中和平衡。在干支符号中，这些都清晰的显示出来。其中可以使命局趋于平衡的字，称为用神，使命局趋于不平衡的字，称为忌神。格局确定下来后，用神、忌神也就确定下来了。在一生命运流程中，用神、忌神是不变的，永远是相同的字。用神永远越旺越好，忌神永远越弱越好。用神旺的运年就是好运年，使用神减力的运年就是坏运年，忌神反之。

一个八字表面上只有八个字，但实质上隐藏在八字后的东西就不是八个字了。一个八字的背后，永远隐藏了十天干、十二地支的。这十天干、十二地支二十二个字以八个字为代表向我们透漏出它们的丰富的信息，我们切不可只被这八个字的表面现象迷惑。而看不清八个字后面的东西。

巳 东南南 阴火 初夏 暗合 丙戊戊 金之长生
午 正南 阳火 盛夏 暗合 丁己
未 西南南 阴土 仲夏 暗合 己丁乙
申 西南西 阳金 初秋 暗合 戊壬戊 水之长生（有一说此处也是土的长生）

辰 东南东 阳土 仲春 暗合 戊乙癸
酉 正西 阴金 仲秋 暗合 辛

卯 正东 阴木 正春 暗合 乙
戌 西北西 阳土 仲秋 暗合 戊辛丁

寅 东北东 阳木 初春 暗合 甲丙戊 火土长生
丑 东北北 阴土 季冬 暗合 己癸辛
子 正北 阳水 深冬 暗合 癸
亥 西北北 阳水 初冬 暗合 甲壬 木之长生

中央：
地支三会（季节相同为会）
寅卯辰三会东方木，巳午未三会南方火。
申酉戌三会西方金，亥子丑三会北方水。
地支三合（正三角的三个点）
申子辰三合化水，亥卯未三合化木，
巳酉丑三合化金。
地支六合（左右逢源为合）
子丑合土，午未合土，寅亥合木，
卯戌合火，辰酉合金，巳申合水。
地支暗合
寅丑暗合，申卯暗合，亥午暗合。
地支相冲（地支相六，正对为冲）
子午相冲，丑未相冲，寅申相冲，
卯酉相冲，辰戌相冲，巳亥相冲。
地支相刑
寅刑巳，巳刑申，申刑寅，为无恩之刑。
未刑丑，丑刑戌，戌刑未，为恃势之刑。
子刑卯，卯刑子，为无礼之刑。
辰、酉、亥，为自刑之刑。
地支相害（上下监督为害）又叫穿
子未相害，丑午相害，寅巳相害，
卯辰相害，申亥相害，酉戌相害。

六合　天干五合
冲　刑
害　破

六、地支冲害属性

地支相冲：根据地支杂气的五行生克原理，阴阳相同、方位相对、属性相克。子与午冲（子水克午火，午藏土克子水）、寅与申冲（寅木克申藏土，申金藏水克寅木藏火）、卯与酉冲（酉金克卯木）、巳与亥冲（巳藏金克亥藏木，亥水克巳火）、丑与未冲（丑藏金克未藏木，未土藏火克丑藏金水）、辰与戌冲（辰藏水克戌藏火，戌藏金克辰藏木）。其中，子与午、寅与申、卯与酉、巳与亥为冲中带克，而丑与未、辰与戌只冲不克，以"去皮"论。

实际上地支六冲也是某一气的王相休囚死的全过程，如《素问·五运行大论》曰："子午之上，少阴主之；丑未之上，太阴主之，寅申之上，少阳主之；卯酉之上，阳明主之；辰戌之上，太阳主之；巳亥之上，厥阴主之。"少阴君火生于子，旺于午。

地支相害：子未相害，丑午相害，寅巳相害，卯辰相害，申亥相害，酉戌相害。如午与未合，而子来冲午，使未失合无援，即子害未，余类推。

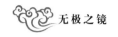

七、系统时空失衡与旬空法则

干支时空系统是运用十天干与十二地支互相配合成不同时空组合的六十组天地时空格局，用来计算和记录时空演化。在六十甲子中，十天干应用六次，每次 10 天或 10 年称为一旬；地支有十二位，每次干支配合总有两位地支在一旬中配不到天干，这两位配不到天干的地支，在这一旬中就"落空"了，称为"旬空"。旬空有"年上旬空""月上旬空""日上旬空""时上旬空""刻上旬空"，其中"日上旬空"最重要，其次"时上旬空"也很重要。

六甲旬空表

六甲旬	六十甲子日年干支									旬空地支
甲子旬	甲子	乙丑	丙寅	丁卯	戊辰	己巳	庚午	辛未	壬申	癸酉	戌、亥
甲戌旬	甲戌	乙亥	丙子	丁丑	戊寅	己卯	庚辰	辛巳	壬午	癸未	申、酉
甲申旬	甲申	乙酉	丙戌	丁亥	戊子	己丑	庚寅	辛卯	壬辰	癸巳	午、未
甲午旬	甲午	乙未	丙申	丁酉	戊戌	己亥	庚子	辛丑	壬寅	癸卯	辰、巳
甲辰旬	甲辰	乙巳	丙午	丁未	戊申	己酉	庚戌	辛亥	壬子	癸丑	寅、卯
甲寅旬	甲寅	乙卯	丙辰	丁巳	戊午	己未	庚申	辛酉	壬戌	癸亥	子、丑

阴阳五行生克时空的旬空，由日令干支所处旬首决定，确定日令何旬，该旬落空地支可见，于卦爻中看有无旬空之支即可。旬空主时运不到，时运一到就为不空，届时天机可现，其功可显。但旬空之爻有"真空""假空"之别。

有用之空的法则：旺不为真空；动不为真空；有日、月或动爻生扶之空支不为真空；动而化空不为真空；空动化空不为真空；伏藏旺相不为真空。

无用之空的法则：月破旬空为空；休囚旬空为空；伏藏被克为空；有气不动为空。

旬空地支的时空力度最薄弱，发挥的时空效应最小，使系统时空力度向不旬空的系统时空倾斜。一般情况下，以旬首所代表的干支时空在这一旬中对系统时空的力学效应最突出，是系统时空转化的关键因素。旬空的两个地支有属于一个五行时空，如申酉金、寅卯木；有属于两个五行时空，如戌亥、子丑、辰巳、午未。属于一个时空特性的时空效应相应增强，属于两个时空特性的时空效应相应减弱。但"空"不如"不空"有力。有利因素临"旬空"不利，不利因素临"旬空"有利。

八、系统时空失衡与六甲孤虚

天干地支轮转相配成六十干支甲子，这就是所谓的古相对论。六十甲子之中有许多固有的时空规律，这些都不是人为的安排与设计，完全是天象历法之下的顺理成章。上面的旬空法则就是其一，而更深一层的其二，就是在旬空法则基础之上的孤虚法则，称为六甲孤虚。这也是古相对论时空失衡的一个重要时空黑洞。

一甲之内，无天干相配之二支，称之为孤，其所对冲支为虚。于是六甲旬内之孤虚为：

	甲子旬	甲戌旬	甲申旬	甲午旬	甲辰旬	甲寅旬
孤	戌亥	申酉	午未	辰巳	寅卯	子丑
虚	辰巳	寅卯	子丑	戌亥	申酉	午未

日月行于周天，可谓之周流六虚；卦爻六位时变可谓之周流六虚；音律之调变可谓之周流六虚；处于中宫虚空之处的戊己二干永久相配六甲之虚辰，也可谓之周流六虚。这四种天地人之气的变化将自然界的六十甲子赋予了时空变化的物理之场，从简单数字排列升华到了自然之场，这是天干地支的物理运动规律之一。

在古代六甲孤虚受到很大重视，《汉书·艺文志·数术略》载有《风后孤虚》二十卷，《隋书·经籍志·五行家》载有伍子胥撰写的《遁甲孤虚记》一卷。《孟子·公孙丑下》中说："天时不如地利，地利不如人和。"注曰："天时谓时日干支，孤虚、王相之属也。"六甲孤虚在古代多用于军事。春秋时越王勾践为报仇而欲伐吴，遂于其年轻武臣计倪相谋，计倪说："夫兴师举

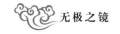

兵……必察天地之气，原于阴阳，明于孤虚，审于存亡，乃可量敌。"计倪解释"孤虚"时说道："明孤虚，知会际也。"又说："夫孤虚者，谓天地门户也。"但是，计倪没有详细说明孤虚兵法的具体运用。《后汉书·方术传》记载了赵彦为宗资陈孤虚之法以破敌，赵彦建议"从孤击虚以讨之"，"推遁甲数以时进兵，一战破贼"。说明要背靠"孤"方，向"虚"方攻击，就会获得胜利，而且孤虚之法与遁甲有密切关系。宋人许洞所撰《虎钤经》也说："背孤击虚，一女子当五丈夫。"而且特别强调了，若敌在虚，耐久战而不败，此时"切不可引退，但并力击之，必胜矣"。而且在使用孤虚法时，还要看出兵数量。若出兵万人以上要用年孤虚，千人以上用月孤虚，百人以上用日孤虚，百人以下用时孤虚。

孤虚之法中，甲子旬午戌亥，戌为土而亥为水，故曰甲子旬水土半空亡。甲戌旬中无申酉，故甲戌旬为金全空亡。甲申旬中无午未，故为火土半空亡。甲午旬中无辰巳，为火土半空亡。甲辰旬中无寅卯，故为木全空亡。甲寅旬中无子丑，亦为水土半空亡。所谓空亡，既是孤虚。

年月日时孤虚均由年月日时干支求得。例如乙亥年，乙亥在甲戌旬中，甲戌旬申酉为孤，寅卯为虚等。但日孤虚有时不是同时用孤虚对，诸如戌亥孤而辰巳虚之类，而是用单独的孤支和虚支。《虎钤经》说："用日孤虚，子日亥孤巳虚，丑日子孤午虚，寅日丑孤未虚，卯日寅孤申虚，辰日卯孤酉虚，巳日辰孤戌虚，午日巳孤亥虚，未日午孤子虚，申日未孤丑虚，酉日申孤寅虚，戌日酉孤卯虚，亥日戌孤辰虚。"这里视日干之阴阳而定，阳日孤虚之辰为阴，阴日则孤虚之辰为阳。

不仅限于出兵打仗，而且上官出行，临民做事，中医临证治病等也可以使用孤虚之法。例如谈判，坐于孤方为有利，坐于虚方为不利。在中医临证之中，因为地支对应脏腑，如子为耳为膀胱、三焦；丑为胞肚为脾；寅为手为胆；卯为指为肝；辰为肩胸为胃；巳为面、咽齿为心；午为眼为小肠；未为脊梁为脾；申为经络为大肠；酉为精血为肺；戌为命门、腿足为胃；亥为头为肾、心包等。突发急症不超过一个时辰的，用时孤虚；病症不超过一日的，用日孤虚；病症不超过一月的，用月孤虚；病症超过一月在一年以内的，用年孤虚；超过一年以上的用四柱孤虚，结合大司天、流年司天等。泄孤补虚，泄虚补孤等。

九、临界象变时空

十二地支的五行属性决定了地支的王相休囚死的力学效应。五星五行一周是 360°，以 30° 为一个时空力学单位，故一周可分为十二个时空力学单位，组成一个时空力学周期，而这一时空力学周期就是阴阳时空系统中的地支时空系统在空间分布上的对应。将五行时空系统与地支时空系统相结合的时空系统，古人称之为"**十二宫**"（十二分法），即：绝、胎、养、长生、沐浴、冠带、临官、帝旺、衰、病、死、墓。"绝"处为五星中某星距离地球最远，时空力学效应及系统能量场强最小，然后该星逐渐接近地球，到"帝旺"时距离地球最近，相应的时空力学效应及系统能量场强最大，而后渐渐远去，能量减小，至"墓"处达到最小。见五行力学力度盛衰变化图表：

	绝	胎	养	长生	沐浴	冠带	临官	帝旺	衰	病	死	墓
木	申	酉	戌	亥	子	丑	寅	卯	辰	巳	午	未
火	亥	子	丑	寅	卯	辰	巳	午	未	申	酉	戌
金	寅	卯	辰	巳	午	未	申	酉	戌	亥	子	丑
水、土	巳	午	未	申	酉	戌	亥	子	丑	寅	卯	辰

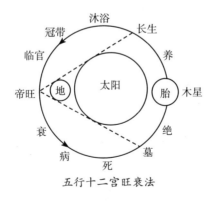

五行十二宫旺衰法

"绝"如人形体绝灭化归为土，是指万物前气已绝，后继之气还未到来，在地中未有其象。

"胎"如人受父母之气结聚成胎，是指天地气交之际，后继之气来临，

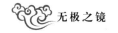

并且受胎。

"养"像人养胎于母腹之中，之后又出生，是指万物在地中成形，继而又萌发，又得经历一个生生灭灭永不停止的天道循环过程。

"长生"就像人出生于世，或降生阶段，是指万物萌发之际。

"沐浴"为婴儿降生后洗浴以去除污垢，是指万物出生，承受大自然沐浴。

"冠带"为小儿可以穿衣戴帽了，是指万物渐荣。

"临官"像人长成强壮，可以做官，化育，领导人民，是指万物长成。

"帝旺"象征人壮盛到极点，可辅助帝王大有作为，是指万物成熟。

"衰"指盛极而衰，是指万物开始发生衰变。

"病"如人患病，是指万物困顿。

"死"如人气已尽，形体已死，是指万物死灭。

"墓"也称"库"，如人死后归入于墓，是指万物成功后归库。

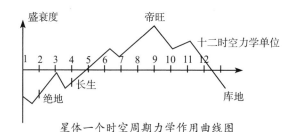

星体一个时空周期力学作用曲线图

从上述坐标系可以看出，地球在四时五方时空体系中秉受五星之气的时空力学的强弱程度。干支五行旺衰、八卦旺衰等都是天地人时空相变的临界点。

	王	相	休	囚	死
春	甲乙、寅卯	丙丁、巳午	壬癸、亥子	庚辛、申酉	戊己辰戌丑未
夏	丙丁、巳午	戊己辰戌丑未	甲乙、寅卯	壬癸、亥子	庚辛、申酉
长夏	戊己辰戌丑未	庚辛、申酉	丙丁、巳午	甲乙、寅卯	壬癸、亥子
秋	庚辛、申酉	壬癸、亥子	戊己辰戌丑未	丙丁、巳午	甲乙、寅卯
冬	壬癸、亥子	甲乙、寅卯	庚辛、申酉	戊己辰戌丑未	丙丁、巳午

	王	相	胎	没	死	囚	废	休
立春	艮	震	巽	离	坤	兑	乾	坎
春分	震	巽	离	坤	兑	乾	坎	艮
立夏	巽	离	坤	兑	乾	坎	艮	震
夏至	离	坤	兑	乾	坎	艮	震	巽
立秋	坤	兑	乾	坎	艮	震	巽	离
秋分	兑	乾	坎	艮	震	巽	离	坤
立冬	乾	坎	艮	震	巽	离	坤	兑
冬至	坎	艮	震	巽	离	坤	兑	乾

二十四节气是术数学模型中基本的时空概念，在具有指导农业生产的自然属性同时，还具有揭示宇宙自然深层次时空运行规律的科学属性，即随着节气的变换，其阴阳五行之气也随之转化，系统时空内部的平衡关系失衡后，向新的时空平衡转换。即临界象变时空。

节气的安排决定于日地时空关系，从冬至开始间隔依次分布节气和中气。一年十二月二十四节气，每月一节一气。小寒、立春、惊蛰、清明、立夏、芒种、小暑、立秋、白露、立冬、大雪为节，为每月起始。冬至、大寒、雨水、春分、谷雨、小满、夏至、大暑、处暑、秋分、霜降、小雪为中气。在每月的中期交接，中气是一月之气强弱的分水岭，当月气是上升趋势时，中气交接处是高峰，开始转为下降；当月气是下降趋势时，中气交接处是低谷，开始转为上升。

在分析时空模型过程中，要切记年、月的运用要以"节气"为临界时空象变的界限，不能以初一或三十划分界限，节气中的五星五行杂气以前述为主。年的划分以冬至为起点似乎更为合理，因为冬至是阳气起点、阴气终点。

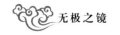 ## 地支力学

地支的时空拓扑定量力学虽然以日地月关系为根本，但是它的功能属性却取决于五星五行的运行时空。若某年月日时临某地支（距离某行星的距离近）为该地支对应的某五行之气（系统时空属性）旺盛、力学强度大。如月令为巳，表示该月为火气当令而旺，力学强度大，力学作用大，但是实际上该月30天并不是都是火气旺盛，巳火之时辰120分钟也不是火气持续旺盛，这是什么原因呢？

根据学者王吉柱研究，实际上这是由于五星五行时空混合交叉作用的结果，五星五行并不是单独以某星某行作用于地球，它是五星五行同时作用于地球，而使地球周围时空的时空力学以五星五行的时空混合气场为真实表现形式。五星五行由于在一定时间和空间内对地球时空力学角度不同，而将五星杂气变化交叉作用在五行时空系统上，但是整个一个月必有一个主要的星体作用于地球参照系的五行时空系统，且时间较长，即本气，传统中一般忽略了杂气。一个月中五星对地球的时空力学强度影响的空间（远近）和时间由五星的公转角度决定：

水星：4.09° / 天　　　　火星：0.52° / 天

金星：1.60° / 天　　　　木星：0.084° / 天

地球：1.0° / 天　　　　土星：0.034° / 天

正是由于地支杂气的存在，才出现了地支"生克冲合刑害"等复杂的时空力学效应，其实都是生克时空效应及五星空间与时间力学效应相互作用的结果，不搞清这些时空力学效应的天象机制，人们将永远迷信，知其然而不知其所以然。

如巳为火，火克金，何以金又长生在巳，原因就是巳火中藏"土、金"。"土、金"可以生助申酉二金，故金长生在巳。再如戌土生酉金，何以戌酉又相害，原因就是戌中藏火，火克金，故相害。因此：

水长生在申：申中含水之故也，又申金生水。

木长生在亥：亥中含木之故也，又亥水生木。

火长生在寅：寅中含火之故也，又寅木生火。

土长生在申：申中含四土俱全之故也，但金不生土，故力弱。

金长生在巳：巳中含金之故也，又巳中含土，土生金，但巳中本气为火，火克金，故金长生在巳的时空力学效应稍弱。

丑午相害：丑中藏水，水克午火，火克丑中之金，故丑午相害。丑遇午难生，午遇丑论克。

酉戌相害：酉遇戌论平，戌遇酉论耗。

其他刑害等必须有特定条件才成立，也可不必考虑，直接用生克冲合即可。

地支五星五行杂气的时空拓扑分布如下：

十一月（子月）：只含水本气，其中亥水20天，子水10天。大雪日至十一月结束小寒日均为水气值旺。

十二月（丑月）：含水、金、土三气，其中小寒日至第9日由亥水值旺；第10日至第12日由酉金值旺3天；第13日至第30日由丑土值旺；该月主气为湿土。

正月（寅月）：含土、火、木三气，其中立春日至第3日由辰戌土值旺3天；第4日至第12日由午火值旺9天；第13日至第30日由寅木值旺18

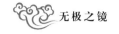

天；该月主气为木。

二月（卯月）：只含木本气，其中寅木10天，卯木20天。惊蛰日至二月结束清明均为木气值旺。

三月（辰月）：含木、水、土三气，其中清明日至第9日由卯木值旺；第10日至第12日由亥水值旺3天；第13日至第30日由辰戌土值旺18天；该月主气为湿土。

四月（巳月）：含土、金、火三气，其中立夏日至第3日由辰戌土值旺3天；第4日至第12日由申金值旺9天；第13日至第30日由午火值旺18天；该月主气为火。

五月（午月）：含火、土二气，其中芒种日至第10日由午火值旺10天；第11日至第19日由丑未土值旺9天；第20日至第30日由巳火值旺10天；该月主气为火。

六月（未月）：含火、木、土三气，其中小暑日至第9日由巳火值旺9天；第10日至第12日由卯木值旺3天；第13日至第30日由丑未土值旺18天；该月主气为燥土。

七月（申月）：含土、水、金三气，其中立秋日至第9日由辰戌丑未土值旺9天；第10日至第12日由子水值旺3天；第13日至第30日由申金值旺18天；该月主气为金。

八月（酉月）：只含金本气，其中申金10天，酉金20天。白露日至八月结束寒露日均为金气值旺。

九月（戌月）：含金、火、土三气，其中寒露日至第9日由酉金值旺9天；第10日至第12日由巳火值旺3天；第13日至第30日由辰戌土值旺18天；该月主气为燥土。

十月（亥月）：含木、水二气，其中立冬日至第9日由寅木值旺9天；第10日至第30日由亥水值旺21天；该月主气为水。

我们知道，地球公转自转一周均为360°，由一年12个月和一日12时辰完成，故周天或周期循环为360°，十二地支分阴阳、五行时空分布期间，以360°除以12，则每一地支时空原有度数为30°，我们将地支时空的度数称作地支时空的含气量（阴阳之气与五行之气的综合，即节气，其计量单位是度数）。由于地支时空含气浑浊且杂，除本气外还有杂气，而时空交叉作用于地球时空系统的变化中，故地支时空的五行本气不一定是30°，这样就会对地球时空系统变化造成复杂性、不专性，从而显现出客观世界与地球时空的万千气象与五彩纷呈。

地支时空含气原值表

	本气值	杂气值	杂气值	总值
子	水 30′			30′
丑	土 18′	水 9′	金 3′	30′
寅	木 18′	火 9′	土 3′	30′
卯	木 30′			30′
辰	土 18′	木 9′	水 3′	30′
巳	火 18′	金 9′	土 3′	30′
午	火 21′	土 9′		30′
未	土 18′	火 9′	木 3′	30′
申	金 18′	土 9′	水 3′	30′
酉	金 30′			30′
戌	土 18′	金 9′	火 3′	30′
亥	水 21′	木 9′		30′

根据阴阳（六十四卦）时空的五行生克特性，预测不同干支时空的运行规律，地支之气时空转化的计算方法如下：

首先，根据时空的阴阳属性找出各个时空系统的五行之气原值的多少，以决定系统时空的含气量；其次，系统时空之间有二合三合相冲等关系时，

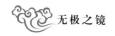

则三合局以中神五行论，其旺度为 60°，二合若合化条件成立，以合化后五行论，旺度为 36°，相冲可根据冲支在月令条件下的强度来计算对被冲支的损失，若地支旺相受冲为暗动，其力增加 1.5 倍，三刑俱全为 −60°。见下表：

地支时空转化六冲损失表

	寅	卯	辰	巳	午	未	申	酉	戌	亥	子	丑
子	1/3	1/3	1/3	1/2	1/2	1/3	1/3	1/3	1/3	1/3	1/3	1/3
丑	0	0	0	0	0	0	0	0	0	0	0	0
寅	1/3	1/3	1/3	1/3	1/3	1/3	1/2	1/2	1/3	1/3	1/3	1/3
卯	1/3	1/3	1/3	1/3	1/3	1/3	1/2	1/2	1/3	1/3	1/3	1/3
辰	0	0	0	0	0	0	0	0	0	0	0	0
巳	1/3	1/3	1/3	1/3	1/3	1/3	1/3	1/3	1/3	1/2	1/2	1/3
午	1/3	1/3	1/3	1/3	1/3	1/3	1/3	1/3	1/3	1/2	1/2	1/3
未	0	0	0	0	0	0	0	0	0	0	0	0
申	1/2	1/2	1/3	1/3	1/3	1/3	1/3	1/3	1/3	1/3	1/3	1/3
酉	1/2	1/2	1/3	1/3	1/3	1/3	1/3	1/3	1/3	1/3	1/3	1/3
戌	0	0	0	0	0	0	0	0	0	0	0	0
亥	1/3	1/3	1/3	1/2	1/2	1/3	1/3	1/3	1/3	1/3	1/3	1/3
注	四库之冲本气不受损失											

再次，月令时空作用很重要，系统时空转化临月令为 30° 设为 1，受月令之生者为 15° 设为 0.5，休于月令为 0，因于月令者为 −15°，死衰于月令者为 −30°，旺空者为 0，衰空为 −60°；再次，动静时空有别，动态系统时空力度乘以 2，暗动者乘以 1.5，静者为不变；最后，日令时空流转具有十分重要的时空转化作用，在上述计算完成后，用日令时空转化对系统时空力度数值进行增减，日令时空之力与月令时空之力同功同旺（稍大于月令时空力度），值日令时空在原数值上乘以 2，日令生乘以 1.5，休于日令乘以 1，因于日令减前增值的 1/2，死于日令减去全部前增值，生旺代刑则加生旺增值的

3/4。

时空条件的使用与设定：

如测年时空力度，以纳音五行定旺衰，以年干支当"日令"，旬空以年干支决定。

如测月时空力度，以岁令五行定旺衰，以月干支当"日令"，旬空以月干支决定。

如测日时空力度，以月令五行定旺衰，以日干支定生克冲合刑害、旬空日破等。

如测时辰时空力度，以日令五行定旺衰，以时干支当"日令"，定生克冲合刑害、旬空日破等，但月令的时空转化作用要心中有数。

以上八体时空转化规律是根据"**其大无外，其小无内**"的全息时空原则制定的，根据全息时空律，我们还可以推论出刻、秒的干支及其时空转化规律。我们将每个时辰划分为12个时刻，以12个地支时空对应之，时刻天干可根据"**时上起刻法**"得到。根据"**五子建元法**"如甲午时11点15分至25分为"**寅刻**"，甲时子刻起甲，寅刻则为丙，为丙寅刻，余仿此。故如测时刻时空力度，以时令五行定旺衰，以刻令干支当"日令"，定生克冲合刑害等。

五子建元法

	子	丑	寅	卯	辰	巳	午	未	申	酉	戌	亥
甲、己	甲	乙	丙	丁	戊	己	庚	辛	壬	癸	甲	乙
乙、庚	丙	丁	戊	己	庚	辛	壬	癸	甲	乙	丙	丁
丙、辛	戊	己	庚	辛	壬	癸	甲	乙	丙	丁	戊	己
丁、壬	庚	辛	壬	癸	甲	乙	丙	丁	戊	己	庚	辛
戊、癸	壬	癸	甲	乙	丙	丁	戊	己	庚	辛	壬	癸

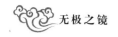

地球时空系统的年周期时空力度是在纳音五行力度基础上对岁令五行力度的叠加，岁令时空力度以旺相休囚死为基本状态，纯气度数为30°，若含杂气，其度数按比例比值。月时空力度是在岁令五行时空力度基础上对月令五行时空力度的叠加。下图是用神在岁令值旺基础上月令时空力度均值，其他岁令条件仿此进行叠加或递减：

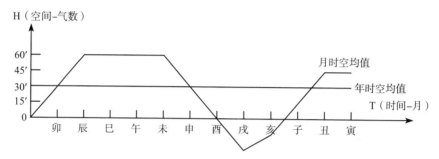

设用神为卯的年、月时空力学强度表

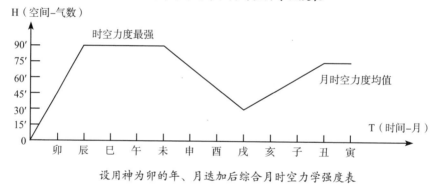

设用神为卯的年、月迭加后综合月时空力学强度表

其计算方法如下：

用神为卯十二月令月时空力度均值计算表

月令	月时空力度气数均值计算法	月时空力气数均值	说明
寅	（18–3×1/2）×2=33	+ 33′	旺相加倍
卯	30×2=60	+ 60′	旺相加倍
辰	（9＋3×1/2）–（30×18/30×1/2）=1.5	+ 1.5′	半值半囚

月令	月时空力度气数均值计算法	月时空力气数均值	说明
巳	−0−9×1/2−3=−7.5	−7.5′	休气（余气小制）
午	−0−9=−9	−9′	休气（余气小制）
未	−18−3×1/2=−16.5	−16.5′	囚墓减半
申	−18−9×1/2＋3×2=−16.5	−16.5′	死衰减半
酉	−30×2×1/2=−30	−30′	死衰减半
戌	卯戌合化火	0′	木对火为休
亥	21×2＋9×2=60	60′	长生加倍
子	（30−30×1/4）×2=45	45′	生中代刑
丑	−18＋9×1/2＋3=−10.5	−10.5′	余气小生
注	岁令时空为卯，原时空力度气数为30°		

地球时空系统的日势力度是在岁令、月令基础上日令能量转换的叠加：

日令	日时空旺度	日令	日时空旺度
子	22.5′	午	−9′
丑	−13′	未	−15′
寅	18′	申	−24′
卯	30′	酉	−30′
辰	−6′	戌	0′
巳	−12′	亥	30′

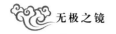

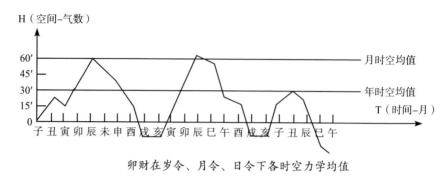

卯财在岁令、月令、日令下各时空力学均值

设妻财为卯木，在卯年亥月的时空力学日势图如下：

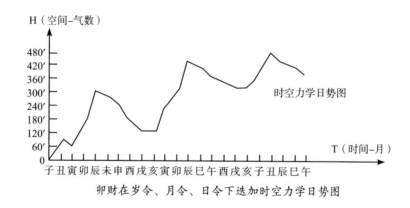

卯财在岁令、月令、日令下选加时空力学日势图

例如，我们利用阴阳五行模型通过不同时间和空间切入点测得卯月乙亥日系统时空的本象是"否之遁"象，三爻动（卯月乙亥日——空申酉）：

父母　　戌土　—应（月合化官 36°）

兄弟　　申金　—（空）

官鬼　　午火　—

妻财　　卯木 ×--世　　　　兄弟　　申金　—（空）

官鬼　　巳火　--　　　　　　　　　　　　　　--

父母　　未土　--（伏子水子孙）　　　　　　--

时空本象解析：

①时空力度（含气量）：

A_0 为卯财气数值，临月令为 30°，处动态乘以 2，30×2=60°，日令生之乘以 1.5，60×1.5=90°；

B_0 气数值为暗动之巳火，巳火相为 15°，暗动乘以 1.5，15×1.5=22.5°，兄弟申金空亡，为 0；

综合时空力度（含气量）$H_0 = A_0 - B_0 = 90 - （22.5+0） = 67.5°$，$A_0 > B_0$，系统时空阳气旺盛，继续向积极方向发展。

②日令时空转换气数值：

子日：卯财受子水生中代刑，故 $A_子 = 67.5×1.5×3/4 = 75.9°$；

巳官受日令之克，减去 0.5 倍，故 $B_子 = 22.5 - 22.5×0.5 = 11.25°$，申金仍为 0；

$H_子 = A_子 - B_子 = 75.9 - 11.25 = 64.65°$。

丑日：卯财囚于日令丑土，减去 0.25 倍，即 $A_丑 = 75.9 - 75.9×0.25 = 56.93°$；

巳火休于日令值不变，申金仍为 0，但未土暗动，有干扰，休囚可忽略，故 $H_丑 = 56.93 - 75.9 = -18.97°$，系统时空阴气渐长。

寅日：卯财受日令拱扶，乘以 18/30×2=1.2 倍，故 $A_寅 = 56.93×1.2 = 68.32°$；

巳官受日生乘以 1.5，申金仍为 0，故 $B_寅 = 11.25×1.5 = 16.88°$；

$H_寅 = A_寅 - B_寅 = 68.32 - 16.88 = 51.4°$。

卯日：卯财临日令乘以 2，故 $A_卯 = 68.32×2 = 136.64°$；

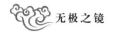

巳官受日生乘以 1.5，申金仍为 0，故 $B_卯$ =16.88×1.5=25.32°；

$H_卯$ =$A_卯$ −$B_卯$ =136.64−25.32=111.32°。

辰日：卯财因于日令，减去 18/30 倍，则 $A_辰$ =111.32−111.32×18/30=33.4°；

巳官休于日令，值不变，则 $H_辰$ =33.4−111.32= −77.92°。

巳日：卯财休于日令，值不变；巳官值日令，乘以 2，故 $B_巳$ =25.32×2=50.64°；

则 $H_巳$ =$A_巳$ −$B_巳$ =33.4−50.64= −17.24°。

午日：卯财休于日令，值不变；巳官受日令拱扶，乘以 2，故 $B_午$ =50.64×2=101.28°；

则 $H_午$ =$A_午$ −$B_午$ =33.4−101.28= −67.88°。

未日：卯财因于日令，减去 0.5 倍，故 $A_未$ =33.4−33.4×0.5=16.7°；

巳官休于日令，值不变，则 $H_未$ =16.7−33.4= −16.7°。

申日：衰于日令，前未增值，值不变；巳官合伙失去作用，申金出空值令为 30°；

故 $H_申$ =$A_申$ −$B_申$ =0−30= −30°。

酉日：卯财衰于日令，前未增值，值不变；申金出空值令为 30°；

故 $H_酉$ =$A_酉$ −$B_酉$ =0−30= −30°，阴气最盛之时。

生克冲合用于月令地支关系，旺衰休囚以月令杂气衡量。

六十甲子

天干代表地球在黄道上一个年周期中十个天体相对时空位置，代表白道在一个月周期中十个月相变化，也代表太阳在地球表面视运动的十个行度。地支代表日周期中地平坐标系中的日月五行能量背景辐射的十二个时段，及年周期中太阳与地月系的调和周期。十二是一个太阳回归年中有 12 个朔望月，十是地气与天气在转化过程中的真实天气能量背景的标度。

黄道是太阳在天球上周年视运动的轨道，与天赤道呈 23°27′ 交角，黄赤交角是造成地球上四季气候分明的成因。月球在绕地旋转同时，还伴随地球沿着黄道在天球上做周年视运动，反映在天球上呈现日月缠绕黄道做周年视运动。因此，古中国天文学家视黄道为日月的运行轨道，如东汉刘向的《五行论》说："日月循黄道，南至牵牛，北至东井。"可知古中国天文学家就是应用黄道坐标系标度日月运行，协调朔望月与回归年之间的时空关系。

《黄帝内经》多处提到六十甲子，如《素问·六节藏象论》说："夫六六之节，九九制会者，所以正天之度、气之数也。天度者，所以制日月之行也；气数者，所以纪生化之用也。天为阳，地为阴，日为阳，月为阴，行有分纪，周有道理，日行一度，月行十三度而有奇焉，故大小月三百六十五日而成岁，积气余而盈闰矣……天以六六为节，地以九九制会；天有十日，日六竟而周甲，甲六复而终岁，三百六十日法也。"《素问·六节藏象论》还说："天有十日，日六竟而周甲，甲六覆而终岁，三百六十日法也……五日谓之候，三候谓之气，六气谓之时，四时谓之岁，而各从其主治焉。五运相袭而皆治之，终期之日，周而复始，时立气布，如环无端，候亦同法。"《素问·天元纪大论》说："天以六为节，地以五为制。周天气者，六期为一备；终地纪者，五岁为一周。君火以明，相火以位。五六相合，而七百二十气为一纪，凡三十岁，千四百四十气，凡六十岁，而为一周，不及太过，斯皆见矣。"

这段经文明确告诉我们，甲子六十年记录时空的方法，背景是源于天象运动的，是"正天之度、气之数"的时空周期标度。而天度是"制日月之行"的坐标系，既是说甲子六十年的坐标系是计算"日月之行"的时空计算系统。即甲子六十年周期就是日月会合周期。所谓"日为阳，月为阴，行有

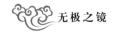
分纪，周有道理"，既是说日月运行的会合周期有一定规律，就是"日行一度，月行十三度而有奇焉，故大小月三百六十五日而成岁，积气余而盈闰矣"。古人规定"三年一闰，五年三闰，十九年七闰"，六十年共有二十二个闰月。古人将一个周天规定为 365.25 度，月球每日月行 13.3684 度，两者相除等于一个恒星月，长为 27.321893 日，与现代天文计算的 27.321661 日，误差极小。

这样：60 年 =365.25 天 ×60=21915 天 =802.10401 恒星月。按照恒星月计算，一年 365.25 天 ÷27.321661 天 =13.3685 个恒星月。但古人规定一年为十二个月，不是十三个月，显然用的不是恒星月，而是朔望月。一个朔望月为 29.530589 天。60 年 =365.25 天 ×60=21915 天 =742.11184 朔望月。一年十二个朔望月，则 742.11184 朔望月 =60 年 +22.11184 朔望月 =60 年 +22 闰月 +3.3015 天，按照"三年一闰，五年三闰，十九年七闰"法，60 年恰好有22 个闰月。至此可知，六十年甲子周期就是朔望月与太阳回归年的会合调谐周期，所以《左传》说："日月之会是谓辰，一岁日月十二会，则十二辰也。"这也是十二地支的天文机制之一。

《素问·六微旨大论》说："天气始于甲，地气始于子，子甲相合，名曰岁立。"即天气始于黄道的日地时空位置决定的黄道坐标系，地气始于日地月时空位置决定的地平坐标系，这两个时空坐标系的调谐周期是六十年，根据全息原理，所有时空点都遵循这个基本周期，对于地球上的任意一点时空，这两个时空坐标系的综合能量背景辐射都可以覆盖。

可见，干支周期是标度日地月运行规律及其会合周期时空结构的计算系统，表达了古日地月之间天文关系，以及这些周期性时空变化带来的各种阴阳五行的能量背景辐射的变化。有些人用近点月来讨论甲子六十年的周期规律，但是我国在东汉时才记载近点月周期，而甲子六十年周期在东汉之前就已经被发明和使用了，在殷商时期的甲骨文中就已有甲子六十周期表了。

第三　时空之数

干支纪年

在殷商时代及上古，纪年都是用帝王在位年数来纪年的。如《尚书·商书·伊训》说"成汤即殁，太甲元年，伊尹作《伊训》"，以及《春秋》是以鲁国诸侯在位年数来纪年，这样容易导致纪年的混乱，后来就发展出岁星纪年法。由于岁星运行的不均匀性，方向的逆反，还有岁差原因出现的岁星超辰现象，于是又出现了太岁纪年法。其实太岁纪年法是为了调和岁星纪年法与干支纪年法而出现的一种折中方案，实质上太岁纪年法是属于地支地平坐标系内的矢量概念。

太岁纪年法与地支纪年法有一个对应关系，称为岁阴；与天干纪年法也有一个对应关系，称为岁阳。

地支	子	丑	寅	卯	辰	巳	午	未	申	酉	戌	亥
太岁	困敦	赤奋若	摄提格	单阏	执徐	大荒洛	敦牂	协洽	涒滩	作噩	淹茂	大渊献

例如秦始皇八年，用太岁纪年法为"岁在涒滩"即是十二辰的申年。若用岁星纪年法就是"岁在鹑首"。又如，屈原在《离骚》中讲到自己的生辰："摄提贞于孟陬兮，惟庚寅以吾降。""孟陬"按照《尔雅·释天》解释为正月，摄提是摄提格之简写，即寅年正月庚寅。

天干	甲	乙	丙	丁	戊	己	庚	辛	壬	癸
《天文训》	阏逢	旃蒙	柔兆	强圉	著雍	屠维	上章	重光	玄黓	邵阳
《历书》	焉逢	端蒙	游兆	强梧	徒维	祝犁	商横	邵阳	横艾	尚章

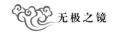
关于天干的岁阳纪年名称，由于历史变迁，出现了一些改变，但大体上是一致的。还有一种干支纪年法，就是我们现在所熟悉的生肖纪年法，即子鼠、丑牛、寅虎、卯兔、辰龙、巳蛇、午马、未羊、申猴、酉鸡、戌狗、亥猪，在十二生肖中唯有辰龙是在自然界中到目前为止没有被现代科学认识到的动物，我在前面已经写了一篇关于龙的文章，我本人是认同这种生物的存在的。这种生肖纪年法被唐朝文成公主传到西藏地区，最后演变成另外一种形式的生肖纪年法，即不用天干地支，而是用五行与生肖代替。如丙子年，就是火鼠年等。其实，这种干支纪年法在四夷之少数民族地区也是广泛存在的，我在前面也说过，中国上古时代的原文明虽然在中原地区已经看不到原始形式，但是在四夷之境还是原汁原味的保存着大量这种古文明与古文化，如彝族的古天文学就是古六历之一的颛顼时代历法，还有水族、瑶族、侗族、白族、纳西族等，不详细说了。

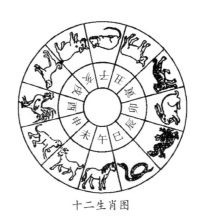

十二生肖图

这里有一个基本问题，即如何界定干支与具体年份的对应，为什么2013年就一定是癸巳年，而不是壬辰年或是甲午年，这个问题许多人可能没有想过，或者根本就不知道。这种真实对应的根本原因就是因为天干地支是从中国古天文历法中衍化而来，具有真实天文背景。在中国古历法中有一个基本天文历法概念，叫做"历元"。从古六历开始，《三统历》《太初历》直至郭守敬《授时历》之前的120余部历法，"历元"一直是中国古天文学家们计算历法的重要概念，但是郭守敬在编制《授时历》时却将这个重要的天文概念删除，他犯了一个历史性的错误。

"历元"的天文含义就是在日月五星排列成一条直线的时空状态，即甲子年甲子月甲子日夜半朔旦冬至点。古人将这种天体位置称为"日月合璧，五星连珠，七曜齐元"，齐的就是"太极上元"。所以《素问·六微旨大论》云："天气始于甲，地气始于子，甲子相合，命曰岁立，谨候其时，气可与期。"《运气论奥谚解》也说："天气始于甲干，地气始于子支者，乃圣人究乎阴阳重轻之用也。著名以彰其德，立号以表其事。由是甲子相合，然后成其纪。远可步于岁，而统六十年；近可推于日，而明十二时。岁运之盈虚，气令之早晏，万物生死，将今验古，咸得而知之。"因此，《授时历》以前的每一部中国古历法都有历元的计算数据，这样就可以准确无误的确定每一年、每一天的天干地支标记，实际上就是明确了每一年、每一天地球上不同时空点在日月五星太阳系甚至更大尺度宇宙空间中的天体位置及能量状态。所以中国古文明的天文学中有不同的周期，从至小到至大，无所不包，这如同四个甚至更多个大小不同的齿轮分别咬合，周期运转，丝丝入扣，不差一丝一毫。使得整个太阳系、银河系的元会运世、年月日时如同一架精密齿轮仪器，构成一个复杂无比的时空机器。如古中医的大司天、大运气概念就是以360年为周期计算的，还有历数中的太乙式，也有一个太乙积年。

所谓"太乙积年"是指自上元甲子为始，至所要推求的年份总共累计的年数。如果是单纯的"七曜齐元"，实际上也就4560年而已，而据《太乙金镜式经》载：上混沌甲子之岁至唐开元十二年（724年）有1937281积年，那么距今（2013年）就有1938570年；如果按照《太乙宗统》计算，距今（2013年）就是10155930年。可见，太乙积年还不只是"七曜齐元"这么简单的事，还有类似邵雍《皇极经世书》中"元会运世"等更大的周期。刘歆的《三统历》中的"太极上元"周期更是达到了23639040年这么庞大的数字，这都说明，中国古文明远远不止我们目前所能理解的这么多，中国古圣人的世界观也不局限在太阳系以内，而是远远超出了这个天体范畴。我们在前面已经说过，关于"宇宙大四季"的天文机制，甚至在《众妙之门》中还说过佛道儒关于宇宙时空的认识等，这一切都明确地告诉我们，宇宙时空要远比现代科学认识到的时空复杂精密的多，不知要超出多少倍去！

干支纪月

根据《史记·律书》的记载，说明十二地支纪月到西汉时已经是经历了久远时期的事情了。《淮南子·天文训》说："帝张四维，运之以斗。月徙一辰，复反其所。正月指寅，十二月指丑，一岁而匝，终而复始。"这就是月建。

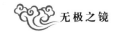

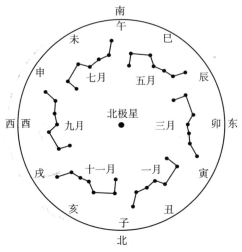

北斗星的周年视运图

夏朝以寅月为正月，殷商以丑月为正月，西周以子月为正月，这就是历史上著名的"三正"问题。其原因也很简单，因为天气与地气有一个 30 日的气差，所以冬至之时的子月是天正，30 日之后的丑月是冬至之地正，在 30 日后的寅月是冬至之人正。即冬至的天地人三气之时，是夏商周三代之正月的天文依据。那么如何以天干配月支呢？由于采用冬至为岁首，就应以冬至所在之月为一年之首月。所以甲子年之首月，建子之月亦配以甲，即甲子月；丑月配乙为乙丑，寅月配丙为丙寅等。但是自纪月以来，古人一直以夏朝之寅正为准，即以冬至之人气为月首，而将建子之月、建丑之月作为上一年之十一月、十二月。因此，年干与月干的关系是每年正月月干前移两字，即甲年正月月干丙寅，乙年正月月干为戊，丙年正月月干为庚，丁年正月月干为壬，戊年正月月干为甲，又开始依次轮回。江湖上的口诀就是"甲己丙作初，乙庚戊为头，丙辛寻庚起，丁壬顺行流，戊癸又如何？自是甲为首"，这种由年干定月干的方法就是五虎遁。因为每年正月皆为寅月，寅属虎，配寅的天干 5 年轮变 1 次，所以叫做五虎遁，也是天干五合的内容之一。

同岁阴、岁阳一样，在干支纪月定型以前，月份也有一套月阴、月阳的名称。见下表：

甲	乙	丙	丁	戊	己	庚	辛	壬	癸
毕	橘	修	圉	历	则	窒	塞	终	极

月序	正月	二月	三月	四月	五月	六月	七月	八月	九月	十月	十一月	十二月
季月	孟春	仲春	季春	孟夏	仲夏	季夏	孟秋	仲秋	季秋	孟冬	仲冬	季冬
建月	寅	卯	辰	巳	午	未	申	酉	戌	亥	子	丑
《尔雅》	陬	如	寎	余	皋	且	相	壮	玄	阳	辜	涂

在《史记·历书》中记载："太初元年，岁名焉逢摄提格，月名毕聚，日得甲子夜半朔旦冬至。"其中，纪月既是月阳、月阴相配而成，毕聚（聚，通"陬"）月就是甲寅月，这是在岁星纪年法时代的纪月法。

🀫 干支纪日

干支纪日法在中国古文明中已有 3000 年以上的历史。从甲骨文可知，商朝武丁至帝辛皆以干支纪日，向上可以推到盘庚迁殷时代（公元前 1300 年左右）。《春秋》所记录的有文字记载的第一次日食为："隐公三年（公元前 720 年），春王二月己巳，日有食之。"经过现代天文学推算确认这一天确有日食，从此至今 2733 年，干支纪日法延绵不断，毫无间断和错乱。

天干的应用在夏朝就已经开始了。夏朝帝王为了显示自己是天之子，就用天干作为自己的名字。例如孔甲、胤甲、履癸（即夏桀王）。而禹、启以下的帝王有名太康、仲康、少康的，实际上就是太庚、仲庚、少庚的错简。商朝的始祖是微子，他也是以天干命名帝王称号，并且自名上甲。其后的汤是商帝国的缔造者，史上称他为太乙、天乙、高祖乙等。从汤开始，殷商帝国共 31 位帝王，相继以天干命名：太乙–太丁–外丙–中壬–太甲–沃丁–太康–小甲–雍己–太戊–中丁–外壬–河亶甲–祖乙–祖辛–沃甲–祖丁–南庚–阳甲–盘庚–小辛–小乙–武丁–祖庚–祖甲–禀辛–康丁–武乙–文丁–帝乙–帝辛等。可见，天干在古人眼中是非常神圣的天文概念。

干支纪日。实际上年月与日时是一回事。为什么这么说，有人可能会非常不理解。我们知道，年月日时无非就是日月地三者之间的轮回旋转，严格地说应是地月系，因为月球属于地球体系。地球围绕太阳旋转一周就是地球

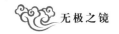

公转一年，由于地球存在 23.5 度的倾斜角，所以就产生了春夏秋冬四季的温热寒凉之节气。如果反过来看，地球自转一周也是太阳围绕地球公转一周，只是因为人在地球上，以地球为参照系的观察点，所以显得太阳围绕地球公转不好理解，其实公转与自转都是相对的。如果我们站在太阳表面来看这种天体运动，一切就都好理解了，而年月日时的四个干支排列出来就是四柱。所以干支纪日的原理同干支纪年一样，干支纪年是通过古历法的历元积年或太乙积年从甲子年而来，干支纪日也是通过古历法上元积日或太乙积日从甲子日而来。从这里就可以看出"日月合璧，五星连珠，七曜齐元"的重要性了。

干支纪时的方法与干支纪月的方法类似。由于每日的开始是从子时至亥时，不同于每年正月从寅月开始，所以甲子日的子时就是甲子时，乙丑日的子时是丙子时，丙寅日的子时是戊子时，丁卯日的子时是庚子时，戊辰日的子时是壬子时，己巳日又从甲子时开始，同甲子日相同。乙庚日相同，丙辛日相同，丁壬日相同，戊癸日相同。江湖上的口诀是："甲己还加甲，乙庚丙作初，丙辛从戊起，丁壬庚子居，戊癸何方发？壬子是真途。"因为干支纪时从子时起，就称为五鼠遁；而干支纪年是从寅月起，故称五虎遁。

干支定局

干支定局就是干支能量流动的时间与空间规律，决定时空规律的根本因素就是阴阳五行、王相休囚死、升降出入和，其背后的机理就是日月五星的古天体动力学，表现出来的就是天干地支构成的古相对论。定局的干支规律类似于数学中的各种定理、定律、公理等（子学叫定局，现代科学叫定理），所以需要记住。

干支定局是天干地支应用的定局，主要以"式占"的方式计算。式占包括太乙、遁甲、六壬、紫微斗数、六爻、五运六气、古中医、堪舆、子午流注、灵龟八法、飞腾八法、四柱、择日、七政四余等。其中以太乙、遁甲、六壬等老三式最著名；四柱、六爻、堪舆等为唐宋以后开始发展起来的新三式；而五运六气、古中医、子午流注号称为中医三式，历史也比较悠久，可惜在汉唐之前关于五运六气及子午流注的内算部分几乎失传，而只留下药方及诊治经验而已，竟然还成为今天中医的主旨了。五运六气（包括流运司天、流年司天、流日司天）和子午流注（包括灵龟八法、飞腾八法）等数术内算部分在唐宋以后逐渐成为显学。

式的基本含义就是模拟和预测的天地盘符。子学九式的基本内容就是以古盖天图为基本原理，通过河图、洛书、八卦等基本图式，以天干地支为内算工具，而形成的九大类定局模型。分别以天地人为不同的模拟对象，模拟出不同时空点的过去、现在和未来的运动趋势，以及修正阴阳五行失衡的方法。

子学九式就是中华古文明的独孤九剑。从官学至私学，无不以掌握子学九式绝学为出世之境的大学问。以太乙、遁甲、六壬三式为例，黄帝、风后战蚩尤时所创所用，秦汉之际尤为官学私学所重。屈原在《九歌》中就提到东皇太乙；《史记·日者传》记有数术七家，其中之一就是太乙家；《汉书·五行家》中记载有《太乙阴阳经》二十三卷，可惜已佚；《南齐书·高帝纪赞》中记载了太乙之占。六壬式盘在考古中屡有发现。在唐、宋、元时代，三式就是从事天文、历法、算学之人的必修课，必须通过考试合格后才可录用。唐王希明著有《太乙金镜式》传世，南宋数学家秦九韶在其所著《数学九章·序》中说："今数学之书尚三十余家，天象历度谓之缀术，太乙壬甲谓之三式，皆曰内算，言其秘也。"宋代著名天文学家杨维德就撰述过《景佑遁甲符应经》和《景佑六壬神应经》等。当时其他很多天文历算学者也都是精通三式，这也说明子学源于天文，高于天文的事实。而且这些东西只允许帝王之家修习，民间禁止习用，只有少数私学及民间大家掌握一二。明清以后，老三式逐渐销声匿迹，遁失于庙堂，相忘于江湖，完全隐匿于坊间的传说之中了。

四柱、六爻、堪舆发显于唐宋以后。四柱（年月日时）从北宋徐子平（907—960年）开始为世人所识，徐子平在李虚中三柱（年月日）的基础上，与陈抟共同研究出来四柱算法，由三柱的纳音五行法扩展到四柱的五行平衡法，逐渐在民间繁衍生根、开花结果。六爻虽然由西汉京房（公元前77—公元前37年）所创《火珠林》开始，但是直到明刘伯温的《黄金策》以后才开始在民间广泛传开。堪舆飞星、玄空理气亦是如此，虽由东晋郭璞传世，著作有《葬书》和《青囊经》，但直至唐代丘延翰、杨筠松才开始为世人所知晓。宋初陈抟传授吴克诚，再至吴景鸾，元末明初冷谦、目讲师。明末清初蒋大鸿得无极真人、吴天柱和武夷道人传授，之后有范宜宾、朱小鹤、尹一勺、张心言、蔡岷山，再传至清代无锡章仲山，民国沈绍勋、孔昭苏、谈养

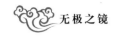

吾、吴师青、沈祖绵、尤雪行（演本大师），近现代王亭之、钟义明等。玄空学自晋至清一千多年后，至沈绍勋才著书公开于世。可见，这三式虽然发轫于汉唐之际，但是到明清以后才开始形成江湖气候，故称为新三式。

五运六气、古中医、子午流注不同于老三式与新三式。老三式虽历史悠久，但唐宋以后式微；新三式虽发端有史，但江湖日盛。而五运六气、古中医、子午流注等中医三式，既有上古史经典，又有历代中医江湖之悬壶济世（张仲景、华佗、扁鹊世人皆知），还有各家中医流派发挥（以金元四大家最为著名），中医古籍可谓汗牛充栋蔚为大观。虽然五运六气从唐以后才传出，但是《史记》之《黄帝外经》、《扁鹊外经》、《白氏外经》，以及《黄帝内经》之《太始天元玉册》、《上经》、《下经》的记载已经表明，运气之说，自古有之。古中医经典以《太始天元玉册》《上经》《下经》《阴阳大论》《黄帝内经》《黄帝外经》《扁鹊内经》《扁鹊外经》《白氏内经》《白氏外经》《白氏外经旁篇》《神农本草经》《汤液经法》《胎胪药录》《桐君采药录》《五十二病方》《内照经》《伤寒杂病论》《难经》等为基本内容，而这些中医古籍的时间跨度在 1800 ～ 4000 年之间，至今绝大部分都已经失传或秘而不传，直到唐代王冰在整理《黄帝内经》时补入了运气的"七篇大论"后，古中医的内算法才开始又流行于世。但是由于世人已经很久没有接触这个东西了，所以也不敢完全相信，抱着半信半疑的态度，就使得古中医的继承与实践、研究与发展步入歧途。如今已经没有几个中医人会相信阴阳五行、五运六气了，更不用说用日干支计算发病治病的方法了，但中医实践在现实中仍然大受欢迎。而事实上古中医是九式之一，是子学内算法的重要内容之一。

> 阴阳万象，气宗一脉。
> 子学九式，琴瑟天籁。
> 古中医道，天地花开。
> 针药气数，内算天下。

阴阳万象——古日地学

五行璇玑——古行星学

干支时空——古相对论

数术法象——古内算学

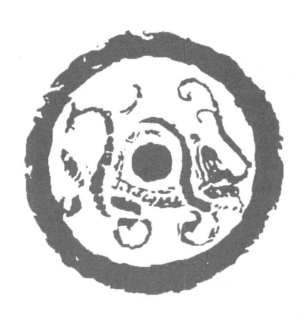

第一 三式天文

太乙天文

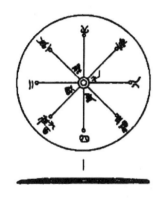

西汉太一式天盘

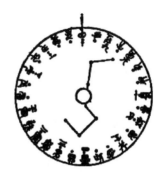

六壬式盘天盘
（采自《文物》，1978年第8期）

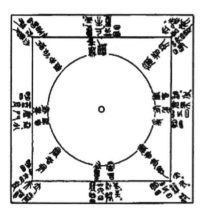

西汉太一式地盘
安徽阜阳双古堆西汉汝阴侯墓出土，
采自《文物》，1978年第8期

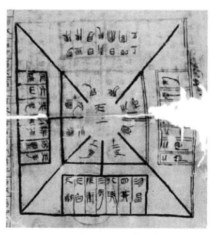

马王堆帛书《阴阳五行》乙本"九宫图"
采自《马王堆帛书汉墓文物》，湖南出版社，1992，144页

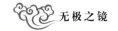

太乙之式，是基于九宫飞星之上而旋转乾坤，翻转坎离，布局三基、四计、五福、大小游、十精太乙、阳九、百六、入卦、历法之类的日月五星天体预测历数。我们前面已经说过，九宫飞星是基于月行九道而成，而月球又是地球的一颗卫星，二者共同组成地月系而围绕太阳旋转，从而形成太乙之式。太乙之神是岁星，计神之神、客参将之神也是岁星，天目文昌之神是荧惑，地目始击之神是镇星，主大将之神是太白，客大将之神、主参将之神是辰星。这些都说明太乙之式是关于以地球为中心的地球系的天体运动规律，说白了，就是以地球为中心的日月五星的运行规律。而参照系是二十八宿、紫薇三垣的极坐标系统，地球是原点，日月五星是其中的动态坐标。一整套太乙概念都是描述五星的顺逆迟速在地月系中参量的投影与映射，但又不同于五行系统的抽象，更像是历数史中的源始五行，实际上是五运六气的源头活水。而描述地月系的能动矢量就是卦气系统、河洛系统与天干地支系统。以上说的是太乙的空间能动矢量。

太乙的时间周期是五元六纪三百六十年。五元：指甲子元、丙子元、戊子元、庚子元、壬子元，每元七十二年，五元共三百六十年。六纪：指六十甲子每六十年一个轮回，为此甲子年至癸亥年六十年称为"一周纪"。一个甲子元为一纪，每纪六十年，六纪共三百六十年。三百六十年为五元六纪的周期数，七十二年为元之周纪数，六十年为纪之周期数。太乙每宫居三年，不入中宫，二十四年转一周，七十二年游三期。太乙之神每宫留三年，从这一点来看，太乙不是一年周期的天体运动。

在《素问·天元纪大论》中说："天以六为节，地以五为制，周天气者，六期为一备，终地纪者，五岁为一周，五六相合，而七百二十气为一纪，凡三十岁；千四百四十气，凡六十岁而为一周，不及太过，斯皆见矣。"这是对六十甲子周期的进一步解释和说明，天气的司天在泉以六气为周期，地气的五运以五为周期，所以六气周天需要六年，五运周地需要五年，二者调谐为30年，每年24个节气，共720个节气，叫做一纪三十年。那么，60年是1440个节气，叫做一周，60年以后，黄道坐标系与地平坐标系又周而复始的进行下一个周期的轮回。

可以说，五运六气起源于太乙之式。首先，二者调谐周期相似。五元相当于五运，一元72年，一运72天；六纪相当于六气，一纪60年，一气60天。这是将一个纪元全息于一年，如同年月与日时的全息一样，只是计算调谐周期的参照系不同而已。其次，五运六气之最重要的概念之一，太乙天符同太乙有相关性。再次，在《黄帝内经》之中，有太乙行九宫八风的记录。在"运气九篇"中，计算疫疠的时候，要看太乙之所在。最后，在《天元玉册》中，明确论述了十精太乙、十神太乙等太乙之式。

太乙之式同太极之式相同。太乙生天目文昌、地目始击两目，两目生主客大小四将，四将再生太乙、监将、计神定将、主大将、客大将、主上将、客上将、主参将、客参将等具体八将（现在军队中的大将、上将等称呼即来自于太乙兵书体系），正如四象衍化八卦一样。太乙通过九宫转位和行宫顺序，就可以进入实际的布局计算之中。太乙数以年月日时为纲，以太乙八将为纬，以三基（君基、臣基、民基）、五福、十精为位，以太乙八将所临十八间神方位而推**"掩、拍、囚、击、关格"**等格局，用来占国政内外福祸。又推四神之分野，以占水旱兵丧、饥馑疾病，再推三基五福大小游二限等，用来推算古今治乱。

太乙按照《易纬·乾凿度》和《黄帝内经》之中记载的太乙行九宫法的太乙数据，依时辰推算成局。太乙每一元为七十二局，太乙三年游一宫，二十四年而游毕九宫。不过太乙行九宫的顺序是以乾巽为一九，与后天八卦九宫位置相差一位（此局与遁甲布局相异，遁甲飞星以洛书九宫而依归），就是将八卦九宫飞星宫位逆时针旋转45°，以乾为一宫、巽为九宫、震为四宫、艮为三宫、坎为八宫、兑为六宫、坤为七宫、离为二宫。可以看出，太乙之式用的是赤道八卦，即后天八卦，即说明这是以地球为参照系原点的日地月系统。

九 巽	二 离	七 坤
四 震	五	六 兑
三 艮	八 坎	一 乾

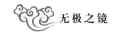

关于太乙的这种旋宫逆转的立意，郭璞在《太乙灵曜经》中说："地缺东南，宫数多者，不出于九，故差九以填之。"而《太乙淘金歌》则称："太乙寄理，以明人事，后王得之，以统一天下，所以差一宫以就乾位。"《太乙金镜式》中说："太乙统人事，以知未来之道，故圣人特差一宫，以明先知之义也。"显然，这几种解释都是牵强附会，义理不通，人为随意差遣的色彩浓厚。

实际上，之所以逆转一宫，是因为地理位置的南北与磁极的南北是有偏差的，即磁偏角。地磁极是接近南极和北极的，但并不和南极、北极重合，一个约在北纬72°、西经96°处；一个约在南纬70°、东经150°处，磁北极距地理北极大约相差1500公里。在一天中磁北极的位置也是不停地变动，它的轨迹大致为一椭圆形，磁北极平均每天向北移40米。在我国，正常情况下，磁偏角最大可达11°（如漠河），一般情况为2°～7°（北京5°50′、郑州3°50′），靠近南端的西沙群岛0°10′。而且磁场强度有稳定的衰减，近百年来基本磁场强度衰减了5%。如果照此速度继续衰减下去，那么基本磁场将会在2000年后消失。如果按照这种速度反推回去，5000年前的磁场比现在要强100%，那么磁偏角也会有更大的变异。地球磁场的发现与应用最先体现在5000年前的太乙之式中，但是后来随着太乙的式微，这个"气场"（就是电磁场和引力场）概念逐渐出现在儒学与宋明理学的学术体系中，在宗教中则是以"光结构"或"固体光"（就是高能量物质）的形式存在，而在子学中则以罗盘和司南的方式固定下来，最后成了我们耳熟能详的四大发明之一了。

其实，太乙的原理跟四柱八字没有本质区别。四柱是以一个人的出生时间来推断人的吉凶，而太乙是以上古"日月合璧，五星连珠，七曜齐元"为计算起点，即甲子年甲子月甲子日甲子时夜半朔旦冬至点为历元，并以此来推以后的太乙积年，说白了就是为当时的日月五星天体推八字，再把星象和地上人事对应起来，内算出一些规定，如关、迫、掩、囚、三才数、阴阳数等，演出盘式以后，就看星象所代表的人事年份落宫好坏来推人间吉凶。

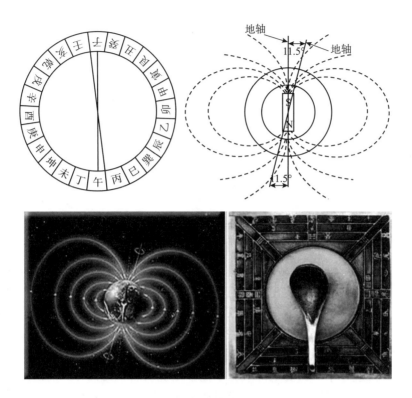

有人认为，即使按照太乙积年的起算时间算来，太阳系的宇宙天体世界到今年（2013 年）也不过才 10155930 年，可是按照现代天文学观测表明，太阳系之太古源始宇宙至今已 45 亿年，而整个人类能理解的宇宙也有 200 亿年之久，似乎与太乙积年的时间差距太大。实际上，所谓的"**太乙积年**"不过是历法计算天体运行状态的一个天文概念，并不是说这就是宇宙起源的时间表了。因为我们知道，宇宙天体的运行是有周期的，而这个"**太乙积年**"只不过是一个调谐周期内的时间表而已，但是整个宇宙天体运行的过程却不是一个周期。正如同我们在论述地支三合的天文机制时所说到的"**古四分历**"周期一样，四年一个周期。日月五星地球月球都有自己的运行周期，我们不能说这些天体旋转完一个周期后就毁灭了吧，一个周期的完结不是宇宙末日，而是下一个周期的开始。所以在太乙古籍中有一个计算式法的概念，叫做截法，就是截取不同时间点来计算太乙之式，而实际上就是不同周期的相同天体状态而已。在现代学者考据《天元玉册》的过程中，就因为截法时间为"**大唐麟德元年**"，即 664 年的甲子年，就武断地认为《天元玉册》是唐以后的作品。其实"**截法**"一篇是作为《天元玉册》的再版序言或再版说明而由王冰写成，因为太乙积年的数字越大，计算起来就越麻烦，所以王冰就

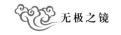

将这个太乙积年的数值截取到最小，仅是作了一个说明和替代而已，就变成否定《天元玉册》成书年代的"罪证"了。

其实不只是天体运行具有大周期，人类文明的发展也是具有大周期的，在"古中医书"第五卷《众妙之门》中所说的"大四季"是一种人类文明的大周期，而且人类的文明也是一茬一茬的，以前的文明我们称其为史前文明。在世界各地的考古中，已经发现了数不胜数的超出我们现在人类文明知识范围之外的证据，只是没有人敢承认而已。

还有人认为，太乙是以北半球星象为标准，到了南半球就无法计算了，因为南半球所看到的星空和北半球是不一样的，其实这种想法很可笑。首先，我们一直在强调，以紫薇三垣和二十八宿组成的极坐标系只是一个坐标系而已，其目的就是判断坐标系中日月五星运行的位移和轨迹，以及日月五星的运行对原点地球的力学影响。所以无论是南半球还是北半球，都是在这个极坐标系中，绝不会因为是南半球，日月五星就会有另外的运行方式。我们看看东西方的二十八宿与十二宫星座，就知道这种说法的荒谬性了。其次，我们知道，中国古文明的计算单位不是现代的年月日时，而是年月日时的天干地支。如果这些天干地支换算成现代纪时单位，就是不同经纬度地点的真太阳时，而同一时间不同经纬度的真太阳时是不同的，真太阳时反映的是那一地点真实的日月五星天体状态。最后，我们应该知道，中国古文明的学术背景主要是整个太阳系，当然也包括三垣二十八宿的背景坐标系。既然是这样，那么一个小小的地球算什么，不过一颗小星球而已，在佛道世界中被称为"微尘"的算不上东西的小东西，根本就没有必要讨论南半球或北半球。甚至前些年还有"中医专家"研究五运六气到底是适用于黄河一带还是长江一带这样可笑的课题，居然还中标了。其实在五运六气中，有一个"南政""北政"的概念，这已经涉及南半球和北半球的问题了。这样看来，不仅仅是太乙之式，而且子学九式都是适用于整个地球的，只是需要时空换算，换算为当地真太阳时而已。

在《后汉书·高彪传》中记载了高彪在欢送一位将军第五永赴幽州（今北京一带）任督军御史时说："天有太乙，五将三门；地有九变，丘陵山川；人有计策，六奇五间。"注云："太乙式，凡举事欲发三门、顺五将。发三门者，开门、休门、生门。五将者，天目、文昌等。"虽然这里说得简单，但是却与现存的太乙之式相同，因此太乙式最晚可以明确的追溯到汉朝时代。

而《南齐书·高帝纪》也记载了当时还是刘宋朝的将领肖道成（即南齐高帝）在夺取刘宋朝帝位时，兼太史令将作匠陈文建奏符命时说道："宋自永初元年至升明三年，凡六十年，咸以六终六受。六，亢位也。"对此史臣解释说："是岁太乙在杜门，临八宫，宋帝禅位。不利为客，安居之世，举事为主人，禅代之应也。"可见，太乙之式在古代是解释国家大事变化、改朝换代的权威依据。

太乙算式

太乙有阴阳遁局，年、月、日用阳遁；时则采用阴遁、阳遁，冬至后阳遁局，夏至后用阴遁局，阳遁第一局太乙始于一宫，顺行九宫，不入中宫。阴遁第一局太乙始于九宫。逆行九宫，不行中宫。这里与遁甲式的明显区别，太乙阴阳遁运行八宫，俱不入中五宫。为什么不入中宫，古籍上解释说，太乙行宫是根据天文观察来的，太乙取象北极星，北极为体，北斗为用，北斗围绕北极而旋转，北斗为北极帝星所乘之车，帝星乘车临御八方（八宫方位），便能预知风雨水旱，兵灾饥馑，治乱兴亡，所以太乙考治八宫，而不入中五宫。实际上，就是以太乙星为极坐标系顶点、以二十八宿为极坐标系圆横坐标一个天地大系统而已，计算的还是其中日月五星的运行规律，而原点就是地月系。所以地盘就是洛书九宫，紫薇三垣二十八宿就是天盘，十二地支加上四维卦就是人盘，算的就是人间大事。

在太乙算式中，有五大层次，即太乙四计、太乙星神、太乙十六神、十神太乙、十精太乙等，而阳九百六、太乙入卦、太乙历法等已包括在太乙四计和太乙星神、太乙十六神、十神太乙中了。这其中最让人振奋不已的不是这太乙的五大法门，而是从太乙之式中衍化出来的五运六气理论，即太乙运气理论，以及最后由太乙运气理论衍化出古中医理论。

首先，太乙四计在年、月、日、时的时空层面上揭示了我们所要预测的每一个时间与空间点的天体运行状态，而这一天体运行时空态是从历法上元（简称历元）而来，就是我们反复提及的"日月合璧，五星连珠，七曜齐元"等，正如《三统历》中所说是"太极上元"之类的古天文术语。有了这个动态的时空坐标系，年、月、日、时的天体运行时空态就可以信手拈来了。当然，因为与人类生存状态有密切关系的时空就是年、月、日、时，所以年、月、日、时就变得很重要。其实还有更大的天文周期，前面我们已经介绍一

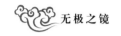

些了，例如元会运世、纪元、劫数等，但那些都是更大宇宙时空尺度中高层生命体形式的事情了，离人类的人事已经很遥远，所以就显得似乎"没有意义"了。由于地球的太阳回归年有一个5.25日的零数，这就导致日月阴阳合历的不完全对称，这就是阳九百六的成因所在。又因为后天八卦是赤道八卦，本身就是生于历法、成于历法，所以太乙式通过入卦而入历法，就变得顺理成章了。

其次，太乙星神和十神太乙是源始的日月阴阳、五星五行状态。太乙星神表示的是阴阳五行之天气，十神太乙表示的阴阳五行之地气。因为天气与地气之间有一个时间差，大约在30天左右；天气与人气也有一个时间差，大约在45天左右。太乙星神与十神太乙的关系相当于五行与五运的关系。主要是记录了五星顺逆迟速对地球的力场影响。这里的"神"的意思不是我们所理解的虚无缥缈的神来神去的所谓唯心的东西，古人的"神"的概念就是现代科学中"力场""磁场"的概念，或者是现代西方哲学中的"神秘力量"。如果我们将中华古文明、古籍中的"神"字都用"场"字来代替，就会发现古人是多么睿智。

再次，太乙十六神实质上是地支十二宫地平坐标系的一种衍生，加上四维的乾坤艮巽就成了太乙十六神。而这种衍生品又是后来在堪舆飞星中24山向的源头，最后形成了由四方（东西南北）→五方（东西南北中）→八方（八卦方位）→十二方（地支十二宫）→十六方（太乙十六神）→二十四方（堪舆飞星）→六十四方（六十四卦）的进化路线。而十二地支是描述日地月黄道坐标系在地球表面的投影，即地平坐标系。而太乙系统中的八卦也都是后天八卦，这就说明太乙十六神是一种太乙式中的地平坐标系。太乙式中另一个地平坐标系是月行九道的洛书九宫图。

最后，十精太乙已经远离日月五星太阳系的空间范围，它代表的场是二十八宿系统与紫薇三垣系统的天体对地球表面的力学效应，而二十八宿系统与紫薇三垣系统正是极坐标系。可见，太乙式的力学概念从内到外，从近到远，逐级延伸，由原点地球到日月、五星、二十八宿、紫薇三垣。中国古人的宇宙观、时空观是现代科学永远都无法企及的。

太乙之式对中国古文明的最大贡献就是五运六气理论的形成与完善，史书上的那些所谓"四大发明"，如果同古中医、古运气相比，就相形见绌了。

说五运六气源于太乙式，似乎有许多人不理解。在我们现在已知的运气理论中，可以明确有密切关系的就是太乙，其次是遁甲，其他式学则无明显证据了。在子学九式之中，唯一具有悠久历史渊源和证据的二式就是太乙式与古中医的五运六气式。在运气九篇的经文中，尤其是"刺法论"和"本病论"两篇中，以及《灵枢·九宫八风》中，多处都有明确提出"太乙"所入之宫的论述。在运气九篇中屡次提到的《太始天元玉册》中，更是有大量篇幅论述太乙与五运六气的关系。其中还提到了"九旗太乙"，这个九旗太乙就是奇门遁甲，可见奇门遁甲似乎也是起源于太乙之式。在《太乙数统宗大全》中也有数篇论述五运六气的内容，这说明五运六气就是太乙之式的一个重要部分，这在其他式学古籍中是绝无仅有的。

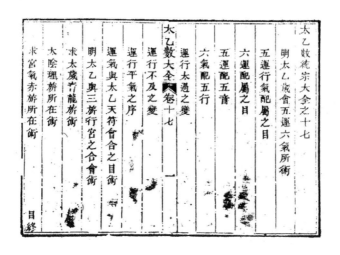

有人说王冰（710—805 年）所传《太始天元玉册》是伪书，是托名。其实我们看王冰在历史上并不是大名鼎鼎的医学家，起码他没有治病记录、医案或临床经验集传世，与同时代的孙思邈（581—682 年）无法相比，史书上甚至都没有他的名字，只有他自己所说的点滴而已。而且王冰在唐宝应中（762—763 年）曾为太仆令，如果他是中医界名人的话，不可能没有这位中医江湖"名人大家"的任何记录。但事实恰恰相反，那么只有一种可能就是王冰在当时只是一个中医界名不见经传的崇尚道家的一个小人物而已。但是，就是这样的一个人却可以传出"运气七篇""玄珠密语""天元玉册""元和纪用经""昭明隐旨"等，而他对中医学最重要的贡献则是撰注《黄帝内经》，他不仅重新编排了当时纰缪的世本，且补入其师门所藏的素问第七卷。这些都表示王冰是有师传，而且王冰自己也说了是在郭子

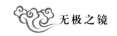

斋堂受先师张师秘本、又有道家玄珠子师父。这一切都说明了无论是《运气七篇》，还是《天元玉册》都是有历史传承的古籍，并非王冰杜撰，而后人就更是没有制造这种"伪书"的学术智慧与学术视野了。况且如果要写一本伪书的话，也应该是写一本当时在江湖中流行的可以立即带来名利的书啊，而王冰所为恰恰相反，他所传的这些中医经典在当时都是极其少见的。东西方历史上有多少这样生时无名、死后扬名的例子啊。相反，我看有一本叫做《外经微言》的书，倒是十分像伪书。而且我们看一下五运六气这宏大的文字气场与理论深度，是张仲景这样的大家也无法成就的中医巨著和经典。

在五运六气理论中还有与"太乙"有关的术语，如"太乙天符"等。而且运气理论中有关"六气"的"司天""司地""间气""天符""岁会""同天符""同岁会"等同太乙之式的"天目文昌""地目始击""主客大小将"等有异曲同工之妙；运气理论中的"五运"与太乙之式的"十神太乙"也有相似之处。太乙以五元六纪三百六十年为时空周期，运气以五运六气六十年为时空周期，二者有全息参同之理。可见，虽然二者没有完全相同的术语体系与结构，但是所表现出来的相关性足以让我们深思。

我认为，太乙之式就是源始的五运六气模式，即现在我们所认识到的所谓"大司天"模式，其实就是"太乙运气"模式，或者称为"太乙司天"模式。这个大司天模式与瘟疫、疫疠、伤寒、温病、各种内外妇儿疾病都有密切关系；而五运六气模式就是流年司天模式。

太乙运气

五元者，即甲子元、丙子元、戊子元、庚子元、壬子元，每元七十二年，五元共三百六十年。甲己土运，乙庚金运，丙辛水运，丁壬木运，戊癸火运。五元者，天地之五运也。六纪者，六十甲子，每六十年一轮回，此甲子年至癸亥年六十年为一周纪。一个甲子元为一纪，每纪六十年，六纪共三百六十年。六纪者，天地之六气也。三百六十年为五元六纪的周期数，七十二年为元之周纪数，六十年为纪之周期数。六十年为五运六气之周期数，五为运之周纪数，六为气之周期数。

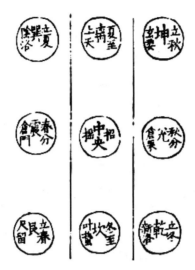

《灵枢》八风八向图

太乙游八宫，算二目、四辅、四计、五将、八门、六九、十六神、主客，详三基、五福、小游、地乙、天乙、三风、五风、飞符。尽天地之吉凶，逃人鬼之神门，顺逆阴阳，上下五行。灾祸之起，闰余之积，天地之错位，刚柔之失守，运气胜复郁发，万化一体。

太乙常以冬至之日，居叶蛰之宫四十六日，明日居天留四十六日，明日居仓门四十六日，明日居阴洛四十五日，明日居天宫四十六日，明日居玄委四十六日，明日居仓果四十六日，明日居新洛四十五日，明日复居叶蛰之宫，曰冬至矣。

太乙日游，以冬至之日，居叶蛰之宫，数所在日，从一处至九日，复返于一。常如是无已，终而复始。太乙移日，天必应之以风雨，以其日风雨则吉，岁美民安少病矣。先之则多雨，后之则多汗。太乙在冬至之日有变，占在君；太乙在春分之日有变，占在相；太乙在中宫之日有变，占在吏；太乙在秋分之日有变，占在将；太乙在夏至之日有变，占在百姓。所谓有变者，太乙居五宫之日，病风折树木，扬沙石，各以其所主，占贵贱。因视风所从来而占之，风从其所居之乡来为实风，主生，长养万物；从其冲后来为虚风，伤人者也，主杀，主害者。谨候虚风而避之，故圣人日避虚邪之道，如避矢石然，邪弗能害，此之谓也。

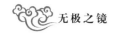

是故太乙入徙立于中宫，乃朝八风，以占吉凶也。风从南方来，名曰大弱风，其伤人也，内舍于心，外在于脉，气主热。风从西南方来，名曰谋风，其伤人也，内舍于脾，外在于肌，其气主为弱。风从西方来，名曰刚风，其伤人也，内舍于肺，外在于皮肤，其气主为燥。风从西北方来，名曰折风，其伤人也，内舍于小肠，外在于手巨阳脉，脉绝则溢，脉闭则结不通，善暴死。风从北方来，名曰大刚风，其伤人也，内舍于肾，外在于骨与肩背之膂筋，其气主为寒也。风从东北方来，名曰凶风，其伤人也，内舍于大肠，外在于两胁腋骨下及肢节。风从东方来，名曰婴兀风，其伤人也，内舍于肝，外在于筋纽，其气主为身湿。风从东南方来，名曰弱风，其伤人也，内舍于胃，外在肌肉，其气主体重。此八风皆从其虚之乡来，乃能病人。三虚相搏，则为暴病猝死。两实一虚，病则为淋露寒热。犯其两湿之地，则为痿。故圣人避风，如避矢石焉。其有三虚而偏中于邪风，则为仆偏枯矣。

真气者，所受于天，与谷气并而充身也。正气者，正风也，从一方来，非实风，又非虚风也。邪气者，虚风之贼伤人也，其中人也深，不能自去。正风者，其中人也浅，合而自去，其气来柔弱，不能胜真气，故自去。

虚邪之中人也，洒晰动形，起毫毛而发腠理。其入深，内搏于骨，则为骨痹；搏于筋，则为筋挛；搏于脉中，则为血闭，不通则为痈。搏于肉，与卫气相搏，阳胜者，则为热，阴胜者，则为寒。寒则真气去，去则虚，虚则寒搏于皮肤之间。其气外发，腠理开，毫毛摇，气往来行，则为痒。留而不去，则痹。卫气不行，则为不仁。

虚邪偏容于身半，其入深，内居荣卫，荣卫稍衰，则真气去，邪气独留，发为偏枯。其邪气浅者，脉偏痛。

虚邪之入于身也深，寒与热相搏，久留而内着，寒胜其热，则骨疼肉枯；热胜其寒，则烂肉腐肌为脓，内伤骨，内伤骨为骨蚀。有所疾前筋，筋屈不得伸，邪气居其间而不反，发为筋溜。有所结，气归之，卫气留之，不得反，津液久留，合而为肠溜。久者，数岁乃成，以手按之柔，已有所结，气归之，津液留之，邪气中之，凝结日以易甚，连以聚居，为昔瘤。以手按之坚，有所结，深中骨，气因于骨，骨与气并，日以益大，则为骨疽。有所结，中于肉，宗气归之，邪留而不去，有热则化而为脓，无热则为肉疽。凡此数气者，其发无常处，而有常名也。

候此者，常以冬至之日，太乙立于叶蛰之宫，其至也，天必应之以风雨者矣。风雨从南方来者，为虚风，贼伤人者也。其以夜半至也，万民皆卧而弗犯也，故其岁民少病。其以昼至者，万民懈惰而皆中于虚风，故万民多病。虚邪入客于骨而不发于外，至其立春，阳气大发，腠理开，因立春之日，风从西方来，万民又皆中于虚风，此两邪相搏，经气结代者矣。故诸逢其风而遇其雨者，命曰遇岁露焉，因岁之和，而少贼风者，民少病而少死。岁多贼风邪气，寒温不和，则民多病而死矣。正月朔日，太乙居天留之宫，其日西北风，不雨，人多死矣。正月朔日，平旦北风，春，民多死。正月朔日，平旦北风行，民病多者，十有三也。正月朔日，日中北风，夏，民多死。正月朔日，夕时北风，秋，民多死。终日北风，大病死者十有六。正月朔日，风从南方来，命曰旱乡；从西方来，命曰白骨，将国有殃，人多死亡。正月朔日，风从东方来，发屋，扬沙石，国有大灾也。正月朔日，风从东南方行，春有死亡。正月朔日，天和温不风棐贱，民不病；天寒而风，棐贵，民多病。此所谓候岁之风，残伤人者也。二月丑不风，民多心腹病；三月戌不温，民多寒热；四月巳不暑，民多瘅病；十月申不寒，民多暴死。诸所谓风者，皆发屋，折树木，扬沙石起毫毛，发腠理者也。

人与天地相参也，与日月相应也。故月满则海水西盛，人血气积，肌肉充，皮肤致，毛发坚，腠理郗，烟垢着，当是之时，虽遇贼风，其入浅不深。至其月郭空，则海水东盛，人气血虚，其卫气去，形独居，肌肉减，皮肤纵，腠理开，毛发残，胶理薄，烟垢落，当是之时，遇贼风则其入深，其病人也，卒暴。三虚者，其死暴疾也；得三实者邪不能伤人也。乘年之衰，逢月之空，失时之和，因为贼风所伤，是谓三虚。故论不知三虚，工反为粗。逢年之盛，遇月之满，得时之和，虽有贼风邪气，不能危之也。

身形之应九野也，左足应立春，其日戊寅己丑。左胁应春分，其日乙卯。左手应立夏，其日戊辰己巳。膺喉首头应夏至，其日丙午。右手应立秋，其中戊申己未。右胁应秋分，其日辛酉。右足应立冬，其日戊戌己亥。腰尻下窍应冬至，其日壬子。六腑下三脏应中州，其大禁，大禁太乙所在之日，及诸戊己。凡此九者，善候八正所在之处。所主左右上下身体有痈肿者，欲治之，无以其所直之日溃治之，是谓天忌日也。

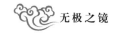

假令甲子阳年，土运太窒，如癸亥天数有余者，年虽交得甲子，厥阴犹尚治天，地已迁正，阳明在泉，去岁少阳以作右？间，即厥阴之地阳明，故不相和奉者也。癸巳相会，土运太过，虚反受木胜，故非太过也，何以言土运太过，况黄钟不应太窒，木即胜而金还复，金既复而少阴如至，即木胜如火而金复微，如此则甲已失守，后三年化成土疫，晚至丁卯，早至丙寅，土疫至也，大小善恶，推其天地，详乎太乙。又只如甲子年，如甲至子而合，应交司而治天，即下己卯未迁正，而戊寅少阳未退位者，亦甲已下有合也，即土运非太过，而木乃乘虚而胜土也，金次又行复胜之，即反邪化也。阴阳天地殊异尔，故其大小善恶，一如天地之法旨也。

假令丙寅阳年太过，如乙丑天数有余者，虽交得丙寅，太阴尚治天也。地已迁正，厥阴司地，去岁太阳以作右间，即天太阴而地厥阴，故地不奉天化也。乙辛相会，水运太虚，反受土胜，故非太过，即太簇之管，太羽不应，土胜而雨化，木复即风，此者丙辛失守其会，后三年化成水疫，晚至己巳，早至戊辰，甚即速，微即徐，水疫至也，大小善恶，推其天地数乃太乙游宫。又只如丙寅年，丙至寅且合，应交司而治天，即辛巳未得迁正，而庚辰太阳未退位者，亦丙辛不合德也，即水运亦小虚，而小胜，或有复，后三年化疠，名曰水疠，其状如水疫。治法如前。

假令庚辰阳年太过，如如己卯天数有余者，虽交得庚辰年也，阳明犹尚治天，地已迁正，太阴司地，去岁少阴以作右间，即天阳明而地太阴也，故地不奉天也。乙巳相会，金运太虚，反受火胜，故非太过也，即姑洗之管，太商不应，火胜热化，水复寒刑，此乙庚失守，其后三年化成金疫也，速至壬午，徐至癸未，金疫至也，大小善恶，推本年天数及太乙也。又只如庚辰，如庚至辰，且应交司而治天，即下乙未得迁正者，即地甲午少阴未退位者，且乙庚不合德也，即下乙未柔干失刚，亦金运小虚也，有小胜或无复，且三年化疠，名曰金疠，其状如金疫也。治法如前。

假令壬午阳年太过，如辛巳天数有余者，虽交得壬午年也，厥阴犹尚治天，地已迁正，阳明在泉，去岁丙申少阳以作右间，即天厥阴而地阳明，故地不奉天者也。丁辛相合会，木运太虚，反受金胜，故非太过也，即蕤宾之管，太角不应，金行燥胜，火化热复，甚即速，微即徐。疫至大小善恶，推疫至之年天数及太乙。又只如壬至午，且应交司而治之，即下丁酉未得迁正者，即地下丙申少阳未得退位者，见丁壬不合德也，即丁柔干失赐，亦木运小虚也，有小胜小复。后三年化疬，名曰木疬，其状如风疫也。治法如前。

假令戊申阳年太过，如丁未天数太过者，虽交得戊申年也。太阴犹尚司天，地已迁正，厥阴在泉，去岁壬戌太阳以退位作右间，即天丁未，地癸亥，故地不奉天化也。丁癸相会，火运太虚，反受水胜，故非太过也，即夷则之管，上太征不应，此戊癸失守其会，后三年化疫也，速至庚戌，大小善恶，推疫至之年天数及太乙。又只如戊申，如戊至申，且应交司治天，即下癸亥未得迁正者，即地下壬戌太阳未退者，见戊癸亥未合德也，即下癸柔干失刚，见火运小虚，有小胜或无复也，后三年化疬，名曰火疬也。治法如前；治之法，可寒之泄之。

遁甲天文

古中国是世界上最早发明指南针的国家，我国古人不仅早就认识了地球磁场，而且充分体悟和感应到磁场、气场、人体生物场之间的能量感应与时空力学效应。因为地球及宇宙天体时空运动的绝对性，所以磁场、气场、人体生物场之间的能量感应与时空力学效应也在时刻变化着，有时对人有利，有时对人不利，这就形成了关于"气场"的数术之学。

奇门遁甲式脱胎于太乙式，在《天元玉册》中又称为"九旗太乙"。而在周秦时名"阴符"，汉魏时名"六甲"，晋唐宋元称"遁甲"，明清以来谓之"奇门遁甲"，或者有时称"奇门"，有时称"遁甲"，皆是指这一数术内容。太乙之式是在年、章、蔀、纪、元、太乙积年等大宇宙尺度上计算地球气场的古盖天论模型，它的基本周期的4560年。而奇门遁甲式是在年、月、日、时的小宇宙尺度上计算地球气场的古盖天论模型，它的基本周期是4320时辰。我们在前面说过，年月与日时是同样的时间结构，因为地球围绕太阳公转实际上就是太阳围绕地球公转，只是以哪个星球为参照系的原点而已，所以有年上起月的五虎遁和日上起时的五鼠遁，却没有月上起日的什么遁，就是因为这个原因，年月和日时是同样大小的时间结构。太乙之式与遁甲之式也是同样的时空关系，只是二者是在九宫分野的地平坐标系及黄道坐标系、赤道坐标系基础上计算阴阳五行，而四柱、六爻等完全是在天干地支的地平坐标系与赤道坐标系中计算阴阳五行，六壬是在地支的地平坐标系中计算阴阳五行，玄空飞星是在九宫和地支的地平坐标系中计算阴阳五行，而五

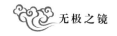

运六气是在集黄道坐标系、赤道坐标系、地平坐标系、极坐标系等基础之上计算天地之阴阳五行，进而计算人体的阴阳五行而形成古中医体系，所以因为各自坐标系不同而形成了不同的式法。

奇门遁甲最开始，黄帝按照玄女的方法建立了4320局法，即每1时辰1局的遁甲式法，即360日×12时=4320时辰。黄帝的大臣风后将之简化为1080局，即每4个时辰1局，或每日分为3局。后来姜太公将1080局演化为72局，由4个时辰变为60时辰1局，或5日1局，正合60甲子1局。再后来就是汉代张良进一步简化为18局，阳遁9局，阴遁9局。可以看出，遁甲式从最初的4320局逐渐精简到72局，72局的时空结构历法基础就是72候，《黄帝内经》中就认为5日为1候、3候1气、6气1时，4时1岁等，这是在所谓的"硬局"范围内的衍化，到汉代由"硬局"进一步衍化为阴阳二遁18局的"活局"。姜太公的72局与张良的18局可以互推，但姜太公72局是建立在时间周期基础上，而张良18局是建立在月行九宫基础上。关于洛书九宫起源于"月行九道"，前面已经详细论述了，实际上在古籍中也都有记载，如《乾坤凿度·坤凿度》引《制灵经》说："天有九道，日月恒经历之道也。"《汉书·天文志》说："月有九行者……"就是指的洛书九宫。月主风雨，所以古人常用洛书九宫预测风雨旱涝及疾病流行规律等。

也就是说，时家奇门是一个时辰一个格局，按奇门历法，每年冬至上元到第二年冬至上元为一个循环，总共是360日。每天十二个时辰，一个时辰一个格局，全年的局数是12×360=4320，为四千三百二十局。但在这4320局中，实际上每一局是重复了四次的。拿阳遁一局来说，冬至上元、惊蛰上元、清明中元、立夏中元，都完全一样，皆属于阳遁一局。这四个元共二十天，但落实到时家奇门排局，其格局类型以每个时辰一个格局计算，并不是12×20=240，而是12×20/4=60（因每一局重复了4次）。即六十个格局，正好占据了从甲子到癸亥这十天干与十二地支的六十种结合。阳遁一局是如此，其他各局也无不如此，即都重复了四次。所以全年360日，4320个时辰，因为就格局讲都重复了四次，全年时辰的格局类型则为4320/4=1080（局）。这就是传说的黄帝命风后创立的一千零八十局。又据说传到姜太公吕望时，将这一千零八十局简化为七十二局。这七十二局不难理解，因按二十四节气论算，每个节气为十五天，一节又分上、中、下三元，每元为五天。一节三元，全年二十四节气的元数则是3×24=72。全年1080个局，但并不是每一局都要用一个盘去演示，如果用活盘演示，每个活盘可演示从甲子到癸亥60个时辰的格局，1080/60=18，用十八个活盘就可以演示整个年所有时辰的格局。一共十八局，就是阳遁九局、阴遁九局。

《素问·六节藏象论》中说："夫六六之节，九九制会者，所以正天之度、气之数也。天度者，所以制日月之行也；气数者，所以纪化生之用也。天为阳，地为阴；日为阳，月为阴。行有分纪，周有道理，日行一度，月行十三度而有奇焉，故大小月三百六十五日而成岁，积气余而盈闰矣。立端于始，表正于中，推余于终，而天度毕矣。"又说："天以六六为节，地以九九制会，天有十日，日六竟而周甲，甲六复而终岁，三百六十日法也。"此处的六六之节是指六气或六个六十甲子，此为三百六十日之法；九九制会是指九宫飞星；实际上就是将天干、六十甲子与九宫联系起来，这正是遁甲之式的基本核心。在《天元玉册》中有大量古中医、古运气与遁甲、太乙的论述，这说明古中医与太乙、遁甲的密切联系，实际上五运六气及奇门遁甲都是源于太乙之式。

在遁甲式中，是用天干来代表一年之中阴阳两气的消长升降，以月行九宫作为阴阳消长升降的尺度。冬至之后，一阳初生，遁甲以戊己庚辛壬癸乙丙丁从九宫低位向高位顺飞，以模拟阳长阴消的天体气场格局；夏至之后，一阴初生，遁甲以戊己庚辛壬癸乙丙丁从九宫高位向低位逆飞，以模拟阴长阳消的天体气场格局；这样就形成了遁甲之式的地盘。但是地球一年四季的轮回，毕竟是通过一个时辰一个时辰一个昼夜一个昼夜积累而来的，于是遁甲在地盘基础之上，以时辰为最小时空结构，以时旬为基本时空单位，逐个飞布地盘的天干逐个时辰来顺时针旋转，以模拟地球自转；逐次便加乘出天盘天干，人事天时因地球每日每时的运转也不断发生改变，故而代表人事的八门和代表天时的九星，也随天盘天干的飞布同步顺时针旋转，于是便形成了遁甲之式中的人盘与天盘。

由此可以看出，遁甲式地盘代表地球公转，立天盘于地盘之上代表地球自转，布人盘立于地球自转公转之中，以代表人事变迁。很明显，遁甲造式立盘的用意与六壬布天地之盘的用意有相似之处。不同的是，六壬用天盘来描述地球公转，立地盘代表地球自转，与遁甲之式的天地之盘位正好相反。原因主要是因为，遁甲、六壬的创制者们仰观俯察天地的角度不同而成。大六壬以仰观天象为主，三垣之斗柄旋转一圈，太阳就逆行周天

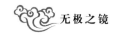

一圈而成一岁,地上昼夜相应更替三百六十次而成一岁,于是便立地盘于上、天盘于下。遁甲式则以俯察地理物候为主,一年四季七十二候,年年如此,相应北斗、太阳顺行一圈,一年之中也要有三百六十周次,于是便立天盘于上、地盘于下。对于壬遁基本天象原理的一致性,《遁甲演义》说:"壬遁入门各有不同,要其极致则无二理也。"实质上,二者都是古盖天论之四分历的衍化。

奇门遁甲的基本时空格局就是以后天八卦时空配以洛书九宫,再配上九星和八门。这不是随机的组合,以人为中心,上有来自宇宙天体的能量背景辐射,下有地球磁场的同化,这种全方位能量场时空的不同时空尺度的感应效应作用于人体的生物时空结构,在不同的时间结构和空间结构发生的不同背景能量变化就产生了不同的时空力学效应格局,现代科学术语叫做"电磁场"和"引力场",通俗的说是"气场",子学专业术语叫做"格局"。古人经过长期的修炼和体验,用高度系统周期全息的九宫洛书配以八卦、八门、九星来反映这种宇宙时空结构变化中的规律性,地盘是九宫八卦,人盘是八门,天盘是九星。

遁甲同太乙一样,也是兵法之术。《三国演义》中诸葛亮在人心目中是智慧的象征,更是一个神乎其神的人物,他不仅能排兵布阵,能掐会算,甚至会呼风唤雨,精通奇门遁甲……话说当年诸葛亮成功实现"草船借箭"以后,一直被蒙在鼓里的鲁肃大为惊叹,追问孔明:"先生真神人也!何以知今日如此大雾?"孔明曰:"为将而不通天文,不识地利,不知奇门,不晓阴阳,不看阵图,不明兵势,是庸才也。亮于三日前已算定今日有大雾,因此敢任三日之限……"诸葛亮在此明确告知鲁肃,这一次他是应用奇门遁甲事先预测出了三天以后的大雾。其实,诸葛亮在这里还没有完全向鲁肃揭开谜底:一生谨慎的孔明之所以敢只带领少数的非战斗人员跑到曹操那边,敲锣打鼓地惊动曹营,绝不是仅仅依靠大雾的掩护,关键原因还在于他早就同时用奇门预测出了曹操的反应,即曹军只会放箭而不会出兵!

诸葛亮"草船借箭"案例局象:丁亥年癸丑月己酉日庚午时,甲子旬(戌亥空),阳遁二局,值符天芮星落四宫,值使死门落八宫。

值符 辛 开门 戊 禽 天芮 庚	螣蛇 休门 癸 天柱 丙	太阴 生门 壬 天心 戊
九天 惊门 丙 天英 己	辛	六合 伤门 乙 天蓬 癸
九地 死门 庚 天辅 丁	玄武 景门 己 天冲 乙	白虎 杜门 丁 天任 壬

先看天气：诸葛亮是在己酉日起局的，当天不算，第三天就是子日，子日天气看坎一宫，坎为水，上乘玄武主昏暗，景门火光受制，即不见光明，同时己 + 乙为墓神不明，以上都代表长江上面大雾弥漫之象。再看诸葛亮策略：当时孙吴联军在东南方，本局八门反吟有利诸葛亮一方采取主动出击的策略，同时开门落巽 4 宫，开门为公开也，故诸葛方采取惊动曹营的策略。最后看曹操的反应：曹落乾宫，杜门当班，杜门为防守，同时乾宫中白虎 + 丁奇冲克巽四宫，白虎为军队、丁为箭，综合判定曹军只会放箭，不会出兵。

在《孙子兵法·形篇》中有句话："善守者藏于九地之下，善攻者动于九天之上，故能自保而全胜也。"其中的"九地"与"九天"，我们一般认为是形容极深的地下和极高的天上。认为"九"是数之极，极言其高和极言其深。其实还不是这个意思，孙子这句话是另有深意的。在奇门遁甲中，九地和九天分别是八神之一。它们是值符、螣蛇、太阴、六合、白虎、玄武、九地、九天。八神在奇门遁甲中为神盘，在预测中可以作为用神。九地，具有坤土的性质，有厚载之德，为万物之母。古人称其为坚牢之神，性格柔顺安静，滋生万物。九地之方，利于屯兵固守、插种养殖。九天，具有乾金的性质，为天为父，古人称其为威悍之神，性格刚强好动。九天之上好扬兵、布阵、行军、打仗、坐飞机旅游、出国等。

在《烟波钓叟歌》中说："后一宫中为九天，后二之神为九地。九天之上好扬兵，九地潜藏可立营。"在《奇门总要诀》中说："值符后一名九天，后二宫神名九地。地为伏匿天扬兵，六合太阴可藏避。"可见，古代兵家一直认为九地、九天所临方位分别是防守和进攻的最佳方位，类似于孤虚之术。

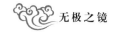
奇门遁甲在古代就是排兵布阵、行军打仗的预测术，讲究在什么时辰，到什么地方去干什么事最有利。不这样做，就会失败或者不顺利。在《十一家注孙子》中，唐李筌的也是这么注解的，他说《天一遁甲经》中认为："九天之上，可以扬兵；九地之下，可以潜藏。"北大教授李零在他的《兵以诈立》中也认为李筌注解得最正确，认为当时孙子在这里说的是遁甲式。但是他以为"九天""九地"是分野方位，不知道是指八神。而李筌自己写的兵书《太白阴经》中就有"奇门遁甲"专篇，因为这就是兵法的心法。

奇门遁甲的时空模型对宇宙天体时空运行演化规律的描述与《周易》有很大不同。易经的时空结构模型是二进制，太极生两仪，两仪生四象，四象生八卦，八卦重叠而成六十四卦，逢二进一。奇门遁甲时空模型则主要是三进制，所谓"六甲飞宫"说的是布局，遁甲布局分为上中下三元，上元一宫起甲子，中元四宫甲子，下元七宫起甲子；或逆飞六仪，顺布三奇；或顺布六仪，逆飞三奇。这种三进制的方式具体应用于年月日奇门推算中，年家奇门，月家奇门，皆分为三元，而日家奇门，三日一日顺行，六甲周而复始，其三进制的应用更为典型。正如老子《道德经》所说："道生一，一生二，二生三，三生万物。"每三日便过渡一卦，是对客观物质时空组合演化复杂性的一种特殊的典型时空反映。在时空层次上具有更深更复杂的天象背景及机制。

在子学的时空观中，是把宇宙天象变化能量流对地球的影响与地球自身时空中的时间结构与空间结构、节气、时辰、方位作为一个统一整体来处理和推算的。这与古人对天体观察不从天体的几何运行着眼，而着眼于天体视运动关系密切。古人取周都阳城，即现在的河南登封，作为地面观测点。地面观测点要随地球自转和公转，用现代科学术语，按日心说取太阳为坐标原点，地面观测点作螺旋曲线运动。从现代科学角度而言，坐标系作用曲线加速度运动，必然要受外力作用，因而这个坐标系是一个非惯性坐标系，由这个坐标系得到的天体运动时空规律也是非惯性的时空运行规律。以这个非惯性坐标系讨论天体的运动，特别是日月的运动，即用了地面上不动的坐标——地面地平坐标，又用了以二十八星宿为度盘的运动坐标——天体赤道坐标和黄道坐标。日月在运动，二十八星宿在运动，日月相对于二十八宿也在运动，因而这种天体运动完全是相对运动。量度天体运动时空的标尺是六十甲子干支数，它既可以表时、表月、表日、表年，又可表示子学中的时间结构与空间结构的度量，根据不同时空的变化而变化，具有全息、系统、周期的特性。所以从更深层意义上说，日心说并不一定正确，而古人的地心说视运动参照系更能真实的体现时空运动本质。

六壬天象

六壬之式的天象来源于太阳之缠度过宫和北斗七星之斗建，我们称为"日躔月建"。"日躔"即地球公转，"月建"即地球自转。中国古盖天论将黄道与地平坐标系分成动态 12 宫，用 12 地支标示，由于地球的公转，造成太阳与地球在 12 宫位置逆时针旋转，一月过一宫。我国古天文学已经精确算出地球公转一周的时间，与现代的计算结果只差几分钟的时间；而地球的自转又造成太阳每天在黄道 12 宫上顺时针每一时过一宫（仰视天北极）；而月球每月绕地一周，也在黄道 12 宫上顺次过宫，12 地支的六合就来源于日月合朔，如正月（寅月）太阳在子，30 日后太阳与月亮同到黄道亥宫，所以寅亥相合。

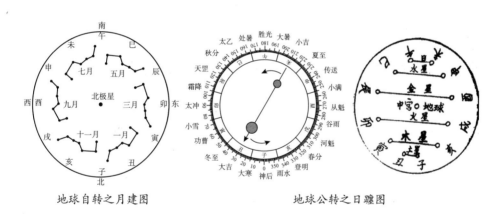

地球自转之月建图　　　　　　　地球公转之日躔图

在古四分历时代，古人观察到北斗九星斗柄指寅时，太阳正在诹訾星次，诹訾亦称为亥宫。严格地说，在正月朔日太阳与月亮相会于同一宫次之起点，所以太阳躔某一星次时，称为太阳过宫，如太阳躔诹訾亥宫等。太阳过宫也称为月将，这就是大六壬中的神将。

具体来说，十二月之合神或月将为：

正月斗建于寅，日月会于诹訾亥宫，故寅与亥合，亦即正月建寅，亥将登明。

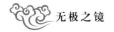

二月斗建于卯，日月会于降娄戌宫，故卯与戌合，二月戌将河魁。

三月斗建于辰，日月会于大梁酉宫，故辰与酉合，三月酉将从魁。

四月斗建于巳，日月会于实沈申宫，故巳与申合，四月申将传送。

五月斗建于午，日月会于鹑首未宫，故午与未合，五月未将小吉。

六月斗建于未，日月会于鹑火午宫，故未与午合，六月午将胜光。

七月斗建于申，日月会于鹑尾巨宫，故申与巳合，七月巳将太乙。

八月斗建于酉，日月会于寿星辰宫，故酉与辰合，八月辰将天罡。

九月斗建于戌，日月会于大火卯宫，故戌与卯合，九月卯将太冲。

十月斗建于亥，日月会于析木寅宫，故亥与寅合，十月寅将功曹。

十一月斗建于子，日月会于星纪丑宫，故子与丑合，十一月丑将大吉。

十二月斗建于丑，日月会于玄枵子宫，故丑与子合，十二月子将神后。

　　可见，根据日躔月建原理，子丑化合为土，辰酉化合为金，寅亥化合为木，巳申化合为水，卯戌化合为火，午未化合为土。日躔即地球围绕太阳公转的度数，地球公转一周为一年，需365日有余，将365日定为360度，其余5度积闰成岁，此乃日躔之度。月建即是斗建，北斗星斗柄所指的地支十二辰，在四面八隅位置称为月建，此十二月之月建是十二个月的北斗星斗柄所指之位置。如上所述：正月建寅，日月会于亥，十月建亥，日月会于寅；二月建卯，日月会于戌，九月建戌，日月会于卯；三月建辰，日月会于酉，八月建酉，日月会于辰；四月建巳，日月会于申，七月建申，日月会于巳；五月建午，日月会于未，六月建未，日月会于午；十一月建子，日月会于丑，十二月建丑，日月会于子。日月每年会合十二次，故将365度分为12份，以标记日月会合之舍次，故有地支六合。这就是大六壬中十二月将的天文机制。

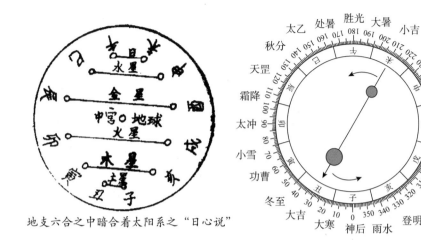

地支六合之中暗合着太阳系之"日心说"

正如《蠡海集》曰："阴阳家地支六合者，日、月会于子则斗建丑，日、月会于丑则斗建子，故子与丑合；日、月会于寅则斗建亥，日、月会于亥则斗建寅，故寅与亥合；日、月会于卯则斗建戌，日、月会于戌则斗建卯，故卯与戌合；日、月会于辰则斗建酉，日、月会于酉则斗建辰，故辰与酉合；日、月会于巳则斗建申，日、月会于申则斗建巳，故巳与申合；日、月会于午则斗建未，日、月会于未则斗建午，故午与未合。"《考原》曰："六合者，以月建与月将为相合也。如正月建寅，月将在亥，故寅与亥合；二月建卯，月将在戌，故卯与戌合也。月建左旋，月将右转，顺逆相值，故为六合。"

六壬之式的建立：以太阳所缠之宫位（称为月将），加到用事之时上，形成天盘地盘12支的叠加，再加12神等，得出了六壬之式。六壬的演算，完全是按照道家的"太极生两仪、两仪生四象、四象生八卦"的程序进行。它以天（天盘）、地（地盘）、太阳（日躔）、月亮、二十八宿、年月日时、四季等自然界的周期变化为内算依据，用一套完整的天地人模型，把所有的时空关系纳于其中，和自然界合拍共振，生克为正，制化为变，以求算得"神秘力量"的相对统一和平衡，达到"天人合一"的最高境界。

为什么以月将加在用事时上呢，实际上是月、时两个时空尺度上太阳位置的叠加。时盘是动的（地球自转），指针是相对固定的，如辰时就表示太阳在辰；寅时，太阳就在寅；以此类推。动盘太阳与静盘太阳一确定，即时盘与月将盘一交，六壬系统架构就依一定的程序展开，禄马贵人等就真实分布12宫。这就是张九仪所说的："于天地交接处，切实求之……《通书》泛

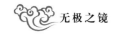

泛，而六壬确确。"六壬有一个好处，它不像《易经》那样模糊、抽象、难以捉摸，它是一针见血，三传一摆出，马上就可以知道事情的发生、发展和结果。

十二将是天盘上移动的地支，月将加时而成。在十二个月中，每过一中气，太阳就移动一个宫，一年太阳要移动十二个宫。太阳在每一个宫与地球的方向、角度、距离不同，其对地球的影响也就不同。所以，有人就把这不同的影响看成是十二个天神的作用，叫做十二将。十二将为正月亥宫登明将，二月戌宫河魁将，三月酉宫从魁将，四月申宫传送将，五月未宫小吉将，六月午宫胜光将，七月巳宫太乙将，八月辰宫天罡将，九月卯宫太冲将，十月寅宫功曹将，十一月丑官大吉将，十二月子宫神后将。

月建和月将正好是左右对称的，月建是从正月建寅开始直到建丑顺行一周，而月将则是从亥开始到于逆行一周。在子学上月建和月将的功能是不同的。月建是月亮运行的轨迹，月将是太阳运行的路线，月建是一种定时规律，一年四季以月建为主，而月将是一种起事的标记，即前面说的值事，就是用月将来确定事情的发生。在陈公献《大六壬指南》中说："寅功曹主木器文书，申传送主行程消息，卯太冲主林木舟车。酉从魁主金刃奴婢，辰天罡为词讼兼主死丧，戌河魁为欺诈或印授，巳太乙惊怪癫狂，亥登明阴私哭泣，午胜光官讼连绵，子神后奸淫妇女，丑大吉咒咀冤仇，未小吉甜歌医药。"

初看上去，它们与十二神的功能大体上差不多。这说明，在十二宫中不同的五行属性，就会出现相应的东西，这是预测学上的一个非常重要的思想。实际上，所谓的十二将，不过就是太阳在经过某一宫将要发生什么事情，这还要看具体情况而定。如是否上四课，见三传，或四课三传与其地盘之神发生冲克等。在这些情况下才有可能发生。正如陈公献所说："凡乍神将，必须干支神将刑克，其事乃发。"将和月将一样，但月将为值事之将。如徐养浩《六壬金铰剪》中，就把月将直接看成是太阳福德之星，是到处巡回解厄救难之神，他说："月将，月之福德，乃幽明之司，动静之机，到处解咎殃者。临日为福助，临辰为龙德，临用、临命纯吉，临干身躬少病，临支家宅光辉，入用动作如意，乘空光耀照人……盖消灾解祸之最大善力者，为壬课第一吉神，属台省部院也者，但须在旺相时中始能鉴察。"将不值事，则只取其时空方位和神加其上的五行属性，其他不看。在六壬课占中，十二神是最主要的，而十二将则次之。

为什么用"六壬"这个名称呢，就是在天干地支的 60 花甲中，有六个天干为壬的干支组合，因此叫六壬。壬为北方属水，在河图中有"天一生水，地六成之"的说法。我们在前面已经论证了"河图"就是关于太阳与五星的古十月太阳历，并由此发掘出古阴阳五行图。就是说，水为万物之母，其生数为一，一加中数五变为六，六为成水。水的结晶 90% 是六角体，雪花也是六角晶体，有不良意念磁场时水的空间结构就会发生改变（关于这一点可以参看《水知道答案》），而且这个六角形正是五运六气理论中的风寒暑湿燥火六气的排列。其实不只是在我们这个三维时空中，水是万物之母，在另外时空中，在更高级的时空中，水也是万物之母。佛经中就记载了在阿弥陀佛的"净土世界"中的须弥山下就是另外时空的水轮等，即四大之一。

四柱天象

在古人设定的符号体系中，把热气称为阳气，把寒气称为阴气，寒热之气的变化，实质就是阴阳二气的变化。

在传统历法中，每年分为十二个月，十二个月后，太阳经历了一个自始复始的过程，在太阳的不断辐射下，一分阳光对应于一分热，一分阴暗对应于一分寒，太阳辐射的变化，夏至日为最多最热，冬至日为最少最寒，春秋分阴阳平分，寒热平均，实际上这种说法一直只是反映了太阳光热的变化而已。但是大地对于日照有一个吸热散热的过程。白天大地吸热积热，晚上则散热。如冬至以后白天逐渐变长，吸收的热量逐渐增加，夜间则变短，散热减少，是以大地气温越来越热。但是冬至后相当长的一段时期内仍是昼短夜长，总体上说，仍是吸热少于散热，这就造成了一个大地积寒的过程，这个过程一般需要 45 天。也就是 45 天后，地球所积寒的程度才达到 45 天前太阳辐射的光热程度。夏季积热也是如此。我们把日光辐射称为天气，则大地积温称为地气，不难看出地气总是滞后于天气 45 天。按一年二十四个节气、十二个月的分法，地气总是滞后于天气三个节气，一个半月，冬至为天气寒至，而三节后的立春方为地气寒至转暖的分界点。

地气是如何变化的呢？现在请大家想一想，在赤日炎炎的夏日的每一天，我们会感到最热的时间不是太阳光照到地球上最多最强的 12 点，而是午

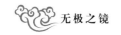

后 14 点。这是因为我们生活在地球上，大地对阳光的吸收与反馈总是存在着一个时间差的。中正午 12 点，太阳虽然投射到地球上的热量达到了极点，但是大地还是一如既往不急不慢的吸收反馈这些热量，直到 14 点左右，地气才能同 12 点的天气保持一致。如此周而复始，天气与地气一直不停地玩着时间差的游戏。

当时间扩大到一年之内，地气与天气的时间差就不是那么回事了。在大的时间范围内，地气与天气的时间差额达到 45 天之久，太阳照射到地球上的热量，整个地球要经过 45 天之后方能与 45 天前太阳投射到地球上的热量保持一致。也就是说，地气永远比天气滞后 45 天，一个半月。我们现在所享受的地球上的阴阳二气，实际上太阳一个月前的情况。大家可以想一下，我们感到最冷的时候，不是太阳光照到我们这里热量最少的冬至，而是立春；而最热的时候，是立秋，在夏至以后的三伏天内。

古人用天干代表天气，地支代表地气，干支搭配以更好的反映出天体的运动。古人制历，以一个太阳回归年为一年，这也是最为适合全息论的历法。以每一年的气温达到寒极转升的那一天作为一年的开始。气温转暖之日对于天气而言是始于冬至，而对于地气而言，则始于冬至一个半月后的立春。我们都生活在地球上，对我们生活起息影响最大的是地气的变化而非天气的变化，因此就自然以标志地气转暖的立春作为一年的开始了。

人们习惯用干支来记录年、月、日、时，共有八个字，称为八字。八字分为四个部分，又称为四柱。记年的一组干支称为年柱，记月的一组干支为月柱，记日的为日柱，计时的为时柱，其中记月的地支又称为月令，取其能量度一月之气的旺衰之意，记日的天干称为日元。四柱是记录天体运动的符号系统，每一个柱都承载着相应的信息，各有所指。年柱代表太阳自转，月柱代表地球公转，日柱代表太阳公转，时柱代表地球自转。其中每一柱的地支都代表了其所象征的天体形式的能量，每一柱的天干则代表了其所象征的天体形式的外在表现，如年支代表太阳的能量，而年干则代表太阳的表现。其他如此。

年柱代表太阳自转，统载一年的状态。一年是以太阳为中心地球公转所需要的时间，也可以看作是太阳的自转，实际上太阳是有自转的。月柱反映了地球、月球公转的时间变化，日地之间有一个 365 天的公转周期，日地月之间有一个 384 天的公转周期，实际上月球也相当于一个小太阳，月球与太阳对于地球的月历调谐周期就是我们现在的阴阳调和历，将一年分为 12 个月。日柱代表了太阳公转，对于这一点，很多人可能会觉得不能理解。太阳公转既是太阳围绕地球公转一圈，从而形成地球的一天，这是以地球为参照系原点，假设地球不动的情况下，太阳的运动实际上就是围绕地球的公转。人类只是已经形成了一种思维定式，认为一定是地球围绕太阳公转。在更大的宇宙尺度下，太阳不是宇宙的中心，银河系也不是宇宙中心，它们都是互相旋转膨胀着。时柱代表地球自转，这个很好理解，地球自转的每一个时区是一个时辰，将一天分为 12 个时区，即 12 个时辰。尤其是时辰，确切一点说，不论出生于什么地方，以太阳的照射角度确定时辰为准，太阳快落山时为申时，太阳快出来时为寅时，太阳光线最强烈与赤道成 90 度角时为午时，其他的时辰顺推。这里的年月日时要求是事件发生地的真太阳时，不是北京时间或某个标准时间，切记！

年、月、日、时柱的小问题解决了，随后一个真正的大问题浮出水面。作为记录天体运动的符号系统，用干支组合来记录天体运动，到底是用什么干支来分别代表年柱，月柱，日柱，时柱呢？例如为什么 2013 年是癸巳年，而不是其他的年呢？为何月非它月，日非它日，时非它时呢？其实这就涉及上古历元问题。这个困惑当今中医、天文、易界的大问题，实则不过是古人最小儿科的玩意而已，几句话就可以解决。

古人制历，以气温寒极欲升的那一天作为一年的开始的，这一天在天气为冬至，在地气为立春。天气寒至为天气一年开始，地气寒至为地气一年的开始，古人制历以天气为准。古人制定历法，历法开始的第一天，一定是子时的中点恰为冬至点的前一天，从这天开始的年就是第一年，用干支之首配对叫做甲子年；第一月叫做甲子月；第一日叫做甲子日；第一时叫做甲子时；以后所有的年、月、日、时皆从此以此递推。那么这一天是哪一天呢？符合这个条件的年并不多，几万年才有一个。我们现在沿用的这一套干支万年历就是从那一年起开始累推下来的。推到了 2013 年，就只能是个癸巳年而不是其他的年。古人制定历法时并没有现代那样精妙的科学仪器，只凭一些古朴的装置就能准确确定干支第一天，是需要下多大的功夫，多缜密的计算，多一丝不苟的精神方能做到，其科学精神足以令现代人胆寒（而不是汗颜）。关于历元问题在太乙式中也有详细论述。

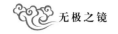

　　实际上天干就是记录天气变化的符号，地支就是记录地气变化的符号。一年分为十二个月，用十二个地支来记录地气变化，十个天干来记录天气变化。十个天干只不过是一种力量（太阳辐射）的十种不同状态而已，其实质上是地球赤道坐标与黄道坐标相结合的十种不同时空状态。十二个地支只不过是一种力量（地球积热）的十二种不同状态而已，其实质上是地球地平坐标与黄道坐标相结合的十二种不同时空状态。为什么天干与地支的数字不相同呢？这是因为日月地天体运动在地球表面的投影不同而不同，前面已经详细论述过了。

　　阴阳图实质是个有阴气和阳气合二为一冲气以为和的整体，在这个整体中，阴阳二气互消互根互长，要想判断其中任何一个干支的力量大小，既要看它本身也要参考与它相冲的另一个干支的力量。就如一对拳击选手，要想看其中一个选手的实力，既要看他本身是否强壮，也要看他对手强壮的程度。地月系，月亮和地球是整体一致的，藏在地气里，用符号表示就是所谓的地支藏干，这个小天干是月球反射太阳辐射与地球共同形成的小天干系统。我们可以说，地球有两个太阳，以地球为中心，一个太阳、一个月亮；一个日间、一个夜间照射地球。所以形成两套天干系统。一套是大天干，一套是小天干。

第二　古中医道

科学

我们知道，现代的中医不能代表真正中医（古中医）的精髓与神韵，现代的中医是一种变异的中医，实际上已经完全偏离了古中医的轨迹，只是在按照中草药的药理应用，偶尔会按照中医的基础理论去用一下，但是临床疗效不能令人满意，真正遇到一些疑难杂症的时候，还是没有信心去解决问题，根本原因还是因为对古中医的一知半解，没有真正继承古中医的精髓，所以不能确立应有的信心。

现代这种变异的中医，唯一继承的就是方剂、药方、经验之谈，关于方剂研究的书籍文献汗牛充栋、浩如烟海，但又如何，不会用的方剂等于没用的方剂。关于方剂背后的医道，组方规律、原理等全然不知，而集这些方剂之大成者，《伤寒杂病论》113 方 397 法，即所谓的经方经法，是所有现代中医人顶礼膜拜的中医圭臬与信仰，但也仅限于膜拜，能游刃有余、烂熟于心、得心应手的经法经方的中医还是寥寥无几，这不能不说是古中医的尴尬。

任何一个成熟的科学系统，都是有定量与定性的完美融合，定量部分是理论与数论部分，是这个科学系统的 DNA，定性部分是实践与人论部分，是这个科学系统的蛋白质表达，而有效联系理论与实践的部分就是 RNA，DNA 只有通过 RNA 的转录与逆转录、翻译等步骤才能完全释放 DNA 的能量与创造力，充分表达蛋白质，从而形成丰富多彩的人体小宇宙。

成熟的科学系统不只是指我们知道的西方现代科学体系，西方科学只是科学系统中的一个小小分支而已。有自己完整自洽的理论核心，有理论指导下客观真实的有效实践，二者结合可以构成一个独立的文明与文化现象（文明是内涵，文化是外延），这样的系统就是成熟的科学文明系统。所谓的科

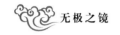

学体系，不单指西方现代科学系统，那只是庞大科学体系中的沧海一粟，一切佛法、道法等都是科学体系中的一部分。而西方现代科学系统只是最低层次的科学体系，而且是危险与变异的科学体系。当然，古中医也是这个庞大科学体系中的一个精华部分，古中医系统就是一个成熟的科学文明体系。

一提到现代西方科学，现代人类的头脑中马上就会认为这就是唯一的科学，不管是什么，只要披上"科学的"外衣，就不用再问其真伪对错了，因为"现代科学"就是真实的代名词。现代医学批判中医的时候，有一个论调，就是称中医为经验医学，言外之意、话外之音就是既然是经验医学，那么就没有什么研究的必要了，最多是一些闪耀着朴素唯物主义思想的经验之谈，难登"科学"的大雅之堂。其实我们只要静下心来仔细想一想，事情还真的没有那么简单。

现代科学讲究分析、归纳、推理、演绎等研究方法，还有就是实践、理论、再实践、再理论的螺旋上升过程，那些所谓的科学研究方法中，最基本的是模型研究法；还有它们自己的研究法宝，即所谓的统计学，什么计数资料、计量资料、求和、P值啊，其实这是什么啊，就是经验研究法！先从大量自然现象中总结一些经验，然后在实验室中用自己理想化的模型法，运用统计学方法去不断地总结、归纳，以便提炼出接近于现实的所谓的"理论"，甚至不惜去提出一些所谓的"假说"，其实就是定量的高级经验而已！最后发现这些定量的高级经验不适用于某些自然现象了，就开始出现否定之否定了，推翻一个理论，假说另一个理论，还美其名曰：不同的理论有不同的适用范围，其实现代科学自己也意识到了：经验始终是有局限性的。例如牛顿的经典力学、麦克斯韦的电磁理论、爱因斯坦的相对论、普朗克的量子论等，一个个的定量的高级经验而已，都是在假说和实验室中总结归纳出来的"理论"。当然经验也是一种真实存在，只是不要再自诩为什么"科学"了，其实现代科学就是典型的经验科学！当然现代医学也是典型的经验医学！

现代医学每年都在不断地推出各种疾病治疗指南，似乎这就是金科玉律了，照着做死人也是合理的，不照着做活人也是非法的。但是指南每年都在变，去年错误的今年正确了，去年正确的今年错误了，去年你是神药，今年我是神药，根本没有原则可言。现代医学目前流行做各种大型的CRT（所谓循证医学的临床观察实验，说白了就是用药的经验总结），但是在设计实验的时候，限制条件非常苛刻，最后制定出来的临床试验方案就是一个十分理想的疾病模型，在现实中严格按照这种疾病模型去得病的患者微乎其微，最后在统计学的经验概率分析下，闭门造车，弄出一个似是而非的结论。但是拿到现实中来，根本看不到论文或指南上所说的效果，基本没有什么效果。其实就是各大药厂为了销售自己的药获取滴血利润而通过赞助医学研究最后得出的一派胡言！统计学害人不浅啊。

而古中医却不存在这种经验式的发展，完全是那种先验式的理论体系，体现着宇宙发生学的演化顺序。古中医自从出现《黄帝内经》《黄帝外经》《太始天元册》《神农本草经》《伤寒杂病论》《汤液经法》《桐君采药录》《难经》等这些理论奠基之作后，所有中医的发展无不是在不断重复解释着前人的理论，执一言而演千篇，不论汉唐医家，还是金元四大家，还是明清医家，都是在内、难的体系内顺流逆流，印证着自己的悟性而已，从未超出其外。当然所谓的中医现代化除外，那根本就不是国学体系和中医范围内的东西，简称不是东西。

提到东方国学，有必要简单地说一下。我们的国学体系是一套完美的科学系统，按照刘歆、刘向的《七略》以及《四库全书》的分类可分为经、史、子、集四大类，经部主要对应于西方科学的哲学部分，子部主要对应于西方科学的天文、地理、生物、物理、化学等基础理论与技术应用部分，史部主要对应于西方科学的社会学、历史学部分，集部主要对应于西方科学的文学、艺术等部分。这只是一个类似的对比，而国学的起点要比西方科学高许多，国学是关于人的科学，而西方科学是关于物质的科学。

所以西方的哲学家，国学称作经学大师，西方的科学家，国学称作子学大师。但现代中国将国学的范围仅仅局限于四书五经、三字经、弟子规、千字文等，对于子学的内容一概斥为迷信、唯心，实在是盲人骑瞎马、夜半临深池。殊不知，国学的 DNA 就是阴阳五行，干支历法。皮之不存，毛将安附？

中医之道

古中医的核心理论基础说白了就是阴阳五行，古中医的 DNA 就是阴阳五行，当然这个阴阳五行不同于现代变异了的中医的说法。按照现代中医的说法，阴阳五行就是哲学概念，中医就是五脏六腑、七情六淫、外感内伤、六经辨证、望闻问切、针灸按摩、丸散膏汤等这些东西。实际上，真正的中

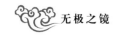

医是属于成熟的科学体系，它的理论内核包括定量和定性的判定，即阴阳五行的定量计算与定性描述，五行的计算工具就是天干地支，阴阳就是定性的基准，这就是古中医的DNA，古中医的医道。他通过天人合一衍生出五运六气、藏象经络、性味归经等都属于古中医的核心理论体系，即古中医的DNA包括阴阳五行、五运六气、藏象经络、性味归经等，《黄帝内经》《黄帝外经》《难经》《天元玉册》等所论述的就是这部分精华。

仅举一例，现代《中医基础理论》教材中论述致病因素时，其中一个因素是外感六淫，六淫就是风寒暑湿燥火，教材中仅仅论述了六淫的特性，其实六淫是什么，六淫就是六气的太过不及，这才叫做六淫。而六气的太过不及（其实还有平气、运气的胜复郁发、亢害承制等）的概念是五运六气中的概念，是按照六气的地支属性来判定，即地支的阴阳决定六气的太过不及。子午少阴君火，卯酉阳明燥金，寅申少阳相火，巳亥厥阴风木，丑未太阴湿土，辰戌太阳寒水，申子辰寅午戌属阳，亥卯未巳酉丑属阴，阳支为太过，阴支为不及，这是六淫的DNA，在教材中根本就没有论述。

在古中国，天文历法的推演叫做缀术，纯数学的计算叫做外算，而阴阳五行的计算称作内算。古运气、三式、六爻、九宫等皆是内算的一种，可见，内算是数学的最高境界。在中国学术界一直认为，古中国文明的数学成就如何如何，其实只是外算部分，如《九章算术》《海岛算经》等。而将天学的缀术称之为绝学，遍览《史记》所有的《五行志》《律历志》，几乎没有几个人能完全掌握古中国的天文学推算，当然，近些年关于缀术的研究也有一些进展。而关于内算部分，在庙堂之上几乎全盘被斥为唯心、迷信，一概抛弃，实质上这才是国学的DNA、精髓与神韵！内算系统反而在民间得到继承和发展，但也良莠不齐。

现代中医基本失去了古中医的内算系统。对于干支部分不敢涉及，唯恐陷入玄学。实际上阴阳五行、五运六气、天干地支、藏象经络的干支计算部分正是古中医的精华部分，这在《素问》与《灵枢》的论述中比比皆是！现代中医敢接受子午流注，却不敢接受《伤寒钤法》；敢接受灵龟八法，却不敢接受五运六气；敢接受现代医学的经验式研究，却不敢接受阴阳五行的内算法则，这才奇怪呢！现代科学可以用数学和物理、化学等预测推算物质运动规律，这叫所谓的西方现代科学，而应用中国古文明的计算系统预测推算物质运动规律就叫玄学、迷信，岂有此理！西方科学、东方国学都是庞大科学系统中的一部分，不同时空不同的物质运动规律，而且西方科学只是科学系统中最低层次的科学。

《黄帝外经》

在这里还要澄清一个中医发展史上的千古疑案，即《黄帝外经》的渊源问题。《汉书·艺文志》有医经七家，经方十一家的记载。医经七家中既有《黄帝内经》十八卷、《黄帝外经》三十七卷的记载，同时也有《扁鹊内经》《扁鹊外经》《白氏内经》《白氏外经》的记载。自古以来，中医学术界一直在寻找《黄帝外经》的下落，但都以失败告终，最后甚至有人认为根本就不存在《黄帝外经》这本书。其实运气九篇的内容就是《黄帝外经》。

从逻辑上说，在研究古中医及其医学古籍的过程中，有很多时候完全是研究者囿于自身学术素质所限，人为复杂化一些基本问题，如阴阳、五行、八卦、河洛、干支、经络等问题。在内外经这个命名上也是如此，顾名思义：作为古中医典籍，《黄帝内经》《黄帝外经》自然是研究人与自然的医学关系的著作，主要研究对象就是中医人体，那么关于人体内部的医学理论就是《黄帝内经》，关于人体外部的医学理论就是《黄帝外经》！我想这么简单的逻辑，那些权威的专家也同意吧，最挑剔的教授也不会反对吧！那么我们再回过头来看看，我们的古中医典籍中是不是这样的理论格局，显然，每一个中医人都知道结果。

从理论上说，《黄帝内经》中的"九篇大论"是王冰在整理《素问》时补入的，主要论述五运六气学说，为《黄帝内经》主要学术内容之一。"九篇大论"对疾病的认识有独到之处，与《黄帝内经》其他篇章论述有着明显的不同。在《黄帝内经》中占有近半数的篇幅：专篇论述运气有："天元纪大论""五运行大论""六微旨大论""气交变大论""五常政大论""六元正纪大论""至真要大论""本病论""刺法论"等著名的九篇大论。洋洋洒洒九篇大论，共计五万二千多字，篇幅约占《素问》的三分之一强，内容上及天文，下涉地理，中傍人事，主要论述了天体运行的规律对气候变化的影响，以及气候变化对人身生理、病理的影响。九篇大论对运气分析繁多，五运要区分岁运、主运、客运，岁运中还要分辨太过、不及、胜复、郁发；六气中须明辨主气六步、客气司天在泉，还要客主加临、运气同化，变化出相得、不相得、天符、岁会、同岁会、同天符、太乙天符等情况。"九篇大论"对

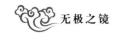

每一种气候变化都标明它对人身的影响，以及人身因此出现的常见症候。遗篇"刺法论""本病论"主要针对疫病的形成机制及治疗原理在五运六气层次上进行解析和对策。其他如"上古天真论""四气调神大论""生气通天论""金匮真言论""阴阳应象大论""六节藏象论""宝命全形论"及《灵枢》的"岁露篇"等，也是《黄帝内经》运气理论的重要内容补充。实际上这正是《黄帝外经》的内容，甚至可以说者也是《阴阳大论》的内容。由于历代传抄，混杂节错，最终形成现在我们所见的这种形式。其中可能也混杂了扁鹊外经、白氏外经的内容，但是这些已无从可考了。

从训诂上说，《素问》之名最早见之于《伤寒杂病论·自序》，张仲景谈到他撰着此书时参考了《素问》等古籍。后来皇甫谧在其序言中也谈到他撰着《针灸甲乙经》时参考了《素问》，并第一次指出《素问》有九卷，同《九卷（灵枢）》合为十八卷，即《黄帝内经》，这里我们可以看到《黄帝内经》的原始面貌，即素问与灵枢共18卷，根据运气九篇内容占今本《黄帝内经》总数的1/3强，大约52000字，合6卷之多，而梁·全元起第一次对《素问》进行注释，但此时缺失第七一卷，仅存八卷。《隋书·经籍志》及杨上善著《太素》均仅见八卷。也就是说，根据全元起、杨上善的八卷注本推理，亡佚的一卷肯定不是今之运气9篇，虽然王冰之前谁也未曾识得古本《素问》九卷之全目，但古本《黄帝内经》中绝对没有运气的七篇或九篇内容。运气理论是中医学理论的重要组成部分，王冰以前的重要医学论著或直论或援引，皆有踪迹；自东汉末年至唐王冰之前，人们能见到与运气学说有关的可考文献约千余字。

北宋高保衡、林亿等"新校正"认为："窃疑此七篇，乃《阴阳大论》之文，王氏取以补所亡之卷，犹《周官》亡《冬官》，以《考工记》补之之类也。""新校正"的看法不无道理，一则"七篇大论"的篇幅太长，在王冰次注后的《素问》二十四卷中，仅此"七篇"就有四卷，显然非古本《素问》第七一卷所能涵纳；二则"七篇大论"的内容与其他诸篇相去较远。故林亿等人说："七篇大论"居今《素问》四卷，篇卷浩大，不与《素问》前后篇卷等。又且所载之事，与《素问》余篇不相通。"七篇大论"或《阴阳大论》，二者均以运气学说的内容为其主旨。《阴阳大论》之名最早见之于《伤寒杂病论·序》，此后王叔和、皇甫谧、巢元方、孙思邈、王焘等人在他们的论著中均有提及。

　　《阴阳大论》所论内容是什么？其庐山真面目谁也未能全识。据现存有关文献考证，王冰之前所保留的能认定是《阴阳大论》之文约千字。如《伤寒杂病论·脏腑经络先后病脉证治》（桂本《杂病例》）所引 110 余字是仲景引于《阴阳大论》，《伤寒例》明确指出所引《阴阳大论》文约 720 字。加之《针灸甲乙经》卷六"阴阳大论"篇（实为《素问·阴阳应象大论》文）仅篇末不足百字，三者共引千余字的引文属《阴阳大论》的内容。仅凭《伤寒杂病论》《伤寒例》《针灸甲乙经》六卷"阴阳大论"篇末三者大约千余字的内容与洋洋洒洒的"九篇大论"数万言之宏论横向比较而认为"两论"别有所论，其结论都难以使人信服。《阴阳大论》与"九篇大论"实为一体，二者是《黄帝外经》的内容。那么，九篇大论既然是王冰的老师"师氏藏之"，必另有所本，此本绝非古本《黄帝内经》，从篇幅所述之"古运气"医学理论分析，当属于孤本《黄帝外经》内容，九篇内容与三式、六爻、九宫等古籍迥然不同，自成一家体系，况王冰根据师藏秘本，又总结出了《玄珠秘语》《昭明隐旨》等，与别家理论更是不同，考遍《四库》之经史子集，阅览全本《道藏》，未尝见到与运气相似的古籍孤本，可以肯定，运气理论自成一家，上古所传，绝非王冰一手之杜撰。

　　上古三坟：伏羲之《太始天元册》，神农之《本草经》，黄帝之《黄帝内经》也。这《黄帝外经》与伏羲之《太始天元册》渊源素深，有源流之传。《中藏经》卷上第十四云："病有灾怪何谓也？病者应寒而反热，应热而反……此乃五脏之气不相随从而致之矣。四逆者不治。四逆者，谓主客运气俱不得时也。"这里"主客运气"这一概念，为运气体系中基本概念，可见当时扁鹊学派也遵守运气学说。这里的运气内容可能是《扁鹊外经》的内容。由于各种历史原因，扁鹊内、外经，白氏内、外经的内容早已亡佚或融入黄帝内、外经里，但"古运气"的基本体系还是以《黄帝外经》保存的最为完整，九篇大论是明证。

🀆 中医之方

　　古中医的 RNA 就是《伤寒杂病论》《汤液经法》《神农本草经》《针灸大成》《针灸甲乙经》等各种辨病、辨证、诊断、组方的经典之作，这是按照古中医之道演化而来的治病之法。

　　张仲景的《伤寒杂病论》历来解书者无数，但基本上都是按照自己的理

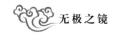

解经验之谈，或人云亦云，或以讹传讹，或一知半解，或照猫画虎，真正上升到医道层次去解的凤毛麟角，这其中成无己的《注解伤寒论》颇中肯綮，开篇注解五运六气的运行机理，然后在运气范围内去解伤寒。熊宗立的《伤寒运气全书》《素问运气图括定局立成》及李浩的《伤寒钤法》等都是不错的解伤寒的古籍。这些古籍在年月、日时的大小时空范围内按照阴阳五行、天干地支、五运六气、司天司地、胜复郁发、藏象经络、性味归经的原理，遵照天人合一、同气相求的原则，分析了人体正负能量的循环与演变及相应的治疗对策，充分体现了张仲景的方术思想。还有一种大司天的解伤寒的方法，是在纪元的大尺度时空框架下计算五运六气的运行规律。完全契合中医发展史上各派各家、伤寒温病的发病治病理论及中医流派的嬗变。关于瘟疫、温病的发生机制，其实历代也有许多医家在五运六气范围内解释，而《素问·遗篇·刺法论》与《本病论》中已经有了完整的"三年化疫"理论阐述，但是现代中医却不敢承认这些理论，实在是令人匪夷所思。

《汤液经法》是古中医组方的宗理之源，法术之本，可惜亡佚已久，但在陶弘景的《辅行诀脏腑用药法要》中却完整记录了汤液经法的组方之源图，同时也证实了张仲景《伤寒杂病论》的诸多神方皆源于《汤液经法》的大小六神汤，进一步揭示古中医的渊源。

《针灸大成》《针灸甲乙经》等源于《黄帝内经》《难经》，其实这个《黄帝内经》的"内"字，正是中国古圣人澄神内视的结果，佛道儒医皆打坐内视，古中医认为人的生命有两大部分，即形与神。形体部分叫做脏器，神体部分叫做藏气，此脏器非彼藏气。脏器是肉体中的人体结构，靠血脉经筋（神经）联系；藏气是神体中的人体结构，靠经络穴位联系；脏器有形，藏气无形。现代中医始终不明白，《黄帝内经》中明明白白看见"八尺之士"在此，筋肉皮骨清清楚楚，也量出脏器大小轻重结构位置关系，血脉肠道长度，血液循环靠心脏的搏动，心脏的房室结构，肺的气管支气管肺泡呼吸结构，脾胃的消化结构，肝脏的血窦结构，肾脏的泌尿结构，神经（经筋）的走形与分布，腹膜的结构，脑部的大脑、小脑、延髓结构，甚至看到了延髓中枢的椎体交叉，但为什么就没有发展出西医的解剖学和医学呢？这就是层次的差异。

🀫 中医之炁

古中医乃至国学一字以概之：气。古圣人认为"通天下者一气耳"。这个气就是古中医的时空，与肉眼所见的时空不同。现代科学研究物质科学，只是研究一个物质粒子而已，将一个物质粒子的性质延伸扩展至所有物质粒子的性质，其实这是不准确的，局部之和大于整体。例如一滴水和大海的性质决然不同，一个人与人类社会的性质决然不同，一棵树与森林的性质决然不同。如果我们能看到一个物质粒子的整个一层的面，就会发现，那是另外一个奇妙的时空。整个一层分子的面，整个一层原子的面，整个一层质子的面，整个一层中子的面，整个一层电子的面，整个一层中微子的面，如果观察者也以相应的物质粒子成分进入相应的物质空间，这就是突破我们现有的三维物质时空，进入到另外的时空，这与现代科学的所谓几维时空完全不同。也就是说，同时同地就存在着不同的另外时空。

古中医的物质时空不同于现代科学的物质时空，现代科学存在于大分子物质时空（研究一个物质粒子，然后代替整个时空，以点带面，一叶障目，分析论），而古中医的物质时空属于电子及原子以上的物质粒子层次（中医认识到整体一层物质粒子的面，全息论）。有人可能会说，古中医如果属于原子或电子时空，那么中医治病不就是引发原子弹爆炸了吗，这怎么可能呢！其实这是用现代科学认识物质的方法去认识另外时空的物质运动，如果从一个物质粒子入手，可能会是这样，但是中医是从整个一层物质粒子的面去入手，就不会引起现代科学所认识的所谓核聚变或核裂变反应。那么会引起什么呢？

原子是由原子核与核外的电子构成的，现代科学观察电子的运动时发现，电子不是静止不动的，而是以"**电子云**"的形式围绕原子核运动，当然这只是一个原子内部的运动方式，但是这个世界却不是只有一个物质粒子，而是无穷无尽的物质粒子组成，那么这一层物质粒子，如电子、原子核、质子、中子、中微子、希格斯波色子即上帝粒子等，在佛道儒医及修炼者的"**澄神内视**"中，在低层次上就显现出"气"的状态，古圣人称之为"炁"，无水之气，连成整体一层面的电子云，在天目中一眼看去，不就是炁吗！不就是"**通天下者一炁耳**"吗！

而佛道儒医的天目也是分层次的，由低到高分别是肉眼通、天眼通、慧眼通、法眼通、佛眼通五大层次。这就是古中医人体的 X 线、CT、MRI、PET，可是却不需要庞大的电子设备，只需要提高心性与道德素质，随身携带，一眼看去，所有时空、不同层次都看遍了。所以老子说："道可道，非常

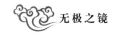

道；名可名，非常名。万物负阴抱阳，冲气以为和。"低层次上是炁，高层次上就是能量，阳就是正能量，阴就是负能量，五行就是不同物理特性的能量。它们虽然也遵循洛伦兹定律、电磁感应定律、楞次定律、麦克斯韦方程等，但却不是两个质点之间的力学效应，而是整个一层物质粒子面的综合力学场效应，这就是另外时空的物理本质。

中医之神

《黄帝内经》内视的景象，就如同《黄庭内景经》一样，是在另外时空显现的人体结构，这个另外时空的人体结构就是中医人体的神体，不同于肉体，却依附于肉体存在，实质上是两个身体，两个生命，二者密不可分，共同构成一个完整的中医人体，这就是古中医的形神学说。

神体是另外空间的生命体，神体是由藏象经络构成，其中运行的是正能量，运行机制称为神机。肉体是由脏腑血管神经（经筋）构成，其中运行的是血液。神体进入三维空间与肉体的天人合一，就是一个新的三维时空生命的开始，所以每一个生命从受精卵（或无性繁殖的孢子）开始按照神体的形态发生场的特性生长化收藏，生长壮老已，王相休囚死，成住坏灭空。达尔文关于猴子的进化论是错误的，如果说有进化论，那也是神的进化论，宇宙的进化论，却不是物种的变异，即不同天象造就不同的生命群，不同的神造就不同的人种。遍览《史记》就会发现，历代帝王将相出生时都有异常天象或特殊自然现象出现，这可能就是"神乎神"的异象吧！"帝王将相，宁有种乎"，真的有种啊！

古中医理论认为，人是五虫之一——倮虫，是天地合气的产物，人的一切神机气立皆法于天地日月五星，其实人只不过是天地之间一种物质形态而已。地球上的物质形态大致可以分为固态、液态、气态、场态（粒子态）、生命态五种。那么不同的物质就有不同的运动规律，例如固态有固态的牛顿动力学，液态有液态的流体动力学，气态有气态的空气动力学，场态（粒子态）有场态的电磁学及量子力学、相对论动力学，同样生命态也有生命态的动力学。

古中医用五运六气、藏象经络理论来描述生命态的运动规律，因为这就是经过佛、道、神、医验证了的生命态的基本动力学原理。但现代医学却用固态、液态、气态、离子态动力学理论的简单加减来描述生命态的运动规律，实际上就是将生命态物质看作是固态、液态、气态、离子态的机械加减，归根结底还是将生命态物质机械的看作是固态的机器，只不过是复杂一点而已。这就是为什么西医与中医对同一个生命体的不同看法，在西医眼里活人与死人的唯一区别就是生命体征的有无，而中医却看这个生命体的神机是否停转。所以一个生命体在西医眼里永远是一部人形机器，而在中医眼里才是一个真正的人。

西医针对的只是肉体，而中医针对的是形神统一的人体。活的生命体就是神体与肉体合一的生命体，中医叫做阴平阳秘；死的生命体就是肉体与神体的彻底分离，中医叫做阴阳离绝。一提到"神"的概念，就会有人不舒服，就有人说是迷信、唯心，孔子都说"子不语怪力乱神"呢，言外之意就是说孔子都否认神的存在呢。其实这都是一知半解的人说的话，根本就没有理解孔子的这句名言。这句话出现在《论语·述而》中，是说叶公问子路孔子的为人，子路回答不上来，孔子知道了这件事，就问子路为什么不说呢，然后说自己敏而好学、废寝忘食之类的，这时出现了"子不语怪力乱神"，原意是孔子不说话，唯恐分心扰乱了集中的精神思维，继而继续说"三人行必有我师焉"。有些人看到神字，就以为是鬼神的神，其实这里指精神思维。

孔子不但不排斥鬼神，而且在《中庸》中还认为"鬼神之德，犹盛矣"，"祭如在，祭神如神在"，在祭祀的时候，一定要像神明在眼前一样尊敬。虽然孔子也"敬鬼神而远之"，但首先是肯定鬼神的客观性，其次孔子认为仁义礼智信是修身齐家治国平天下的中心，鬼神是儒家修炼体系之外的东西，所以敬而远之。这如同其他宗教都排斥其以外的宗教的神一样，只是修炼的体系法门不同而已，而神却是客观存在的。所以孔子对神是存而不论，敬而远之；讲究浩然正气，富贵在天，生死由命。

1956 年北京中医学院针灸教研室观察到一个有趣的现象，失去下肢的患者总是能感觉到失去的下肢还在，并且时时在疼痛，即所谓的"幻肢痛"，其实这就是另外空间的神体的感觉。不只是人体有神体的藏象经络系统，猪马牛羊等各种动物都有藏象经络系统，而诸如香蕉、黄瓜、西红柿、马铃薯、树、花、草、木等所有活的植物也都有经络系统，并且这些都是已经发现的事实。那么动物有情感交流可以理解，如果说植物有情感交流的话，很

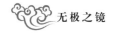

多人觉得这是天方夜谭，这是迷信，其实这是真实的，活的植物有神体（形态发生场），当然是有情感的！可见，在人、动物、植物之间的转世轮回是真实存在的，只是转世的不是三维时空的有形身体，而是另外时空的神体。

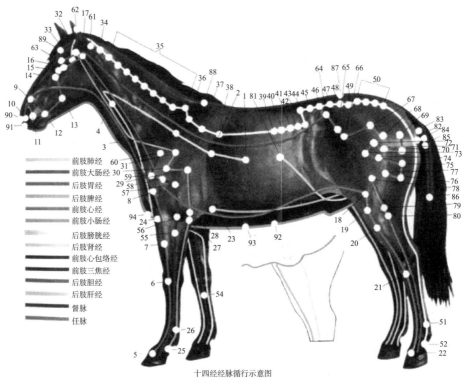

前肢肺经
前肢大肠经
后肢胃经
后肢脾经
前肢心经
前肢小肠经
后肢膀胱经
后肢肾经
前肢心包络经
前肢三焦经
后肢胆经
后肢肝经
督脉
任脉

十四经经脉循行示意图

1肺俞　2谂攀　3肺门　4颈脉　5前阵头　6膝眼　7前三里　8肩俞　9鼻俞　10鼻前　11姜牙　12镇口　13开关　14三江　15睛明　16开天　17关　18阴市　19樟草　20后三里　21曲池　22后阵头　23带脉　24胸堂　25天平　26前阵胸　27掩肘　28泰证　29冲天　30肩贞　31天宗　32上关　33太阳　34伏兔　35九委　36肺尖　37弓子　38肺栏　39三焦俞　40脾俞　41大肠俞　42关元俞　43小肠俞　44腰前　45腰中　46腰后　47肾门　48肾俞　49肾角　50八窑　51后缠腕　52天白　53肾堂　54膝脉　55秦重　56肘俞　57枪风　58肩外俞　59肩井　60肘中　61风门　62耳尖　63睛俞　64雁翅　65居髎　66丹田　67巴山　68路股　69邪气　70汗沟　71环后　72环中　73环跳　74大胯　75仰瓦　76牵释　77小骑　78后伏兔　79阳陵　80丰隆　81肝俞　82莲花　83后海　84尾粗　85尾本　86尾尖　87百会　88肩甲　89大风门　90袖筋　91分水　92云门　93黄水　94穿黄

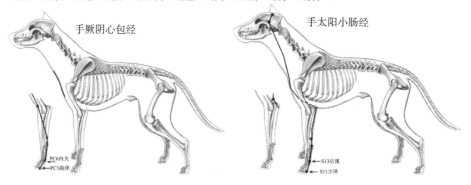

手厥阴心包经　　　　　　　手太阳小肠经

这个神体有自己的情感，称为神志，即神、魂、魄、意、志（肉体的情感叫做情志，即忧、思、悲、恐、惊等）；有自己的五脏，即心藏、肝藏、脾藏、肺藏、肾藏，即升降出入和的神机学说；有自己的能量运行系统，即二十四经络系统；有自己的发生机制，即五运六气、神机气立学说，参见运气九篇及相关的《黄帝内经》篇章。

这个神体也叫形态发生场。我们在初中学《生物》课本时学到，不同生物受精卵形成胚胎时基本形态是相同或相似的，但是长成后却形态各异，这是为什么呢？现代医学不知道，只是说这是蛋白质表达的生物异样性。其实这就是不同种群生物的形态发生场决定了它们不同的生命形式。不同种群的动植物都有自己的形态发生场，通过基瑞安高频电压摄影术，就可以观察到这种形态发生场，即使是残缺的活的动植物，也可以看到完整的形态发生场。

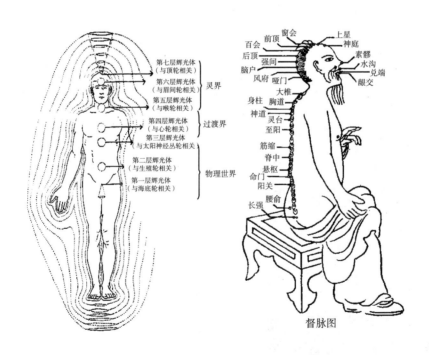

督脉图

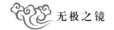
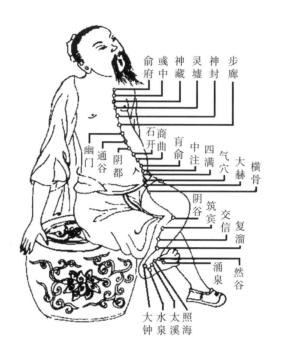

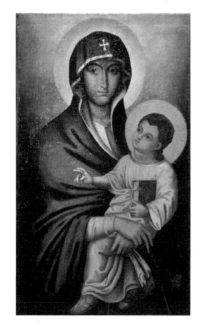

　　一般常人的形态发生场，现代科学称之为人体辉光，其实各种动植物都有这种辉光，只是很微弱，不容易观察到。而修炼的人身体的辉光是非常强大的，我们经常在深山老林的深处看到所谓的"佛光"，那都是在深山里修炼的人的强大辉光，即修炼人的神体。在《素问·本病论》中也说，如果人体正气不足，正不胜邪的时候，就会出现"人神失守，神光不聚"的现象，《素问·刺法论》中说"神失位使神彩之不圆"，这种人体现象叫做"神失守位"。所以岐伯说："得守者生，失守者死，得神者昌，失神者亡。"

　　神体不只是一种人体生命现象，她不仅包括藏象经络、天人感应等空间结构，而且在古中医的理论体系中还有一种时间结构上的概念，叫做象数。象数模型是模拟天地人的神体、神机之间感应演化机制的理论模型。核心是阴阳五行模型、河洛模型的母系统，及其衍生的太乙模型、奇门遁甲模型、六壬模型、五运六气模型、干支模型、六十四卦模型、古中医模型、子午流注模型、古天文历法模型、堪舆模型等子系统，以及其他的四柱、七政、择日、紫薇、神数等。这些模型在人体小宇宙的时间结构上模拟了天地人感应的每一步细节，在空间结构上模拟了这些细节所表现出来的人体物理效应，实际上这也正是天地大宇宙在人体小宇宙上的一个投影。那些年我们所追求的所谓"气功"和"特异功能"就是这种投影的一个天象反应而已。从这个角度上说，人类的演化史不但不是进化史，而且从实际上说却是不折不扣的退化史！

而这些母系统及子系统模型的天文背景就是建立在地球赤道、黄道、白道、北斗九星的立体坐标系的基础上，当然这个立体坐标系在古中医的体系中，是表现为周天二十八宿系统及北斗九星的立极坐标系统，所以我们可以看到每一个古中医图表都是圆形的，每一幅古中医图表的中心都有一个北斗九星，每一幅古中医的图表外围都有二十八宿系统。其实那个圆形就代表黄道和赤道，中心是立极坐标，外围是垂直于立极坐标的周天坐标。所以古中医的宇宙模型在理论上是盖天说，在实际上是宣夜说、浑天说和橐龠说。

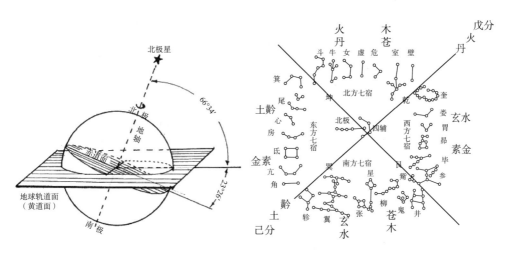

这样看来，这个神体俨然就是一个活泼泼的有机生命体，无论是在空间结构上的形态发生场（藏象经络、天人感应、高能粒子），还是在时间结构上的象数特性（各种象数模型），都是定性与定量、时间与空间的完美统一，只是不完全存在于我们的三维时空而已。所以《灵枢》认为针灸的最高境界是治神，即治疗神体。针灸的每一针不只是扎在肉体的经筋骨缝上，更

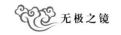

是扎在神体的经络穴位上，通过调整经络系统中的正负能量运行，从而达到治病的目的。而产生神体（三界内）的五运六气本身是具有时间与空间特性的，这个时空结构体就是日月五星通过地球作用于地球上的物质而形成的生命体，其中以人体结构为最精美、完备。这是针灸乃至中药治病的真谛。而《灵枢》《针灸大成》《针灸甲乙经》等就是记录怎样在神体上针灸治病的古籍。

中医治病走的是不同于三维时空的另外时空，而且不是按照现代科学方法调动能量，所以不会产生现代科学认识的所谓核裂变或核聚变，而是在人体的另外身体，即神体上产生正能量的整体演化，会有酸麻胀痛凉热等感觉，或无形中解决问题。如同我们用布包上手，表面上看这块布长了一个肿块，其实不是布有问题，而是另外空间里有一只手在那里，我们不用治疗布的肿大，直接将另外空间的手拿走，三维空间布的表面就平复了，没有肿块问题的显现了，这就是中医治病的原理。所以说中医治病能去根，治本。

不言而喻，古中医的蛋白质就是那些治病的各种技术与经验，现代中医研究的正是这些细枝末节，一个方剂可以研究出厚厚的一本书，可以成立一个国家自然基金课题，最终只不过是一个辨病论治、辨证论治的一个方剂而已。许多中医人认为学中医理论无用，不如多掌握一些治病的经验与技术，这也是不懂中医的人诟病中医的关键所在，认为中医是伪科学，中医是经验医学等。没有 DNA、RNA，哪有蛋白质的表达；没有古中医的基础理论，哪有中医技术与经验的积累与传承。无源之水终究会枯竭，无根之木终究会凋亡。那些认为中医是伪科学的人，认为中医是经验医学的人，其实不只是不懂中医的精华，更是不懂国学的底蕴。所谓的伪科学，只是伪西方科学，因为它是科学系统中更高层次上的科学体系；所谓的经验医学，只不过是拿对古中医理论的无知当高雅、拿对国学的罔闻当个性，其实不过跳梁小丑而已。

殊不知，万法归宗，术必归于理，理必归于道，道必归于人，人必归于因果，因果必归于德，这是古中医的源流渊薮。切莫以为治好了几个病例，就得意忘形，以术治人，终属有限；以理治人、以道治人、以德治人，泽被无穷。

运气造人

前面我们已经说过，人作为物质形态之——生命态，不是达尔文物种进化论优胜劣汰进化而来的，而是日月五星的天地运气，合而为人，即运气造人、运气造物。这一点在《黄帝内经》之运气九篇中已经明确、详细、系统地说明了。运气造人造物有三大特点，即全息性、周期性、系统性。

所谓全息性，即空间结构，就是我们经常说的"天人合一""天人相应"，宇宙的一切物质运动规律在人身上都有完整的印记与体现，这是宇宙在人身上的授印。天人的合一与相应包括天人的同构、同质、同气、同时等，天人都受宇宙基本规律的制约与支配，具体就是阴阳五行、干支河洛、子学九式体系。表现在中医体系中，如太阴脉诊、耳针、腹针、眼针、掌诊、舌诊、尺肤诊等。

所谓周期性，即时间结构，就是宇宙与人体的时间结构同步同振。最明显的例子就是人体会随着昼夜变化而有醒睡寐寤，在大尺度时空中还会随着四季变化而变化，进一步还会随着二十四节气、七十二候的变化而变化，而根本上随着年月日时的天干地支变化而变化，如中医的五运六气、子午流注、灵龟八法等。现代医学称之为生物钟的，就是这个东西，但在层次境界上就差得太远了。而在更大宇宙时间尺度上，如《皇极经世书》、太乙、大四季等时间结构中，就不是人身个体了，而是整体人类社会的周期性历史变迁了。

所谓系统性，即生命态的能级境界，就是生命体的等级高低。世间万物，低级如蝼蚁，高级如佛陀，万品万境，同为五行，能级迥异，这就是系统的自组织化程度高低所决定的。五运六气为天地之五脏六腑十二经，化生人体五脏六腑十二经，冲气以为和，天地之升降出入决定人体之升降出入，此为神机气立。横向上，五行之多少，决定物种，如介虫、羽虫、毛虫、鳞虫、倮虫等；纵向上，能级不同，时空结构不同，决定生命体境界不同。所以人身经过修炼，可以开悟圆满，直达胜境清凉，而低级动物却只能是狐黄白柳。开悟之人、圣人、真人、佛陀看人类就是一条虫子，叫倮虫，如同我们人类看菜虫一样，就是一条虫子而已，可见境界不同，生命体形式与逻辑思维是完全不同的。

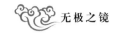

古中医关于人类起源的学说和理论，其实在《黄帝内经》中早就有详细论述了，例如"上古天真论篇""四气调神大论篇""生气通天论篇""金匮真言论篇""阴阳应象大论篇""阴阳离合篇""阴阳别论篇""灵兰秘典论篇""六节藏象论篇""五脏生成篇""五脏别论篇""脏气法时论""运气九篇"等，古中医认为世间万物分为天地人三部分，天为形而上之动气，地为形而下之静物，天地之交形成各种生命，即《素问·五常政大论》的五虫，倮虫（人为倮虫之长）、介虫（龟为介虫之长）、鳞虫（龙为鳞虫之长）、羽虫（凤凰为羽虫之长）、毛虫（虎为毛虫之长）。

阴阳系日月，这是《灵枢·阴阳系日月》的定理；五行即五星，这是《素问·气交变大论》的定理。五运是阴阳的五行，六气是五行的阴阳，实则五运六气就是阴阳五行的交变，根据运气九篇以及上述诸篇，五运造人的五脏，六气造人的六腑，然后根据全息原理，五脏系统逐渐由一点精神演化至最表面的皮毛，大约10个月的时间（一个黄道周期），先天之神在出生前夕月圆之时注入形体，先天转后天，呱呱坠地，一声啼哭，接通天气，一点胎粪，接通地气，从此五脏神归位，神机是五脏与五运的升降出入与亢害承制，气立是六腑与六气的升降出入与亢害承制。天地人合一。所以《素问·六微旨大论》说："出入废，则神机化灭；升降息，则气立孤危。故非出入，则无以生、长、壮、老、已；非升降，则无以生、长、化、收、藏。故器者，生化之宇，器散则分之，生化息矣。故无不出入，无不升降。化有小大，期有近远。四者之有而贵常守，反常则灾害至矣。故曰：无形无患，此之谓也。"

其后有一句话，一直无人弄懂："帝曰：善。有不生不化乎？岐伯曰：悉乎哉问也？与道合同，惟真人也。"人身与道德同化，超脱出阴阳五行的升降出入层次，达到道家真人境界，即不生不化！

《黄帝内经》中有人神随月份不同而归位于不同人身部位的论述，这个人神是人自己的主元神，即道家所说的识神，《黄帝内经》所说的心神，后天清醒的人神；其余四藏神是副元神，即先天注入的神体；根据元神与识神的层次高低，决定此人的层次高低，及一切机缘。这是修炼的境界问题了。其实说到这里，有悟性的中医人，应该有一个清醒的认识了：即古中医是关于天地人的医道理论，同佛家、道家、儒家、基督一样，都是关于人身修炼的理论，学习古中医，就是修炼古中医的过程。医道在三界外的高层次上是归于道家的。《黄帝内经》《黄帝外经》是古中医医家的修道之书。孙思邈、葛洪等古中医人物皆是如此修行，道医一家。而藏医同样如此，他在高层次上是归于佛家的。

关于古中医修炼的境界，在《素问·上古天真论》中已经明确："昔在黄帝，生而神灵，弱而能言，幼而徇齐，长而敦敏，成而登天。上古之人？其知道者，法于阴阳，和于术数，食饮有节，起居有常，不妄作劳，故能形与神俱，而尽终其天年，度百岁乃去。夫上古圣人之教下也，皆谓之虚邪贼风避之有时，恬惔虚无，真气从之，精神内守，病安从来。是以志闲而少欲，心安而不惧，形劳而不倦，气从以顺，各从其欲，皆得所愿。故美其食，任其服，乐其俗，高下不相慕，其民故曰朴。是以嗜欲不能劳其目，淫邪不能惑其心，愚智贤不肖，不惧于物，故合于道。所以能年皆度百岁而动作不衰者，以其德全不危也。"

德是修炼与修古中医的根本，神是修炼、修古中医的层次高低关键。黄帝说："余闻上古有真人者，提挈天地，把握阴阳，呼吸精气，独立守神，肌肉若一，故能寿敝天地，无有终时，此其道生。中古之时，有至人者，淳德全道，和于阴阳，调于四时，去世离俗，积精全神，游行天地之间，视听八达之外，此盖益其寿命而强者也。亦归于真人。其次有圣人者，处天地之和，从八风之理，适嗜欲于世俗之间，无恚嗔之心，行不欲离于世，被服章，举不欲观于俗，外不劳形于事，内无思想之患，以恬愉为务，以自得为功，形体不敝，精神不散，亦可以百数。其次有贤人者，法则天地，象似日月，辨列星辰，逆从阴阳，分别四时，将从上古合同于道，亦可使益寿而有极时。"

第三　中医之术

大司天

在太乙的五元六纪体系中，五元指甲子元、丙子元、戊子元、庚子元、壬子元，每元七十二年，五元共三百六十年；六纪指六十甲子每六十年一个轮回，为此甲子年至癸亥年六十年称为"一周纪"。一个甲子元为一纪，每纪六十年，六纪共三百六十年，这就是五运六气大司天的起源。三百六十年为五元六纪的周期数，七十二年为元之周纪数，六十年为纪之周期数。在运气九篇中福祸疾病轻重的力化尺度是由太乙落宫决定的，还有"太乙八风篇""太乙天符"等运气概念；在《天元玉册》中太乙决定了五运六气司天司地司人的福祸吉凶；而且在太乙体系中五运六气系统是作为太乙内部一个重要内容存在，这些都说明了太乙与五运六气的内在联系密切。

明三才之数以推天地之术

明主客分阴阳厄會術

明太乙統行五運六氣術

明太乙陰陽相資爲用術

明太乙主客分陰陽和不和之術

明太乙主客之数屬配五將術

第三卷

明太乙十六宮間之神術

第十二卷

永太陰黑旗所在術　永宮氣赤旗所在術

永太歲青龍旗所在術

明太乙與三旗行宮術

明運煞與太乙天目會合術

明太乙歲會五運六煞術

明九宮貴神統行變象術

明太乙貴神釣宮飛行所主術

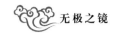

《素问·天元纪大论》中说："天以六为节，地以五为制，周天气者，六期为一备；终地纪者，五岁为一周。君火以明，相火以位，五六相合而七百二十气为一纪，凡三十岁；千四百四十气，凡六十岁而为一周，不及太过，斯皆见矣。"说的是甲子60年合1440节气，由十天干、十二地支（即终地纪五岁、周天气六期）构成的最小调谐周期，这是流年五运六气的天象机制。而这个干支甲子调谐周期与九宫飞星的最小调谐周期就是180年，就构成了三元九运的天象机制。再加上顺逆飞布，合为一个纪元，即360年，这就是太乙五元六纪天象机制。而实际上也是流年五运六气在时空中全息化为三元九运、五元六纪的过程，在三元九运、五元六纪定局中，流年五元六气全息于大司天之五元六气。而60甲子最小的时空单元是时辰，其次是日元，然后是月、年周期等。但是对于人类来说，日和年是最主要的时空周期，人类一日（一昼一夜）一休眠，一年一岁一轮回，所以对于人类来说，真正具有重要时空意义的周期是日周期和年周期。这就是伤寒定局（日周期）、五运六气（年周期）、三元九宫（纪周期）、五元六纪（元周期）的时空关系。三元九宫、太乙五元六纪我们在前面已经介绍过了，本篇将主要介绍五运六气之大司天、流年司天以及日司天。

大司天契合于"元会运世说"。汉代人作卦气图，明确了六十四卦起源于古盖天论的历史渊源。北宋邵雍（1012—1077年）则将古盖天论之卦气说推广到整个人类历史，即儒家所说的整个天地从生成到毁灭的历史。他结合佛教的劫运说，认为我们所处的这个小宇宙处在不断地创生和毁灭之中，就像一年由春到冬，一天由天亮到天黑一样。邵雍把天地的一次生成和毁坏的时间段称之为一元，一元有十二会，犹如一年有十二月；一会有三十运，犹如一月有三十天；一运有十二世，犹如一天有十二时辰；一世有三十年，犹如一时辰有三十刻。元、会、运、世的关系是年、月、日、时的比例的放大，如此则一元就有：

$$12 \times 30 \times 12 \times 30 = 129600 \text{ 年}$$

也就是说，邵雍认为天地一成一毁循环往复的变化周期为129600年，而这一时间历程所具有的客观规律则被先天六十四卦圆图所决定，决定的关键在于"元会运世"这些时间单位和先天六十四卦圆图中的卦象对应了起来，卦象的意义决定了时间单位的历史特征和基本事件。

其规则如下：一元所包含的十二会与六十四卦圆图中除了乾坤坎离四正卦之外的六十卦依次对应起来。这样一来，一会就对应五卦；一会等于三十运，其中的每一卦统管六运，这一卦通过从初爻到上爻的依次变爻，则一卦变成新的六卦，而新的六卦正好又对应原来一卦所统管的六运，如此则一卦对应一运；一运等于十二世，一卦统管此运十二世，进一步则把十二世以两世为单位六等分，同时把统管十二世的这一卦进行从初爻到上爻的依次变爻，则一卦变成六卦，这新的六卦就与十二世的六等分分别对应起来，一卦对应两世六十年。如此一来，经过重重细分，层层卦变，就把一元十二万九千六百年与古盖天论之先天六十四卦圆图对应了起来，一元的历史规律和内容，就蕴含在这些卦象当中，邵雍对这些卦象进行研究和体悟，认为就能够掌握宇宙发展的奥秘。他在《伊川击壤集》之卷十三《皇极经世一元吟》中说："天地如盖轸，覆载何高极。日月如磨蚁，往来无休息。上下之岁年，其数难窥测。且以一元言，其理尚可识。一十有二万，九千余六百，中间三千年，迄今之陈迹，治乱与废兴，着见于方策。吾能一贯之，皆如身所历。"邵雍"一贯之"的成果，就是《皇极经世书》中的世界历史年表。其目的是要说明从尧舜到宋朝邵雍所处的时代，正是一元之中，好像一天的中午时候，是正在兴盛的时代。

"**元会运世说**"将古盖天论之卦气说从太阳系中地球表面推衍到银河系表面，在银河系这个更大的时空尺度中按照大四季五时的阴阳变换程序制订了一个人类历史年表，从年月日时的太阳系地球时空结构中推衍到银河系元会运世的大宇宙时空结构中，这种宇宙时空全息的原理在子学中一直在自觉的本能的应用着，这种"全息"概念在子学中叫做天人感应、天人合一、参同契等。

那么，这个 30 年又有什么天象原理呢？我们知道，月球轨道面相对于黄道平面的倾斜角度只有 5.1°，可以近似地认为月球绕地公转和太阳的周年视运动在同一平面进行。月球和太阳相对于地球的运行是不同步的，地球绕太阳公转一周回归年的时间为 365.242 日，朔望月（以地球上某点为参照物月球运行的一个周期）的平均时间为 29.531 日，12 个朔望月为 354.367 日，比太阳回归年少 10.875 日。假设某年的春分太阳和月球同时在黄经 0°，即日地连线和地月连线的夹角为 0°，那么当第二年太阳再次回到黄经 0°时，月球又沿轨道面运行了 10.875 日，此时日地连线和地月连线的夹角为 $10.875/27.32 \times 360° = 143.30°$（恒星月的时间为 27.32 日），即某年第二年的

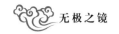

春分农历日期相对于某年在运行轨道平面上又向前超越旋转了143.30°。而12个恒星月的时间为27.32×12=327.84日，10.875/327.84 ≈ 0.033 ≈ 1/30。也就是说，虽然春分的农历日期在日月运行轨道中每年向前超越依次旋转143.30°，但经过30年的推移，日地连线和地月连线又可以重合，即农历日期相同，并依此规律循环下去。可见，农历干支节气日期的分布规律是对日地月运行规律的直接反映，而其30年的循环周期就是《黄帝内经》所说的"三十年为一纪"的五运六气规律。如《运气七篇》对甲子年和甲午年的气候描述基本相同，余同此。

运气九篇将一年二十四个节气分属于六气六步之中，一步主四个节气，时间为六十天八十七刻半，一年为三百六十五天二十五刻，与回归年365.242日 ≈ 365.25日相合。而在《素问·六微旨大论》中说："日行一周，天气始于一刻；日行再周，天气始于二十六刻；日行三周，天气始于五十一刻；日行四周，天气始于七十六刻；日行五周，天气复始于一刻，所谓一纪也。是故寅午戌岁气会同，卯未亥岁气会同，辰申子岁气会同，巳酉丑岁气会同，终而复始。"关键点就在这二十五刻即0.25日之中，即如果某年岁气开始于0点，则某年第二年则开始于6点，以此类推，四年以后才能又开始于0点。即《素问·六微旨大论》所说"日行四周"，才能"岁气会同"。而30年循环周期只能满足以天为最小单位的时间结构重合，要在时辰上完全重合则需要为4的倍数年，30年并不是4的整倍数，因此运气九篇将60年作为一周，而30年只能是"小会"而已。

以上只是60年干支周期的天象原理，如果再加上月行九道之洛书九宫，则最小公倍数为180年，这就是三元九运的天象机制；若再加上太阳之阴阳六气，则最小公倍数为360年，这就是大司天的天象原理与机制，而五星五行的天文周期已经在其中了。

明代大儒薛方山（1500—1575年）继承了邵雍的大宇宙时空结构作《甲子会纪》："溯自黄帝命大挠作甲子，贞下起元，从下元厥阴风木运开始，少阴为上元，太阴为中元，复以少阳为下元，则阳明为上元，太阳为中元，与六气相配属。"于黄帝8年起数，前30年为厥阴风木司天，后30年为少阳相火司地，以此类推，至1984～2043年为第79甲子下元，也是前30年为厥阴风木司天，后30年为少阳相火司地，天地一片风火。上元之中天地一片燥热相临，中元之中天地一片寒湿相搏，下元之中天地一片风火相煽。

黄帝 8 年起（-2694 至 -2633）	第一甲子	下元	厥阴风木少阳相火
黄帝 68 年（-2634 至 -2573）	第二甲子	上元	少阴君火阳明燥金
少昊 18 年（-2574 至 -2513）	第三甲子	中元	太阴湿土太阳寒水
少昊 78 年（-2514 至 -2453）	第四甲子	下元	少阳相火厥阴风木
颛顼 54 年（-2454 至 -2393）	第五甲子	上元	阳明燥金少阴君火
帝喾 29 年（-2394 至 -2333）	第六甲子	中元	太阳寒水太阴湿土
帝尧 21 年（-2334 至 -2273）	第七甲子	下元	厥阴风木少阳相火
帝尧 81 年（-2274 至 -2213）	第八甲子	上元	少阴君火阳明燥金
帝舜 39 年（-2214 至 -2153）	第九甲子	中元	太阴湿土太阳寒水
夏仲康 3 年（-2154 至 -2093）	第十甲子	下元	少阳相火厥阴风木
帝相 60 年（-2094 至 -2033）	第十一甲子	上元	阳明燥金少阴君火
帝槐 4 年（-2034 至 -1973）	第十二甲子	中元	太阳寒水太阴湿土
帝不降 4 年（-1974 至 -1913）	第十三甲子	下元	厥阴风木少阳相火
帝扃 5 年（-1914 至 -1853）	第十四甲子	上元	少阴君火阳明燥金
帝孔甲 23 年（-1854 至 -1793）	第十五甲子	中元	太阴湿土太阳寒水
帝癸 22 年（-1794 至 -1733）	第十六甲子	下元	少阳相火厥阴风木
商太甲 17 年（-1734 至 -1673）	第十七甲子	上元	阳明燥金少阴君火
太庚 15 年（-1674 至 -1613）	第十八甲子	中元	太阳寒水太阴湿土
太戊 21 年（-1614 至 -1553）	第十九甲子	下元	厥阴风木少阳相火
丁 6 年（-1554 至 -1493）	第二十甲子	上元	少阴君火阳明燥金
祖 6 年（-1494 至 -1433）	第二十一甲子	中元	太阴湿土太阳寒水
丁 29 年（-1434 至 -1373）	第二十二甲子	下元	少阳相火厥阴风木
盘庚 25 年（-1374 至 -1313）	第二十三甲子	上元	阳明燥金少阴君火
武丁 8 年（-1314 至 -1253）	第二十四甲子	中元	太阳寒水太阴湿土
祖甲 2 年（-1254 至 -1193）	第二十五甲子	下元	厥阴风木少阳相火
武乙 2 年（-1194 至 -1133）	第二十六甲子	上元	少阴君火阳明燥金
受辛 18 年（-1134 至 -1073）	第二十七甲子	中元	太阴湿土太阳寒水

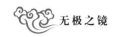
续表

周康王 2 年（-1074 至 -1013）	第二十八甲子	下元	少阳相火厥阴风木
昭王 36 年（-1014 至 -953）	第二十九甲子	上元	阳明燥金少阴君火
周穆王 45 年（-954 至 -893）	第三十甲子	中元	太阳寒水太阴湿土
孝王 13 年（-894 至 -833）	第三十一甲子	下元	厥阴风木少阳相火
共和 5 年（-834 至 -773）	第三十二甲子	上元	少阴君火阳明燥金
周幽王 5 年（-774 至 -713）	第三十三甲子	中元	太阴湿土太阳寒水
恒王 3 年（-714 至 -653）	第三十四甲子	下元	少阳相火厥阴风木
惠王 20 年（-654 至 -593）	第三十五甲子	上元	阳明燥金少阴君火
定王 10 年（-594 至 -533）	第三十六甲子	中元	太阳寒水太阴湿土
景王 8 年（-534 至 -473）	第三十七甲子	下元	厥阴风木少阳相火
周敬王 43 年（-474 至 -413）	第三十八甲子	上元	少阴君火阳明燥金
威烈王 9 年（-414 至 -353）	第三十九甲子	中元	太阴湿土太阳寒水
显王 12 年（-354 至 -293）	第四十甲子	下元	少阳相火厥阴风木
赧王 18 年（-294 至 -233）	第四十一甲子	上元	阳明燥金少阴君火
秦始皇 10 年（-234 至 -173）	第四十二甲子	中元	太阳寒水太阴湿土
汉文帝 3 年（-174 至 -113）	第四十三甲子	下元	厥阴风木少阳相火
武帝元狩 6 年（-114 至 -53）	第四十四甲子	上元	少阴君火阳明燥金
宣帝五凤元年（-54 至 3）	第四十五甲子	中元	太阴湿土太阳寒水
平帝元始 4 年（4 至 63）	第四十六甲子	下元	少阳相火厥阴风木
明帝永平 7 年（64 至 123）	第四十七甲子	上元	阳明燥金少阴君火
安帝延光 3 年（124 至 183）	第四十八甲子	中元	太阳寒水太阴湿土
晏帝中平元年（184 至 243）	第四十九甲子	下元	厥阴风木少阳相火
蜀汉后帝延熙 7 年（244 至 303）	第五十甲子	上元	少阴君火阳明燥金
晋惠帝永兴元年（304 至 363）	第五十一甲子	中元	太阴湿土太阳寒水
哀帝兴宁 2 年（364 至 423）	第五十二甲子	下元	少阳相火厥阴风木
宋文帝元嘉元年（424 至 483）	第五十三甲子	上元	阳明燥金少阴君火
齐武帝永明 2 年（484 至 543）	第五十四甲子	中元	太阳寒水太阴湿土

续表

梁武帝大同 10 年（544 至 603）	第五十五甲子	下元	厥阴风木少阳相火
隋文帝仁寿 4 年（604 至 663）	第五十六甲子	上元	少阴君火阳明燥金
唐高宗麟德元年（664 至 723）	第五十七甲子	中元	太阴湿土太阳寒水
唐元宗开元 12 年（724 至 783）	第五十八甲子	下元	少阳相火厥阴风木
德宗兴元元年（784 至 843）	第五十九甲子	上元	阳明燥金少阴君火
武宗会昌 4 年（844 至 903）	第六十甲子	中元	太阳寒水太阴湿土
昭宗天佑元年（904 至 963）	第六十一甲子	下元	厥阴风木少阳相火
宋太祖乾德 2 年（964 至 1023）	第六十二甲子	上元	少阴君火阳明燥金
仁宗天圣 2 年（1024 至 1083）	第六十三甲子	中元	太阴湿土太阳寒水
神宗元丰 7 年（1084 至 1143）	第六十四甲子	下元	少阳相火厥阴风木
高宗绍兴 14 年（1144 至 1203）	第六十五甲子	上元	阳明燥金少阴君火
宁宗嘉泰 4 年（1204 至 1263）	第六十六甲子	中元	太阳寒水太阴湿土
理宗景定 5 年（1264 至 1323）	第六十七甲子	下元	厥阴风木少阳相火
元泰定帝泰定元年（1324 至 1383）	第六十八甲子	上元	少阴君火阳明燥金
明太祖洪武 17 年（1384 至 1443）	第六十九甲子	中元	太阴湿土太阳寒水
英宗正统 9 年（1444 至 1503）	第七十甲子	下元	少阳相火厥阴风木
孝宗弘治 17 年（1504 至 1563）	第七十一甲子	上元	阳明燥金少阴君火
世宗嘉靖 43 年（1564 至 1623）	第七十二甲子	中元	太阳寒水太阴湿土
熹宗天启 4 年（1624 至 1683）	第七十三甲子	下元	厥阴风木少阳相火
清康熙 23 年（1684 至 1743）	第七十四甲子	上元	少阴君火阳明燥金
乾隆 9 年（1744 至 1803）	第七十五甲子	中元	太阴湿土太阳寒水
嘉庆 9 年（1804 至 1863）	第七十六甲子	下元	少阳相火厥阴风木
同治 3 年（1864 至 1923）	第七十七甲子	上元	阳明燥金少阴君火
1924 至 1983 年	第七十八甲子	中元	太阳寒水太阴湿土
1984 至 2043 年	第七十九甲子	下元	厥阴风木少阳相火
2044 至 2103 年	第八十甲子	上元	少阴君火阳明燥金

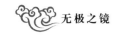

明代四大医家之首、新安医学流派创始人汪石山（1463—1539 年）肇其端，他在《运气易览·论五天五运之气》中指出："一说自开辟来，五气秉承元会运世，自有气数，天地万物所不能逃，近世当是土运，是以人无疾而亦瘥，此与胜国时多热不同……读医书五运六气，南北二政，岂独止于一年一时，而烦忘世运会元之统耶？"强调运用运气之理，不能只注意一年一时，还要注意"世运会元之统"，即五运六气更移之理在千百年间的作用和表现。

王肯堂（1549—1613 年）在《医学穷源集·图说》中直接引述"元会运世说"，并根据堪舆地理之三元九宫提出"三元运气论"。他以洛书九宫分为三元，每元各主三宫，即运气变化过程分上元、中元、下元，每元六十年。其中"上元甲子六十年，坎卦统运，水气最旺；二坤、三震各主运二十年，为统运之分司。中元甲子巽四统运，木气最旺，次五黄，次六白。下元甲子七赤统运，金气最旺，次八白，次九紫"。并指出："盖时有代谢，气有盈虚，元运之分上中下者，盛衰之机也。间尝考之往古，验之当今之务，而觉六十年天道一小变，人之血气与天同度。""是故必先立其元，而后明其气……即如一白坎水司令之时，寒水气盛，土不能垣，自以东垣温补之论为至当。如九紫分司之运，火气燔灼，又当以丹溪诸病属火之说为正宗。所谓中无定体，随时而应者也。"难能可贵的是，王肯堂认识到三元运气并非简单的循环往复，而是不断变化，气机日新。他针对"异元同运，则后之上元，应比前之上元、中、下亦然"之说，指出："此其说似是而实非也。江河日下，未闻尾闾之水复上瞿塘；度数日差，未闻浑仪之步仍从宣夜。盖岁月如流，其不改者，甲子之周环；其不同者，气机之日新。如若所云，是百八十年后仍复其初也。戴同父云：问年不是今年气，恰与何年运气同？是犹未识天道变易之理也夫！"王肯堂不仅在中医方面有很高建树，而且在子学之六壬、斗数、堪舆地理方面也是江湖翘楚，他很好的验证了孙思邈关于大医习业的素质要求，必须精通阴阳六壬等子学基础。

明末清初的费启泰著《救偏琐言》，提出了大运、小运的概念，《治痘须知大运论》说："天以阴阳而运六气。运有大小，小则逐岁而更，大则六十年而易。"不过费氏所说的大运、小运都是指三阴三阳六气，《小叙》所谓"六气之运，本阴阳太乙而分，时行物生，寒暑代谢，在岁位也。总持岁纪，充积其数，阴阳有大运也。必甲子一周而一气之大成始伏，将来乃进，自不规则于岁位而得满充积之数者，是则民病之改易，其应大运可知"，即由于三阴三阳六气是运转不已的，故也称为"运"。他详细论述了大运与小运的关系，认为"大可以覆小，小难以该大"（《小叙》），小运包括在大运之中，是大运的组成部分，故就运气与疾病的关系而言，他强调以大运为本，以小运为末，同时又要注意疾病的实际情况以辨气治疗，《治痘须知大运论》所谓"民病之应乎运气，在大不在小，不可抱小节，遗其本而专事其末也"，"总以大运为主，不以岁气纷更强合乎病，又不设成见于胸，惟症为的"。费氏还首先将运气变化与中医治则治法的沿革相联系，认为历史上中医名家治疗法则的差异并不是因为他们各偏执一端，而是各时代之大运使然。《治痘须知大运论》云："尝稽东垣一以保脾为主，河间一以滋阴为重，子和一以荡涤为先，皆能表表于世，总得挈领提纲，故得一本万殊之妙。不则当年岂无岁气，而各取其一耶？至于痘症，有独取于辛热，有得意于寒凉，有扼要于保元，是亦治痘之明手，何不见有逐年之分别耶？要知大运之使然，非三氏之偏辟也。"

清代乾嘉间名医王朴庄（1733—1803年）则发展了费氏之说，提出了大运气论，据《世补斋医书·文十六卷·六气大司天》记载："王朴庄先生引《黄帝内经》七百二十气，凡三十岁而为一纪，千四百四十气凡六十岁而为一周，扩而大之，以三百六十气为一大运，六十年为一大气，五运六气迭乘，满三千六百年为一大周。"陆懋修（九芝，1818—1886年）秉承了王氏六气大司天的理论，排列了自黄帝八年到清同治三年的干支纪年序列，依厥阴、少阴、太阴、少阳、阳明、太阳六气先后之序，分别标记各个甲子的司天、在泉之气，并依此对医学史上重要的医学流派或医家的治法用药特点与其司天在泉之气的相符关系进行了具体的阐释，认为："由是而知仲景之用青龙、白虎汤也，以其所值为风火也；守真辟朱肱用温之误，申明仲景用寒之治，为三已效方，三一承气也，以其所值为燥火也；东垣以脾胃立论，专事升阳者，以其所值为寒湿也；丹溪以知柏治肾，专事补阴者，以其所值又为火燥也。明乎此，而知古圣昔贤著书立说，都是补偏救弊之人。"因此，他强调："欲明前人治法之非偏，必先明六气司天之为病。"

气化与力化

在古中医理论体系的时空结构中，上有大司天，中有流年司天，下有小司天（即日干支）。这三者之间的关系是：大司天决定病性，流年司天决定病位，小司天决定病势，三司天决定了病机的定局。如在大司天格局中，上元天地之间一片燥火气化格局，中元天地之间一片寒湿气化格局，下元天地

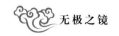

之间一片风火气化格局。在流年司天格局中，五运的太过不及决定了病位所在，即生克胜复的三角形定理；六气司天司地司人，可以加重或减轻风寒暑湿燥火的病性，而二火君臣一位则决定了瘟疫之气的发动。在小司天格局中，传经化热，伏气变温，就如同《黄帝内经》中关于日干支旺衰、张仲景《伤寒杂病论》中六经日传变、成无己《注解伤寒论》运气图表中预测疾病的棺墓尸气命、刘完素继承的《伤寒钤法》、吴鞠通《温病条辨·病源篇》中日干支生死一样，日干支小司天格局决定了病势症状。

而现代某些中医们一直以来就自以为是地认为，五运六气就是关于气候与灾害预测的理论，只要看到风寒暑湿燥火，就以为这就是说的天气气候变化，甚至不惜搬出亿万年以来的寒温数据变化来说明，用摄氏度来证明五运六气是不准确的，从而否定五运六气气化理论的天人感应、天人合一的合理性。其实全球的平均温度不等于局部地域的温度，每一条大小龙脉地理范围内基本上都是一个相对封闭的天地人气场，例如喜马拉雅山脉、昆仑山的东西部分等。在一个相对封闭的气场内，风寒暑湿燥火的气化都是相对的，其气化的地理范围就是按照九宫分野来进行的，气化的方式就是按照五运六气来进行，气化的媒介就是日月地五星之间的天地之专精力化程度深浅，所以用平均温度说事是不负责任的。

五运六气强调的是"气化"理论，在《素问·气交变大论》中有一段论述"气化"的经文：

岐伯曰：东方生风，风生木，其德敷和，其化生荣，其政舒启，其令风，其变振发，其灾散落。南方生热，热生火，其德彰显，其化蕃茂，其政明曜，其令热，其变销烁，其灾燔（火芮）。中央生湿，湿生土，其德溽蒸，其化丰备，其政安静，其令湿，其变骤注，其灾霖溃。西方生燥，燥生金，其德清洁，其化紧敛，其政劲切，其令燥，其变肃杀，其灾苍陨。北方生寒，寒生水，其德凄怆，其化清谧，其政凝肃，其令寒，其变凛冽，其灾冰雪霜雹。是以察其动也，有德有化，有政有令，有变有灾，而物由之，而人应之也。

帝曰：夫子之言岁候，不及其太过，而上应五星。今夫德化政令，灾眚变易，非常而有也，猝然而动，其亦为之变乎？

岐伯曰：承天而行之，故无妄动，无不应也。猝然而动者，气之交变也，其不应焉。故曰，应常不应卒，此之谓也。

帝曰：其应奈何？

岐伯曰：各从其气化也。

帝曰：其行之徐疾逆顺何如？

岐伯曰：以道留久，逆守而小，是谓省下；以道而去，去而速来，曲而过之，是谓省遗过也；久留而环，或离或附，是谓议灾与其德也；应近则小，应远则大。芒而大倍常之一，其化甚；大常之二，其眚即也；小常之一，其化减；小常之二，是谓临视，省下之过与其德也。德者福之，过者伐之。是以象之见也，高而远则小，下而近则大，故大则喜怒迩，小则祸福远。岁运太过，则运星北越，运气相得，则各行以道。故岁运太过，畏星失色而兼其母，不及则色兼其所不胜。肖者瞿瞿，莫知其妙，闵闵之当，孰者为良，妄行无征，是畏候王。

帝曰：其灾应何如？

岐伯曰：亦各从其化也。故时至有盛衰，凌犯有逆顺，留守有多少，形见有善恶，宿属有胜负，征应有吉凶矣。

从这段经文中，我们可以看到以下几点：一是五行五运之气化有德化政令、灾眚变易等方面，而气候仅是其中一个小的方面而已；二是五行五运之气化与人是相互感应的，即"以察其动也，有德有化，有政有令，有变有灾，而物由之，而人应之也"；三是五行五运之气化是由五星运行产生的，即"承天而行之，故无妄动，无不应也"。五星对天地人的作用是通过"各从其气化也"实现的，这里"气化"概念明显就是电磁场和引力场概念；四是五星的运行规律表现为五行五运，其太过不及产生灾祸之变，也是通过"亦各从其化也。故时至有盛衰，凌犯有逆顺，留守有多少，形见有善恶，宿属有胜负，征应有吉凶矣"来实现的。

《素问·至真要大论》中有一段经文进一步说明了这种气化的内涵：

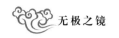

岐伯曰：司岁备物，则无遗主矣。

帝曰：先岁物何也？

岐伯曰：天地之专精也。

帝曰：司气者何如？

岐伯曰：司气者主岁同，然有余不足也。

帝曰：非司岁物何谓也？

岐伯曰：散也，故质同而异等也，气味有薄厚，性用有躁静，治保有多少，力化有浅深，此之谓也。

在这段经文中，我们可以看到，根据上文五星五行气化理论，"司岁备物"之前提是"天地之专精也"。如果是"非司岁物"，其原因就是"散也，故质同而异等也，气味有薄厚，性用有躁静，治保有多少，力化有浅深，此之谓也"。由于五运六气的太过不及、胜复郁发，天地之专精不专而散，就会导致气味、性用、治保、品等的不同，其根本原因就是五星气化的"力化有深浅"，程度不同造成的。可见，气化是通过力化而实现天人感应、天人合一的。

所以说，五运六气说的是日月五星、阴阳五行气化理论，而气候只是五星气化的一个侧面而已。这个五星气化效应主要表现在天地人之间的阴阳五行之气的生克制化，而气候不只是天气效应，还涉及地气效应（地气也是天气的延伸，实际上就是日月五星天体力学作用的结果），如《素问·异法方宜论》说："医之治病也，一病而治各不同，皆愈何也……地势使然也。"《素问·五常政大论》说："阴阳之气，高下之理，太少之异也。东南方，阳也，阳者其精降于下，故右热而左温。西北方，阴也，阴者其精奉于上，故左寒而右凉。是以地有高下，气有温凉，高者气寒，下者气热。"地理地势在气候变化中起着至关重要的作用，所以无论是气候、还是物候，都是天地之气综合作用的结果，这就是为什么"生于淮南为橘，生于淮北则为枳"的道理了。重要的原因是，五运六气理论说的是若见到不同气候变化，则提示会有不同运气格局的太过不及、天复政等，而不是单纯通过阴阳就决定运气的太过不及的，还要结合司天司地、地势等因素。更重要的事实是现代所见的《运气七篇》并不是五运六气的全部，只是 1/2 左右。这就是那些现代中医们用实际气候变化无法完全验证五运六气理论的原因所在。

这种大周期包涵小周期的现象，在现代科学中也可以解释。我们已经知道太阳黑子活动有 11 年和 22 年周期，事实上，海洋强潮汐也有 11 年和 22 年周期。交点月周期 27.21 天，朔望月周期 29.53 天，合成周期 803.5113 天，合 2.2014 年。整数年约为 22 年，与太阳黑子 22 年磁周期一致。月亮近点月周期 27.55 天，与朔望月周期合成 813.5515 天周期，合 2.2274 年周期。2.2014 年和 2.2273 年合成 4.906 年周期，这又是大衍之数的天文机制之一。交点月周期 27.21 天和月亮近点月周期 27.55 天合成 750.0855 天，合 2.0533 年。月亮赤纬角变化周期为 13.6 天、27.3 天和 18.6 年。与朔望月周期合成 403.3798 天和 806.7596 天周期，合 1.1044 年和 2.208787 年周期。月亮赤纬角变化周期 27.3 天与月亮近点月周期 27.55 天合成 752.115 天，合 2.059 年。2.0533、2.2014、2.2087 年合成 9.98 年，这是九宫飞星的天文机制之一。月亮近点周期 27.55 天，朔望周期 29.53 天，月亮赤纬角变化周期为 27.3 天，三者合成 22209.95595 天周期，合 60.8 年。因此，月地之间有 1.1004、2.0533、2.2014、2.2087、2.2274、4.9、9.98、18.6、60.8 年的基本周期。由此衍生的周期有 4.9、5.5、9.8、10.3、11、11.137、19.96、22、22.3、29.94、31、33、44、55、55.58、59.88、77、110、179.6、182.4、186、200、205、220、360 年周期，再考虑到天气与地气之间的时间差，与气候现象循环的记录有很好的对应性。厄尔尼诺年也有近似的 11 和 22 年周期。如，1951、1973、1995 年；1965、1976、1987、1998 年。拉尼娜也有 11 年周期，如，1974、1985、1996 年。潮汐、厄尔尼诺、拉尼娜的 11 年和 22 年周期，表明它们可能有相同的激发机制。气温、海温和强震都存在 11 年周期和 22 年周期的规律性变化。由于强潮汐可激发冷空气活动和地震火山活动，也可以混合海水，均衡不同深度海水温差，所以，潮汐和太阳活动的 11 年和 22 年共振周期可导致气温、海温和地震的相应变化周期。结合五星五行运行周期，就形成了完整的 360 年大天文周期，其中包涵了众多小天文周期。

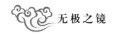

相关气候现象循环表（据 E·布莱尔特，2004 年记录整理）

现象	周期 /a	现象	周期 /a
欧洲南风	2.1 ~ 2.2	太阳黑子	11.2
热带对流风	2.2	北极对流层臭氧	11.2
北半球上层西风的强度	2.2	北极对流层温度	11.12
厄尔尼诺事件	2.2	北半球气压	11 ~ 12
北大西洋压力场（1871—1974 年）	2.2	更新世冰纹层	11 ~ 12
欧洲温度（1760—）	2.2	波罗的海海冰（1900—1995）	11 ~ 14
北美东部温度（1900—）	2.2 ~ 2.5	加拿大平原干旱（1583—）	18.6
北太平洋亚力场（1871—1974）	5	美国大平原干旱（1850—）	18.6
英国降水量（1896—1975）	5	中国北部干旱（1582—）	18.6
太阳黑子数量	5.5	巴塔哥尼亚安第斯山干旱（1606—）	18.6
厄尔尼诺事件	5.5	尼罗河河谷干旱（622—）	18.6
波罗的海海冰（1900—1950）	5.6	副热带高压的维度范围	19
英国降水量（1727—1927）	9.5	太阳黑子（黑尔循环）	22
尼罗河洪水	9.5	中国干旱（1440—）	22
副热带高压的纬度范围	9.5	印度洪水	22
大气臭氧	9.5	厄尔尼诺事件	22
北美风暴轨迹	9.6	尼罗河河谷干旱	77
巴黎大气压	9.7	格陵兰冰堆积物的 $\delta^8 0$	78
加拿大哺乳动物的丰度	9 ~ 10	西伯利亚高压的纬度	80 ~ 85
北美鸟类的丰度	9 ~ 10	太阳黑子（格莱斯堡循环）	80 ~ 90
南非排水量	10	北大西洋高压的纬度	85 ~ 110
北大西洋压力场（1871—1974 年）	11	欧洲的寒冬（1215—1905）	90
全球暴雨	11	太阳黑子	178

续表

现象	周期 /a	现象	周期 /a
中国干旱（1440—）	11	格陵兰冰堆积物的 $\delta^8 0$	181
新西兰地区的气压	11	英格兰降水量	170 ~ 200
印度干旱	11	放射性碳	200
戴维斯海峡浮冰群	11	英格兰西南风（1340—1965）	200
厄尔尼诺事件	11		

 中医江湖

根据全国高等中医院校规划教材《中医各家学说》的分类，中医江湖主要可分为七个医学流派，即伤寒学派、河间学派、易水学派、攻邪学派、丹溪学派、温补学派、温病学派。

伤寒医派

张仲景：生活于 150 ~ 219 年。他经历了两个大司天：34 岁以前运值第48 甲子（124 ~ 183 年），为太阳寒水大司天、太阴湿土在泉，是为寒湿之气行令之时；34 岁时步入第 49 甲子（184 ~ 243 年），为厥阴风木大司天，少阳相火在泉，是风火流行之际。张仲景在《伤寒杂病论·序》云："余宗族素多，向余二百，建安纪年以来，犹未十稔，其死亡者三分有二。"张仲景着《伤寒杂病论》的时间在建安二年（197 年）左右，即仲景 47 岁时。据史记，建宁四年到建安二年，共发生五次大疫：建宁四年（171 年），熹平二年（173 年），光和二年（179 年），光和五年（182 年），中平二年（185 年）。自124 ~ 183 年，为太阳寒水大司天及太阴湿土大在泉主气之时，其间共有四次大疫，都发生在这寒湿之气化环境中，故仲景在《伤寒杂病论·序》中才说："其死亡者三分有二，伤寒十居其七。"在《伤寒例》中也说："其伤于四时之气，皆能为病。以伤寒为毒者，以其最成杀厉之气也。"多次大疫都以伤寒为病，因而善用麻桂甚至姜附桂等，这正是张仲景处于太阳寒水大司天及太阴湿土大在泉中所经历过的事实。但是，仲景 34 岁就步入了厥阴风木大司天及少阳相火在泉主令的阶段，也即风火流行之际，到他 47 岁完成《伤寒论》之前的这段时间里，在中平二年，即 185 年，发生了第五次疫病。如果

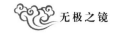

寒湿流行期间容易伤寒，那么，他 34 岁到 47 岁，共有 13 年的时间都生活于风火行令的大司天里，又遇到过疫病，这次疫病是伤寒，还是温病呢？张锡纯谓："仲圣《伤寒论》中小青龙无加生石膏法，而《金匮要略》中小青龙有加石生膏法。"《金匮要略》成书在《伤寒论》后，时移境迁，民病亦变，治法亦变。实际上这正好印证了桂本《伤寒杂病论》中所说，仲景反复易稿 13 遍之多，最后定稿六气致病、温病、伤寒、杂病的千古名篇。至于桂本的真实性与合理性，我们就不多说了。

至于伤寒学派的庞安时（1042—1099 年）、许叔微（1080—1154 年），均主要生活于第六十四甲子周期（1084～1143 年），其时六气少阳相火司天，厥阴风木在泉。庞安时（1042—1099 年）对温病的认识继承了《素问》《伤寒论》的思想，认为即时感发之伤寒以及寒毒伏发之温病都属于广义伤寒的范畴。在《伤寒总病论》中专设天行温病篇，着重论述了具有传染性、流行性的天行温病，认为天行温病与伤寒大异。把温病分为温病（《素问》、仲景所谓伤寒）和天行温病两大类。庞安时对天行温病的阐发，为后世温病学的发展奠定了基础。其治疗天行温病之辛寒透表、寒温并用，祛毒为先、给邪出路，清气凉血、救危截变思想，亦对肺炎、麻疹、重型肝炎、流行性出血热等外感疾病的治疗有很大的临床指导价值。庞安时根据天行温病起病急、传变快、病势重的特点，治疗上主张初起即用大剂量石膏、寒水石、竹叶、栀子、黄芩等大清气分热毒，甚则用生地黄、玄参、大青叶凉血解毒，直捣病巢，救危截变，体现中医治疗急性传染病"早""速""效"的思想。对于发病急骤、来势猛烈、传变迅速的温毒，庞安时立足于"祛毒"，诸病方证，大量使用清热解毒、辛温散毒、攻下泄毒、扶正托毒等药。庞安时祛毒不仅善于用清解的方法，而且还重视透发和攻下，给邪以出路。例如庞氏在治疗温毒病 7 方中，7 次使用栀子，多次使用豆豉、麻黄、生姜、葱白、桂枝等药宣透气机，透毒外出；6 次使用芒硝。可以说，庞安时治疗天行温病之思想，已经初步形成了温病及天行温病的辨证体系，为后世温病治疗自成体系奠定了基础，对现代治疗外感疾病，尤其是流行性疾病有很大的临床指导价值。

许叔微（1079—1154 年），著有《伤寒百证歌》《伤寒发微论》《伤寒九十论》《类证普济本事方》《仲景脉法三十六图》《治法八十一篇》《翼伤寒论》等书，而尤以《伤寒论著三种》及《普济本事方》称誉医林。许氏认为滋润补精药应分为两类，其一为温润药，如熟地黄、肉苁蓉、补骨脂、菟丝子等；其二为血肉有情之品，如羊肾、麋茸、羊肝之类。如所创珍珠丸治疗"肝经阴虚内受风邪状若惊悸之证"，该方系《金匮要略》酸枣仁汤化裁而来。《金匮》用酸枣仁为君，以补肝阴之虚，略加川芎调血养肝，茯苓、甘草培土生血以荣木，知母降火以除烦，这仅是平调土木之剂。而珍珠丸则取珍珠母、龙齿二味直入肝经以镇飞扬浮越之神魂，用枣仁、柏子仁补肝肾之阴虚，当归、地黄补血养肝，人参、茯神培土荣木，从而熔定魂与补虚于一炉，发展了前人理论，并在临床上取得了良好的效果。故清末名医张山雷在《中风解诠》中亦作了高度评价："近世平肝息风之法，知有珍珠母者，实自叔微此方（即珍珠丸）开其端。"还有犀角升麻汤清热解毒治风毒痈肿、解毒雄黄丸治痰热喉风等。滋阴降火清内热，清热解毒祛外热。这二人传自伤寒，又暗合于天象，故从伤寒中详于热病。

柯琴（1662—1735 年），主要生活于第七十四甲子周期（1684 ~ 1743年），其时少阴君火司天，阳明燥金在泉。这些人虽然号称伤寒学派，但只是注解研究《伤寒论》而已，他们的用药也是在《伤寒论》397 法 113 方基础上加减，根据病人的实际情况来的。而且在仲景的《伤寒杂病论》中，风寒暑湿燥火六淫之邪皆有方技可对，六经之传热皆有法术可破。

河间医派

刘完素：生活于 1110 ~ 1200 年，他也经历了两个大司天：34 岁前时值第 64 甲子（1084 ~ 1143 年），少阳相火大司天，厥阴风木大在泉，是为火风之气行令；34 岁后生活于第 65 甲子（1144 ~ 1203 年），阳明燥金大司天，少阴君火大在泉，是为燥火之气盛行。由此可见，他一生均生活在火风、燥火行令的大司天环境里。刘完素的《素问玄机原病式》成书于 1182 年，《素问病机气宜保命集》成书于的 1186 年，正时值阳明燥金大司天、少阴君火在泉的时令。他在《伤寒直格方·序》中曾说："伤寒谓之大病者，死生在六七日之间。经曰人之伤于寒也，则为病热。古今亦通谓之。伤寒热病，前三日太阳、阳明、少阳受之，热壮于表，汗之则愈。后三日太阴、少阴、厥阴受之，热传于里，下之则痊。六经传受，自浅至深，皆是热证，非有阴寒之证。"这正是他当时在临床上所见到的实际情况的总结，与张仲景的观点已有很大的不同。

由于观察到当时火、燥致病的情况突出，并且熟悉火、燥的特性，所以，他把《黄帝内经》里的有关病机理论与运气学说联系起来，结合运气学说阐发病机十九条，增补了"诸涩枯涸，干劲皴揭，皆属于燥"这一燥病的病机。他在理论上提出："六气皆从火化""五志过极皆为热甚""六经传受，皆为热证"的观点，也说明了当时火热病证的多发性和普遍性。不难发现，刘完素强调火热病机，在治疗上善用寒凉，其防风通圣散、神芎丸、双解散、三一承气汤等，均是苦寒之药为主。究其缘由，正因他生活在第64、65甲子，经历的正是火风、燥火主事的大司天环境。

易水医派

李杲，生活于1180～1251年，24岁前运值第65甲子（1164～1203年），正是阳明燥金大司天及少阴君火大在泉中；但他24岁后进入第66甲子（1204～1263年），生活于太阳寒水大司天及太阴湿土大在泉之运中，所见多为寒湿流行之病；尤其晚年54岁到临终72岁时的15年中，更是太阴湿土在泉主令之时，他的《内外伤辨惑论》和《脾胃论》也成书于这段时间。

李杲师从于易州的张元素，苦研中医，尽得其传并有所发挥。张元素精通《黄帝内经》之运气学说，他曾说："运气不齐，古今异轨，古方新病，不相能也。"李东垣虽学医于张元素，但他24岁前和24岁后的学术思想有很大的不同。《东垣试效方》说："泰和二年，先师以进纳监济源税，时四月，民多疫病，初觉憎寒体重，次传头面肿盛，目不能开，上喘，咽喉不利，舌干口燥，俗云大头天行，亲戚不相访问，如染之，多不救。先师曰……省此邪热客于心肺之间，上攻头目而为肿盛……省，遂处方，以黄芩、黄连苦寒，泻心肺间热以为君……省，服尽良愈。因叹曰：往者不可追，来者犹可及，凡他所有病者，皆书方以贴之，全活甚众，时人皆曰，此方天下所制，遂刊于石，以传永久。"此方即活人无数的"普济消毒饮"。当时21岁的李杲，制订清热解毒消肿的"普济消毒饮"时，正值阳明燥金大司天（1144～1203年）主令，清、解、消的治法正合当时的燥火气运，所以可以"全活甚众"。此清热解毒消肿的治法与其以后的反对寒凉、重视脾胃的观点迥异，皆因1204年以后，即李杲24岁以后的一生，都生活在太阳寒水大司天、太阴湿土大在泉主运的时代。

李东垣的《内外伤辨惑论》成书于1247年，《脾胃论》成书于1249年，均成书于太阳寒水大司天、太阴湿土在泉（1204～1263年）主运的年代中。

他观察到当时贯穿于春、夏、秋、冬一年四季的，皆是湿寒为病，脾胃损伤很多见，故提出："元气之充足，皆由脾胃之气无所伤，而后能滋养元气"，"脾胃之气既伤，而元气亦不能充，而诸病之由生也"。他认为内伤热中证也是脾胃内伤，元气不足，阴火炽盛所致，虽发热也不可投以清解之剂。所以李东垣在治疗上重视以甘温补益脾胃、升其阳气，以甘寒泻其火热，并认为"盖温能除大热，大忌苦寒之药，泻其胃土耳"，故创制出了古今闻名的"补中益气汤""沉香温胃丸""调中益气汤"以益气、升阳、温中、祛湿。其法正符合当时的寒湿之运，故能得效。

攻邪医派

张从正，生活于 1156 ~ 1228 年，正值第 65 甲子（1144 ~ 1203 年），乃阳明燥金大司天，少阴君火大在泉，其 12 岁以后的一生，都生活在燥火之气行令的大环境中。金元时代到了张从正生活的年代，虽已运值燥火，热病较多，但医学界嗜补之陋习未尝改变，曾私淑刘河间的张从正，目睹时弊，痛加斥责："唯庸工误人最深，如鲧洇洪水，不知五行之道。夫补者人所喜；攻者人所恶。医者与其逆病人之心而不见用，不若顺病人之心而获利也，岂复计病人之死生乎？"他深研《黄帝内经》《伤寒论》等经典，通过对当时疾病的观察和医学实践，著书《儒门事亲》，认为治病应首论邪气，主张以驱邪为主，认为"邪去则正自安"，善用汗、吐、下三法，世称"攻下派"。可见，正是由于张从正所处的时代是燥火当运，才会热病较多，使其看到当时流行使用的温补之法已不符合燥火运气下的疾病病机，因而成为时弊，因此他提出了自己的"除病必须祛邪"的独到见解，创立了攻邪学派。

丹溪医派

朱震亨，生活于 1281 ~ 1358 年，43 岁前时值第 67 甲子（1264 ~ 1323 年），为厥阴风木大司天，少阳相火大在泉；43 岁后进入第 68 甲子（1324 ~ 1383 年），少阴君火大司天，阳明燥金大在泉。可以发现：他的一生所处的大司天，所主的都是风、火、热、燥的大气候环境。朱丹溪 30 岁时，因母患病而读《素问》，始知医术；40 岁时，听其理学老师许谦的劝勉而弃儒向医。他 43 岁前虽生活于 67 甲子，厥阴风木大司天，少阳相火大在泉，是为风火主气的年代；但他 43 岁后正拜师罗知悌，踏足医学时界，正好步入第 68 甲子，为少阴君火大司天，阳明燥金大在泉，正是火燥行令的

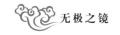

年代。虽然其师罗知悌曾授其以刘完素、李东垣、张从正之学，然而，他从《素问》中悟知运气已变，认为当时"阳有余而阴不足"是自然界存在的普遍现象，人生活于自然界中，生理和病理也必受这一现象的影响，也会"阳有余而阴不足"。所以，朱丹溪提出了与刘、李、张三家完全不同的"阳常有余，阴常不足"、"气有余便是火"及"相火妄动，煎熬真阴"的论点。朱震亨一反传统，强调"阳常有余，阴常不足"，治擅滋阴，因当时正时值第68甲子，气运已更替为火燥行令了。

在治疗上，他主张用滋阴降火法，将滋阴和降火结合，阴精虚而相火妄动者用"大补阴丸"，阴血虚而相火妄动者用"四物汤"加知、柏。朱丹溪还擅用吐法，并在吐法的应用中既承继了张子和吐法攻邪的观点，又吸收了李东垣顾护胃气的思想，同时处处反映出他对人体"阳常有余，阴常不足"的认识。朱丹溪以甘寒滋阴，其用药不仅与当时盛行的《太平惠民和剂局方》之好用辛香、燥热的原则相反，也与刘、李、张的方法有异。此并非他们的用药各有所偏，而是顺应了他们自身所处的不同的阴阳四时，各随了不同的五运六气之气化格局而已。

温补医派

张介宾，生活于1563～1640年，时值第72甲子（1564～1624年），正值太阳寒水大司天，太阴湿土在泉，乃寒湿用事的年代，故常以温补奏功。张介宾撰《类经》《景岳全书》等著作，其学术思想对后世产生了深远的影响。叶秉敬于《类经·序》云："自癸卯岁始（1603年），余以苦心诵着，耗脾家之思虑，兼耗肾家之技巧，于是病泄泻者二十年，医家咸以为火盛，而景岳独以为火衰，遂用参术桂附之剂，培命门之火，而吠者竟起，余独坚信不回，服之五年而不缀，竟使前病全瘳，而脾肾还原。"张介宾在其《真阴论》中云："自余有知以来，目睹甘寒之害人者，已不可胜纪，此非时医之误，实二子传之而然，先王仁爱之德，遭敝于此，使刘、朱之言不息，则轩歧之泽不彰，是诚斯道之大魔，亦生民之厄运也。"张介宾善于温补元阳，乃因当时的寒湿气运主导下，寒湿之邪致水亏火衰之病甚为多见，而刘完素、朱丹溪的火热之论已不再适宜，若继续使用已不符合当时的寒湿运气的寒凉之法，必会有"苦寒之害人""生民之厄运"的出现。其实，刘、朱与张介宾生活于完全不同、甚至相反的运气环境，他们的论调相违，从运气学的角度去看，是不难理解的。张景岳专重阴阳互根，善辨虚寒，擅用温补，时值 72 甲子，气运正是寒湿用事的大司天。

温病医派

吴有性，生活于 1582～1652 年。吴又可 42 岁起，步入第 73 甲子（1624～1683 年），运值厥阴风木大司天，少阳相火大在泉，正是风火行令之时。与现今的第 79 甲子运同。崇祯十四年，即 1641 年辛巳，即吴又可 59 岁时，疫病大流行，延门阖户，表现出一派火热之证，当时一般医者以伤寒论治，难以取效。经此一疫的历练，吴又可提出了"戾气"之说，著书《温疫论》，认为温疫初起"先憎寒而后发热，翩后但热而不憎寒也……此邪不在经，汗之徒伤卫气，热亦不减。又不可下，此邪不在里，下之徒伤胃气，其渴愈甚"，说明当时之温疫，多表现为邪在少阳半表半里。这与当时的风火行令正相呼应。吴氏认为温疫病"乃天地间另有一种异气所感"或"感天地之疠气"而成，"异气""疠气"，皆为邪气，"邪之所着，有天受，有传染，所感虽殊，其病则一"，"邪不去则病不愈，延缠日久，愈沉愈伏"，故祛邪乃是治疗温疫的根本大法。吴又可在谈到《伤寒论》时曾说："然伤寒与温疫，均急病也。以病之少者，尚谆谆告世，至于温疫多于伤寒百倍，安忍反置勿论。"这也间接说明，到了吴又可生活的年代，温病远多于伤寒。运气已变，仍以伤寒论治，自难取效。所以《温疫论》实乃"应运而生"。可见，吴又可论温疫时，正值 73 甲子，为风火用事，乃温病多发之时。其论点到 74 甲子火燥用事时仍行之有效，因风火与火燥之气相似。

叶桂，生活于 1666～1745 年，运值第 73 甲子（1624～1683 年）及第 74 甲子（1684～1743 年），第 73 甲子乃厥阴风木大司天、少阳相火大在泉，属风火行令的时代；第 74 甲子阳明燥金大司天，少阴君火大在泉，是为燥热之气行令。他一生所处的两个甲子均是风、燥、火的大环境。其论温病的卫、气、营、血辨证，被总结在《温热论》中。不难发现，他能成为温病大家，乃顺应了当时的风、火、燥大司天的气运特征。明乎此，再去读《温热论》与《临症指南》，将更易融会于心。

吴瑭，生活于 1758～1836 年，他在三十几岁后才渐渐开始行医，46 岁时步入第 76 甲子（1804～1863 年），乃少阳相火司天、厥阴风木大在泉的运气中，正值火风主事之时。吴瑭于嘉庆十七年（1812 年），54 岁时出书《温病条辨》，专论温病的三焦证治，载述了十一种外感病，风温、温热、瘟疫、

437

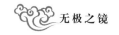

温毒、冬温、暑温、伏温、湿温、寒湿、温虐、秋燥，有九种都是温热性质的疾病，应该说这与他生活在火风主事的大司天运气中，所见多为温热之病有关。吴鞠通《温病条辨》对温病的病因、治法、组方和用药都以运气所论为指导，而及其所立方药如银翘散、紫雪丹至今仍广泛用于临床。

王士雄，字孟英，生于嘉庆十三年（1808 年），卒于同治五年（1866年）。生活于第 76 甲子（1804 ～ 1863 年），乃少阳相火司天、厥阴风木大在泉的运气中，正值火风主事之时。王士雄一生著作颇丰，但以《温热经纬》一书流传最广，影响最大。此书在温病学发展中具有重要学术价值。《温热经纬》对温病学发展最大的影响是在温病理论的系统总结和伤寒学说、温病学说融合等方面。由于从吴有性开始的温病学家都比较强调伤寒与温病的区别，强调治伤寒的方法不能治温病，主张重新创建一系列的辨证论治方法。可事实上，这种创新也是继承基础上的创新，包括首先提出"伤寒与时疫有霄壤之隔"的吴有性，也有很多的方子是在《伤寒论》方基础上的改良方。在清代尊古思潮的影响下，许多勤于思考的医家对温病理论进行反思，重新考虑《黄帝内经》《伤寒论》在辨治温病方面的作用。王士雄就是最有影响的一位。王氏在温病理论上的发挥，虽不如叶桂、吴瑭，但他承前启后，对温病学做了较系统的整理和提高。由此该书得到了非常广泛的传播。又通过这种广泛的传播，使伤寒学说和温病学说融合的观点对清末及民国温病理论的发展产生了重大的影响。王氏治疗温病最善用甘露消毒丹与神犀丹，尤当暑疫流行之年，广为施用，可解生民之厄难。王氏还自创了燃照汤、连朴饮、驾轻汤、致和汤、蚕矢汤。此外，黄芩定乱汤、解毒活血汤、昌阳泻心汤、太乙玉枢丹、太乙紫金丹、行军散、绛雪丹、益母草紫花地丁方等治霍乱方，有的沿用至今，确有疗效，活人无数。

其实，温病在古代一直就没有减少，在近现代也没有增多，有人才有瘟疫，没有人一切都没有意义。历朝历代的人口总体上是逐渐增加的，随着人口的增加，发生在人类社会中的各种人事与疾病才会逐渐增加。又因为天地之气存在一个周期，在周期之中一切都是循环发生的，只是由于地形、地气、人气的改变，使得每一次温病、瘟疫的轮回都有新的气化路径。据不完全统计，东西两汉 425 年间的瘟疫次数达到 70 次，而明朝 277 年间的瘟疫次数达到 180 次，清朝更多，这其中次数不同的主要原因是瘟疫发生时的记录与文献的不完整导致的，近现代的记录完善，其实就连唐宋时期的文献也已经很不完整了，更何况秦汉时期，以及上古时代了。这一点，我们从历代的中医古籍中也可以看到，在仲景的《伤寒杂病论》中已经有了关于温病、瘟疫的治疗，在桂本《伤寒杂病论》中这种史记更是不容置疑，在历代的医学古籍中都有大量关于温病、瘟疫的发病、传变及治疗的详细论述。只是到了明清时期，关于温病、瘟疫的治疗更加系统化而已，而所谓的三焦辨证、卫气营血辨证等也都是在内难、五运六气、伤寒论基础上的滥觞而已，其实质还是脏腑辨证以及阴阳气血的揆度奇恒。其治疗大法始终出不了内难、五运六气、伤寒论的框架。例如温病看阴伤的程度时检查门齿的燥湿枯润，而这一方法在仲景《伤寒杂病论》的"平脉法"中就有详细记载；再如阳明温病，邪入胃腑，形成烂斑，这在仲景《伤寒杂病论》的"平脉法"中也有详细记载。

甲子周期	司天在泉之气	代表医家	生卒时代	生活地域	学术观点
四十八（124—183） 四十九（184—243）	寒水，湿土，风木，相火	张仲景	约 150—219	河南南阳	偏于寒邪伤阳
六十五（1144—1203）	燥金，君火	刘完素 张元素	约 1120—1200 1151—1234	河北河间 河北易县	火热论寒凉派 脏腑辨证用药 重视抚养脾胃
六十六（1204—1263）	寒水，湿土	李杲 王好古	1180—1251 1200—1264	河北正定 河北赵县	补脾胃升阳气 阴证论，温补脾肾
六十七（1264—1323） 六十八（1324—1383）	风木，相火，君火，燥金	朱震亨	1281—1358	浙江义乌	相火论滋阴派
七十二（1564—1623）	寒水，湿土	张介宾	1563—1640	浙江绍兴	阳非有余论
七十三（1624—1683）	风木，相火	吴有性	约 1582—1652	江苏吴县	瘟疫学说（湿热）
七十四（1684—1743）	君火，燥金	叶桂	1667—1746	江苏吴县	温病卫气营血辨治

其他医家

葛洪《肘后方》主要论述湿土之伤寒的证治，陈延之《小品方》主要论述燥金之伤寒的证治，深师《深师方》主要论述燥金之伤寒的证治，姚法卫《集验方》主要论述风木之伤寒的证治，韩祗和《伤寒微旨论》主要论述

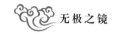

湿土之伤寒的证治，刘完素主要论述的是燥金之伤寒的证治，朱丹溪主要论述的是君火之伤寒的证治，李东垣主要论述的是寒水之伤寒的证治，张介宾主要论述寒湿之伤寒的证治，余师愚主要论述的是湿燥之伤寒的证治等。而且历代医家治瘟疫、霍乱、内科诸病、外科疾病、妇科疾病、儿科疾病的经验，均与历代大司天气化有密切的关系。在不同的大司天气化下，所化生的瘟疫、霍乱、内外妇儿等诸科疾病是不同的，因此其症状、用药也不相同。如何廉臣（1861—1929 年）为温病名家，大司天为燥火相临；祝味菊（1884—1951 年）特重阳气，1924 ~ 1954 年大司天为寒湿相搏。这二人治病寒热相反这都是有"天时"原因的。

《刘涓子鬼遗方》一部中医外科专著，虽专为痈疽疮毒类外科病立法，实亦可见其医旨之大概，书中多用三黄四物（黄柏、黄芩、大黄和当归、白芍、干生地、川芎）降火滋阴之旨不言而喻。刘涓子是军医，义熙六年（410年），刘涓子从宋武帝北征南燕慕容超，以药治疗受伤的军士。而 364 ~ 424 年为第五十二甲子，少阳相火主前三十年，厥阴风木主后三十年；公元 424 ~ 484 年为第五十三甲子，阳明燥金主前三十年，少阴君火主后三十年。此时段皆属火燥主事，天地之间皆是火燥二气盛行，药用滋阴降火，真可谓恰到好处。马培之（1820—1905 年），生活于第七十七甲子上元阳明燥金司天、少阴君火在泉的大司天中，乃火燥之令，其治疗外科疾病不外润燥辛凉之品，因其与王洪绪所处之大司天相同，故其赞同王洪绪之外科理法。陈实功（1555—1636 年），主要生活于第七十二甲子之太阴湿土司天、太阳寒水在泉之大司天之中，其间撰《外科正宗》，其治疗外科疾病不外温托消补之品。

汪机（1463—1539 年），号石山居士，生活于第七十甲子和第七十一甲子之间，为下元的少阳相火厥阴风木和上元的阳明燥金少阴君火之间。新安医学流派的先驱者，明代四大医家之一，《祁门县志》载"治病多奇中"，"行医数十年，活人数万计"。汪氏私淑丹溪之学，推崇李东垣并旁及诸家，精研历代医家学验并参以哲理，创"固本培元派"之先河，倡"营卫一气""新感温病"之学说。汪机总结历代医家经验论述，首次明确提出"新感温病说"，补充"伏气温病"理论的不足，是一种创新性的学术发挥，为后世温病学发展奠定重要的理论基础。《伤寒选录·温病一百八·温毒》说："以此观之，是春之病温有三种不同：有冬伤于寒，至春发于温病者；有温病未已，更遇湿气则为温病，与重感温气相杂而为温病者；有不因冬伤于寒，不因更遇温气，只于春时感春温之气而病者。三者皆可名为温病，不必各立名色，只要知其病源之不同也。"汪机全面剖析春季温病的三种发病机制，即"冬伤于寒，至春必发"的"伏气温病""温病未已""与重感温气相杂"由新感引动伏邪之春温，以及"不因冬月伤寒"之新感温病。"只于春时感春温之气而病者"即典型的"新感温病"。新感温病之说，弥补了伏气学说解释温病病因和发病机制的不足，对明清时期温病学派的形成有着重要的影响。

汪氏仿照伤寒六经，分经论治温病，阐发六经温病的具体治法方药，强调临证治疗需脉症结合，以"是故随其经而取之，随其证而治之"为温病六经用药之总纲。如《伤寒选录·卷六·温病分经用药》曰："如太阳证头疼恶寒，汗下后，过至不愈，诊得尺寸俱浮者，太阳病温也，宜人参羌活散加葛根、葱白、紫苏以汗之，或有自汗身疼者，宜九味羌活汤增损主之。如身热、目疼、汗下后过经不愈，诊得尺寸俱长者，阳明病温也，宜葛根解肌汤加十味芎苏散以汗之。如胸胁痛汗下后过经不愈，诊得尺寸俱弦者，少阳病温也，宜十味芎苏散或小柴胡加减用之。盖有太阳病者羌活散加黄芩，盖有阳明加葛根升麻之类。如腹满嗌干，诊得尺寸俱沉细，过经不愈太阴病温也。如口燥舌干而渴，诊得尺寸俱沉，过经不愈者，少阴病温也。如烦满囊缩，诊得尺寸俱微缓，过经不愈者，厥阴病温也。"汪氏善用参芪，临证治疗新感温病亦是如此。

黄元御（1705—1758 年），字坤载，号玉揪子。黄氏精通中医之时，已是人到中年了。而 1744 ～ 1804 年为太阴湿土太阳寒水主令。实际上，黄氏对中医有心得之时，恰逢太阴湿土主事的三十年。黄著作甚多，《四圣心源》代表了他的最高成就，而《四圣心源》有个中心里的中心，那就是"燥运脾土"，太阴湿土之气盛行，"燥运脾土"是不二法门。所以他的处方中几乎离不开茯苓，干姜白术半夏人参等温健中宫脾胃的药也是十有七八。

钱仲阳（1032—1113 年）生于北宋末年，行医道于第六十五甲子，正值大司天的燥金君火主令，故治痘多用寒凉；其后的陈文中于第六十六甲子行医，寒水湿土主令，故法重温补；到明朝时汪石山辨痘的治法，则是"自嘉靖九年，治痘宜用清凉"，此正值少阴君火主令，"火运中有宜然者"。稍后之万密斋，聂久吾，治法又变——重温补，强调保元。因其时为寒水湿土主令也。再后来的费建中又来着书立言，专主寒凉下夺，因治湿治寒之法，不

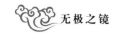
可用于风木相火运气中，费氏将其书名为《救偏琐言》——此里虽然仅提及治痘，但医家治病的医疗大法大致趋势已经显而易见了。

清末民初的大医学家张锡纯（1860—1933 年）评价黄元御（1705—1758 年），陈修园（1753—1823 年）二人"用药恒偏于热"。黄元御著书立说时独逢湿土主令，不惜笔墨地阐述脾胃之"中"的重要性，特别是脾阳的重要性，用药专主燥湿土暖寒水。陈修园主要行道于寒水主令之时，黄、陈二人用药多热，正是顺应天时的治法。张锡纯还批评朱丹溪（力主滋阴配阳）等为下鬼。寒热之争如此，这都是因为不识天体运行的六气大司天周期的缘故，有点儿类似于盲人摸象，各执一偏。在 1923 年之前大司天是燥火相临，张锡纯绰号"张石膏"可见一斑。晚年他在自己的一篇医案中又写道："愚未习医时，见医者治伤寒温病，多有用承气汤下之则愈，如此者约二十年，及愚习医学时，其如此治法者恒多偾事……后至愚年过四旬，觉天地之气化又变……"天地之大司天变了，用药大法自然亦随之而变。

综上所述，从五运六气大司天的运行规律与各学派创始医家生活的年代、学术思想来看，中医江湖七大学派各代表医家各具特色的学术主张，正与他们生活年代的六气大司天主导的寒、湿、风、火、燥的气候特性相一致。在七大学派中，张仲景、李东垣、张景岳皆是因寒湿当令而兴起的医家，但张仲景力主外感寒邪伤人最甚；李东垣却强调寒湿之邪最易伤人脾胃；而张景岳则认为寒湿之邪更易伤人阳气。因火燥、风火流行而兴起的医家，有刘完素、朱丹溪、张从正、吴又可、叶天士、吴瑭。但刘完素学术思想成熟时运值阳明燥金，主论六气皆从火化，善用苦寒泻下；而朱丹溪学术思想成熟时运当少阴君火，故强调阳有余而阴不足，多用甘寒滋阴；张从正却主张用汗、吐、下三法治疗各种内外邪气；吴又可则认为瘟疫袭人，从口、鼻而入，留伏膜原，主用疏利透达之法。这些差异，或与其他因素如地域、地势地理、战乱、文化背景、生活方式等有关，需要进一步印证与实证。

现在是第七十九甲子（1984～2043 年），为厥阴风木司天，少阳相火在泉，乃风火之气流行的年代。所以，1984 年后常有火热性质的疾病流行：如SARS、禽流感、猪流感等。用张仲景的麻杏石甘汤、白虎汤；温病学家的银翘散等结合流年运气用药，疗效很好。推究其因，原来张仲景、叶天士、吴鞠通都曾生活在风火或火风的运气环境中，与现今气运相似，疾病多偏温热，所以遵其法、用其方，仍能应验。在第七十九甲子中值得一提的是傅青主（1607—1684年），他大部分时间生活在第七十三甲子（1624～1683年），为厥阴风木司天，少阳相火在泉。傅青主所处年代的大司天运气，与目前第七十九甲子（1984～2043年）相同，都是厥阴风木司天，少阳相火在泉。中间正好360年一个大运的间隔。故傅青主很多方剂于目前应用仍能取得很好疗效，很多医家称其虽药属时方，却效比经方，是时方诸家的巅峰，尤其是《傅青主男女科》及《青囊秘诀》，几乎涵盖了内外妇儿诸科。

学医之人，必读前人医案。曹仁伯、费伯雄、王孟英、程杏轩、王旭高、李冠仙、王九峰等人皆有医案传世，且读这些医案，很容易找到与现在临床所遇的病人情况相类似的例子。因为这些中医人所处的大司天气化格局与今天的大司天气化格局相同。如曹仁伯（1767—1834年），行医于1804～1864年的下元甲子少阳相火厥阴风木中的前半段，以滋补肝肾、疏肝理气为主。费伯雄（1800—1879年）的医着最重肝脾，案中遣药组方最常用生熟二地、白芍、栀子、当归、阿胶、丹皮、桑叶、菊花、羚角、女贞、青黛、石斛、牡蛎、蒺藜子、茅根、沙参、菱皮、花粉、麦冬、橘饼、法半夏等。大司天为1804～1864年下元少阳相火厥阴风木之令。王孟英（1808—1867年）以治湿热症见长，而1804～1864年为下元少阳相火厥阴风木主事，用药全属清利湿热之品，其中又以清肝之品最多，多用魏氏名方一贯煎专主滋肝阴。程杏轩，新安医学家之一，活跃于1804～1864年下元少阳相火厥阴风木之令，滋水柔木，潜阳清肝等法最为常见，尤以续编中最为显然，如辨证语"内风乘虚上升潜阳息风，静以制动虽云火炽之相煎，实由水亏之莫济水足则木畅而筋柔肝阳上升，冲心为烦，冲肺为咳木失水涵，以致肝阳内炽肝为刚脏，须和柔济之肾元下虚，水不生木，肝风鸱张"最为多见，常选用补肝息风、清热滋阴药物。李冠仙（1771—1849年）行医道于1804～1864年下元少阳相火厥阴风木之甲子，著有《仿寓意草》《知医必辨》等，重视喻嘉言心法，观其医案及《知医必辨》中所阐述的观点，十有九与费伯雄、程杏轩、曹仁伯同法，常用药物几近相同。王九峰（1753—1830年），后半生行医于1804～1864年下元少阳相火厥阴风木之令，其处方用药，重扶正补肾，培运中土，重脾肾是王氏学术思想体系中重要组成部分。按语曰："肾乃先天纳气藏精之穴，脾属后天资生化育之枢"，"肾司五内之精"，"肾为十二经脉之根本"，"脾胃为中土之藏，仓廪之官。容受水谷，则有坤顺之德，化生气血，则有乾健之功"，"倘胃气一虚，则五脏无养，诸病峰起"。因此反复强调治病求本，"壮水济火，补阴潜阳"，"斡旋中土，以畅

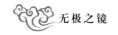

诸经"。其处方用药，六味地黄汤、金匮肾气丸、归脾汤、六君子汤、补中益气汤是最常用的方剂，医案中直接写有上述方剂名加减的处方就占近1/4，其中又以六味地黄汤使用最多。而且根据病情，常两种或两种以上方剂合并使用，以加强补益之力。

最后，我们再说说近年江湖上流行的"火神派"。都说郑钦安是"火神派"鼻祖，但郑钦安自己却说："知其妙者，以四逆、白通、理中、建中诸方，治一切阳虚证候，决不有差；以黄连鸡子阿胶、导赤散、补血、独参诸方，治一切阴虚证候，定能不能误。虽然阴虚所备诸方，尤贵圆通，有当润以扶阴者，独参、黄连、当归补血之类是也；有当清凉以扶阴者，导赤、人参白虎之类是也；有当苦寒以扶阴者，大、小承气、三黄石膏之类是也，此皆救阴补阴之要诀也。补阳也然，有当轻清以扶阳者，大、小建中汤是也；有当温养以扶阳者，甘草干姜汤、理中汤之类是也；有当辛温辛热以扶阳者，四逆、白通之类是也，此治阳虚之要诀也。"可见，郑钦安并非某些人所说的一味补阳，而是阴阳两顾。

实际上，郑钦安极其崇拜《伤寒论》一书，而《伤寒论》的重点就在于扶阳气与存津液之两端，任何大司天气化之下，只要疾病发展至阴阳层面，无非阴虚、阳虚两端，而按照仲景心法阳虚水犯就必须要全力回阳救逆，一部《伤寒论》113方，使用附子、桂枝、干姜者即达90方，可见医圣对扶阳的重视，难道我们也说仲景是火神派开山祖师？！北宋自称为"三世扁鹊"的窦材在《扁鹊心书》中极其崇拜热灸，动不动就先灸上几百炷，难道我们也说窦材是火神派传人？！所以在疾病发展到阴阳这个层面上来说，所谓"火神派"根本就不存在。而且郑钦安作为一个中医，竟然只承认阴阳，不承认五行，也算是一段传奇了。至于祝味菊（1884—1951年）、卢铸之（1876—1963年），前半生燥火相临，后半生寒湿相搏。还有一个李可，有人问李可是否是"火神派"，李可自己说是"古中医派"，当然他说的"古中医"同我们说的古中医还不是一回事，李可的古中医《圆运动的古中医学》只是黄元御《四圣心源》的入门级版本，而李可的附子、乌头也只是用在阳虚病症中，如呼吸衰竭、心衰、肾衰等阴阳离绝之病，这在仲景时代就一直在用了，只是继承发扬而已，没有创新。而且李可也治热病的，如他经常用的麻杏石甘汤、白虎汤、承气汤、大黄牡丹汤、小柴胡汤、大柴胡汤、猪苓汤等；治热病自制方：犀四味、贯众石膏汤、羚麝止痉散、癃闭散、辟秽解毒汤、攻毒承气汤、攻承大柴胡汤。可见所谓"火神派"根本就不存在，不是有一个"某附子"之名，就是火神派了，若有"某柴胡"之名，我们是否就称之为少阳派了呢？中医不是用来这样卖弄的，这个火神大概是来自于周星驰《功夫》中的火云邪神吧？

🔆 五运六气

五运六气理论是子学九式之一，其理论渊薮是古盖天论之天文历数，及其演绎之河图洛书、阴阳五行、天干地支系统。所以宋·沈括在《梦溪笔谈》中将五运六气归入"象数"类，王应麟在《困学纪闻》中将五运六气归入"历数"类，清·李自明在《太乙数统宗大全》中也详细论述了五运六气，《四库全书》将《玄珠密语》归入"数术"类，这些都说明了五运六气与其他子学八式同源，所谓"医易相通"之论，同时又具有自己独特的古中医特色。如同龙生九子，各有不同。但在子学九式之中，与人体科学关系最密切的就是五运六气了。

《易纬·河图数》中明确谈到五运六气："五运皆起于月初，天气之先至，乾知大始也；六气皆起于月中，地气之后应，坤作成物也。"《易纬·通卦验》中还列举了各节气晷影长短异常所导致的气候、农作物、人体疾病的各种变化，提到六节之气的"当至不至""未至而至"等，正是五运六气的翻版。《淮南子·天文训》中说提到了"六府"概念，说："何谓六府？子午、丑未、寅申、卯酉、辰戌、巳亥是也。"而《素问·六元正纪大论》中说："厥阴所至为风府，为璺启；少阴所至为火府，为舒荣；太阴所至为雨府，为员盈；少阳所至为热府，为行出；阳明所至为司杀府，为庚苍；太阳所至为寒府，为归藏；司化之常也。"这些都说明，在先秦时期，甚至更久远的历史年代中，五运六气理论是真实存在的，而不是后人所谓杜撰。就连金元四大家对五运六气也都是推崇至极，如刘完素说："易教体乎五行八卦，儒教存乎三纲五常，医教要乎五运六气……若忘其根本，以求华实之茂者，未之有也……则不知运气而求医无失者，鲜矣。"

五运六气，主要是由"五运"和"六气"两部分组成的。五运，即日月五星七衡图的古十月太阳历法十天干之化，属性为木、火、土、金、水五行的物理效应。六气，即日地月地平坐标系的十二地支的六经之化，属性为风、寒、暑、湿、燥、火六种物理气候变化。因为暑和火性质相同，所以运气学说中的六气是指"风、君火、相火、湿、燥、寒"。由于五星各自的周期不同，所以

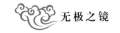

五星有一个调谐周期，这个周期以10年为度。主运就是五星通过日月对地球每年正常的物理作用，客运就是调谐周期每年不同的阶段，这个客运与中运相关，每年的客运都是从中运开始顺排。而六气实则是日月对地球每年正常的物理作用，由于五星存在调谐周期，而五星对日月又有天体力学的影响，所以这种物理效应也会作用到地球表面的大气运动，结合地平坐标系六气的分区，即五行之火分为君火与相火之别，故主气就是日月对地球大气的正常物理效应，客气则是按照五星调谐周期而动的六气之司天、司地、司人变化。换句话说，主运、主气是五星与日月对地球的正常物理效应，客运、客气是五星日月调谐周期对地球大气的异常物理效应。这种天体物理效应在《素问·至真要大论》中称为"力化"现象，如"帝曰：非司岁物何谓也？岐伯曰：散也，故质同而异等也，气味有薄厚，性用有躁静，治保有多少，力化有浅深，此之谓也。"这种力化现象是日月五星周期运动的必然表现。

地球环境中可分为大气圈、水圈、岩石圈、生物圈、电磁圈五大部分。这其中，电磁圈是地球物理与日月五星发生力学联系的主要介场，当然万有引力场也是其中一个力学因素。首先太阳内部氢氦核子转换导致了太阳强大电磁场运动，在太阳表面形成巨大耀斑、太阳黑子、日冕、日珥等太阳电磁活动，向外层空间吹送巨量高能粒子，形成巨能强大的太阳风，而五星及地球物理圈对太阳电磁活动极其敏感。其次，五星也有各自的磁场与引力场，虽然有的行星表面磁场很弱，但是由于行星自身的质量与体积的巨大，自转方向的异常导致角动量的异常，以及与地球距离的远近周期性变化，这种行星引力场与电磁场对地球物理圈来说，影响也是巨大的。这在中国天文古籍中都有大量记述，在《素问·气交变大论》中就明确说："岁候不及、太过，而上应五星。今夫德化政令，灾眚变易，非常而有也，猝然而动，其承天而行之，故无妄动，无不应也……各从其气化也……其行之徐疾逆顺何如……以道留久，逆守而小，是谓省下；以道而去，去而速来，曲而过之，是谓省遗过也；久留而环，或离或附，是谓议灾与其德也；应近则小，应远则大。芒而大倍常之一，其化甚；大常之二，其眚即也；小常之一，其化减；小常之二，是谓临视，省下之过与其德也。德者福之，过者伐之。是以象之见也，高而远则小，下而近则大，故大则喜怒迩，小则祸福远。岁运太过，则运星北越，运气相得，则各行以道。故岁运太过，畏星失色而兼其母，不及则色兼其所不胜。肖者瞿瞿，莫知其妙，闵闵之当，孰者为良，妄行无征，是畏候王。其灾亦各从其化也。故时至有盛衰，凌犯有逆顺，留守有多少，形见有善恶，宿属有胜负，征应有吉凶矣。"再次，月球作为距离地球最近的天体，对地球的影响在《黄帝内经》中有多处论述，而关于月球对地球和人类生命活动的影响，现代科学也进行了大量的研究与证实，不再赘述。实际上在人体内部可以看到整个太阳系甚至银河系、整个宇宙的印记，地球生命体五脏就是五大行星的力学结晶，女人的月经就是月球每月朔望之潮汐力所致，关于生命是宇宙全息体这一点，在《黄帝内经》中也是有大量描述。最后，人类生存的这个宇宙，还不只是太阳系，还有银河系、河外星系、超河外星系等，宗教之中论述的那些天体世界，对于地球人类来说，简直就是神话传说。这些天体的物理场都是决定地球、决定地球生命体的重要因素。

而地球圈物理效应正是通过这些宇宙背景电磁场、引力场来实现的。首先就是大气圈，地球大气中含有巨量水蒸气、带电粒子，而大气圈运动一个重要动力就是太阳辐射的热量，还有日月五星运动中对大气圈中的带电粒子的电磁作用和引力作用，可以引起大气圈的潮汐作用及电离放电等电磁活动。而大气的运动变化就会带来气压、湿度、温度、电离度、电荷负载量的巨变，甚至各种微生物的生命活动变化。这些物理指标不就是五运六气中的风、寒、暑、湿、燥、火吗？！其次是水圈，因为大气中含有巨量水蒸气，所以水循环与大气循环有密切联系，这一点毋庸置疑。而且日月五星对地球水圈的潮汐作用也是巨大的。还有蒸发、降雨等水循环的主要过程。再次是岩石圈，地球本身就是一片陆地漂浮在大海之上，大气圈与水圈的运动对地壳岩石的影响是巨大的，还有天体引力场与电磁场对陆地中的各种金属、非金属元素的物理作用，以及天体对地幔、地心的物理作用，这些都决定了大陆板块的运动，地壳地形的变化反过来又影响到水圈与大气圈的运动。上述的天体影响综合后，就作用到生物圈，生物圈包括细菌、病毒、微生物、动物、植物等一切生命形式，而生物圈中最高级的物种就是人类。人类体内同样存在着大气圈、水圈、岩石圈（骨骼系统）、生物圈（各种细菌微生物）、电磁圈（生物电、神经递质）等。所以人体生命活动与天体运动密切相关，这就是五运六气造人造天地的天文原理与机制，也是五运六气决定人生老病死的原理。正如《素问·天元纪大论》说："天有五行御五位，以生寒暑燥湿风"，"神在天为风，在地为木，在天为热，在地为火，在天为湿，在地为土，在天为燥，在地为金，在天为寒，在地为水。故在天为气，在地成形，形气相感而化生万物矣"。

在五运六气定局中，有三大定局系统是必须要明确的。即五运与六气系

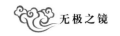

统、主客系统、司天司地系统。首先，五运，即日月五星七衡图的古十月太阳历法十天干之化，属性为木、火、土、金、水五星五行的物理效应。六气，即日地月地平坐标系的十二地支的六经之化，属性为风、寒、暑、湿、燥、火六种物理气候变化。这是太阳系对地球圈的天体物理效应。其次，主客系统是在地球表面的上下层面上空气动力学，地球表面的大气圈大致可分为对流层、平流层、中间层、暖层和逃逸层，其中对流层就是主运、主气系统层，而其余四层就是客运、客气系统层。因为基本上平流层和中间层是过渡层，而暖层和逃逸层就是电离层。所以日月五星的电磁场与引力场对地球最先最主要的影响就是电离层，然后通过过渡层作用于主运、主气系统的对流层，从而发生地球表面气候的正常与异常变化。最后，同时存在的司天司地系统是关于南半球、北半球的问题。在五运六气中，司天负责上半年，司地（就是在泉）负责下半年。而上半年是春夏之季，北半球靠近远日点；下半年是秋冬之季，北半球靠近近日点。北半球与南半球正好相反，即北半球的司天是南半球的司地，北半球的司地是南半球的司天。所以司天司地不仅作用于北半球的全年，也作用于南半球的全年，也就是澳洲、非洲部分，只是司天司地要倒过来，而其他间气等也要逆着用。

瘟疫起源

瘟疫分为两大类，一类是天行疫疠，与大司天、天复政有关，即吴有性所说的"疠气"，属于大伏气；一类是伏气温病，与少阴君火、少阳相火的生克顺逆有关，即《温病条辨》《伤暑全书》所说的温病等，也是桂本《伤寒杂病论》中所说的"传经化热，伏气变温"中的伏气温病，属于小伏气。

天行疫疠的原理是大司天气化之力化不同、客气的不迁正、不退位、天复政。大司天见前述。客气的司天在泉左右间气六年一循环，年年有转移，这是客气的一般规律。但亦有气候反常，不按一定规律转移的，即《素问·刺法论》中所谓"不迁正""不退位""升之不前""降之不下"的问题。

所谓"不迁正"，就是应该转到的值年司天之气而没有转到，即应值司天之气不足，不能按时主值，也可以说是岁气司天或在泉的"至而不至"。所谓"不退位"，就是应该转位的司天之气仍然停留，即旧的司天之气太过，应让位而仍然在原位的意思，也可以说是岁气司天或在泉的"至而不去"。

如去年是己亥年，己亥厥阴风木司天。今年应是庚子年，庚子少阴君火司天。若己亥年风木之气有余，复作布政，留而不去。到了庚子年，在气候变化及其他方面，仍然表现出去年己亥年所有的风木之气的特点，对己亥年的厥阴风木司天而言，这就是"不退位"。由于己亥年厥阴风木司天之气"不退位"，必然使庚子年少阴君火司天之气不能应时而至，对庚子年的少阴君火司天而言，这就是"不迁正"。影响"不迁正""不退位""升之不前""降之不下"的天文因素还有九宫飞星、太乙落宫等，详见《天地之机》。

司天在泉之气"不退位""不迁正"，也必然影响左右间气的升降，使其应升不升，应降不降，即"升之不前""降之不下"，导致整个客气的规律失常，表现为一年两个或三个司天、在泉，导致天甲子与地甲子不相对应等，最终就有天甲子复政的"三年化疫"、地甲子复政的"三年化疬"的灾祸，速则两年，迟则四年。最后形成水疫、水疬、木疫、木疬、火疫、火疬、土疫、土疬、金疫、金疬等五行五脏疫疬。可见，天行疫疬起源于五运六气之客气系统的天地甲子失常。

第二类瘟疫就是五运六气流年在大司天气化之下的主客之气之间的生克胜复郁发，导致了各种五脏六腑疾病，六气是指风寒暑湿燥火，但尤以少阳相火、少阴君火为甚，客气为君相二火的年份会发生伏气温病，主气为太阴湿土的年份除外，因为火生土，子母情深。说明伏气温病主要就是以君相二火为基本致病因素，同时裹挟着风寒湿燥之邪气，相互杂糅在一起而发病。详见《伤寒之秘》。

岁气与温病相关表

年支	公元	岁气		易发病气运			气候与发病特点
		司天	在泉	气运	主气	客气	
辰	1988—2000 2012—2024 2036—2048	太阳寒水	太阴湿土	初之气 大寒到惊蛰 1.23～3.21	厥阴风木	少阳相火	去年的少阴君火在泉之气此时迁移，相火与君火二气相交，气候反常地温暖而多变，易发疫病和温病
戌	1994—2006 2018—2030 2042—2054						

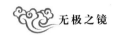

续表

年支	公元	岁气		易发病气运			气候与发病特点
		司天	在泉	气运	主气	客气	
卯	1987—1999 2011—2023 2035—2047	阳明燥金	少阴君火	二之气 春分到立夏 3.21~5.21	少阴君火	少阳相火	阳热更盛，导致各种危急病症发生，人们常因患病突然死亡
酉	1993—2005 2017—2029 2041—2053			终之气 小雪到小寒 11.23~1.23	太阳寒水	少阴君火	冬天气候反温，易发温病
寅	1986—1998 2010—2022 2034—2046	少阳相火	厥阴风木	初之气 大寒到惊蛰 1.23~3.21	厥阴风木	少阴君火	气候反常地温暖而多变，易发生温病
申	1992—2004 2016—2028 2040—2052						
丑	1985—1997 2009—2021 2033—2045	太阴湿土	太阳寒水	二之气 春分到立夏 3.21~5.21	少阴君火	少阴君火	火热之气极盛，气候较热，易导致温疫病大流行，不论地区远近，都可发生
未	1991—2003 2015—2027 2039—2051						
子	1984—1996 2008—2020 2032—2044	少阴君火	阳明燥金	五之气 秋分到立冬 8.23~11.23	阳明燥金	少阳相火	气候燥热，易发生温病
午	1990—2002 2014—2026 2038—2050						
巳	1989—2001 2013—2025 2037—2049	厥阴风木	少阳相火	终之气 小雪到小寒 11.23~1.23	太阳寒水	少阳相火	时值冬令气候反温，易致温病、疫病发生
亥	1995—2007 2019—2031 2043—2055						

小司天

到目前为止，我们已经发现了有关"小司天"或"日司天"的古籍传承与理论体系，当然这个"日司天"是相对于"流年司天""大司天"而言的。例如：

成无己（1066—1156年）的《注解伤寒论》（1140年写成，《万卷堂书目》《国史·经籍志》称为《图解伤寒论》，世传有元刻一本、明刻汪济川、赵开美二本及吴勉学本）

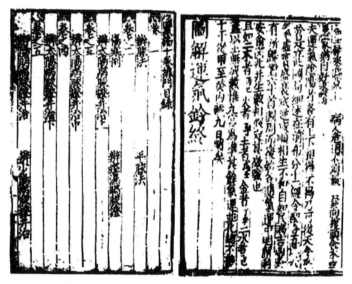

成无己《伤寒论注解》元刊本之"伤寒论十卷排门目录"

刘完素（1110—1209年）的《新刊图解素问要旨论》

马宗素（1150—1226年）的《伤寒钤法》

李浩（1180—1258年）的《伤寒钤法》（窦汉卿，1196—1280年，于1232年师从李浩在河南汝南传得铜人针法）

程德斋（1280—1352年）的《伤寒钤法》（1326年版）

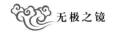

朱棣（及滕硕、刘醇等）的《普济方》（1406 年版）

熊宗立（1409—1482 年）的《素问图括定局立成》及《伤寒运气全书》

高昶（1481—1556 年）的《钤法二卷》

薛己（1487—1559 年，1514 年升为御医，1519 年升为南京太医院院长）的《薛氏医案》

汪济川刻本《注解伤寒论》（1545 年刻本）

赵开美（1563—1624 年）刻本《仲景全书》（1599 年版宋本）

张卿子（1589—1668 年）刻本《仲景全书》（成书于 1624 年，有张卿子《集注伤寒论》十卷、张仲景《金匮要论方论》三卷、宋云公《伤寒类证》三卷）

曹乐斋（1800—1880 年）的《运气掌诀录》（江西武阳人，其弟子胡乾元于 1892 年 9 月于成都嘱崇文斋邓少如重刻张卿子本《仲景全书》时加入《运气掌诀录》一卷，1894 年新版四书《仲景全书》问世。1896 年，广东文升阁校勘、南海何如经校字的更新版五书《仲景全书》问世，此次加入成无己《伤寒明理论·附药方论》四卷。后来此五书版《仲景全书》于 1916 年千倾堂书局、1928 年受古中一书局、1934 年千倾堂书局、1972 年台湾集文书局等反复再版）

东溪堂（1644—1911 年）刻本《伤寒钤法》（汉·张机撰）

这些古籍中都有关于小司天日干支算病的记载。我们目前可以追溯到的"日干支""小司天"最初出现的古籍就是金元时期成无己的《注解伤寒论》，距今已经有将近 1000 年的历史传承了。

但是这并不意味着"日干支""小司天"就是成无己所创，因为在《注解伤寒论》中出现的小司天理论只是部分成型的东西，不是全部，可能是成无己有所隐瞒。而且从仲景《伤寒杂病论》中的伤寒例篇、杂病例篇；及经文"伤寒一日，太阳受之"，"伤寒二三日，阳明、少阳证不见者"，"发于阳者七日愈，发于阴者六日愈"，"伤寒三日，阳明脉大者，此为不传也"，"阳明中风……病过十日，脉续浮者，与小柴胡汤"，"伤寒三日，三阳为尽，三阴当受邪也"，"少阴病八九日……以热在膀胱，必便血也"，"少阴病得之二三日以上……黄连阿胶汤主之"，"伤寒其脉微涩者，本是霍乱，今是伤寒，却四五日，至阴经上，若转入阴者，必利；若欲似大便，而反失气，仍不利者，此属阳明也，便必硬，十三日愈，所以然者，经尽故也"，"伤寒病，厥五日，热亦五日，设六日当复厥，不厥者自愈。厥终不过五日，以热五日，知自愈"；百合病"溺时头痛者，六十日乃愈；溺时头不痛，渐渐然者，四十日愈；溺时快然，但头眩者，二十日愈"；以及六经欲解时之"太阳病欲解时，从巳至未上"，"阳明病欲解时，从申至戌上"，"少阳病欲解时，从寅至辰上"，"太阴病欲解时，从亥至丑上"，"少阴病欲解时，从子至寅上"，"厥阴病欲解时，从丑至卯上"；再及桂本《伤寒杂病论》中明确论述了六气为病的具体方药治法，"传经化热，伏气变温"等，都明确传达了一个信息，那就是：仲景之《伤寒论》完全是在流年司天与日干支小司天基础上进行辨病脉证论治的。

这说明仲景也是有一套日干支算病的理论框架体系。而且我在严世芸的《中国医籍通史》中还发现了一本已佚的医学古籍——《金匮方术》，至于其中具体内容就无从得知了。所谓"方术"者，一是指关于治道的方法。如《庄子·天下》中说："天下之治方术者多矣。"唐代道士成玄英疏："方，道也。自轩项已下，迄于尧舜，治道艺术方法甚多。"二是指中国古代用自然的变异现象和阴阳五行之说来推测、解释人和国家的吉凶祸福、气数命运的医卜星相、遁甲、堪舆和神仙之术等的总称，如《素问·上古天真论》中说："其知道者，法于阴阳，和于术数。"即以阴阳五行生克制化之理，计算各种式法模型，以预测人事和国家的气数。在《后汉书·方术列传》中包括天文、医学、神仙、占卜、相术、命相、遁甲、堪舆等。而关于中医典籍，有一个专有名词叫做"方技"，后来演变为现在的"方剂"了。《周易·系辞》有"生生之谓易"，而"方技"则是"生生之具"。根据《汉书·艺文志》所云"方技者，皆生生之具，王官之一守也。太古有岐伯、俞拊，中世有扁鹊、秦和，盖论病以及国，原诊以知政。汉兴有仓公。今其技术晻昧，故论其书，以序方技为四种"及"医经、经方、房中、神仙"四类"生生之具"的知识内容。《汉书·艺文志》中还有一处提及方技，云："侍医李柱国校方技。"颜师古注云："方技，医药之书。"可见"方技"与"方术"不同。

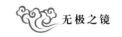
"方技"有四类（医经、经方、房中、神仙）皆是"生生之具"，而"方术"有六类（天文，历谱，五行，蓍龟、杂占、形法）则是"義和史卜之职"，二者的基本理论内核都是阴阳五行、天文历法，只不过方术算天地人，方技只算人。由此可知，《金匮方术》绝不会是"方技"之类的医经或经方了。

仲景在《伤寒杂病论》的序言中曾明确的两次提到"方术"一词，批评当时的人"曾不留神医药，精究方术"，而自己却"余宿尚方术"。无独有偶，后世诸多医家也曾提到"方术"一词，《太平御览》有"仲景方术，今传于世"之句，清陈士杰在重刻《金匮玉函经》序中称："仲景当汉季年，笃好方术以拯天横。"清代陈世铎在《辨证奇闻凡例》中亦云："祖父素好方术。"那么，仲景所崇尚的方术难道就是《金匮方术》吗？这些都是需要进一步考证和明确的事情。但是有一点我们现在已经明确了，那就是仲景《伤寒杂病论》中的方剂与陶弘景的《辅行决脏腑用药法要》一书的方剂高度相似，而陶弘景在此书中说天行外感十二神方是来自于更古的古籍《汤液经法》。而《汤液经法》中的中药五行互藏分类法让人大开眼界，尤其是那张脏腑用药的式表，更是让人浮想联翩。但是我经过研究发现，这张潜方的五行互藏表是根据五运六气之胜复郁发而制成的（详见"古中医书"第四卷《伤寒之秘》）。这说明仲景的113方完全是按照五运六气理论设计而成，而且还暗示我们仲景也不是小司天的发明者，即还有更古的医学古籍和中医传人。在仲景之前还有什么，除了目前已知的黄帝学派和扁鹊学派（扁鹊、华佗、淳于意、范将军等）的那些中医经典之外，我们已经不得而知了。但是这时，我们已经将日干支小司天的源头溯到至少2000年以前了，与黄帝学派和扁鹊学派处于同一个时间断层中，这已经是古中医的范畴了。

汉代《黄帝蛤蟆经》是已知最早的一部关于医学时间法的古籍，该书不仅详细记述了年月日时各种人神移行规律，即各年月日时针灸当避忌部位，而且还指出了针灸服药的各种吉凶丛辰及其推算方法。例如天医、开日、要安、血忌、月厌、月杀、月刑、六害、八会、白虎等，后世医学禁忌法大都源于此书。晋末《刘涓子鬼遗方》提出了流年人神所在部位如有痈疽，禁忌刺血等。汉唐宋元明清以来，几乎所有针灸古籍都有人神禁忌说明。主要有三十日人神流年九部人神、十二时人神等刺灸禁忌法，还有甲子六十日人神刺灸禁忌法、流年十二部人神、十天干人神、十二地支人神、九宫尻神、眼轮人神等禁忌法。唐宋以前时间医学主要是刺灸禁忌法与胎产时间法，唐宋以后主要是运气学说与针灸流注理论的发展。这些都是关于月、日、时辰的干支医学。

《脉经》中记载了五脏脉法的年月日时旺衰。如："肝象木……其相，冬三月；王，春三月；废，夏三月；死，秋三月；囚，季夏三月。其王日，甲乙；王时，平旦、日出。其囚日，戊己；囚时，食时、日搏。其死日，庚辛；死时，晡时、日入。"

	肝	心	脾	肺	肾
春三月、甲乙日、平旦　日出	王	相	死	囚	废
夏三月、丙丁日、禺中　日中	废	王	相	死	囚
季夏月、戊己日、食时　日	囚	废	王	相	死
秋三月、庚辛日、晡时　日入	死	囚	废	王	相
冬三月、壬癸日、人定　夜半	相	死	囚	废	王

《脉经·平人得病所起》中记载："假令肝病者……当以秋时发，得病以庚辛日也……假令脾病，当以春时发，得病以甲乙日也。假令心病……当以冬时发，得病以壬癸日。假令肺病……当以夏时发，得病以丙丁日。假令肾病……当以长夏时发，得病以戊己日也。"即五脏各在其所不胜之五行王时（月、日）发病、得病；换句话说，就是五行各行当王之时，其所克之脏受病发病。

《难经·五十六难》关于"五脏之积"的得病时间的理论认为，肝之积（肥气）得于季夏，戊己日；心之积（伏梁）得于秋，庚辛日；脾之积（痞气）得于冬，壬癸日；肺之积（息贲）得于春，甲乙日；肾之积（奔豚）得于夏，丙丁日。即五脏之积分别在各脏所克之行的王时得病，如肝属木，木克土，土王于季夏、戊己日，故肝之积得于季夏、戊己日。为什么会这样呢？《难经》解释说："肝之积……以季夏戊己日得之。何以言之？肺病传于肝，肝当传脾，脾季夏适王，王者不受邪，肝复欲还肺，肺不肯受，故留结为积，故知肥气以季夏戊己日得之。"其他四脏之积的得病机理同此。由此可知，五脏之积的发病机制是：五脏之病以相克之序各传于下一脏，若某脏受邪后又适逢其所克之脏当王之日，则其所克之脏因正王而不受邪，该脏又不能将病邪回传给其所不胜之脏，因而病邪便留结在该脏而形成积病。可

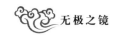

见，五脏之积是在五脏病传过程中由于当王之脏不受邪而致邪气留结于上一脏而形成的继发性病变。而《黄帝内经》中五脏各以其主时受邪而病均为原发性病变，故其发病时间与五脏之积不同。

那么，在黄帝学派的上古医经《黄帝内经》中是否也找到关于五脏六腑病与"日干支"相关的记载呢？答案是肯定的。

《素问·热论》说："伤寒一日，巨阳受之，故头项痛腰脊强。二日阳明受之，阳明主肉，其脉侠鼻络于目，故身热目疼而鼻干，不得卧也。三日少阳受之，少阳主胆，其脉循胁络于耳，故胸胁痛而耳聋。三阳经络皆受其病，而未入于脏者，故可汗而已。四日太阴受之，太阴脉布胃中络于嗌，故腹满而嗌干。五日少阴受之，少阴脉贯肾络于肺，系舌本，故口燥舌干而渴。六日厥阴受之，厥阴脉循阴器而络于肝，故烦满而囊缩。三阴三阳，五脏六腑皆受病，荣卫不行，五脏不通则死矣。其不两感于寒者，七日巨阳病衰，头痛少愈；八日阳明病衰，身热少愈；九日少阳病衰，耳聋微闻；十日太阴病衰，腹减如故，则思饮食；十一日少阴病衰，渴止不满，舌干已而嚏；十二日厥阴病衰，囊纵少腹微下，大气皆去，病日已矣。"又说："两感于寒者，病一日则巨阳与少阴俱病，则头痛口干而烦满；二日则阳明与太阴俱病，则腹满身热，不欲食谵言；三日则少阳与厥阴俱病，则耳聋囊缩而厥，水浆不入，不知人，六日死。"

"刺热篇"说："肝热病者……庚辛甚，甲乙大汗，气逆则庚辛死。刺足厥阴少阳。心热病者……壬癸甚，丙丁大汗，气逆则壬癸死。刺手少阴太阳。脾热病者……甲乙甚，戊己大汗，气逆则甲乙死。刺足太阴阳明。肺热病者……丙丁甚，庚辛大汗，气逆则丙丁死。刺手太阴阳明，出血如大豆，立已。肾热病者……戊己甚，壬癸大汗，气逆则戊己死。刺足少阴太阳。诸汗者，至其所胜日汗出也。""诸当汗者，至其所胜日，汗大出也。"

"病传篇"说："病先发于心，一日而之肺，三日而之肝，五日而之脾，三日不已，死，冬夜半，夏日中。病先发于肺，三日而之肝，一日而之脾，五日而之胃，十日不已，死，冬日入，夏日出。病先发于肝，三日而之脾，五日而之胃，三日而之肾，三日不已，死，冬日入，夏蚤食。病先发于脾，一日而之胃，二日而之肾，三日而之膂膀胱，十日不已，死，冬人定，夏晏食。病先发于胃，五日而之肾，三日而之膂膀胱，五日而上之心，二日不已，死，冬夜半，夏日。病先发于肾，三日而之膂膀胱，三日而上之心，三日而之小肠，三日不已，死，冬大晨，夏早晡。病先发于膀胱，五日而之肾，一日而之小肠，一日而之心，二日不已，死，冬鸡鸣，夏下晡。诸病以次相传，如是者，皆有死期，不可刺也，间一脏及二三四脏者，乃可刺也。"

"腹中论篇"说："夫热气剽悍，药气亦然，二者相遇，恐内伤脾，脾者土也而恶木，服此药者，至甲乙日更论。"

"五禁篇"说："甲乙日自乘，无刺头，无发蒙于耳内。丙丁日自乘，无振埃于肩喉廉泉。戊己日自乘四季，无刺腹去爪泻水。庚辛日自乘，无刺关节于股膝，壬癸日自乘，无刺足胫，是谓五禁。"

"顺气一日分为四时篇"说："春生夏长，秋收冬藏，是气之常也，人亦应之。以一日分为四时，朝则为春，日中为夏，日入为秋，夜半为冬，朝则人气始生，病气衰，故旦慧。日中人气长，长则胜邪，故安。夕则人气始衰，邪气始生，故加。夜半人气入藏，邪气独居于身，故甚也。""肝为牡脏……其日甲乙。心为牡脏……其日丙丁。脾为牝脏……其日戊己。肺为牝脏……其日庚辛。肾为牝脏……其日壬癸，是为五变。""脏独主其病者，是必以藏气之所不胜时者甚，以其所胜时者起也。"

"平人气象论"说："肝见庚辛死，心见壬癸死，脾见甲乙死，肺见丙丁死，肾见戊己死，是谓真脏见，皆死。"

"五运行大论"说："土主甲己，金主乙庚，水主丙辛，木主丁壬，火主戊癸。子午之上，少阴主之；丑未之上，太阴主之；寅申之上，少阳主之；卯酉之上，阳明主之；辰戌之上，太阳主之；巳亥之上，厥阴主之。"

"玉机真脏论"说："五脏受气于其所生，传之于其所胜，气舍于其所生，死于其所不胜。病之且死，必先传行至其所不胜，病乃死。此言气之逆行也，故死。肝受气于心，传之于脾，气舍于肾，至肺而死。心受气于脾，传之于肺，气舍于肝，至肾而死。脾受气于肺，传之于肾，气舍于心，至肝而死。肺受气于肾，传之于肝，气舍于脾，至心而死。肾受气于肝，传之于心，气舍于肺，至脾而死。此皆逆死也。一日一夜五分之，此所以占死生之早暮也。"

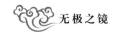

"咳论篇"说："五脏各以其时受病，非其时，各传以与之。"

"风论篇"说："以春甲乙伤于风者为肝风，以夏丙丁伤于风者为心风，以季夏戊己伤于邪者为脾风，以秋庚辛中于邪者为肺风，以冬壬癸中于邪者为肾风。"

"脏气法时论篇"说："五行者，金木水火土也，更贵更贱，以知死生，以决成败，而定五脏之气，间甚之时，死生之期也。"又说："肝主春……其日甲乙。心主夏……其日丙丁。脾主长夏……其日戊己。肺主秋……其日庚辛。肾主冬……其日壬癸……肝病者，愈在丙丁，丙丁不愈，加于庚辛，庚辛不死，持于壬癸，起于甲乙。肝病者，平旦慧，下晡甚，夜半静……心病者，愈在戊己，戊己不愈，加于壬癸，壬癸不死，持于甲乙，起于丙丁。心病者，日中慧，夜半甚，平旦静……脾病者，愈在庚辛，庚辛不愈，加于甲乙，甲乙不死，持于丙丁，起于戊己。脾病者，日昳慧，日出甚，下晡静……肺病者，愈在壬癸，壬癸不愈，加于丙丁，丙丁不死，持于戊己，起于庚辛。肺病者，下晡慧，日中甚，夜半静……肾病者，愈在甲乙，甲乙不愈，甚于戊己，戊己不死，持于庚辛，起于壬癸。肾病者，夜半慧，四季甚，下晡静……夫邪气之客于身也，以胜相加，至其所生而愈，至其所不胜而甚，至于所生而持，自得其位而起。必先定五脏之脉，乃可言间甚之时，死生之期也。"

	愈	甚（加）	持（静）	起（慧）
肝	夏、丙丁、	秋、庚辛、下晡	冬、壬癸、夜半	春、甲乙、日出
心	长夏、戊己、	冬、壬癸、夜半	春、甲乙、日出	夏、丙丁、日中
脾	秋、庚辛、	春、甲乙、日出	夏、丙丁、日中	长夏、戊己、四季
肺	冬、壬癸、	夏、丙丁、日中	长夏、戊己、四季	秋、庚辛、下晡
肾	春、甲乙、	长夏、戊己、四季	秋、庚辛、下晡	冬、壬癸、夜半

"九针论"说："左足应立春，其日戊寅、己丑。左胁应春分，其日乙卯。左手应立夏，其日戊辰、己巳。膺喉首头应夏至，其日丙午。右手应立秋，其日戊申、己未。右胁应秋分，其日辛酉。右足应立冬，其日戊戌、己亥。

腰尻下窍应冬至，其日壬子。六腑膈下三脏应中州，其大禁，大禁太乙所在之日，及诸戊己。凡此九者，善候八正所在之处，所主左右上下，身体有痈肿者，欲治之，无以其所直之日溃治之，是谓天忌日也。"

"经脉篇"说："手太阴气绝……丙笃丁死，火胜金也。手少阴气绝……壬笃癸死，水胜火也。足太阴气绝……甲笃乙死，木胜土也。足少阴气绝……戊笃己死，土胜水也。足厥阴气绝……庚笃辛死，金胜木也。"

"岁露论"说："乘年之衰，逢月之空，失时之和，因为贼风所伤，是谓三虚，故论不知三虚，工反为下。"

在古中医典籍的字里行间多少还能看到使用式法的痕迹。如《灵枢·逆顺肥瘦》曰："圣人之为道者，上合于天，下合于地，中合于人事，必有明法，以起度数，法式检押，乃后可传焉。故匠人不能释尺寸而意短长，废绳墨而起平水也，工人不能置规而为圆，去矩而为方。知用此者，固自然之物，易用之教，逆顺之常也。"这里所称符合于天、地、人事的所谓"明法"就是式法。"法式检押"是两个并列的动宾结构。"法式"，即取法于式；"检押"，"仓颉篇"曰："检，法度也。"押，通"狎"，接连之意。《汉书·息夫躬传》曰："羽檄重迹而狎至。"此处用为动词，意谓考查、察验。"检押"，就是在连接之处考查，也就是转动天盘，在天盘与地盘之间进行校验。而"知用此者"，才能推算出人体某些生理功能与天道的关系，这就像"匠人不能释尺寸而意短长"一样，必须借助于式盘一类刻有"度数"的工具，才能探知天人之间的"逆顺"的规律性。

式盘所示卫气运行的时空系统。《灵枢·卫气行》曰："黄帝问于岐伯曰：原闻卫气之行，出入之合，何如？岐伯曰：岁有十二月，日有十二辰，子午为经，卯酉为纬。天周二十八宿，而一面七星，四七二十八星，房昴为纬，虚张为经，是故房至毕为阳，昴至心为阴，阳主昼，阴主夜。故卫气之行，一夜五十周于身，昼日行于阳二十五周，夜行于阴二十五周，周于五脏。"下图是上海博物馆所藏"东汉铜式盘"所铭图文，将其对照"卫气之行"，可以清楚看出"血脉营卫，周流不休，上应星宿，下应经数"（《灵枢·痈疽》）的整个情况。

铜式上有二十八个星宿，平均分布在东南西北四方，每一方各自有七个

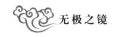

星宿，即"一面七星"；房宿在东，昴宿在西，东西横线为纬，所以"房昴为纬"；虚宿在北，张宿在南，南北竖线为经，所以"虚张为经"。四方分属四时，四时更迭，终而复始，这就是所谓"夫春生夏长，秋收冬藏，此天道之大经也（《史记·太史公自序》）"，用以说明一年之中"天道"的循环规律。在古人观念里，这个"天道"大系统是由包括人类在内的无数小系统构成，空间如此，时间也是如此。《灵枢·顺气一日分为四时》曰："春生、夏长、秋收、冬藏、是气之常气，人亦应之，以一日分为四时，朝则为春，日中为夏，日入为秋，夜半为冬。"可见式盘这种时间、方位配属的感应模式，即为一年而设，也为一日而设。如以"一日分为四时"，则将天盘左转，斗柄（上海铜式图缺斗柄）从东方（春）的房宿，经过南方（夏）再向西方（秋）的毕宿，其位在十二地支中为

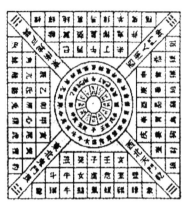

东汉铜式铭文示意图（上海博物馆藏）

卯、辰、巳、午、未、申六个时辰，这六个时辰是白昼，属阳，所以"房至毕为阳"；从西方（秋）的昴宿，经过北方（冬）再向东方（春）的心宿，其位在十二地支中为酉、戌、亥、子、丑、寅六个时辰，这六个时辰是夜晚，所以"昴至心为阴"。卫气"日行于阳，夜行于阴"，循环则发生在一日之中的小系统内。

在《灵枢·卫气行》中详细描述了卫气在一昼夜十二时辰中行于阴阳各二十五周的藏象经络顺序，以及"人气"随十二时辰不同行于不同经络的顺序，最后还说：《大要》曰，常以日之加于宿上也。"这正是伤寒算法中的天文原理。而《大要》是《素问·至真要大论》中频繁引用的比《黄帝内经》更早更古的上古中医医籍，这说明关于伤寒、杂病等的古中医算法不仅是真实存在的，而且具有悠久历史渊源。

可见，在《黄帝内经》中，在古中医体系中，一直就是这样的"日干支"基因，这就是古中医的本来面目。可还是有人不理解"日干支""小司天"的算病原理。就如同有一少部分极端的人就是闭着眼睛反对五运六气一样，以缪希雍、张倬为首的少数明清医家对五运六气"日干支""小司天"大肆鞭挞，极尽讽刺挖苦之语言。其实我们已经看到，在《黄帝内经》的

"脏气法时论"等多篇经文中都反复提到"日干支"与五脏六腑、十二经络、四肢、针刺禁忌的时空对应关系，以及五脏疾病加重、缓解的时机。在《难经》中有关于"五积"之病的日干支发病理论。在《脉经》中有关于"日干支"五脏发病的王相休囚死规律。在仲景的《伤寒杂病论》中明确提到"六经欲解时"、六经日传变。在针灸界更是有著名的"子午流注针法""灵龟八法""飞腾八法"等日干支针法，并且在临床上有惊人的疗效。明代医家马莳在注解"天符""太乙天符"致病"速而危""暴死"的时候，就是以日干支立论。在子学界，遁甲、六壬、金口诀、四柱、六爻、玄空等式学都是以日干支和时干支为中心进行预测和化解，更是屡现神奇。在陈子性的藏书中就有一部古籍《五运六气择日》。可见，日干支不仅不是无聊，而且还是非常重要的时空格局，对于古中医来说同样重要。

日干支算病

关于日干支算病，虽然在唐以前没有古籍可以明确印证，但是根据上文考证，至少有渊源可循。而且无论从理论上、逻辑上，还是古籍传承的脉络上，都提示日干支算病不是空穴来风，也不是某些人所说的那样一无是处。试想，与太乙、遁甲、六壬、金口诀、四柱、六爻、堪舆、斗数、七政等子学精华齐名的五运六气理论，其共同核心精髓都是阴阳五行、河图洛书和天干地支，而那些子学式法在预测中是很准确的，这就不能否认五运六气理论的合理性。而且同样以日干支算病为主的子午流注、灵龟八法、飞腾八法在临床实践中也是屡现神奇，而日干支算病的天干地支与五脏六腑、六经传变的配属又是相同的，这些都说明了日干支算病合理、可信，是值得研究的。其实十天干、十二地支，加起来一共就这22个字，人体万千病症也不过就这22个字出现问题而已，真正的大道至简至易，但貌似简单的东西其实并没有那么简单。所以说，学习中医是需要悟性的。

《北京中医药大学学报》1996年7月第19卷第4期第34页刊登了一篇作者署名为河南省济源市人民医院刘玉山的文章，文章题目是《日干支运气同化理论初探及150例临床报告》。文中根据五运六气理论提出了"日干支运气同化病"概念，五行之气皆有同化病，金气、土气之肺气、脾气自伤用补中益气汤，木气、水气之肝气、肾气自伤用参芪金匮肾气汤、吴茱萸汤合补中益气汤，火气之心气自伤用桂枝去芍药加附子参芪汤。其中涉及西医病种包括循环系统、神经系统、泌尿系统、运动系统、内分泌系统、消化系统、

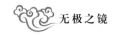

呼吸系统等各种急症重症。病程最短者半天，最长者398天，平均14.5天。起病急，发病重，无诱因，脉弦急，在五行之气干支同化日中的一天发病者适用。用药短者1剂，长者4个月。治愈率77.3%，总有效率为97.3%。这篇文章作者是基层医院的中医骨干，接触到的一手临床资料，具有很强的说服力。这在临床实践上证明了日干支算病的真实性与客观性。

那么，什么是日干支运气同化呢？在六十甲子日中，天干和地支在五行属性上一致的天日，就是日干支运气同化。同理，在六十甲子日中，天干和地支在五行属性上一致的天日，这些天日的气化影响人体所引发疾病，就是日干支运气同化病。日干支运气同化共20天：

土气自乘者——甲辰、甲戌、己丑、己未

金气自乘者——乙酉、乙卯、庚申

水气自乘者——丙子、丙辰、丙戌、辛亥

木气自乘者——丁巳、丁亥、丁卯、壬寅

火气自乘者——戊子、戊午、戊寅、戊申、癸巳

甲子	乙丑	丙寅	丁卯（木）	戊辰	己巳	庚午	辛未	壬申	癸酉
甲戌（土）	乙亥	丙子（水）	丁丑	戊寅（火）	己卯	庚辰	辛巳	壬午	癸未
甲申	乙酉（金）	丙戌（水）	丁亥（木）	戊子（火）	己丑（土）	庚寅	辛卯	壬辰	癸巳（火）
甲午	乙未	丙申	丁酉	戊戌	己亥	庚子	辛丑	壬寅（木）	癸卯
甲辰（土）	乙巳	丙午	丁未	戊申（火）	己酉	庚戌	辛亥（水）	壬子	癸丑
甲寅	乙卯（金）	丙辰（水）	丁巳（木）	戊午（火）	己未（土）	庚申（金）	辛酉	壬戌	癸亥

前段时间有一则新闻，河北廊坊一患者平素身体极好，于2012年1月28日突然出现腹痛，继而双下肢剧烈疼痛，最后于北京大医院诊断为不明原因双下肢血管动静脉血栓，被告之无有效治疗方法，出院回家静养，后患者因无法忍受双下肢剧烈疼痛与不断的腐烂脱落，而用锯条、小刀自行截肢，

这是一例让人唏嘘的案例。2012 年 1 月 28 日为戊子日，戊癸化火，子午少阴君火司天，戊子日为天符火日，火气胜也。少阴君火心主血脉，火气自乘，故出现不明原因的双下肢血管动静脉血栓，血管内皮受损。如用桂枝去芍药加附子参芪汤加减治疗，就不会出现自行截肢的悲剧。

在《灵枢·五禁》中说："甲乙日自乘，无刺头，无发蒙于耳内。丙丁日自乘，无振埃于肩喉廉泉。戊己日自乘四季，无刺腹去爪泻水。庚辛日自乘，无刺关节于股膝，壬癸日自乘，无刺足胫，是谓五禁。"这里的"自乘"就是所谓的"运气同化"，而自乘只是五行之气致病的一种情形而已，在仲景的《伤寒杂病论》、扁鹊论病中，都有这方面的论述。五行干支之气致病，有五种情况，贼邪、实邪、虚邪、微邪、自乘。上面所说的藏气自伤病就是这种自乘。可见虚邪、实邪都不是现代中医所理解的那样，具体详见《伤寒之秘》。那么除了自乘以外的日干支又有什么致病规律呢？

实邪致病：

土气胜者——甲子、甲午、甲寅、甲申、癸未、癸丑、辛未、辛丑
金气胜者——乙丑、乙未、乙巳、乙亥、己卯、己酉、丁酉
水气胜者——丙寅、丙申、戊辰、戊戌、庚辰、庚戌、辛卯、辛酉、丙午
木气胜者——己巳、己亥、丁丑、丁未、壬辰、壬戌、辛巳
火气胜者——庚午、庚子、庚寅、壬申、壬子、壬午、癸卯、癸酉、癸亥

甲子（土）	乙丑（金）	丙寅（水）	丁卯	戊辰（水）	己巳（木）	庚午（火）	辛未（土）	壬申（火）	癸酉（火）
甲戌	乙亥（金）	丙子	丁丑（木）	戊寅	己卯（金）	庚辰（水）	辛巳（木）	壬午（火）	癸未（土）
甲申（土）	乙酉	丙戌	丁亥	戊子	己丑	庚寅（火）	辛卯（水）	壬辰（木）	癸巳
甲午（土）	乙未（金）	丙申（水）	丁酉（金）	戊戌（水）	己亥（木）	庚子（火）	辛丑（土）	壬寅	癸卯（火）
甲辰	乙巳（金）	丙午（水）	丁未（木）	戊申	己酉（金）	庚戌（水）	辛亥	壬子（火）	癸丑（土）
甲寅（土）	乙卯	丙辰	丁巳	戊午	己未	庚申	辛酉（水）	壬戌（木）	癸亥（火）

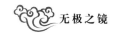
实邪致病的病机是以发病当日天地二气中占主导地位的五行之气所乘脏气为直接病机。也就是说，其病机符合五行中"相克相乘"规律。这些天日的气化导致人体发病，俱属发病当日天地二气中占主导地位的一行之气伤所乘克之脏气，导致突然爆发的各种内科外科急症、重症。所谓占主导地位之气，一是被生者，如甲午日甲化土，午属火，火生土，土气占主导地位，也叫土气胜日。二是克彼者，如丁丑日，丁化木，丑属土，木克土，木气占主导地位，也叫木气胜日。日干支所遵从的五行属性：甲己化土，乙庚化金，丙辛化水，丁壬化木，戊癸化火。子午少阴君火，丑未太阴湿土，寅申少阳相火，卯酉阳明燥金，辰戌太阳寒水，巳亥厥阴风木。在治疗上，是辨病施治，以病释证；而不是辨证施治，以证测病。发病必须是在日干支运气非同化日中某一天。病前系正常人，没有任何前驱症状，没有旧疾的发病原因。病起表现为重或危，患者难以忍受。脉搏弦紧而急。治疗针对的就是补被乘之受伤脏气。如脾气、肺气受伤用补中益气汤。肝气、肾气受伤用参芪金匮汤。心气受伤用坎离固真汤（党参、黄芪、附子、姜、肉桂、炙甘草、熟地黄、山药、山萸）。

《伤寒钤法》

日干支算病不只是在临床经验中存在，在逻辑上也是有理可循。前面我们已经将日干支的源头溯到了上古，但是真正目前能知道的成型的日干支算病理论，除了张仲景《伤寒杂病论》犹抱琵琶半遮面以外，就是浦云的《运气精华》、成无己的《注解伤寒论》了。但《运气精华》目前可能失传，而《注解伤寒论》也只是记录了日干支算病的汗瘥棺墓部分。目前我们能看到的古籍就是刘完素、马宗素、程德斋、熊宗立、薛己、朱棣、赵开美、曹乐斋等人传承的《伤寒钤法》了。在历史上，明朝的高昶（1481—1556 年）曾经运用《伤寒钤法》的日干支算病治病，影响很大；薛己（1487—1559 年）在《薛氏医案》中也有运用《伤寒钤法》诊断为少阳病小柴胡汤证的案例；再就是清朝的曹乐斋（1800—1880 年）及其弟子胡乾元应用《伤寒钤法》的日干支算病法，也是名贯一方。

在子学体系中，天干地支与人体藏象的对应始终是唯一的。诗曰：甲胆乙肝丙小肠，丁心戊胃己脾乡，庚属大肠辛属肺，壬属膀胱肾癸藏，三焦亦向壬宫寄，胞络同归入癸方。又曰：肺寅大卯胃辰宫，巳脾心午小未中，申膀酉肾心包戌，亥三子胆丑肝通。观此二诗，为天地人身，无时不相同。故一气不和不能生化。天有六气，人有三阴三阳以应之。地有五行，人有五脏六腑以应之。脏为阴，其数偶，以应五运，藏蓄五行质于地，而气则终于天也。腑为阳，而数奇，以应六气，盖六淫之气虽降于天也，而势必终于地也。子午为天地之中正也，君火位焉。手少阴心午，足少阴肾水子，居三焦从水化，水从肾至。故少阴为藏，位与太阳隔而气相合。丑未为归藏，归之标本湿土位焉。足阳明胃卯，手阳明大肠酉居。然子随母居，土旺胜金，故太阳为藏，位与阳明隔而气相合也。巳亥为天地之门户，风木位焉，足厥阴肝也。手厥阴心包络，亥居之。寅申为生化之始终，相火位焉，足少阳胆寅，手少阳三焦申居之，与少阴相隔而气相合为腑也，《伤寒钤法》中的天干地支也如此对应。《伤寒钤法》主要分为发病→传变→行流→因果→经法（归证）五大部分。

发病卷主要介绍了根据不同出生年份，会有对应不同的发病六经，如子午之年出生之人在申、子、辰、寅、午、戌阳日得病，会发病于辰戌太阳寒水之经；在亥、卯、未、巳、酉、丑等阴日得病，会发病于寅申少阳相火之经等。辰戌太阳寒水之经共有 121 证，分别为上太阳 16 证，日月为号，其中日字号 10 证，月字号 6 证。中太阳共 66 证，七星为号：贪狼、巨门、禄存、文曲、廉贞、武曲、破军，每星管 10 证，独破军星管 6 证。下太阳 39 证，四卦为号：震、离、兑、坎。另卯日见辰，发太阳病，为太阳痉证，即西医的脑炎、高热、帕金森综合征、舞蹈症等各种抽搐病；卯日见戌，亦发太阳病，为太阳湿证；若戌日辰戌之上见庚辛壬三字，为太阳暍证，庚为一证，辛为二证，壬为三证。卯酉阳明燥金之经共有 44 证，五行号为水、木、火、土、金，卯酉木字号、辰戌火字号、巳亥土字号、子午金字号、丑未水字号，其中水字号独管 4 证，其余各自管 10 证；又有寅申二字在外，寅日发阳明病为霍乱 6 证，申日发阳明病为劳复 6 证。寅申少阳相火之经发病，满局俱是小柴胡汤一证。丑未太阴湿土之经发病，只有三证，丑至辰为母一桂枝大黄汤证，巳至申为母二大柴胡汤证、四逆汤，酉至子为母三承气汤证。子午少阴君火之经发病共 23 证，只有天地人三号；子丑寅卯为天字号 10 证，辰巳午未为人字号 10 证，申酉戌亥为地字号 3 证。巳亥厥阴风木之经发病 19 证，有乾坤二号。

假如丑日传卯酉二字为阳明证，水字为号，有四证湿论，余四证系霍乱。寅日传卯酉二字，为阳明，此日不传阳明，为霍乱证。巳日传得辰戌二

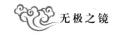

字，为上太阳月字为号，只有六证，余四证以痉论，不可一例看。未日传得卯酉二字，为阳明水字号，只有四证，余六证系湿证。申日传卯酉二字，为阳明，申日无阳明，如有阳明证不可作阳明证看，系劳复证。亥日传子午二字，地字为号，只有三证，余七证以暍证看之。

那么，如何由出生年份及发病日干支定位疾病呢？有歌诀为证：逐年逐日是司天，前三后五顺排迁。却将地支分前后，支属阴阳仔细迁。阳前阴后加人命，数至司天见病源。却将本命依前数，轮至病日是其端。假如，戊寅生人，甲子日病，子午少阴君火司天，前进三辰数至卯（丑、寅、卯），居阴支（卯为阴支），退一位从寅上起本命。戊寅上顺行至司天子上，见戊子，是少阴证天字号第一证，仲景《伤寒杂病论》第 301 条经文，麻黄附子细辛汤主之也。

			戊	己	庚		
			壬午	癸未	甲申		
丁	辛巳	巳	午	未	申		
丙	庚辰	辰			酉	乙酉	辛
乙	己卯	卯			戌	丙戌	壬
甲	戊寅	寅	丑	子	亥	丁亥	癸
人命	戊寅			戊子			
				司天甲			

再如，乙丑生人，壬戌日病，戌日是阳日司天，从戌上数至三位，是甲子，便从子上加人命乙丑，数至壬戌，见乙亥，是厥阴证。厥阴证坤字号第二证，仲景《伤寒杂病论》第 371 条经文，白头翁汤主之。其余仿此。

《素问·五常政大论》中有一个说法"异病同治"，说的就是相同的病机可以有万千不同临床表现，只要抓住主要病机，即致病的气机，一切就都可以迎刃而解了。我们在临床中也发现，一张经方，可以治疗的疾病成千上万种，其实就是病机相同而已。但是，由于每个人的出生与生长的地理环境不同，所以造成了人体后天气场与先天气场在结构与能级上的不同。生命态是天地气场的一种高级物质状态，天地气场结构时刻在对人体气场结构进行力学作用，好的力学效应就产生好的力学结果，不好的力学效应就产生不好的力学结果。如果天地气场能级没有人体气场能级高，那么即使是不好的影响也不会表现出来，如果天地气场能级高于人体气场能级，这时不好的气场影响就可以表现出来，这就是所谓的吉凶祸福。因为天地气场也有不同的层次，所以不同层次的天地气场对人体气场有不同层次的力学作用，这就是前面所说的六道之内的气场与六道之外的能量场，所谓的入世间与出世间的区别了。

传变卷主要是传经化热。"传经"是仲景《伤寒论》中一个特殊的概念，在《伤寒论》中不仅有传经，而且还有"过经"（103、105、123、217 条）、"到经"（114 条）、"经尽"和"复过一经"（384 条）等说法，这些都是仲景《伤寒论》按照日干支传变的证据。传经化热的基本原则是男逆女顺，只传足经，不传手经。正如《素问·热论》所说："伤寒一日，巨阳受之，故头项痛腰脊强。二日阳明受之，阳明主肉，其脉侠鼻络于目，故身热目疼而鼻干，不得卧也。三日少阳受之，少阳主胆，其脉循胁络于耳，故胸胁痛而耳聋。三阳经络皆受其病，而未入于藏者，故可汗而已。四日太阴受之，太阴脉布胃中络于嗌，故腹满而嗌干。五日少阴受之，少阴脉贯肾络于肺，系舌本，故口燥舌干而渴。六日厥阴受之，厥阴脉循阴器而络于肝，故烦满而囊缩。三阴三阳，五脏六腑皆受病，荣卫不行，五脏不通则死矣。其不两感于寒者，七日巨阳病衰，头痛少愈；八日阳明病衰，身热少愈；九日少阳病衰，耳聋微闻；十日太阴病衰，腹减如故，则思饮食；十一日少阴病衰，渴止不满，舌干已而嚏；十二日厥阴病衰，囊纵少腹微下，大气皆去，病日已矣。"又说："两感于寒者，病一日则巨阳与少阴俱病，则头痛口干而烦满；二日则阳明与太阴俱病，则腹满身热，不欲食谵言；三日则少阳与厥阴俱病，则耳聋囊缩而厥，水浆不入，不知人，六日死。"仲景《伤寒论》云："伤寒一日，太阳受之"，"伤寒二三日，阳明、少阳证不见者"，"发于阳者七日愈，发于阴者六日愈"，"伤寒三日，阳明脉大者，此为不传也"，"阳明中风……病过十日，脉续浮者，与小柴胡汤"，"伤寒三日，三阳为尽，三阴当受邪也"，"少阴病八九日……以热在膀胱，必便血也"，"少阴病得之二三日以上……黄连阿胶汤主之"等。我们可以看到，在《黄帝内经》及《伤寒论》中的六经传变都是逆向传经的，而三阴三阳之六气在五运六气中天象顺

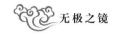

序却是按照厥阴、少阴、太阴、少阳、阳明、太阳的顺向顺序布局的。其原因就是在人体中太阳主六腑之表主开，阳明主六腑之里主合，少阳主六腑之半表半里主枢，太阴主五脏之表主开，厥阴主五脏之里主合，少阴主五脏之半表半里主枢。而伤寒六淫之邪是由表入里的，所以邪气会逆传，但是因为男女阴阳不同，所以女子会顺传。

男病传经	女病传经	少阴君火证	太阴湿土证	少阳相火证	阳明燥金证	太阳寒水证	厥阴风木证
第二日	第六日	足厥阴木泄苦补辛	足少阴水泄脾补肾	足太阴土泄甘补咸	足少阳木泄辛补酸	足阳明土泄甘补咸	足太阳水泄酸补甘
第三日	第五日	足太阳水泄咸补苦	足厥阴木泄咸补甘	足少阴水泄咸补苦	足太阴土泄辛补咸	足少阳木泄酸补甘	足阳明土泄酸补甘
第四日	第四日	足阳明土泄脾补肾	足太阳水泄甘补咸	足厥阴木泄苦补辛	足少阴水补苦泄酸	足太阴土泄脾补肾	足少阳木泄肝补脾
第五日	第三日	足少阳木泄苦补辛	足阳明土泄肾补脾	足太阳水泄咸补苦	足厥阴木补酸泄辛	足少阴水泄酸补苦	足太阴土泄酸补甘
第六日	第二日	足太阴土泄甘补咸	足少阳木泄肝补脾	足阳明土泄苦补甘	足太阳水泄酸补苦	足厥阴木泄酸补甘	足少阴水泄酸补甘
第七日	第七日	足少阴水泄咸补苦	足太阴土泄辛补咸	足少阳木泄苦补辛	足阳明土泄辛补酸	足太阳水泄酸补苦	足厥阴木泄肝补脾

假如，己亥生女人，乙丑日病。丑是阴日，前进五辰，从五宫上起本命，亥字上顺数至司天丑上，见丁未（命干顺数至司天见丁字）字，是太阴证。丑日受病得太阴，是母字号第一证下药，桂枝汤主之。二日传至戊申，是少阳相火纪字号，下药小柴胡汤主之。三日传至己酉，是阳明胃土木字号第六证，下药小承气汤主之。四日传至庚戌，是足太阳肾水廉字号第七证，下药桂枝汤主之。五日传至辛亥，足厥阴风木乾字号第八证，下药茯苓甘草汤主之。六日传至壬子，少阴心火天字号第九证，下药猪苓汤主之。

又假如，乙亥生男子，甲子日病。阳日，从三宫寅上起本命，亥字上顺行，至司天上见乙酉，是阳明胃经病。本日是子受病，得阳明病，酉属阳明，金字号，再将日干甲子加人命亥上，顺行至司天见乙字，是金字号第二证，乙字号下药，调胃承气汤主之。二日传至甲申，是少阳相火，纪字号下药，小柴胡汤主之。三日传至癸未，是太阴脾土，母字号第二证下药，四逆汤主之。四日传至壬午，是少阴心火，人字号九证下药，大承气汤主之。五日传至辛巳，是厥阴肝木，坤字号第八证下药，吴茱萸汤主之。六日传全庚辰，足太阳膀胱水，上太阳日字号，庚字第七证下药，桂枝加附子汤主之。以此类推。

行流卷主要是病机及症状。行流分为上局与下局。上局又分为男局和女局，不同年命的男女在不同的天干日发病脏腑是不同的，如子年男命甲日发病为小肠火，而子年女命甲日发病则为胃土，诸如此类。下局也分为两部分，一是子午卯酉四仲日，二是四孟四季日。如子日子命男女甲日发病为肾水，而丑日子命男女甲日发病则为胆木，以此类推。上下两局发病五行脏腑相加临，根据五行生克表现出不同的症状。假如：申生男命，辛酉日得病，上局合肝木主病，下局合肾水流行，为相生局，谓之母去寻儿。肾主虚，水主寒，肝主风，木主疼，必四肢逆冷疼痛，病易愈。又如：申生男命，戊午日得病，上局合大肠，主传送；金主痛。下局心火流行，为鬼贼相攻。大肠主传送，金主气滞；心火主实热，心火克大肠金，必主痢疾致死。行流局中还有一个内容，即伤寒两感，如果上下两局为脏腑相表里，则为伤寒两感，难治，而前文中的藏气自乘病既是伤寒两感证，方药如前。

主病行流发微歌

主病行流说病源，火生热势水生寒。
木主风疼金主气，土因饮食起多端。
相生为顺相克逆，逆则身危顺宜安。
相生最喜腑生脏，相克相奸总一般。
主病流行同经络，因名两感恐伤残。
腑则为虚脏为实，虚乃轻微实病难。
本宫为主又为内，客是行流作外言。
外实内虚宜发汗，外虚内实下虽痊。
水为命分火为气，土墓金尸木是棺。
有命有气终为吉，尸棺见墓入黄泉。
能通运气精微诀，加临前后决平安。
子投母分为实热，母来寻儿是虚寒。

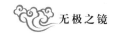

因果卷主要是伤寒发病之后的结局，即生死愈轻重，在《伤寒钤法》中叫做汗瘥棺墓法。这个汗瘥棺墓法正是成无己《注解伤寒论》中卷首图解运气钤的最后部分图表，也是张仲景《伤寒杂病论》中"六经欲解时"的正解。汗瘥法是指汗解，棺墓法指生死法。在汗瘥法中，以不同年命之人加临发病日天干，来计算汗瘥之日，如无汗瘥，既是棺墓法范围了。汗瘥法歌诀："金见丁辛火乙丁，丙己木水乙己并，戊壬土水火丙己，水木元来号甲丁。土水甲己从来道，金土丁壬汗似蒸，木土丙辛之日差，火金乙己汗如倾。金水甲戊言交汗，木火乙戊不瘥争。土火乙庚疾大减，金木安康在丙庚。金燥水寒中土湿，木风火热气和清。此是加临安愈诀，莫与迷人取次轻。"假如子命人，不拘男女，若是甲日得病，则逢乙日庚日瘥，或第七日瘥。又如丑命人，己日得病，则乙日、己日当有汗得瘥。又如甲午日病，是手少阴经，甲为土运，午为火气。歌云：土火乙庚疾大减，乙日小愈，庚日大愈。乙未日病，是手太阴经，乙为金运，未为金气。歌云：金见丁辛，第三日小愈，第七日大愈。其余一例推之。寅申巳亥一四七，此是病人出汗日。子午卯酉二五八，定是病人战汗发。辰戌丑未三六九，血汗至时应血走。仲景在《伤寒论》中反复提到"衄乃解"，就是指的这个"辰戌丑未三六九，血汗至时应血走"。《伤寒钤法》中关于汗瘥法还说道："少阳寅卯辰为先，阳明申酉戌相连，太阳巳午未汗至，太阴亥子丑门边，少阴子丑寅为伴，厥阴丑卯寅相穿。"此口诀正是张仲景《伤寒杂病论》之"六经欲解时"。没有汗解，继续传经，就是仲景《伤寒论》中所说的"过经""到经""经尽""后经""复过一经"等，如有汗吐下温针等坏证，则入腑、入脏，形成各种变证，即仲景《伤寒论》中的六经经文所述。

棺墓法有上下两局，上局是五运伤寒棺墓六十甲子逐日受病吉凶，下局是六气棺墓逐日司天受病归证人命吉凶，上下两局加临，根据五行生克法预测病人生死。这其中涉及棺墓法的基本概念，即棺墓尸气命，实际上棺属木、墓属土、尸属金、命属水、气属火。棺墓法歌诀："木土棺临墓上知，尸临墓下土金归，二木棺中无气止，金水尸中有命随。火水气前逢命者，金火尸中有气微，木火棺中生有气，尸临棺下木金危。水火命前逢气可，土木逢之不可推，墓临棺上多应死，尸临棺下救应迟。金土尸来临墓上，病人危困不须疑，尸向棺头金木立，患家犹是好求医。"棺墓法上下局加临，不论男女，但审某日得病，先看上局本日辰之下得棺墓尸气命，值何字。然后检下局病人本生年命下，看得病日值何棺墓尸气命字，合上下局，断其吉凶。例如甲子日，子人命。上局得命字，下局亦命字，谓之两命和同吉。又如乙丑日，丑人病。上局得墓字，下局得尸字，谓之尸临墓下，主死。又如壬申日，卯人病。上局得气字，下局得墓字，谓之气墓无刑，不死，只病而已。再如，甲子生人，乙丑日病。日干属木为棺，支属土为墓，又纳音属金为尸，遁起戊寅，就在寅宫顺数至司天，见己丑，是土克子水，纳音火克人命甲子金，此为棺中有鬼，此人病必死无疑也。余皆仿此。在棺墓法中还有一种情况，就是三丘五墓。即："命前一煞是三丘，其人得病必须忧。命后一煞是五墓，相逢必定泪交流。但将五虎为中建，又逢棺尸墓休囚。日辰若无棺尸墓，不治其人病自瘳。"其实在民间也有一种预测疾病预后的方法，叫做禄马倒斜法。如果有人得病，病情轻重或无效，此法可迅速决断，其法如下：（虚岁）出生年月日加上得病之月日，乘以3，再除以9，查余数，余数为3病轻，余数为6病重，余数为9性命难保。例如：某人99岁，12月30日出生，12月30日得病，（99+12+30+12+30）×3÷9=60余9（此人终难逃此劫）。有兴趣的朋友不妨去测一测，看看是否准确。

经法卷也叫归证卷，到这一步骤就简单了，只要按照患病人出生年干支及发病日干支算好六经归属、发病字号，算出第几证就可以了。假如甲子生人，甲子日得病，是太阳证。再看此局太阳证，子命下甲子日，得震甲，是知属下太阳震字甲号下，药用大陷胸丸。其余仿此。唯有子生人，子日病，则属下太阳震字，其余午命人子日病则属中太阳破字钤法。在《伤寒钤法》书中有"精华运气自古传，等闲谁识妙中玄；斡旋天上阴阳柄，擅执人间生死权；但向细中分汗瘥，何须脉里辩钩玄；医门学得如斯法，万两黄金也不传"的说法，实际上虽然伤寒可算，但由于后天不同而导致先天相同的人在同年同日的时空格局下也会有不同的发病，所以在临床实践中还是要结合病人具体情况判断。

而无论大司天、流年司天，还是小司天，最终都要回到方剂治疗上来，这就离不开《伤寒杂病论》了。实际上，仲景《伤寒杂病论》113张方剂起源于《汤液经法》，但《汤液经法》中药味配伍规律似乎同中医教材不同，让人大惑不解。其实在《素问·至真要大论》中关于六气主客加临的治则治法已经说明：

木位之主，其泻以酸，其补以辛。
火位之主，其泻以甘，其补以咸。
土位之主，其泻以苦，其补以甘。

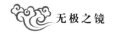

金位之主，其泻以辛，其补以酸。

水位之主，其泻以咸，其补以苦。

厥阴之客，以辛补之，以酸泻之，以甘缓之。

少阴之客，以咸补之，以甘泻之，以咸收之。

太阴之客，以甘补之，以苦泻之，以甘缓之。

少阳之客，以咸补之，以甘泻之，以咸软之。

阳明之客，以酸补之。以辛泻之，以苦泄之。

太阳之客，以苦补之，以咸泻之，以苦坚之，以辛润之。开发腠理，致津液通气也。

　　这就是《汤液经法》12 张神方药味配伍的五运六气依据。详见第二卷《天地之机》与第四卷《伤寒方术》。关于古中医的具体理论与内容详见"古中医书"之第三卷《不朽之身》。

再轻狂

——话说中医天文第一书

斗转万代兮，三皇五帝云烟飞；星移千载兮，五霸七雄功名废。二十八宿周游兮，黄赤道算干支经，天地兮空念白。天巫方道兮，古中医一脉滴天髓；儒医金元明清兮，金玉败絮各其位。阳货比于仲尼，自说自演几篇章回。话说中医天文书，怎奈世事皆是凄美。庚午顿悟，中运过金，少阴阳明天地炁。七九甲子六十载，下元风木人间曲。八十一内难，八十一章髀，几人算计几人行？惊风飘白日，光景西驰流。光阴无逆旅，百代唯过客。乙未再见少阳秀，廿载风雨只闲愁。前不见古人说天机，后不见我辈和天象。念宇宙之悠悠，独微尘，过天下。阴阳之篇章能否续写当初轻狂，五行之变迁总要时间来收场。趁中医未绝，趁时光正好，不若来一场中医"封神榜"——再轻狂，嚣张指点，放肆激荡，中医如此多娇，再忆史上过往。

想当年，岐黄纵论天下经，几人明白几人混？想当年，日月论阴阳，五星说五行，千古中医说臧否，如今皆成汤液医殇。想当年，汉唐魏晋留文章，仲景华佗悬壶内外方，董奉种杏忙，伤寒杂病数十流派，如今几人仍传扬？想当年，天医巫觋方仙道，天元玉册太始，内经外经煌煌，终成史上寒凉。想当年，金元四家南北地，一脉向下，私淑无数，可惜道医成过往。想当年，盖天七衡测影，浑天六道观星，宣夜橐龠论炁，阴阳五行河洛干支子学九式上榜，来来往往，今何方？想当年，药当饭、针做枪，儒医国医说大话，妄想圆运动，戏说沧桑。想当年，中西医结合，以为降龙十八掌，降尽天下武功，空一场。想当年，日出苍山远，月落玄水间，一部黄帝经，犹记多少年书香？想当年，披星戴月，夜灯暗影，中医少年，黑白纸卷诵三千。飡风尘、枕轻眠，参《内经》学《伤寒》，记古今文若干篇章。写尽七卷阴阳经，拼一次癫狂，纵无憾。想当年，数载笔墨、无数纸砚，了了中医天机

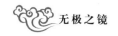

事，赢得人前身后名，又何日写天下文章？叹英雄不出风尘边，何处沾惹半生闲？拼一生醉，只为红尘三千丈，各奔前程两茫茫。想当年，中医形神各东西，名利声乱，岐黄声咽，何年再续五运六气疏狂？遥想当年，贪嗔痴慢疑，怨恨恼怒烦，喜怒忧思悲恐惊，曰阴阳，曰五行，六淫七情再赋闲，欲说已忘言。你方唱罢我登场。

写中医难。岁月如刀，刀刀留下红尘雕刻，件件沧桑；时间生杀故人，青丝变白发，红颜成黄裳。流年如镜，镜中生生世世，画面流传，年年相似情。庄子梦戏蝶，焉知不是蝶戏庄生。梦里不知身是客，时时贪欢，终成虚空。雪花谢了看春红，只叹太匆匆，无奈少年轻狂晚来疯。唏嘘泪，留人忆是非，几时富贵几时穷？自是人生长恨，水长向东。世道三杯酒，流年一局棋，噼咚！世事如棋，乾坤怎堪偷闲。一书写破七曜度，笔藏庐轩、迹隐山水间。万法自称不用术，归宗一道，红尘欲迷双眼。此心风尘化云烟，江湖落拓，不知出世何年。笔墨痴狂著文章，纸砚无双写闲篇。阅尽千篇无人识，当初枉废上丹田。本来一腔精炁神，缘是啸对九重天。沧海不出此心间，耕作桑田甲子年。天下非无道，不著神仙。日用非不知，红尘恋恋。蛰龙已惊眠，甲子书院。

修中医难。人间修真，入尘出世，当以悟性为先。初心清静，常守定中禅。见素少思寡欲，忘物我，随分安然。行藏处，潇潇洒洒，渴饮倦来眠。问归根复命，小道立鼎，炼汞烹铅。遇采铅时节，把火先煽。握固则云藏烟聚，运动则斗转星旋。半时内，玄机成象，月白照青天。若西游几篇，说尽人间修炼。红尘立命，不怨红楼儿女情，不离三国义胆寒，不惟水浒辨忠奸，只悟内经一卷，方得封神群仙。大道非此小儿篇，书中不见卷中见，三世因缘，十里桃花，江湖夜雨过眼云烟。看开看透，万品皆法，看尽看死，万物唯物。大梦如初醒。似一番红尘透觉，屈指亦堪惊。犹疑江山风月、美人消息，偶遇真人听。当初始还信，据眼前、物物一真实。及悟了，方信事事总虚幻，斗转星移念念。青灯古庙围城，无法有身心、燃指苦行亦是惊。何处寻高胜。末法乱世，算来半为缘生。若得泓濛一书法，便论释儒道至圣、月白风清。千万劫计，年年断除不得旧梦，是这些情。忆汉唐神武池上饮，纸前多是精英。高山流月风无情。灯光疏影里，吟唱到天明。红尘经年似一梦，此身虽在亦堪惊。抽刀断水真性情。古今多少事，都付宋词中。

懂中医难。秋分两半阴阳路。凭目送、红尘去。锦绣山河日月度。心间婆娑，棂窗朱户。不知沧海何处。风云千载悠悠浮过。一纸问道古今天书。若问闲情有几许。一蓑烟雨，一帘幽梦。南吕无射应钟。空度。雁过寒塘度虚影，人走世间留浮名。浅笑、深思、悟道，过沧海。拂尘一瞥，细推物理须行道，不让荣华绊此生。浪淘。道中不论道，论道非道中人。遍览千家妙语，浩渺鸿蒙兮半古今。空色非空色，七曜九星兮心深。闻听凡人算五行，岂能离兮天乙照临。一识统摄万象，人心可见天心。乃知不善琴瑟，何必故弄律吕弦寻。人生不只如孔孟，武为天尊，文则释迦。天象不只是七政，小则娑婆，大则真罗。若离？若弃？若真？若假？一书讲尽天下，百牍误遍众生。是你？是我？是他？真言一句说尽因果，假说众口离乱微尘，曰渺小？曰洪大？抽刀断水一心生，水自空流枉废尘；弄得律吕千百声，不若一字自获麟。娑婆寂寞锁千秋，九天御风只影游；人悠悠，心悠悠。不如笑归红尘去，共我飞花携满袖，风满楼，花满楼。萧索清秋白露坠。夜风微凉，辗转浑无寐。残酒欲醒中夜起，月明如练天如水。落笔处字字凄美。回忆我是谁，悄悄重门闭。可惜旧欢携手地，思量一地成憔悴。独醉。

曾憧憬，一块心田，离俗世界，空谷幽声，泼墨山水，宛若人间画卷，一梦不觉。低云雨霖玲，远空天接雪，侧耳天籁声。山水间，犹青龙穿云，犹白虎跳涧，犹朱雀追日，犹玄武藏潜，犹勾陈冲天。噫夫，过眼浮云间，看万水千山，千层浪漫卷。凭栏眺，品天地精华，一意念狂狷！人若此情，情若此景，景若此心。秋风落日残霞，云天曲径白桦，一叶飞鸿翩翩下。青山秋水，白草红叶黄花。江山如画。奈何岁月与尘飞，总把人间做仙庭。油盐酱醋茶，吃喝拉撒睡，名利情所谓。老去光阴速可惊。鬓华虽改心无改，试把金觥，旧曲重听，犹似当年醉里声。一声，两声……

曾以为，古人弦尽离别事。伯牙执号钟，十指流生秋水。鸣凤玉玲珑，丝桐玉壶仙冰。数声弹夕阳，韩娥绕梁。蔡邕雕焦尾，战国七伤。相如奏绿绮，不知此曲断了几人肠？九霄环佩冰清，心造虚无七弦听，龙池指甲轻轻。夜来宫调罢了，明月如意满晴空。五音六律十三徽，声声阴阳五行。伏羲神农千古，一张古琴雅颂。一弹广陵、再弹流水、三弹万壑松，弹出十指大圣遗音。如今，虽秋籁依在，奈何当年斯人已随风。书页尽头曲罢，岐黄

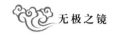

故人，宫商角徵羽重听。一遍，两遍……

忆往昔，流水事成唏嘘人，岁月弄此间聚散，静与然。相识岐黄亦无悔，相忘卢扁于江湖，缘到尽时意阑珊。情如尘埃自落定，落不定因缘消遣，天命犹不堪。万里苍茫河山，千年犹可变，不变中医缘。重回运气里，把酒、论道、言欢，说续集。捧书再聊当年狂，颜面黄，云鬓苍。锦衣华裳，唯有道心长。醉里两相望，左凌波，右踉跄。一路沧桑。

本是五湖客，缘中际会笑忘说。懵懂中医半卷书，坐井说天阔。文章戏功名，斗酒量对错。白驹过隙二十年，依旧当初，豪情满座。结交在相知，相知无远近；无谓两相忘，相忘不寂寞。响必应之与同声，道固从至是一桌。四海皆同道，谁是行路客？圈中客轮流，书中屋，书中玉，不空说。今日乐相乐，明日论婆娑。肝胆皆冰雪，波涛浮萍两不说。长发萧骚襟袖冷，泛过沧海空阔。繁华过后，物是人非时候，多少感慨在心头。顺流逆流，说聚散，说不够。

拂袖。

路 辉
乙未年戊子月癸未日庚申时